国家卫生健康委员会"十四五"

全国高等学校

供基础、临床、预防、口腔医学类专业用

医学细胞生物学

Medical Cell Biology

第7版

主　　编	陈誉华　朱海英
副 主 编	史岸冰　潘克俭　周 洪
数字主编	赵伟东　徐 晋
数字副主编	薛 斌　杨宏新　吴茉莉

人民卫生出版社
·北京·

图书在版编目（CIP）数据

医学细胞生物学 / 陈誉华，朱海英主编. -- 7 版.
北京：人民卫生出版社，2024. 9（2025. 4 重印）.
（全国高等学校五年制本科临床医学专业第十轮规划
教材）. -- ISBN 978-7-117-36887-2

Ⅰ. R329. 2

中国国家版本馆 CIP 数据核字第 2024GV8678 号

| 人卫智网 | www.ipmph.com | 医学教育、学术、考试、健康，购书智慧智能综合服务平台 |
| 人卫官网 | www.pmph.com | 人卫官方资讯发布平台 |

医学细胞生物学
Yixue Xibao Shengwuxue
第 7 版

主　　编：陈誉华　朱海英
出版发行：人民卫生出版社（中继线 010-59780011）
地　　址：北京市朝阳区潘家园南里 19 号
邮　　编：100021
E - mail: pmph @ pmph.com
购书热线：010-59787592　010-59787584　010-65264830
印　　刷：人卫印务（北京）有限公司
经　　销：新华书店
开　　本：850×1168　1/16　印张：26
字　　数：769 千字
版　　次：1997 年 5 月第 1 版　2024 年 9 月第 7 版
印　　次：2025 年 4 月第 2 次印刷
标准书号：ISBN 978-7-117-36887-2
定　　价：99.00 元

打击盗版举报电话：010-59787491　E-mail: WQ @ pmph.com
质量问题联系电话：010-59787234　E-mail: zhiliang @ pmph.com
数字融合服务电话：4001118166　E-mail: zengzhi @ pmph.com

编委名单

新形态教材使用说明

　　新形态教材是充分利用多种形式的数字资源及现代信息技术,通过二维码将纸书内容与数字资源进行深度融合的教材。本套教材全部以新形态教材形式出版,每本教材均配有特色的数字资源和电子教材,读者阅读纸书时可以扫描二维码,获取数字资源、电子教材。

　　电子教材是纸质教材的电子阅读版本,其内容及排版与纸质教材保持一致,支持手机、平板及电脑等多终端浏览,具有目录导航、全文检索功能,方便与纸质教材配合使用,进行随时随地阅读。

获取数字资源与电子教材的步骤

① 扫描封底红标二维码,获取图书"使用说明"。

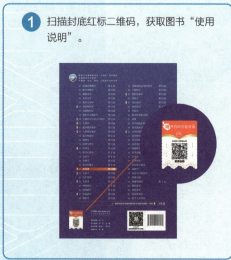

② 揭开红标,扫描绿标激活码,注册/登录人卫账号获取数字资源与电子教材。

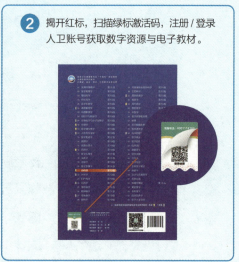

③ 扫描书内二维码或封底绿标激活码,随时查看数字资源和电子教材。

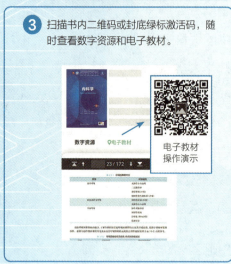

④ 登录 zengzhi.ipmph.com 或下载应用体验更多功能和服务。

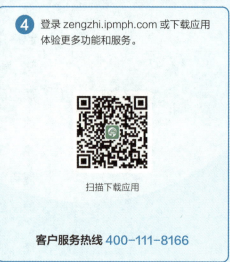

扫描下载应用

客户服务热线 400-111-8166

读者信息反馈方式

人卫e教
medu.pmph.com

　　欢迎登录"人卫e教"平台官网"medu.pmph.com",在首页注册登录后,即可通过输入书名、书号或主编姓名等关键字,查询我社已出版教材,并可对该教材进行读者反馈、图书纠错、撰写书评以及分享资源等。

序言

百年大计,教育为本。教育立德树人,教材培根铸魂。

过去几年,面对突如其来的新冠疫情,以习近平同志为核心的党中央坚持人民至上、生命至上,团结带领全党全国各族人民同心抗疫,取得疫情防控重大决定性胜利。在这场抗疫战中,我国广大医务工作者为最大限度保护人民生命安全和身体健康发挥了至关重要的作用。事实证明,我国的医学教育培养出了一代代优秀的医务工作者,我国的医学教材体系发挥了重要的支撑作用。

党的二十大报告提出到 2035 年建成教育强国、健康中国的奋斗目标。我们必须深刻领会党的二十大精神,深刻理解新时代、新征程赋予医学教育的重大使命,立足基本国情,尊重医学教育规律,不断改革创新,加快建设更高质量的医学教育体系,全面提高医学人才培养质量。

尺寸教材,国家事权,国之大者。面对新时代对医学教育改革和医学人才培养的新要求,第十轮教材的修订工作落实习近平总书记的重要指示精神,用心打造培根铸魂、启智增慧、适应时代需求的精品教材,主要体现了以下特点。

1. 进一步落实立德树人根本任务。遵循《习近平新时代中国特色社会主义思想进课程教材指南》要求,努力发掘专业课程蕴含的思想政治教育资源,将课程思政贯穿于医学人才培养过程之中。注重加强医学人文精神培养,在医学院校普遍开设医学伦理学、卫生法以及医患沟通课程基础上,新增蕴含医学温度的《医学人文导论》,培养情系人民、服务人民、医德高尚、医术精湛的仁心医者。

2. 落实"大健康"理念。将保障人民全生命周期健康体现在医学教材中,聚焦人民健康服务需求,努力实现"以治病为中心"转向"以健康为中心",推动医学教育创新发展。为弥合临床与预防的裂痕作出积极探索,梳理临床医学教材体系中公共卫生与预防医学相关课程,建立更为系统的预防医学知识结构。进一步优化重组《流行病学》《预防医学》等教材内容,撤销内容重复的《卫生学》,推进医防协同、医防融合。

3. 守正创新。传承我国几代医学教育家探索形成的具有中国特色的高等医学教育教材体系和人才培养模式,准确反映学科新进展,把握跟进医学教育改革新趋势新要求,推进医科与理科、工科、文科等学科交叉融合,有机衔接毕业后教育和继续教育,着力提升医学生实践能力和创新能力。

4. 坚持新形态教材的纸数一体化设计。数字内容建设与教材知识内容契合,有效服务于教学应用,拓展教学内容和学习过程;充分体现"人工智能+"在我国医学教育数字化转型升级、融合发展中的促进和引领作用。打造融合新技术、新形式和优质资源的新形态教材,推动重塑医学教育教学新生态。

5. 积极适应社会发展,增设一批新教材。包括:聚焦老年医疗、健康服务需求,新增《老年医学》,维护老年健康和生命尊严,与原有的《妇产科学》《儿科学》等形成较为完整的重点人群医学教材体系;重视营养的基础与一线治疗作用,新增《临床营养学》,更新营养治疗理念,规范营养治疗路径,提升营养治疗技能和全民营养素养;以满足重大疾病临床需求为导向,新增《重症医学》,强化重症医学人才的规范化培养,推进实现重症管理关口前移,提升应对突发重大公共卫生事件的能力。

我相信,第十轮教材的修订,能够传承老一辈医学教育家、医学科学家胸怀祖国、服务人民的爱国精神,勇攀高峰、敢为人先的创新精神,追求真理、严谨治学的求实精神,淡泊名利、潜心研究的奉献精神,集智攻关、团结协作的协同精神。在人民卫生出版社与全体编者的共同努力下,新修订教材将全面体现教材的思想性、科学性、先进性、启发性和适用性,以全套新形态教材的崭新面貌,以数字赋能医学教育现代化、培养医学领域时代新人的强劲动力,为推动健康中国建设作出积极贡献。

教育部医学教育专家委员会主任委员

教育部原副部长

林蕙青

2024 年 5 月

全国高等学校五年制本科临床医学专业
第十轮　规划教材修订说明

　　全国高等学校五年制本科临床医学专业国家卫生健康委员会规划教材自1978年第一轮出版至今已有46年的历史。近半个世纪以来，在教育部、国家卫生健康委员会的领导和支持下，以吴阶平、裘法祖、吴孟超、陈灏珠等院士为代表的几代德高望重、有丰富的临床和教学经验、有高度责任感和敬业精神的国内外著名院士、专家、医学家、教育家参与了本套教材的创建和每一轮教材的修订工作，使我国的五年制本科临床医学教材从无到有、从少到多、从多到精，不断丰富、完善与创新，形成了课程门类齐全、学科系统优化、内容衔接合理、结构体系科学的由纸质教材与数字教材、在线课程、专业题库、虚拟仿真和人工智能等深度融合的立体化教材格局。这套教材为我国千百万医学生的培养和成才提供了根本保障，为我国培养了一代又一代高水平、高素质的合格医学人才，为推动我国医疗卫生事业的改革和发展作出了历史性巨大贡献，并通过教材的创新建设和高质量发展，推动了我国高等医学本科教育的改革和发展，促进了我国医药学相关学科或领域的教材建设和教育发展，走出了一条适合中国医药学教育和卫生事业发展实际的具有中国特色医药学教材建设和发展的道路，创建了中国特色医药学教育教材建设模式。老一辈医学教育家和科学家们亲切地称这套教材是中国医学教育的"干细胞"教材。

　　本套第十轮教材修订启动之时，正是全党上下深入学习贯彻党的二十大精神之际。党的二十大报告首次提出要"加强教材建设和管理"，表明了教材建设是国家事权的重要属性，体现了以习近平同志为核心的党中央对教材工作的高度重视和对"尺寸课本、国之大者"的殷切期望。第十轮教材的修订始终坚持将贯彻落实习近平新时代中国特色社会主义思想和党的二十大精神进教材作为首要任务。同时以高度的政治责任感、使命感和紧迫感，与全体教材编者共同把打造精品落实到每一本教材、每一幅插图、每一个知识点，与全国院校共同将教材审核把关贯穿到编、审、出、修、选、用的每一个环节。

　　本轮教材修订全面贯彻党的教育方针，全面贯彻落实全国高校思想政治工作会议精神、全国医学教育改革发展工作会议精神、首届全国教材工作会议精神，以及《国务院办公厅关于深化医教协同进一步推进医学教育改革与发展的意见》（国办发〔2017〕63号）与《国务院办公厅关于加快医学教育创新发展的指导意见》（国办发〔2020〕34号）对深化医学教育机制体制改革的要求。认真贯彻执行《普通高等学校教材管理办法》，加强教材建设和管理，推进教育数字化，通过第十轮规划教材的全面修订，打造新一轮高质量新形态教材，不断拓展新领域、建设新赛道、激发新动能、形成新优势。

其修订和编写特点如下：

1. **坚持教材立德树人课程思政** 认真贯彻落实教育部《高等学校课程思政建设指导纲要》，以教材思政明确培养什么人、怎样培养人、为谁培养人的根本问题，落实立德树人的根本任务，积极推进习近平新时代中国特色社会主义思想进教材进课堂进头脑，坚持不懈用习近平新时代中国特色社会主义思想铸魂育人。在医学教材中注重加强医德医风教育，着力培养学生"敬佑生命、救死扶伤、甘于奉献、大爱无疆"的医者精神，注重加强医者仁心教育，在培养精湛医术的同时，教育引导学生始终把人民群众生命安全和身体健康放在首位，提升综合素养和人文修养，做党和人民信赖的好医生。

2. **坚持教材守正创新提质增效** 为了更好地适应新时代卫生健康改革及人才培养需求，进一步优化、完善教材品种。新增《重症医学》《老年医学》《临床营养学》《医学人文导论》，以顺应人民健康迫切需求，提高医学生积极应对突发重大公共卫生事件及人口老龄化的能力，提升医学生营养治疗技能，培养医学生传承中华优秀传统文化、厚植大医精诚医者仁心的人文素养。同时，不再修订第9版《卫生学》，将其内容有机融入《预防医学》《医学统计学》等教材，减轻学生课程负担。教材品种的调整，凸显了教材建设顺应新时代自我革新精神的要求。

3. **坚持教材精品质量铸就经典** 教材编写修订工作是在教育部、国家卫生健康委员会的领导和支持下，由全国高等医药教材建设学组规划，临床医学专业教材评审委员会审定，院士专家把关，全国各医学院校知名专家教授编写，人民卫生出版社高质量出版。在首届全国教材建设奖评选过程中，五年制本科临床医学专业第九轮规划教材共有13种教材获奖，其中一等奖5种、二等奖8种，先进个人7人，并助力人卫社荣获先进集体。在全国医学教材中获奖数量与比例之高，独树一帜，足以证明本套教材的精品质量，再造了本套教材经典传承的又一重要里程碑。

4. **坚持教材"三基""五性"编写原则** 教材编写立足临床医学专业五年制本科教育，牢牢坚持教材"三基"（基础理论、基本知识、基本技能）和"五性"（思想性、科学性、先进性、启发性、适用性）编写原则。严格控制纸质教材编写字数，主动响应广大师生坚决反对教材"越编越厚"的强烈呼声；提升全套教材印刷质量，在双色印制基础上，全彩教材调整纸张类型，便于书写、不反光。努力为院校提供最优质的内容、最准确的知识、最生动的载体、最满意的体验。

5. **坚持教材数字赋能开辟新赛道** 为了进一步满足教育数字化需求，实现教材系统化、立体化建设，同步建设了与纸质教材配套的电子教材、数字资源及在线课程。数字资源在延续第九轮教材的教学课件、案例、视频、动画、英文索引词读音、AR互动等内容基础上，创新提供基于虚拟现实和人工智能等技术打造的数字人案例和三维模型，并在教材中融入思维导图、目标测试、思考题解题思路，拓展数字切片、DICOM等图像内容。力争以教材的数字化开发与使用，全方位服务院校教学，持续推动教育数字化转型。

第十轮教材共有56种，均为国家卫生健康委员会"十四五"规划教材。全套教材将于2024年秋季出版发行，数字内容和电子教材也将同步上线。希望全国广大院校在使用过程中能够多提供宝贵意见，反馈使用信息，以逐步修改和完善教材内容，提高教材质量，为第十一轮教材的修订工作建言献策。

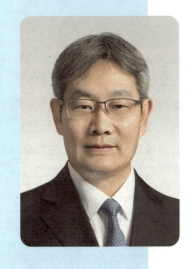

陈誉华

　　男,1963 年 3 月出生。现任中国医科大学生命科学学院教授,博士研究生导师,教育部医学细胞生物学重点实验室和国家卫生健康委员会细胞生物学重点实验室主任。曾任中国医科大学基础医学院和生命科学学院院长、中华医学会医学细胞生物学分会主任委员、中国细胞生物学学会常务理事兼医学细胞生物学分会副会长。入选教育部跨世纪优秀人才培养计划,享受国务院政府特殊津贴。

　　从事细胞生物学教学和科研工作 34 年。主编、副主编和参编各类医学细胞生物学教材 20 余部,包括主编全国高等学校五年制本科临床医学专业规划教材《医学细胞生物学》(第 4 ~ 7 版),副主编全国高等学校长学制临床医学专业规划教材《细胞生物学》(第 3 ~ 4 版)等。主讲的"发育生物学与再生医学"入选国家级一流本科课程。长期从事"脑微血管与中枢神经系统疾病"领域研究工作,曾受聘任国际期刊 *Journal of Alzheimer's Disease* 的副主编,先后承担 13 项国家自然科学基金项目,在国内外期刊发表论文 100 余篇,包括 *Journal of Cell Biology*、*Cell Reports*、*Nature Communications* 等期刊通信作者论文。获教育部科学技术进步奖一等奖等省部级奖励 3 项。

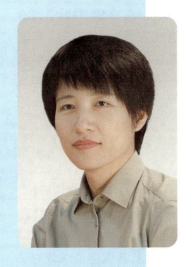

朱海英

　　女,1969 年 11 月出生。现任海军军医大学基础医学院细胞生物学教研室教授、博士研究生导师,担任中国细胞生物学学会教育工作委员会委员、上海市细胞生物学学会理事。

　　从事细胞生物学的教学和科研工作,教龄 30 年。曾获个人三等功、中国人民解放军军队院校育才奖银奖、"挑战杯"全国大学生课外学术科技作品竞赛"优秀指导教师"、上海市育才奖,以及校"感动校园人物""学员最喜爱的老师"等称号。主讲课程"医学细胞生物学"被评为海军优秀课程和上海高校市级一流本科课程。主编规划教材 3 部,其中《医学细胞生物学》(第 4 版)获评海军优秀教材。作为负责人承担教育部高等教育司产学合作协同育人项目,主持海军"双重"建设子课题。科研主攻方向为"癌干细胞生物学",作为课题负责人承担了国家自然科学基金项目、上海市科学技术委员会基础研究重点项目及上海市教育委员会科研创新项目(重点项目)等各类科研项目共 9 项。在 *Nucleic Acids Research*、*Cell Death Discovery*、*Proc Natl Acad Sci U S A*、*Cell Stem Cell* 等期刊发表论文 30 余篇。

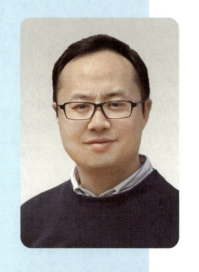

史岸冰

男，1974 年 4 月出生。现任华中科技大学同济医学院基础医学院院长，教授，博士研究生导师。国家杰出青年科学基金获得者，教育部新世纪优秀人才支持计划入选者，湖北省有突出贡献中青年专家。

从事细胞生物学教学和科研工作 20 年。主要从事细胞内膜动态及其生理病理领域研究工作，主讲"医学细胞与分子生物学""生物化学及分子生物学""细胞生物学""遗传学"等课程。担任"医学细胞与分子生物学"八年制整合课程、"双一流"建设项目"交叉学科研究生高水平课程建设"代谢与疾病基础研究实验技术课程负责人。

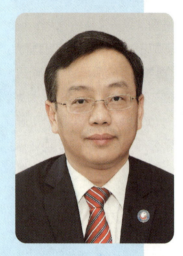

潘克俭

男，1966 年 9 月出生。现任成都医学院校长，博士，二级教授，硕士研究生导师。教育部本科教育教学审核评估专家，四川省医学会医学教育专业委员会副主任委员。

从事教学和科研工作至今 36 年，长期从事医学教育管理与研究工作。主持教育部、四川省教育教学改革研究项目多项，负责四川省深化教育教学体制机制改革项目 2 项。获四川省高等教育优秀教学成果一等奖 1 项、二等奖 2 项，获四川省教育改革创新发展典型案例（校长类）。省级精品课程"医学细胞生物学"负责人。主编、参编教育部"十一五""十二五"普通高等教育本科国家级规划教材等 8 部。科学研究方向为肿瘤微环境及其发病分子机制研究。第九批四川省学术和技术带头人后备人选。近年来主持、主研国家级、省部级科研项目 4 项，在 SCI、EI 期刊发表论文 10 余篇。

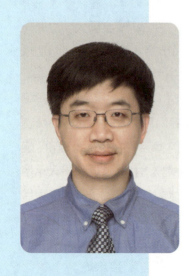

周　洪

男，1974 年 10 月出生。现任安徽医科大学生命科学学院院长，免疫学系教授，博士研究生导师，安徽省皖江学者。中国免疫学会理事，中国细胞生物学学会免疫细胞生物学分会委员。

从事教学和科研工作至今 29 年。副主编、参编免疫学教材 7 部，译著 2 部。曾获 7 项国家自然科学基金，以及科技部国家重点基础研究发展计划（973 计划）和科技部"重大科学仪器设备开发"重点专项资助。近五年围绕"鞘氨醇信号与免疫应答、肝脏免疫细胞行为和固有免疫应答的可视化研究"，以通信作者在 *Cell Death & Differentiation*、*Journal of Leukocyte Biology* 和 *Brain，Behavior，and Immunity* 等期刊发表论文 16 篇，被引用 3 500 余次。

前言

本教材为全国高等学校五年制本科临床医学专业第十轮规划教材《医学细胞生物学》第7版。第1至3版由中国医科大学宋今丹教授任主编；第4、5版由中国医科大学陈誉华教授任主编；第6版由中国医科大学陈誉华教授和空军军医大学陈志南院士任主编；第7版由中国医科大学陈誉华教授和海军军医大学朱海英教授任主编，按照全国高等学校五年制本科临床医学专业第十轮规划教材修订工作原则和基本要求进行了修订。

本次教材修订体现了教材的延续性，即保持第6版教材总体框架结构和教材原有特色不变：①教材仍然是五篇十八章；②突出细胞生物学教材的医学特色，在重要知识点出现的地方，配有"经典实验"栏目，同时阐述其与医学的关系，在大部分章节中专门安排一节，介绍本章内容与医学或疾病的关系；③除化学结构式和照片外，教材插图均为彩色绘制；④保持纸质-数字融合的新形态教材形式。

与第6版教材相比，第7版的主要变化是：①精炼了文字，避免与其他教材重复；②第十二章"细胞间信息传递"更改为"细胞通讯与细胞信号转导"，同时将原"细胞衰老与细胞死亡"章节中的"细胞自噬"内容纳入第五章的"溶酶体"一节中编写；③适当反映了近年细胞生物学领域的一些重要研究成果，如多泡体的形成与分泌、膜性细胞器互作、细胞衰老与死亡机制进展等内容；④教材数字内容更新，并加入交互式思维导图、模型等特色资源。

本教材的作者来自全国20所院校，为完成本书的编写，他们付出了大量的时间和精力，力图使本教材成为适合我国五年制临床医学专业教学的精品，对他们为本教材作出的贡献表示衷心感谢。感谢汕头大学黄东阳教授、中山大学王力勤教授、浙江大学李继承教授、山东大学辛华教授提供教材中的部分图片，同时感谢中国医科大学细胞生物学系的李波教授为本教材绘制了大部分插图。

在本教材即将付梓之际，要特别感谢上一版教材的老主编陈志南院士，以及上版编委黄东阳、李继承、刘佳、左伋、王向东、李丰、范礼斌、高志芹、杨霞等教授。

由于我们的专业水平和写作能力有限，本教材难免出现不足甚至错误，希望使用本教材的老师和同学们提出宝贵意见，以便再版时更正。

陈誉华　朱海英

2024年1月

目录

第二篇　细胞的结构与功能　　　　　　　　　61

第三篇　细胞的社会性 **219**

第一篇

细胞生物学概论

第一章 | 绪 论

自然界中分布有成千上万种生物,小至细菌,大至花草树木、鸟兽虫鱼,直至人类,肉眼很难找到它们结构上的相同之处,但在显微镜下,这些千姿百态的生物的基本结构是相同的,都是由细胞(cell)构成的。细胞是生物体结构和功能的基本单位。细胞的发现,至今已有 300 多年的历史,而细胞生物学的形成则始于 20 世纪中叶。细胞生物学以细胞为研究对象,经历了从显微水平到亚显微和分子水平的发展过程,成为今天在分子层次上研究细胞精细结构和生命活动规律的学科。细胞生物学是当代生命科学中发展迅速和活跃的学科,其研究的新知识、新技术不断向医学领域渗透,已成为认识疾病发病机制、获取疾病防治措施的基础和支柱学科。

第一节 | 细胞生物学概述

一、细胞生物学的概念与研究内容

细胞最早于 1665 年由英国科学家 R. Hooke 发现,是组成人类和其他所有生物体的基本单位(非胞形态的病毒除外)。单细胞生物,如细菌,本身就是一个生命个体;多细胞生物个体由一个前体细胞(如高等动物的受精卵)通过高度有序的分裂增殖、分化、生长和发育而成。因此,细胞是生命的基本单位。

细胞生物学的研究对象是细胞。自发现细胞以来,随着科学技术的进步,特别是分子生物学技术方法的建立和渗透,对细胞的研究在不断地发生变化,从传统的细胞学逐渐发展成为现代的细胞生物学。细胞生物学(cell biology)是从细胞的显微结构、亚显微结构和分子三个水平对细胞的各种生命活动开展研究的学科。细胞的显微结构水平研究主要利用显微镜技术来完成;细胞的亚显微结构及其功能研究主要采用电子显微镜(简称"电镜")技术;分子生物学技术和生物物理学方法常用于细胞的分子水平研究。

细胞生物学的特点是把细胞的结构和功能结合起来,并关注细胞器及细胞间的相互关系,以了解生物体的生长、发育、分化、繁殖、遗传、变异、衰老和死亡等基本生命现象的机制和规律。对细胞某些结构和功能的深入研究,逐渐衍生出一些分支学科,如细胞遗传学(cytogenetics)、细胞生理学(cytophysiology)、细胞社会学(cytosociology)、膜生物学(membrane biology)、染色体生物学(chromosome biology)、干细胞生物学(stem cell biology)等。近些年来,随着包括人类在内的生物基因组序列分析的完成,逐渐形成的基因组学(genomics)、蛋白质组学(proteomics)、细胞组学(cytomics)等新兴研究领域,使细胞生物学的研究内容愈加丰富多彩、研究进展日新月异。

目前,细胞生物学研究已经扩展到更深的层次:一方面,利用果蝇(*Drosophila*)、秀丽隐杆线虫(*Caenorhabditis elegans*, *C. elegans*)、爪蟾(*Xenopus*)、斑马鱼(zebrafish)和小鼠等模式动物,在生物个体水平研究细胞结构、细胞器互作和功能的分子基础,研究细胞间相互作用、分工协作的社会关系,研究微环境细胞间相互联系的信息机制和功能取向;另一方面,基于模式动物,乃至人类组织标本,精准解析器官发育、稳态维持及稳态失衡过程中不同身份细胞的功能基础。

二、细胞生物学在生命科学中的地位及与其他学科的关系

细胞生物学是生命科学的基础和支柱学科。生命科学研究的核心内容是生命的物质基础,生命

的起源和进化,生物的繁殖、生长、发育、衰老、死亡、遗传与变异等生命现象的规律和机制。生命的物质基础是核酸和蛋白质等生物大分子,这些生物大分子必须被有序地构建及装配成细胞内组分并进入细胞内一定的功能体系中才能表现出生命现象。即使是自然界中的非细胞形态的生命体——病毒,也只能在细胞中才表现出生命特征。生命起源于一个原始细胞,生命的基本现象如生殖、生长、发育、衰老、死亡等过程都体现在生命的单位——细胞上。

从生命体的研究层次上看,细胞生物学介于分子生物学和个体生物学之间,同它们相互衔接、相互渗透。目前,细胞生物学的两种重要研究方式:一是从细胞的表型特征入手,探索隐藏在其背后的分子机制;二是从基因或蛋白质等生物大分子入手,了解其对细胞功能或行为的影响。故而细胞生物学也被称为细胞分子生物学或分子细胞生物学。细胞生物学和分子生物学同是现代生命科学的基础,它们广泛渗透到发育生物学、遗传学、神经生物学和免疫生物学等研究领域。

细胞生物学既是生命科学的基础学科,也是现代生命科学中的前沿学科之一。在分子层次上研究细胞生命活动过程中各种生命现象的规律和机制的细胞生物学,无疑将在生命科学中发挥基础性的作用。21 世纪的细胞生物学研究成果,如干细胞与动物无性克隆研究进展、基因组中非编码蛋白序列在细胞生命活动中作用的不断发现等,已充分表明细胞生物学是生命科学中最为活跃的研究领域之一。

第二节 | 细胞生物学的形成与发展趋势

细胞生物学的形成和发展经过了漫长的历程。细胞生物学是随着研究手段的逐步改进和理论上的不断创新而逐渐形成和发展起来的。

一、细胞的发现与细胞学说的创立

细胞的发现与显微镜的发明是分不开的。第一台显微镜是荷兰眼镜匠 H. Janssen 和 Z. Janssen 两兄弟于 1590 年试制的。1665 年英国人 R. Hooke 应用自制的放大倍数不太高的显微镜,在观察植物软木组织时,发现了许多蜂窝状排列的小室,称为"细胞"(cell,小室之意)。当时他所看到的细胞只是植物死细胞的细胞壁。1673 年和 1677 年荷兰科学家 A. Van Leeuwenhoek 使用能放大 300 倍的显微镜,观察到了池塘中的原生动物纤毛虫、细菌、人和其他哺乳动物的精子,后来又观察到鲑鱼红细胞及其核(1695)。1827 年 K. E. V. Bear 在蛙的卵中看到了细胞核。1831 年 R. Brown 在植物的叶片细胞中也看到了细胞核。1835 年,E. Dujardin 在根足虫和多孔虫细胞内观察到胶液状物质,称为肉样质(sarcode)。1839 年 J. Purkinje 将动物神经细胞中的胶状液描述为原生质(protoplasm)。至此,细胞的一些主要结构被发现了。

德国植物学家 M. J. Schleiden(1838)和动物学家 T. Schwann(1839)根据自己的研究并总结前人的工作,提出了细胞学说(cell theory),肯定"一切生物,从单细胞生物到高等动物和植物均由细胞组成,细胞是生物形态结构和功能活动的基本单位"。后来,德国科学家 R. Virchow(1855)明确提出"一切细胞只能来自原来的细胞"的论点。他还指出,机体的一切病理现象都基于细胞的损伤。他的这些观点是对细胞学说的重要补充。细胞学说的建立,对生命科学的许多领域的研究和发展起到了积极的推动作用。恩格斯评价细胞学说为 19 世纪自然科学的三大发现之一(与物理学的能量转换定律和达尔文的进化论学说并列)。

二、细胞学的经典时期

从 19 世纪中叶到 20 世纪初期,细胞学得到了蓬勃发展。细胞学研究的主要内容是应用固定和染色技术,在光学显微镜(简称"光镜")下观察细胞的形态结构和细胞的分裂活动。

在细胞形态结构上,认为动物细胞内的"肉样质"和植物细胞内的原生质(1864 年由 H. Von

Mohl 提出)具有同样意义,并提出原生质理论。从此,细胞被看作是由细胞膜包围的一大团原生质。原生质理论建立之后,又明确地把细胞核周围的原生质称为细胞质(cytoplasm),把细胞核内的原生质称作核质(karyoplasm)。

1841 年 R. Remak 观察到鸡胚血细胞的直接分裂。W. Flemming 经过钻研,改进了细胞的固定和染色技术,于 1882 年首先说明细胞的间接分裂过程,并把该细胞分裂命名为有丝分裂(mitosis),把细胞的直接分裂称为无丝分裂(amitosis)。E. Strasburger 依据染色体在细胞分裂中的行为把有丝分裂过程分为四个期,即前期、中期、后期和末期。他和 Flemming 分别通过植物材料和动物材料研究表明,细胞核从上一代细胞到后一代细胞一直保持着其物质上的连续性。K. Schneider(1878)发现,细胞在分裂中能把纵裂为二的染色体平均地分配到两个子细胞中,将此过程称为核分裂(karyokinesis)。19 世纪 80 年代末,T. Boveri 报道,动物体在形成配子过程中,染色体数目减少了一半。之后,Strasburger 在植物中也观察到了同一现象。1905 年 J. B. Farmer 和 J. E. More 把生物体有性生殖过程中,生殖细胞通过分裂使染色体数目减少一半的分裂方式称为减数分裂(meiosis)。减数分裂为细胞分裂的主要类型之一。染色体数目在减数分裂中减少了一半,但通过受精过程在子一代又恢复了原有的数目,使核在两代个体间保持着连续性。

1890 年 E. Van Beneden 和 T. Boveri 在观察细胞分裂时发现了中心体。随后,线粒体(R. Altmann,1894;C. Benda,1897)、高尔基复合体(C. Golgi,1898)也相继被发现。

三、实验细胞学时期

从 20 世纪初期到 20 世纪中叶为实验细胞学阶段。这一阶段的主要特点是,细胞学的研究不只是借助光学显微镜着重于形态学结构的观察,而且还采用了多种实验手段对细胞的各种生化代谢和生理功能进行研究。同时细胞学还与相邻学科相互渗透形成一些重要的分支学科。

1902 年 Boveri 和 W. Sutton 把染色体的行为与 G. Mendel 的遗传因子联系起来,提出“染色体遗传理论”。同年,W. Cannon 认为遗传因子在染色体上,并提出“遗传的染色体学说”。1909 年 W. Johannsen 把遗传因子命名为 gene(基因)。1910 年 T. Morgan 根据他和合作者的大量实验工作,建立了“基因学说”,证明基因是遗传性状的基本单位,且呈直线排列在染色体上并成为连锁群。由此,细胞学与遗传学结合起来形成了细胞遗传学。

1909 年,R. Harrison 建立了组织培养技术,直接观察和分析细胞的形态和生理活动。1943 年,A. Claude 应用高速离心机从活细胞中分离出细胞核和各种细胞器,如线粒体、叶绿体和微粒体(内质网的碎片),然后再进一步研究它们的生理功能、化学组成和各种酶类在细胞器中的定位等,由此使细胞学与生理学相融合形成了细胞生理学。

R. Feulgen 于 1921 年发明了 Feulgen 染色法来测定细胞核内的脱氧核糖核酸(DNA)。之后,J. Brachet(1940)建立了 Unna 染色技术,检测细胞中的核糖核酸(RNA)。T. Caspersson(1940)采用紫外线显微分光光度法测定细胞中的 DNA 含量,他们的工作还证明蛋白质的合成可能与 RNA 有关。

四、细胞生物学的形成和发展

光学显微镜受到其分辨率和放大倍率的限制,不可能对细胞作进一步精细研究。1933 年德国 E. Ruska 等研制出第一台电子显微镜(electron microscope)。电子显微镜的发明和 20 世纪中叶分子生物学的发展,标志着亚显微结构与分子水平相结合的细胞生物学的开端。

(一)电子显微镜的应用使细胞学研究深入亚显微水平

Ruska 最初研制的电子显微镜的放大倍率达 10 000 倍。之后,由于技术上的不断革新,电子显微镜的放大倍率达到几十万倍,分辨率由最初的 50nm 达到零点几纳米。同时用于电镜标本制作的超薄切片技术也在不断改进,从 20 世纪 40 年代开始,特别是 50 年代中期到 60 年代末期,电子显微镜的应用使细胞的形态学研究深入亚显微结构水平,发现了过去在光镜下看不到的细胞器,如内质网（K. R. Porter，1945）、溶酶体（C. de Duve，1956）、核糖体（R. B. Roberts，1958），并明确了过去在光镜下看到的高尔基复合体（A. J. Dalton 等，1953）和线粒体（G. E. Palade，1953）等细胞器及其微细结构。随着电子显微镜技术的进展，除对细胞进行超微结构观察之外，也逐步深入到结构与功能相结合的探索，即应用生物化学与生物物理学手段对分离出的细胞器进行化学组分分析。这些工作的积累为细胞生物学的形成打下基础。20 世纪 70 年代，超高压电子显微镜的出现，使得细胞质中纵横交错的网状细胞骨架结构（Porter，1976）和细胞核基质内的网状核骨架结构（E. G. Fey，1984）又相继被发现。20 世纪 80 年代初期，扫描隧道显微镜（G. Binnig 和 H. Rohrer，1981）和原子力显微镜（Binnig）的发明，使细胞的亚显微结构观测深入到超微（大分子）结构层次，可用于研究 DNA 和蛋白质等生物大分子的表面立体结构。

（二）分子生物学的研究进展促进了细胞生物学的形成与发展

自 20 世纪 50 年代始，分子生物学进入一个快速的发展时期。1953 年 J. Watson 和 F. Crick 提出 DNA 双螺旋结构模型。1958 年，M. Meselson 和 F. Stahl 证明 DNA 复制为半保留复制。同年，Crick 发表了"中心法则"（central dogma），指出遗传信息的流向是 DNA→RNA→蛋白质。G. Gamow（1955）发表了三联体密码假说。M. W. Nirenberg 和 H. Matthaei（1961）依据从核糖核酸实验获得的结果，确定了 DNA 中编码每一种氨基酸的"密码"。这些研究成果及后来建立的分子生物学研究技术，如 DNA 重组技术（P. Berg，1968）、DNA 序列分析技术（F. Sanger 和 W. Gilbert，1975）等不断地渗透到细胞学各领域，使细胞的形态结构和生理功能研究深入到分子水平。由此，在 20 世纪 60 年代，形成了从分子水平、亚细胞水平和细胞整体水平来探讨细胞各种生命活动的学科，即细胞生物学。

20 世纪 70 年代特别是 80 年代以后，细胞生物学在分子水平研究上获得了快速发展。在细胞膜结构与功能研究领域，提出了细胞膜结构的流动镶嵌模型（fluid mosaic model）（S. J. Singer 和 G. L. Nicolson，1972），这成为目前研究细胞许多生物学行为的基础。在蛋白质合成、分选和定向运输方面，提出了信号肽引导核糖体结合到内质网膜的信号肽假说（signal hypothesis）（G. Blobel，1975），鉴定出新合成的细胞核蛋白靶向运输的核定位信号（nuclear localization signal，NLS）（A. E. Smith，1984）。在线粒体与细胞的能量转换研究上，继 1961 年 P. Mitchell 建立的线粒体氧化磷酸化耦联机制的化学渗透假说之后，提出了线粒体基粒的腺苷三磷酸酶（ATP 酶）复合体通过结合变构机制（binding-change mechanism）合成 ATP 的模型（P. D. Boyer，1989）。在细胞骨架与细胞运动研究方面，鉴定出基于微管的介导细胞内运动的驱动蛋白（kinesin）（M. P. Sheetz 和 S. Brady，1985），接着相继了解到细胞内物质运输、细胞器定位和分布以及细胞分裂过程中染色体运动的机制。在基因表达调控研究中，相继发现了真核细胞基因中内含子（intron）的存在（P. A. Sharp 和 R. Roberts，1977）和免疫球蛋白基因重排机制（S. Tonegawa，1976），揭示了小核 RNA（small nuclear RNA）与蛋白质组成的复合体在 mRNA 前体（pre-mRNA）加工中的作用（J. A. Steitz，1979），分离出 DNA 序列特异性的真核细胞转录因子（R. Tjian，1986）。在细胞的社会性研究方面，整联蛋白的发现（R. O. Hynes，1986）导致了对细胞连接的分子基础的认识，也揭示了细胞外基质与细胞骨架的联系；Src 蛋白的酪氨酸激酶活性及其与细胞增殖关系的发现（T. Hunter 和 B. M. Sefton，1980），使人们认识到酶活性在细胞信号转导中的中心作用。在细胞增殖周期研究中，相继发现了促成熟因子（maturation promoting factor，MPF）（Y. Masui 和 C. L. Markert，1971）和细胞周期蛋白（cyclin）（T. Hunt，1983）；原癌基因（proto-oncogene）的发现（J. M. Bishop 和 H. E. Varmus，1976）在促进人类肿瘤基因发现的同时，也丰富了对细胞周期调节机制的认识。在细胞分化研究方面，继 20 世纪 60 年代 J. Gurdon 在非洲爪蟾的细胞核移植实验中证明已分化的蝌蚪肠上皮细胞的细胞核仍然保持着能分化成为成体爪蟾的能力之后，英国爱丁堡 Roslin 研究所 I. Wilmut 和其同事将成年绵羊乳腺上皮细胞的核移植到另一只羊的去核卵细胞中，成功地克隆出绵羊多莉（Dolly）（1997），证明细胞分化的本质是基因的选择性表达；1983 年，瑞士 Gehring 实验室工作人员在绘制果蝇触角足复合体基因图谱过程中发现了同源异形框基因（homeobox gene）。在细胞衰老与死亡研究领域，提出了细胞衰老的"端粒钟"（telomere clock）学说（C. Harley，

1990），鉴定出控制程序性细胞死亡（programmed cell death，PCD）的基因（H. R. Horvitz，1986）。在干细胞与细胞工程研究领域，率先建立的小鼠胚胎干细胞系（G. R. Martin，M. Evans 和 M. Kaufman，1981），促进了整体水平的基因操作（如转基因小鼠）技术在细胞分化与发育及人类疾病（动物模型）中的研究进展；之后，人类胚胎干细胞建系也获得成功（J. A. Thomson 和 J. D. Gearhart，1998）。这些研究成果奠定了现代细胞生物学的基础。

五、细胞生物学的发展趋势

纵观细胞生物学的发展历史，可以得出理论的提出和研究技术的进步推动了细胞生物学快速发展的结论。19 世纪"细胞学说"的提出回答了生物界的统一性和生命活动的本质，奠定了包括细胞生物学在内的生命科学发展的基础；20 世纪 30 年代电子显微镜的发明让人们看到了结构复杂和分工协作的细胞世界；20 世纪 50 年代建立的 DNA 双螺旋结构模型和遗传信息传递的"中心法则"将细胞学研究带入分子水平，成为分子细胞生物学或细胞分子生物学。我们相信，21 世纪初期完成的人类基因组序列分析，以及新近开展的人类细胞图谱计划，将引领细胞生物学的快速发展。

有中国参与的、世界科学家共同承担的人类基因组计划（human genome project，HGP），1990 年启动，2003 年完成。该计划不仅解析了人类 DNA 碱基序列组成，也带动了相关领域的发展，使得病毒、细菌、酵母、植物、动物等的基因组得以阐明。人们发现包括人类在内的哺乳动物基因组中近 98% 的序列不与蛋白质编码基因相对应。随后发现，非编码 DNA 并非垃圾序列，它们均可被转录加工为非编码小 RNA 或长链非编码 RNA。同时，不依赖于 DNA 序列的可遗传信息——表观遗传现象的发现，使人类基因组信息更加复杂。可以认为，为诠释这些基因组结构及生物学意义的基因组学、转录组学、蛋白质组学、细胞组学等新兴领域生命信息和新技术体系的引入，将会像"20 世纪 50 年代建立的 DNA 双螺旋结构模型和遗传信息传递的中心法则将细胞生物学研究带入分子水平"那样，使细胞生物学进入一个新的快速发展时期。

组成人体细胞的数量多达 3.72×10^{13} 个，这些细胞不仅在其发育来源的时-空上存在差异，而且在机体稳态维持、衰老死亡，乃至疾病过程中均处于不同的状态。我们目前缺乏对机体细胞类型（cell type）和细胞状态（cell state）的严格定义。随着以 RNA 转录组测序为代表的研究技术的进步，生物学家于 2016 年提出动议、2017 年启动的国际性合作项目——人类细胞图谱计划（human cell atlas project，HCA），旨在绘制人体中全部细胞类型、组成和功能的细胞图谱。细胞图谱中的分子作图可以产生某种细胞类型的转录物、蛋白质或表观遗传学表达谱，功能和形态学作图将这些表达谱与细胞行为及外观联系起来，而空间作图则将细胞定位于某个组织或器官之内。因此，细胞图谱将告诉我们细胞们如何相互协同地构成组织、器官和系统，将揭示细胞状态变化与健康状态变化之间的关系。因此，人类细胞图谱计划又将细胞生物学研究推向一个新的高度。

细胞生物学理论及技术的转化和应用研究与医学的关系十分密切，其中疾病的细胞治疗研究及基于基因编辑技术纠正细胞功能缺陷研究将会成为突出的亮点。

第三节 | 细胞生物学与医学

一、细胞生物学与医学的关系

细胞生物学的研究成果不断向医学领域渗透，在很大程度上促进了医学的进步。医学要解决的问题，是阐明人的生、老、病、死等生命现象的机制和规律，并对疾病进行诊断、治疗和预防。人类生命是从受精卵开始的，经过了胎儿、新生儿、幼年、成年、老年直至死亡的过程，这些过程都是以细胞为单位进行的。细胞正常结构的损伤和功能紊乱，必然导致人体组织器官的病变，并由此引起疾病。例如，严重危害人类健康的癌症，就是正常细胞癌变的结果；心血管疾病，如动脉粥样硬化的发生与动脉壁内皮细胞的特性改变有关；阿尔茨海默病等神经退行性疾病是神经元选择性变性死亡的结果。因此，细胞是体现人类生、老、病、死的单位，是疾病形成的源头、疾病诊断的对象、疾病治疗的靶点。

细胞生物学的研究内容在不断地加深与医学科学的结合，形成了细胞生物学的分支学科——医学细胞生物学。医学细胞生物学（medical cell biology）以揭示人体各种细胞在生理和病理过程中的生命活动规律为目的，期望能对人体各种疾病的发病机制予以深入阐明，为疾病的诊断、治疗和预防提供理论依据。

医学细胞生物学探讨与医学相关的细胞生物学问题，这些问题往往是疾病发生发展的基础。医学细胞生物学的主要研究模式是以疾病为导向，提出与疾病相关的细胞生物学问题，然后选择模型细胞开展细胞分子水平的基础研究，继而利用模式动物进行体内研究，力求回答临床问题。在此基础上进一步开展的临床应用的成果转化研究，如针对医学细胞生物研究中阐明的分子靶点，寻找并研制诊断试剂、靶点药物等，是近些年提出的转化医学研究的主要内容。转化医学（translational medicine）强调将基础研究与解决患者实际问题相结合，实现从"实验室到床边"的转化。因此，可以说医学细胞生物学是转化医学研究的基石（图 1-1）。

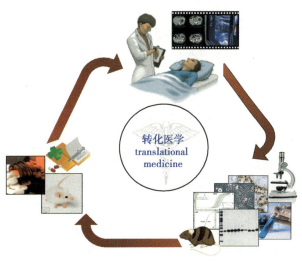

图 1-1　转化医学研究过程：示医学细胞生物学在转化医学研究中的地位

医学细胞生物学是医学院校学生的重要基础医学课程之一。它既是临床医学的基础，也与基础医学的其他学科，特别是人体胚胎学、医学遗传学、生物化学、生理学、病理学等，有着非常密切的关系。对医学生来说，学好细胞生物学，不仅能为学习其他医学课程打下扎实基础，而且有助于培养良好的科研思维习惯和科学素养，在今后的临床工作中，不断地发现问题、研究问题和解决问题。

二、细胞生物学的主要研究领域与医学意义

细胞生物学是研究细胞生命活动规律及其机制的基础性学科。现代细胞生物学主要从分子水平揭示生物在生理或病理状态下细胞层面上所表现出的特征和行为，主要研究领域包括：细胞结构与功能的信号基础、细胞器互作网络及其功能、蛋白质的分选和运输、染色质的结构和功能、细胞结构体系的组装与去组装、细胞极性与细胞迁移、细胞增殖周期调控、细胞分化与干细胞特性、细胞的衰老与死亡、细胞社会学、细胞与组织工程等。细胞生物学的许多研究领域进展很快，在此举例介绍某些研究领域及其医学意义。

（一）细胞间信息传递与细胞的信号转导

在高等动物和人类，各种生命活动，如神经系统、内分泌系统、免疫系统的运行都离不开细胞与细胞间的信息联系。细胞间的信息联系主要是通过神经递质、激素和旁分泌因子等信号分子来完成的。这些信号分子与细胞表面或细胞内部的受体结合，并引起下游胞内信号分子的级联反应，实现对细胞的调节，这一过程称为信号转导（signal transduction），其中整个信息传递过程的路径称为信号转导通路（signaling pathway）。近年发现，细胞间的信息传递也可通过细胞分泌的包含复杂 RNA 和蛋白质的小膜泡——外泌体（exosome）来完成。

细胞信号转导的主要研究内容是了解信号转导通路中各信号分子之间的相互关系，包括蛋白质的互作、修饰、降解、转位的生物学效应，以及不同信号转导通路间的串流（cross-talk）。细胞信号转导的生物学效应几乎涵盖了细胞所有的生命现象。因此，通过对细胞信号转导机制的研究，可了解到细

胞的运动、增殖、分化及死亡等活动的机制和规律。

细胞信号转导的研究让我们了解到某些疾病的发病机制。例如,信号转导通路中的受体异常是高胆固醇血症和重症肌无力患者的发病原因。在家族性高胆固醇血症患者,其肝细胞膜上的低密度脂蛋白(LDL)受体减少,致使肝细胞对血液中 LDL 的摄入能力降低,从而引起高胆固醇血症;在重症肌无力患者的体内产生了抗乙酰胆碱受体的抗体,抗体与乙酰胆碱受体结合,使通过受体进行的信号转导过程受阻,出现重症肌无力症。另一个典型的例子是霍乱弧菌引起的剧烈腹泻是由细胞信号转导通路受阻所致。霍乱毒素能够糖基化肠黏膜细胞中 G 蛋白的 α 亚基,使 G 蛋白持续失活,导致细胞的离子代谢紊乱和细胞内外渗透压失衡,大量水分进入肠腔。此外,信号转导通路中的蛋白激酶功能异常与肿瘤发生发展密切相关。

(二)细胞分化与干细胞研究

人类和其他脊椎动物的机体由 200 多种不同类型的细胞组成。这些细胞的结构和功能各异,是细胞分化的结果。细胞分化(cell differentiation)是指在个体发育中,由单个受精卵产生的细胞在形态结构、生化组成和功能等方面形成明显的稳定性差异的过程。来源于一个受精卵的细胞为什么会变得如此多样与不同?这是细胞分化的研究内容。细胞分化的机制,是数百年来许多生命科学家付出毕生精力而至今尚未完全解决的难题。目前,人们认识到细胞分化的实质是基因的选择性表达,是胚胎细胞逐渐由"全能"到"多能""单能",最后成为"终末细胞"的发育过程。人类胚胎早期的囊胚内细胞团(inner cell mass,ICM)细胞是多能性干细胞,它具有分化为成熟个体中所有细胞类型的潜能,已在体外成功建系,称为胚胎干细胞(embryonic stem cell,ESC)。而来源于成体组织的单能性干细胞则称为成体干细胞(adult stem cell)或组织特异性干细胞(简称"组织干细胞")。干细胞是生物个体发育和细胞分化的基础,对干细胞生物学特性的研究将有助于对生命的基本现象,即个体发育和细胞分化的认识。

胚胎干细胞可以在体外培养、传代,且保持其无限增殖能力和多向分化潜能,特别是近年通过体细胞重编程技术获得的诱导多能干细胞(induced pluripotent stem cell,iPSC,iPS 细胞),显示出与胚胎干细胞相同的特征,这使人们看到了彻底修复和再生人体病变器官的前景。理论上,干细胞经特定因子刺激后,可发育成特化的细胞,用于治疗由细胞功能障碍或组织受损引起的疾病,这就是所谓的细胞治疗。而基于 iPS 细胞或成体干细胞的类器官(organoid)培养技术的建立,不仅有助于揭示器官发育的机制,也为再生医学提供了可移植材料的潜在来源。

(三)细胞增殖与细胞周期调控

细胞增殖是细胞生命活动的重要特征,是个体生长和发育的基础。组成人体的细胞多达 3.72×10^{13} 个,这是细胞增殖的结果。细胞增殖以周期性循环的方式进行。一个细胞经过一系列生化事件而复制它的组分,然后一分为二,这种周期性的复制和分裂过程即为细胞周期(cell cycle)。在个体发育中,胚胎期细胞分裂增殖极为活跃,成体期除部分细胞不断分裂增殖之外,大多数细胞的增殖速度减慢,有的甚至停止分裂。细胞是如何知道什么时候分裂,什么时候停止分裂的,以及细胞不对称分裂的机制等是目前细胞增殖周期调控研究的主要内容。细胞增殖与细胞周期的调控一直是细胞生物学研究的重要领域,目前已发现了真核细胞内操纵细胞周期进程的三类细胞周期调控因子,它们是细胞周期蛋白、细胞周期蛋白依赖性激酶和细胞周期蛋白依赖性激酶抑制因子;也发现了若干个监控细胞周期进程的反馈调控机制,即细胞周期检查点(cell cycle checkpoint)。

细胞的增殖失控与人类的某些疾病,如肿瘤的发生等密切相关。肿瘤细胞的主要特性是细胞无休止和无序地分裂并形成肿块。因此,研究细胞增殖与细胞周期的调控机制,也是了解肿瘤发生机制和控制肿瘤生长的重要途径。肿瘤的发生机制与防治研究是医学领域的重要研究课题,其中基因与肿瘤发生的关系、细胞信号转导与肿瘤、肿瘤干细胞特性以及癌细胞诱导分化研究等是目前肿瘤细胞生物学的主要研究领域。癌基因、抑癌基因的发现,以及其介导的信号转导机制的阐明,极大地丰富了人们对细胞增殖规律与细胞周期调控机制的认识。

（四）细胞衰老与细胞死亡

细胞衰老（cell senescence）是指细胞的形态结构和生理功能逐渐衰退的现象。细胞衰老是机体衰老和老年病发病的基础。目前已认识到细胞衰老的特征（hallmarks）性变化，包括基因组不稳定、染色体端粒（telomere）缩短、表观遗传学改变、蛋白质稳态失衡及线粒体功能紊乱，这些特征性改变以及细胞营养感受失调、细胞通讯改变、干细胞耗竭等均反映到机体衰老过程。迄今已发现了若干衰老基因（如 *WRN*）和抗衰老基因（如 *Klotho*、*Sirt1*）。可以认为，随着对细胞衰老的规律和机制的阐明，人类延缓个体衰老的愿望将会实现。

细胞死亡（cell death）是指细胞生命活动的结束，传统上分为细胞坏死和细胞凋亡（apoptosis）两大类，近些年发现的细胞焦亡（pyroptosis）、铁死亡（ferroptosis）等是又一不同形式的细胞死亡。细胞凋亡是指细胞在特定条件下遵循自身的程序而结束生命的过程，它是由基因控制的主动性死亡，因此也属于一种程序性细胞死亡。细胞凋亡研究领域非常活跃，继发现引起凋亡的基因家族（如 *Caspase*、*Bcl-2*、*p53*）和诱导细胞凋亡的信号转导途径（如细胞表面死亡受体途径、线粒体途径）之后，又发现了一些新的凋亡形式，如细胞失巢凋亡（anoikis）和自噬性凋亡（autophagic apoptosis）。细胞焦亡是一种新的程序性细胞死亡，表现为细胞不断胀大直至细胞膜破裂，导致细胞内容物的释放进而激活强烈的炎症反应。铁死亡是细胞内代谢通路紊乱导致脂质过氧化物过度积累而引起的细胞死亡方式，与细胞内的铁代谢和脂质稳态密切相关。随着对细胞死亡机制认识的深入，目前倾向于将细胞死亡分为意外性细胞死亡（accidental cell death，ACD）和调控性细胞死亡（regulated cell death，RCD）两大类，其中细胞凋亡、细胞焦亡、铁死亡等被归类于调控性细胞死亡。

细胞死亡广泛存在于感染性疾病、神经系统相关疾病和动脉粥样硬化性疾病等的发生发展过程。随着研究的深入，将会对细胞死亡机制有更深入的了解，并可望为细胞死亡相关性疾病的治疗提供有效手段。

（五）细胞组学

细胞组学（cytomics，cellomics）是指以基因组数据库为基础，结合基因组学和蛋白质组学等技术，在单细胞水平上获取细胞分子表型信息，进而研究细胞系统的结构以及内部分子功能的分支学科。细胞组学具有单细胞水平的基因组、转录组、蛋白组、代谢组等组学内容与功能相结合的特征，其中基因组学和蛋白质组学是其获取细胞分子表型信息的主要手段。

基因组（genome）是指细胞或生物体的一套完整的单倍体遗传物质，是所有不同染色体上全部基因和基因间的 DNA 的总和。基因组学（genomics）是研究生物基因的组成，组内各基因的精确结构、相互关系及表达调控的学科。基因的表达调控研究是近年来细胞生物学中十分活跃的领域，相继发现了控制基因信息流向的小 RNA 和长链非编码 RNA，以及不改变 DNA 序列的可遗传的 DNA 甲基化和组蛋白化学修饰的表观遗传学（epigenetics）调控机制。

蛋白质组（proteome）是指细胞或生物体基因组所表达的全部蛋白质。细胞的蛋白质组学（proteomics）以细胞内全部蛋白质的存在及其活动方式为研究对象，从整体角度分析细胞内动态变化的蛋白质组成成分、表达水平与修饰状态，进而了解蛋白质之间的相互作用与联系，揭示蛋白质功能与细胞生命活动的规律。基于亚细胞成分（如细胞膜、线粒体、溶酶体、内质网、高尔基复合体、细胞核等）分离技术的亚细胞蛋白质组学（subcellular proteomics）也是蛋白质组学研究的重要内容。

细胞组（cytome）通常是指具有相同的转录物或蛋白质组和相同细胞表型的细胞群体。只有从多个细胞组并存的细胞异质群体中，将特定的细胞组分离出来作进一步研究，才能解读出决定细胞身份和细胞行为的密码。机体内不同的细胞组或处于不同状态的细胞中，一定不是全套基因组编码的整套蛋白质组在起作用，而只是特定的基因编码的一系列蛋白质决定着细胞的不同状态或功能，随着细胞状态或功能的转变，其存在的分子基础也必将改变，这将是细胞组学的主要研究对象与内容。

细胞组学的形成，将细胞生物学研究推向一个新阶段。可以相信，细胞组学研究的医学意义将不可估量。

小结

　　自然界中除病毒外,所有的生命体都是由细胞构成的,细胞是生物体结构和功能的基本单位。细胞生物学的研究对象是细胞,经历了从显微水平的细胞学研究到亚显微与分子水平研究的发展,成为目前在分子层次上研究细胞的结构和生命活动规律的学科。人类基因组计划的完成,以及随之发展起来的细胞基因组学、转录组学、蛋白质组学乃至细胞组学研究,将成为推动细胞生物学向前发展的基础,预示着细胞生物学又将进入一个新的快速发展时期。

本章思维导图

　　细胞生物学是研究细胞生命活动规律及其机制的基础性学科。细胞生物学在细胞间信息传递与细胞的信号转导、细胞分化与干细胞研究、细胞增殖与细胞周期调控、细胞衰老与细胞死亡等方面的研究进展,为人类对疾病机制的认识奠定了坚实基础。

本章目标测试

　　细胞生物学的研究内容在不断地加深与医学科学的结合,形成了医学细胞生物学。医学细胞生物学所要探讨的主要是与医学相关的细胞生物学问题,它以揭示人体各种细胞在生理和病理过程中的生命活动规律为目的,期望能对人体各种疾病的发病机制予以深入阐明,为疾病的诊断、治疗和预防提供理论依据。

(陈誉华)

第二章 | 细胞的概念与分子基础

细胞是目前已知生命体的基本组成单位。现认为生命体的细胞均是由一个共同的祖先细胞进化而来,祖先细胞经过漫长的突变、选择和适应,它的后代细胞趋异进化,形成多种多样的形态与种类,构筑成多元的生命体,呈现千姿百态的生物种群。目前已知有结构简单的原核细胞和含有细胞核与膜包裹细胞器的真核细胞两类细胞。细胞内的物质称为原生质,构成基础是分子,包括无机分子、有机小分子和生物大分子。本章将介绍细胞的基本概念及分子组成,为进一步理解细胞生物学打下基础。

第一节 | 细胞的基本概念

细胞是构成已知所有生命体的结构性、功能性、生物性的基本单元,是最小的具有独立复制能力的生命单元。20世纪60年代,细胞生物学家 H. Ris 依据细胞的结构将细胞分为原核细胞(prokaryotic cell)与真核细胞(eukaryotic cell)两大类。1990年 C. R. Woese 将生物界划分为古菌域(archaea)、细菌域(bacteria)和真核域(eukarya)。古菌域生命体多生活在极端环境,包括产甲烷菌、盐杆菌、热原质体等,目前仍把它们归属于原核细胞范畴。

一、原核细胞

原核细胞外由细胞膜包绕,膜内的细胞质中无内质网、高尔基复合体、溶酶体和线粒体等膜性细胞器;有核糖体;含一条不与蛋白质结合的 DNA 链,集中分布于细胞质一个区域内,该区域没有膜包裹,被称为拟核(nucleoid);原核细胞较小,直径约为 0.1μm 到数微米。原核细胞的另一特点是在细胞膜之外,通常有一坚韧的细胞壁(cell wall),细胞壁的主要成分是蛋白多糖和糖脂。常见的原核细胞有支原体、细菌、放线菌和蓝绿藻(蓝细菌)等。

1. 支原体是最小、最简单的细胞   支原体(mycoplasma)是目前已知的最小的细胞,其直径约为 0.1~0.3μm,结构极其简单。支原体的细胞膜由磷脂和蛋白质构成,无细胞壁,细胞质含有核糖体和散在分布的环形 DNA 链,该 DNA 分子含有支原体生活所必需的遗传信息,能指导合成约 400 种蛋白。支原体感染可引起肺炎、脑炎和尿道炎等疾病。

2. 细菌是原核细胞的典型代表   细菌(bacteria)(图 2-1)是原核生物的典型代表,在自然界中广泛分布,常见的有球菌、杆菌和螺旋菌,许多细菌可致人类疾病。

细菌的外表面为一层坚固的细胞壁(cell wall),其主要成分为肽聚糖(peptidoglycan)。有些细菌的细胞壁外还有一层由多肽和多糖组成并具有保护功能的结构——荚膜(capsule),在感染真核细胞

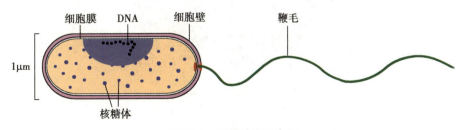

图 2-1　细菌结构示意图

后,荚膜能够保护细菌以使其在真核细胞内生存。在细胞壁内面为脂质分子和蛋白质组成的细胞膜。细菌的细胞膜上还含有参与代谢反应的酶类,如呼吸链酶类。某些细菌表面还有鞭毛(flagella)和菌毛(pilus)。

细菌胞质内的拟核区含有环状 DNA 分子。细菌的 DNA 结构特点是重复序列少,编码蛋白的基因编码序列是无间隔排列在一起的,序列中无内含子。在细菌的细胞质内还含有基因组 DNA 以外的遗传性 DNA 片段,常为能够自我复制的小环状 DNA 片段即质粒(plasmid)。

细菌胞质中含有丰富的核糖体,每个细菌约含 5 000~50 000 个核糖体,其中大部分游离于细胞质中,小部分附着在细胞膜的内表面。细菌核糖体的沉降系数为 70S,由一个 50S 的大亚基和一个 30S 的小亚基组成,它是细菌合成蛋白质的场所。细菌蛋白质合成的特点为细胞质内基因转录形成的信使 RNA(mRNA)不需要加工,直接翻译合成蛋白质。细菌胞内蛋白质合成与基因转录耦联,即一边进行基因转录一边翻译合成蛋白质。

二、真核细胞

真核细胞比原核细胞进化程度高、结构复杂。由真核细胞构成的生物,包括单细胞生物(如酵母)、原生生物、动植物及人类等。真核细胞区别于原核细胞的基本特征是具有由核膜包围形成的细胞核结构和膜包裹的细胞器。

(一)真核细胞的形态与大小

高等生物由数百种真核细胞组成,其形态是多种多样的,常与细胞所处的部位及功能相关。游离于液体的细胞多近于球形,如红细胞和淋巴细胞等;组织中的细胞一般呈椭圆形、立方形、扁平形、梭形和多角形,如上皮细胞多为扁平形或立方形,具有收缩功能的肌细胞多为梭形,具有接受和传导各种刺激功能的神经细胞常呈多角形,并出现多个树枝状突起,反映出细胞的结构形态与功能密切相关。

不同类型细胞的大小差异很大,一般用微米(μm)和纳米(nm)作为描述细胞大小的单位。大多数细胞的直径为 10~20μm,但有些细胞较大,如卵细胞,人卵细胞的直径约为 100μm,一些鸟类动物的卵细胞直径可达几厘米。

(二)真核细胞的基本结构

在光学显微镜下,真核细胞可区分为细胞膜(cell membrane)、细胞质(cytoplasm)和细胞核(nucleus),在细胞核中可看到核仁结构(图 2-2)。电子显微镜下,细胞质中可以看到由单位膜组成的膜性细胞器,如内质网、高尔基复合体、线粒体、溶酶体、过氧化物酶体,以及微丝、微管、中间纤维等骨架系统。在细胞核中也可看到一些微细结构,如染色质、核骨架。一般将在光学显微镜下看到的结构称为显微结构,而将在电子显微镜下看到的结构称为亚显微结构(submicroscopic structure)或超微结构(ultrastructure)。

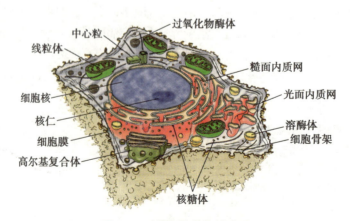

图 2-2 动物细胞结构模式图

　　真核细胞以生物膜为基础,在细胞内部形成更为精细的专门结构单位,可以从以下四个方面理解真核细胞的结构特点。

　　1. 以脂质及蛋白质成分为基础的膜相结构体系——生物膜系统　生物膜系统是指以生物膜(biomembrane)为基础而形成的一系列膜性结构或细胞器,包括细胞膜、内质网、高尔基复合体等。组成这些膜性结构或细胞器的膜具有相似的单位膜(unit membrane)结构,即电镜下的内外两层致密的深色带和中间层的浅色带,膜厚度为8~10nm。这些膜性结构或细胞器均含有特殊的酶系或蛋白质,在细胞内各自独立地执行其功能。如细胞膜可发挥物质交换、信息传递、细胞识别及代谢调节等作用;核膜使遗传物质得到更好的保护,在维持细胞核与细胞质之间的物质交换方面发挥重要作用;线粒体为细胞活动提供所需能量;内质网是细胞内蛋白质和脂类等生物大分子合成的场所;高尔基复合体是合成物质加工、包装与分选的细胞器;溶酶体则是细胞内的消化器官,能消化分解各种生物大分子。

　　2. 以核酸-蛋白质为主要成分的遗传信息表达体系——遗传信息表达系统　真核细胞的遗传物质DNA储存于细胞核,并与蛋白质结合,组装成高度有序的染色质结构。DNA与蛋白质的结合与组装程度决定了DNA复制和遗传信息的表达状态与模式。遗传信息的流向是DNA→RNA(mRNA)→蛋白质。mRNA在核糖体(ribosome)上翻译形成蛋白质。核糖体也称核蛋白体,电镜下呈颗粒状,直径约为15~25nm,是合成蛋白质的机器。核糖体由RNA和蛋白质组成,RNA约占核糖体的60%,蛋白质约占40%。

　　3. 由特异蛋白质分子构成的细胞骨架体系——细胞骨架系统　细胞骨架(cytoskeleton)是由一系列纤维状蛋白质组成的网状结构系统,广义的细胞骨架包括细胞质骨架与核骨架,狭义的细胞骨架则指细胞质骨架。细胞质骨架主要由微丝、微管和中间纤维组成,其功能是维系细胞的形态和结构,参与细胞运动、细胞内物质运输、细胞分裂及信息传递等生命活动。细胞核骨架由核纤层蛋白(lamin)与核骨架组成,维持核形态、基因表达、染色体包装和分布及核内分区等。

　　4. 细胞质溶胶　在细胞质中,除细胞器和细胞骨架等有形结构外,其余的为可溶性的细胞质溶胶(cytosol)。细胞与环境、细胞质与细胞核,以及细胞器之间的物质运输、能量传递、信息传递都要通过细胞质溶胶来完成。细胞质溶胶约占细胞总体积的一半,是均质而半透明的液体部分,其主要成分是蛋白质,占细胞质总量的20%左右。细胞质溶胶中的蛋白质很大一部分是酶,多数代谢反应都在细胞质溶胶中进行,如糖酵解、糖异生,以及核苷酸、氨基酸、脂肪酸和糖生物合成反应等。细胞质溶胶的化学组分除大分子的蛋白质、多糖、脂蛋白和RNA之外,还含有小分子物质的水和无机离子K^+、Na^+、Cl^-、Mg^{2+}和Ca^{2+}等。

　　细胞内部这种结构紧密、分工明确、功能专一的体系保证了细胞生命活动的高度程序化与自控性。

　　真核细胞与原核细胞有很大差异(表2-1),这种差异不仅体现在形态结构上,也表现在基因组(genome)组成上。此外,真核细胞的某些细胞器也含有DNA,如动物类细胞的线粒体中含有少量的DNA,可编码线粒体转运RNA(tRNA)、核糖体RNA(rRNA)和组成线粒体的少数蛋白质。

　　尚须指出的是,在生物界中,还有一类细胞的寄生体——病毒(virus),它可寄生于动物细胞(包括人类细胞)、植物细胞及细菌中。病毒是迄今发现的最小、结构最简单的生物存在形式。绝大多数病毒必须在电子显微镜下才能看到。病毒主要是由一个核酸分子(DNA或RNA)与蛋白质组成的核酸-蛋白质复合体,含有DNA的病毒称为DNA病毒,含有RNA的病毒称为RNA病毒。有的病毒结构更简单,仅由一个有感染性的RNA或蛋白质组成。仅由RNA组成的病毒称为类病毒(viroid),仅由蛋白质组成的病毒称为朊病毒(prion)。病毒的结构简单,不能独立完成生命活动过程,依赖活细胞才能完成它们的基本生命活动,因此病毒也被视为不"完全"的生命体,是细胞的寄生生物。

表 2-1　原核细胞与真核细胞的比较

特征	原核细胞	真核细胞
细胞结构		
核膜	无	有
核仁	无	有
线粒体	无	有
内质网	无	有
高尔基复合体	无	有
溶酶体	无	有
细胞骨架	有细胞骨架相关蛋白	有
核糖体	有,70S	有,80S
基因组结构		
DNA 量(信息量)	少	多
DNA 分子结构	环状	线状
染色质或染色体	仅有一条 DNA,DNA 裸露,不与组蛋白结合,但可与少量类组蛋白结合	有 2 条以上 DNA 分子,DNA 与组蛋白和部分酸性蛋白结合,以核小体及各级高级结构构成染色质与染色体
基因结构特点	无内含子,无大量的 DNA 重复序列	有内含子和大量的 DNA 重复序列
转录与翻译	同时进行(在胞质内)	核内转录,胞质内翻译
转录与翻译后大分子的加工与修饰	无	有
细胞分裂	无丝分裂	有丝分裂,减数分裂,无丝分裂

第二节 | 细胞的分子基础

组成细胞的物质称为原生质(protoplasm),不同细胞的原生质在化学成分上虽有差异,但其化学元素基本相同。原生质的化学元素有 50 多种,其中主要的是 C、H、O、N 四种元素,约占 90%,其次为 S、P、Cl、K、Na、Ca、Mg、Fe 等元素,这 12 种元素约占细胞总量的 99.9% 以上。此外,在细胞中还含有数量极少的微量元素,如 Cu、Zn、Mn、Mo、Co、Cr、Si、F、Br、I、Li、Ba 等。这些元素并非单独存在,而是相互结合,以无机化合物和有机化合物形式存在于细胞中。

一、生物小分子

细胞内有无机化合物和有机化合物两类生物小分子。

(一)水和无机盐是细胞内的无机化合物

无机化合物包括水和无机盐。水是细胞中含量最多的一种成分,细胞内各种代谢反应都是在水溶液中进行的。细胞中的水除以游离形式存在之外,还能以氢键与蛋白质分子结合,成为结合水,构成细胞结构的组成部分。无机盐在细胞中均以离子状态存在,阳离子如 Na^+、K^+、Ca^{2+}、Fe^{2+}、Mg^{2+} 等,阴离子有 Cl^-、SO_4^{2-}、PO_4^{3-}、HCO_3^- 等。这些无机离子中,有的游离于水中,维持细胞内外液的渗透压和

pH,保障细胞的正常生理活动;有的直接与蛋白质或脂类结合,组成具有特定功能的结合蛋白(如血红蛋白)或类脂(如磷脂)。

(二)有机小分子是组成生物大分子的亚单位

有机小分子是分子量在100~1 000范围内的碳化合物,分子中的碳原子可多达30个左右。细胞中含有4种主要的有机小分子:单糖(monosaccharide)、脂肪酸(fatty acid)、氨基酸(amino acid)和核苷酸(nucleotide)。糖主要由碳、氢、氧三种元素组成,其化学组成为$(CH_2O)_n$,其中n通常等于3、4、5、6或7,故又称碳水化合物(carbohydrate),是细胞内能源的主要来源化合物,单糖是多糖的基本组成单位;脂肪酸分子由两个不同的部分组成,一端是疏水性的长烃链,另一端是亲水性的羧基(—COOH),其衍生物如磷脂,由一个以2条脂肪酸链组成的疏水性的尾和一个亲水性的头组成,它们是细胞膜的组分;氨基酸是一类多样化的分子,但均有一个共同的特点,都有一个羧基和一个氨基,两者均与同一个α碳原子连接,是蛋白质的基本组成单位;核苷酸分子由一个含氮环的化合物与一个五碳糖(戊糖)相连而成,该戊糖是含有多个磷酸基团的核糖或脱氧核糖,核苷酸是核酸的基本组成单位。

二、生物大分子

生物大分子由有机小分子构成,细胞的大部分物质是大分子,大约有数万种生物大分子,分子量从10 000到1 000 000不等。细胞内大分子由小分子组装而成,包括核酸、蛋白质、多糖和脂肪,在细胞内执行各自独特的功能。

(一)核酸携带遗传信息

核酸(nucleic acid)是生物遗传的物质基础,是生物生长、发育、繁殖、遗传和变异的基础。细胞内的核酸分为核糖核酸(ribonucleic acid,RNA)和脱氧核糖核酸(deoxyribonucleic acid,DNA)两大类。其中DNA携带着控制细胞生命活动的全部遗传信息,RNA则参与遗传信息的表达。

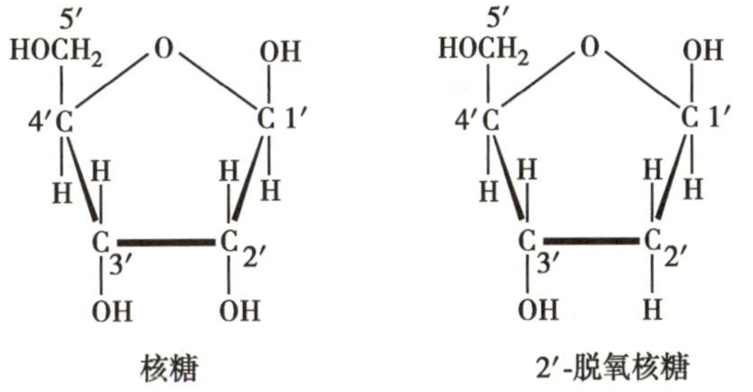

图2-3 DNA和RNA分子中戊糖的结构式

1. **核酸的化学组成** 核酸分子由几十个乃至几百万个单核苷酸聚合而成,因此核苷酸是核酸的基本组成单位。核苷酸由戊糖、碱基(含氮有机碱)和磷酸三部分组成。戊糖有两种,即D-核糖和D-2-脱氧核糖(图2-3)。碱基也有两类:嘌呤和嘧啶。嘌呤有腺嘌呤(adenine,A)和鸟嘌呤(guanine,G);嘧啶有胞嘧啶(cytosine,C)、胸腺嘧啶(thymine,T)和尿嘧啶(uracil,U)(图2-4)。除此之外,在DNA和RNA分子中还发现一些修饰碱基,即在碱基的某些位置附加或取代某些基团,如6-甲基嘌呤、5-甲基胞嘧啶和5-羟基胞嘧啶等,因它们的含量很少,又称稀有碱基。绝大部分稀有碱基分布在RNA分子上。

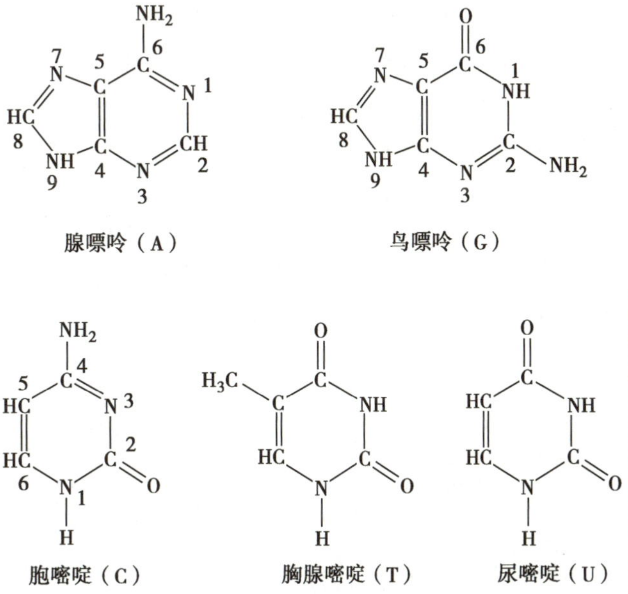

图2-4 常见嘌呤和嘧啶的结构式

核苷酸的产生过程中首先形成核苷。核苷由碱基与核糖或脱氧核糖缩合而成。核糖的第 1 位碳原子与嘧啶第 1 位氮原子或与嘌呤第 9 位氮原子形成 N—C 键，即糖苷键。由于核糖有两种，因此核苷又分为核糖核苷（简称"核苷"）及脱氧核糖核苷（简称"脱氧核苷"）。核苷的戊糖羟基与磷酸形成酯键，即成为核苷酸。一般生物体内存在的大多是 5'-核苷酸，即磷酸与核糖第 5 位上的羟基形成酯键，有时磷酸可同时与核苷上 2 个羟基形成酯键，这就形成了环化核苷酸。常见的有 3',5'-环腺苷酸（3',5'-cyclic adenylic acid，cAMP）和 3',5'-环鸟苷酸（3',5'-cyclic guanylic acid，cGMP）（图 2-5）。

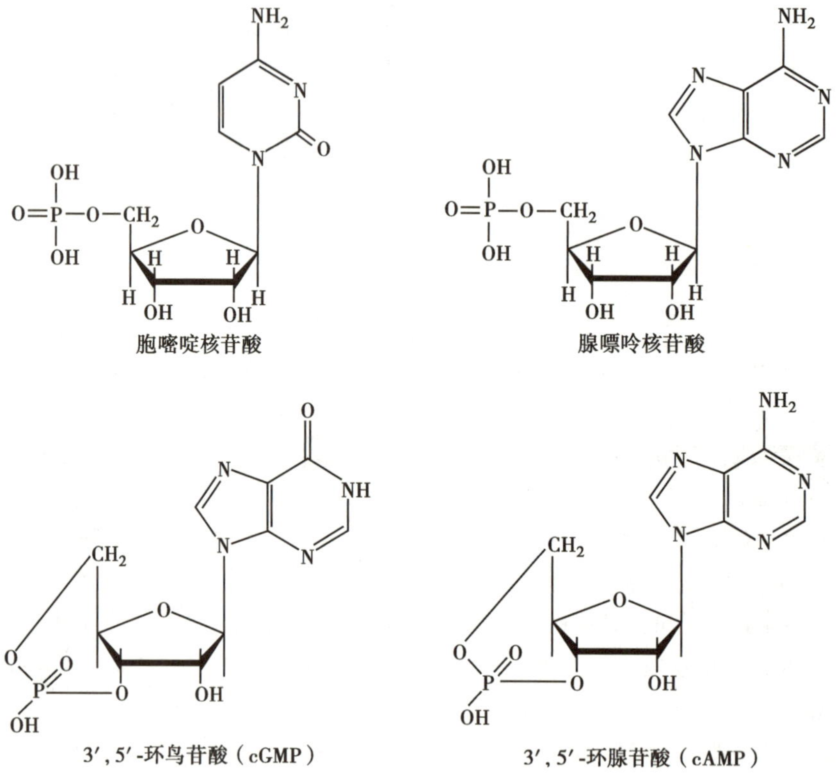

胞嘧啶核苷酸   腺嘌呤核苷酸

3',5'-环鸟苷酸（cGMP）   3',5'-环腺苷酸（cAMP）

图 2-5　单核苷酸的结构式

核酸由大量的单核苷酸聚合而成，单核苷酸间的连接方式为：一个核苷酸中戊糖的 5' 碳原子上连接的磷酸基以酯键与另一个核苷酸戊糖的 3' 碳原子相连，而后者戊糖的 5' 碳原子上的磷酸基又以酯键再与另一个核苷酸戊糖的 3' 碳原子相连，由此通过 3',5'-磷酸二酯键重复相连而形成的多聚核苷酸链即为核酸（图 2-6）。表 2-2 列出了 DNA 和 RNA 在化学组成上的异同。一般用碱基的排列

表 2-2　DNA 和 RNA 在化学组成上的异同

化学组成	DNA	RNA
戊糖	脱氧核糖	核糖
碱基	腺嘌呤（A）鸟嘌呤（G） 胞嘧啶（C）胸腺嘧啶（T）	腺嘌呤（A）鸟嘌呤（G） 胞嘧啶（C）尿嘧啶（U）
磷酸	磷酸	磷酸
核苷酸	脱氧腺苷酸（dAMP） 脱氧鸟苷酸（dGMP） 脱氧胞苷酸（dCMP） 脱氧胸苷酸（dTMP）	腺苷酸（AMP） 鸟苷酸（GMP） 胞苷酸（CMP） 尿苷酸（UMP）

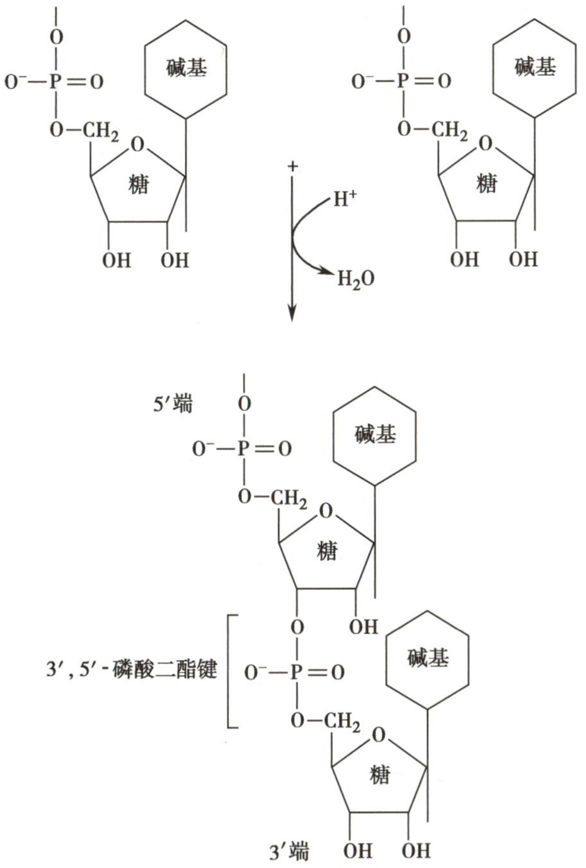

图 2-6 多核苷酸间的磷酸二酯键

顺序代表 DNA 的脱氧核糖核苷酸组成顺序。DNA 分子中的脱氧核糖核苷酸或碱基的排列顺序也称 DNA 的一级结构。RNA 则由核糖核苷酸线性排列组成。

2. DNA 20 世纪 50 年代初,DNA 样品的 X 射线衍射结果提示,DNA 分子是由两条链组成的螺旋状多聚体。对来源于不同生物细胞的 DNA 分子的碱基含量进行分析,证明[A]=[T],[C]=[G]([ ]表示摩尔浓度)。1953 年 Watson 和 Crick 提出了 DNA 分子的双螺旋结构模型(图 2-7)。该模型认为,DNA 分子由两条相互平行而方向相反的多核苷酸链组成,即一条链中磷酸二酯键连接的核苷酸方向是 5′→3′,另一条是 3′→5′,两条链围绕着同一个中心轴以右手方向盘绕成双螺旋结构。螺旋的主链由位于外侧的间隔相连的脱氧核糖和磷酸组成,双螺旋的内侧由碱基构成,即一条链上的 A 通过两个氢键与另一条链上的 T 相连,一条链上的 G 通过三个氢键与另一条链上的 C 相连,或者说 A 总是与 T 配对,G 总是与 C 配对,这种碱基间的配对方式称为碱基互补原则。由于组成 DNA 的两条链是互补的,即 A=T、C≡G,因此,如果知道一条链中的碱基排列顺序,依据碱基互补原则,便可知道另一条链上的碱基排列顺序(图 2-8)。

在组成 DNA 分子的线性核苷酸序列中蕴藏着大量的遗传信息。虽然 DNA 分子中只有四种核苷酸,但核苷酸的数量却非常巨大,并可随机排列,这就决定了 DNA 分子的复杂性和多样性。如果一个 DNA 分子由 n 个核苷酸组成,则其可能的排列顺序为 4^n。如此多的排列顺序展示了遗传信息的多样性,即生物种类的多样性。

细胞或生物体的一套完整的单倍体遗传物质称为基因组(genome),它是所有染色体上全部基因和基因间的 DNA 的总和。人类基因组 DNA 含有的碱基数为 $2.91×10^6 \sim 3.20×10^6$kb($3×10^9$bp),其中:(A+T)和(G+C)分别占 59% 和 41%;编码蛋白质序列(外显子)占 DNA 的 1.1%～1.4%,内含子序列约占 24%,基因间序列约占 75%;基因的数目约 2 万～3 万个,每个基因的长度平均为 2～30kb;DNA 中含有大量的重复序列,约占 50% 以上。

DNA 的主要功能是储存、复制和传递遗传信息。DNA 分子中所携带的遗传信息传递给后代细胞靠 DNA 复制来实现,由于每条亲代 DNA 单链成为子代 DNA 双链中的一条链,故称为 DNA 半保留复制(semiconservative replication)。DNA 分子所携带的遗传信息的流向是先形成 RNA,这种以 DNA 为模板合成 RNA 的过程称为转录(transcription)。DNA 转录与 DNA 复制不同,它以 DNA 一条链的特定部分为模板合成一条互补

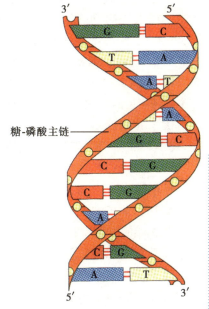

图 2-7 DNA 双螺旋结构模式图

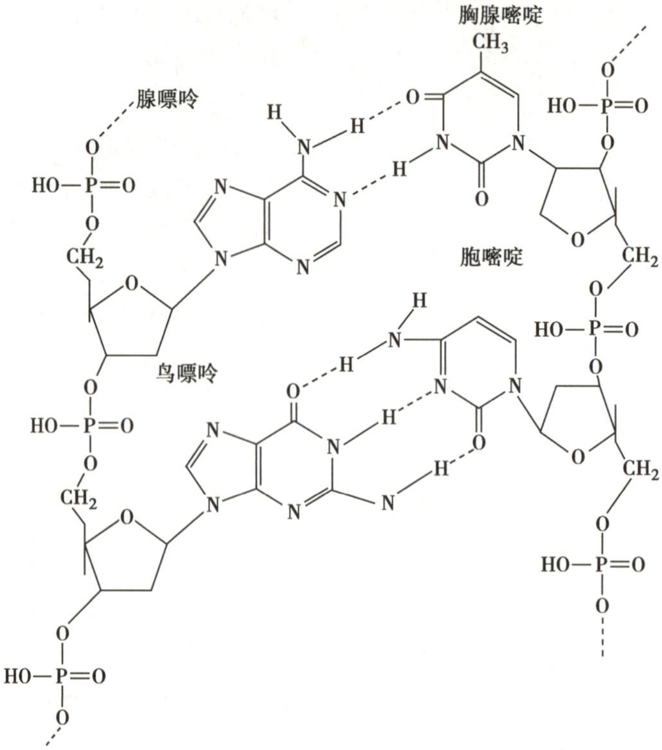

腺嘌呤

胸腺嘧啶
CH₃

胞嘧啶

鸟嘌呤

图 2-8　DNA 分子化学结构的一部分

的 RNA 链,在 RNA 合成后,DNA 重新形成双螺旋结构,并释放出 RNA 分子,然后,形成的 RNA 被翻译成体现遗传信息的蛋白质。

3. RNA　RNA 分子由四种核苷酸通过 $3',5'$-磷酸二酯键连接而成。组成 RNA 的四种核苷酸为腺苷酸、鸟苷酸、胞苷酸和尿苷酸,与 DNA 分子的区别仅在于 RNA 中的尿嘧啶替代了 DNA 中的胸腺嘧啶。此外,RNA 分子中的戊糖是核糖,而不是脱氧核糖。大部分 RNA 分子以单链形式存在,但在 RNA 分子内的某些区域,RNA 单链仍可折叠,并按碱基互补原则形成局部双螺旋结构,这种双螺旋结构呈发夹样,也称为 RNA 的发夹结构(图 2-9)。RNA 的结构和功能的研究是近些年来飞速发展的领域,新的 RNA 特别是不编码蛋白质的非编码 RNA(non-coding RNA,ncRNA)不断地被发现,表 2-3 总结了动物细胞内主要的 RNA 种类。

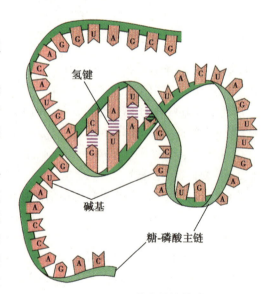

氢键

碱基

糖-磷酸主链

图 2-9　RNA 发夹结构模式图

(1) mRNA:mRNA(messenger RNA)约占细胞内总 RNA 的 1%～5%。含量虽少,但种类甚多而且极不均一,例如每个哺乳动物细胞可含有数千种大小不同的 mRNA。原核细胞与真核细胞的 mRNA 不同,原核细胞没有真核细胞 mRNA 所特有的 5' 端 7-甲基三磷酸鸟苷(m⁷Gppp)帽子结构,也没有 3' 端的由 30～300 个腺苷酸组成的多聚腺苷酸尾巴(3'polyadenylate tail,poly A)结构。携带着来源于 DNA 遗传信息的 mRNA 作为合成蛋白质的模板,mRNA 分子中每三个相邻的碱基组成一个密码子(codon),由密码子确定蛋白质中氨基酸的排列顺序。因此,整个 mRNA 链即由一个串联排列的密码子组成。mRNA 指导特定蛋白质合成的过程称为翻译(translation)。

原核细胞的 mRNA 为多顺反子(polycistron),即一分子 RNA 有时可携带几种蛋白质的遗传信息,

表2-3 动物细胞内含有的主要 RNA 种类及功能

RNA 种类	存在部位	功能
编码 RNA		
信使 RNA（mRNA）	细胞核与细胞质,线粒体（mt mRNA）	蛋白质合成的模板
非编码 RNA		
持家性 ncRNA		
核糖体 RNA（rRNA）	细胞核与细胞质,线粒体（mt rRNA）	核糖体的组成成分
转运 RNA（tRNA）	细胞核与细胞质,线粒体（mt tRNA）	转运氨基酸,参与蛋白质合成
小核 RNA（snRNA）	细胞核	参与 mRNA 前体的剪接、加工
小核仁 RNA（snoRNA）	细胞核	参与 rRNA 的加工与修饰
调节性 ncRNA		
微小 RNA（miRNA）	细胞核与细胞质	基因表达调节
小干扰 RNA（siRNA）	细胞核与细胞质	介导 RNA 干扰,沉默基因转录
Piwi 相互作用 RNA（piRNA）	哺乳动物的雄性生殖细胞	参与基因表达调节,调节精子成熟发育
长链非编码 RNA（lncRNA）	细胞核与细胞质,有些表现出特定的定位模式,如存在于特定的亚细胞区室	基因表达调节,调节蛋白质活性,改变蛋白质定位等;部分 lncRNA 的短开放阅读框可编码具有生物活性的小于 100 个氨基酸的短肽
环状 RNA（circRNA）	多数位于细胞质,少数定位于细胞核	具有 miRNA 海绵样吸附作用,解除 miRNA 功能;作为蛋白质分子的海绵体,调节蛋白质功能;部分 circRNA 有可编码短肽的开放阅读框
核酶（有酶活性的 RNA）	细胞核与细胞质	催化 RNA 剪接

能指导合成几种蛋白质。而真核细胞中的 mRNA 是单顺反子（monocistron）,每分子 RNA 只携带一种蛋白质遗传信息,只能作为一种蛋白质合成的模板。此外,不论是原核细胞的多顺反子 mRNA,还是真核细胞的单顺反子 mRNA,在其 5′ 端和 3′ 端都各有一段由 30 到数百个核苷酸组成的非翻译区（untranslated region,UTR）,中间则是具有编码蛋白质功能的编码区（coding region）。UTR 是蛋白质翻译调控的重要靶点之一。

（2）rRNA:rRNA（ribosomal RNA）在细胞中的含量较丰富,约占 RNA 总量的 80%~90%,其分子量在 mRNA、rRNA 和 tRNA 这三种 RNA 中也最大。rRNA 的大小一般用沉降系数 S 表示。rRNA 通常也呈单链结构,其主要功能是参与核糖体（ribosome）的形成。核糖体是合成蛋白质的机器,由大小两个亚基组成。在原核生物中核糖体为 70S,其大小亚基分别为 50S 和 30S,50S 大亚基中含 23S 和 5S rRNA,30S 小亚基中含有 16S rRNA。在 16S rRNA 的 3′ 端有一个与 mRNA 翻译起始区互补的保守序列,是 mRNA 的识别结合位点。而真核生物的核糖体为 80S,40S 的小亚基含 18S rRNA,60S 大亚基则含有 28S、5.8S 和 5S 三种 rRNA。rRNA 约占核糖体总量的 60%,其余的 40% 为蛋白质。

（3）tRNA:tRNA（transfer RNA）的含量约占细胞总 RNA 的 5%~10%,分子较小,由 70~90 个核苷酸组成。tRNA 化学组成的最大特点是含有稀有碱基。tRNA 分子为单链结构,但有部分折叠成假双链结构,以至整个分子结构呈三叶草形（图2-10）:靠近柄部的一端,即游离的 3′ 端有 CCA 三个碱基,

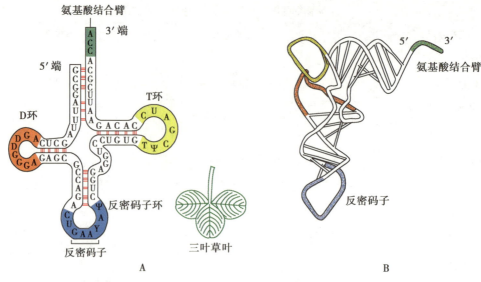

图 2-10 tRNA 的三叶草形结构

A. tRNA 三叶草形结构模式图;B. tRNA 分子空间结构模式图。

它能以共价键与特定氨基酸结合;与柄部相对应的另一端呈球形,称为反密码环,反密码环上的三个碱基组成反密码子(anticodon),它能够与 mRNA 上密码子互补结合,因此每种 tRNA 只能转运一种特定的氨基酸,参与蛋白质合成。

近些年研究发现,tRNA 还可以作为逆转录时的引物,例如,逆转录病毒在宿主细胞内复制时,色氨酸 -tRNA 和脯氨酸 -tRNA 等可作为引物合成互补的 DNA 链(cDNA)。

（4）snRNA:小核 RNA(small nuclear RNA,snRNA)约含 70~300 个核苷酸,在细胞内的含量虽不及总 RNA 的 1%,但其拷贝(copy)数多得惊人,如海拉(HeLa)细胞的 snRNA 分子可达 100 万~200 万个。现已发现 20 多种 snRNA,其中有 10 多种分子中都富含尿苷酸(U),且含量可高达总核苷酸的 35%,故这些 snRNA 也称为 U-snRNA。U-snRNA 分子中还含有少量的甲基化稀有碱基,并且都集中在多核苷酸链的 5′ 端,形成 U-snRNA 5′ 端特有的帽子结构。U-snRNA 与一些特异蛋白质结合成剪接体 UsnRNP(small nuclear ribonucleoprotein particle),参与基因转录产物加工。

（5）miRNA:微小 RNA(microRNA,miRNA)是一类长约 21~25nt 的非编码 RNA,其前体为 70~90nt,具有发夹结构(即茎环结构)。miRNA 最先在研究秀丽隐杆线虫(*C. elegans*)的发育过程中发现,后来一个个新的 miRNA 在高等哺乳动物中不断被发现。研究表明,人基因组的近 3% 编码 miRNA。目前文献上通常以 miR-# 表示 miRNA,其中 miR 表示 miRNA,"#"代表其序号,用斜体的 *miR-#* 来表示其相应的基因。例如,在造血组织细胞中发现的 miRNA 是 miR-181,则表达该 miRNA 的基因记作 *miR-181*。miRNA 普遍存在于生物界,具有高度的保守性。

miRNA 的形成与作用机制是:在细胞核内编码 miRNA 的基因转录成 miRNA 初级产物(pri-miRNA),在 Drosha(核糖核酸酶 III 家族的成员)的作用下,剪切为约 70~90nt、具有茎环结构的 miRNA 前体(pre-miRNA)。miRNA 前体从核内被运输到胞质,在 Dicer 酶(双链 RNA 专一性 RNA 内切酶)的作用下,miRNA 前体被剪切成 21~25nt 的成熟双链 miRNA。起初,成熟 miRNA 与其互补序列互相结合成所谓的"双螺旋结构";随后,双螺旋解旋,其中一条结合到 RNA 诱导沉默复合物(RNA-induced silencing complex,RISC)中,形成非对称 RISC 复合物(asymmetric RISC assembly)。非对称 RISC 复合物通过与靶基因 mRNA 3′ 端 UTR 互补结合,抑制靶基因的蛋白质合成或促使靶基因的 mRNA 降解,从而参与基因表达调控(图 2-11)。

需要指出的是,Dicer 酶除了在 miRNA 形成过程中起重要作用,还可将一些外源双链 RNA 加工成为 22nt 左右的小干扰 RNA(small interfering RNA,siRNA)。同 miRNA 的作用机制类似,这些

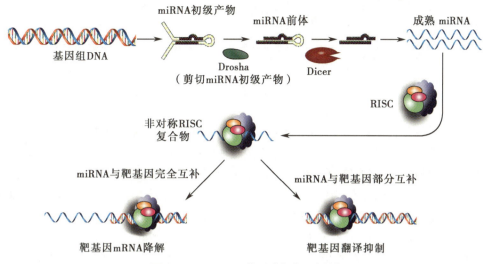

图 2-11　miRNA 的形成与作用机制

siRNA 也能够以序列同源互补的 mRNA 为靶点,通过促使特定基因的 mRNA 降解来高效、特异地阻断细胞内特定基因表达,这种现象称为 RNA 干扰(RNA interference,RNAi)。

（6）核酶:核酶(ribozyme)是具有酶活性的 RNA 分子,由 T. Cech 首次发现。Cech 在研究原生动物嗜热四膜虫(*Tetrahymena thermophila*)的 rRNA 剪接时观察到,在除去所有的蛋白质之后,剪接仍可完成。核酶的底物是 RNA 分子,具有高度的专一性,它通过与序列特异性的靶 RNA 分子配对而发挥作用。目前已发现了多种具有催化活性的天然核酶,其中锤头状(hammerhead)核酶和发夹状核酶已被人工合成。核酶的发现,对酶的本质就是蛋白质这一传统概念提出了新的挑战。

（二）蛋白质是遗传信息的功能载体

蛋白质(protein)是构成细胞的主要成分,约占细胞干重的 50% 以上。蛋白质是呈现 DNA 遗传信息的物质,决定细胞的形状和结构,担负细胞的功能。自然界中蛋白质的种类繁多,通常由 20 种氨基酸排列组合而成。

1. **蛋白质的组成**　蛋白质是高分子化合物,分子量大多在 1 万以上,基本单位为氨基酸,是由几十个至几百个以上氨基酸组成的多聚体。自然界中有很多种氨基酸,组成蛋白质的有 20 种 L-α- 氨基酸。每个氨基酸都含有一个碱性的氨基($-NH_2$)和一个酸性的羧基($-COOH$),以及一个结构不同的侧链($-R$)(图 2-12)。氨基酸为两性电解质,按氨基酸侧链—R 的带电性和极性不同,可将氨基酸分为四类:即带负电荷的酸性氨基酸、带正电荷的碱性氨基酸、不带电荷的中性极性氨基酸,以及不带电荷的中性非极性氨基酸。细胞生命活动过程中氨基酸的修饰是常见现象,如蛋白质序列中的酪氨酸、丝氨酸和苏氨酸磷酸化与去磷酸化在蛋白质执行信息传递功能过程中起重要作用;组蛋白序列中赖氨酸、精氨酸的乙酰化和甲基化等行使表观遗传功能、调控基因转录等作用。

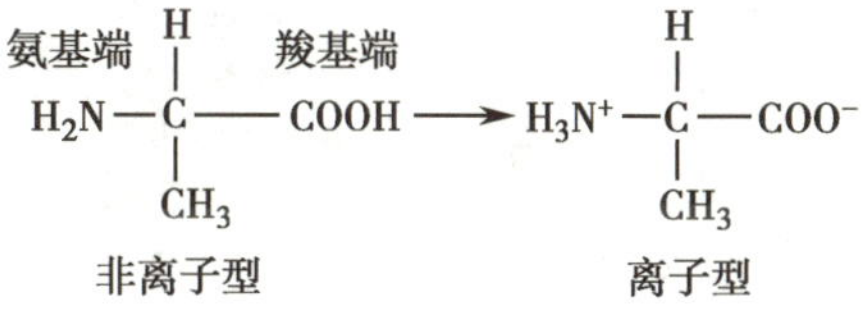

图 2-12　氨基酸的结构式

组成蛋白质的各种氨基酸按一定的排列顺序,以肽键连接而成。肽键是一个氨基酸分子上的羧基与另一个氨基酸分子上的氨基经脱水缩合而成的化学键(图 2-13)。氨基酸通过肽键而连接成的化合物称为肽(peptide)。由两个氨基酸连接而成的称为二肽,三个氨基酸连接而成的称为三肽,以多个氨基酸连接而成的称为多肽。多肽链是蛋白质分子的骨架,其中的每个氨基酸称为氨基酸残基,组成蛋白的氨基酸残基的差异体现蛋白质的特征。因此,20 种氨基酸的不同排列组合顺序反映出蛋白质的结构与功能的多样性。

2. **蛋白质的结构**　氨基酸的排列顺序是蛋白质的结构基础,但蛋白质不只是其组成氨基酸的延

图 2-13　肽键的形成与结构

伸,它是以独特的三维构象(conformation)形式存在的。通过对蛋白质晶体的 X 射线衍射图谱进行分析,可以了解蛋白质的三维结构。迄今已经有数千种蛋白质的三维结构被解析。这些蛋白质结构反映出来的共同特征是其多肽链的折叠(folding)。根据蛋白质折叠程度的不同,可将蛋白质的分子结构分为四级。蛋白质的一级结构是指蛋白质分子中氨基酸的排列顺序。一级结构中氨基酸排列顺序的差异使蛋白质折叠成不同的高级结构。

大部分蛋白质分子结构中往往有两种主要的折叠形式,即 α 螺旋(α helix)和 β 片层(β sheet),这两种结构被认为是蛋白质的二级结构。二级结构是在一级结构基础上形成的,是肽链主链内的氨基酸残基之间有规则地形成氢键相互作用的结果。细胞内的多肽在合成之后可自发地形成 α 螺旋,α 螺旋是多肽链最稳定的构象,主要存在于球状蛋白分子中;β 片层结构中,多肽链分子处于伸展状态,多肽链来回折叠,呈反向平行,相邻肽段、肽键之间形成的氢键,使多肽链牢固结合在一起,β 片层主要存在于纤维状蛋白中。但在大部分蛋白质中,α 螺旋和 β 片层这两种结构同时存在。

多肽链在二级结构的基础之上进一步折叠,形成蛋白质的三级结构。三级结构是由不同侧链间相互作用形成的,相互作用的方式有氢键、离子键和疏水键等。具有三级结构的蛋白质即表现出生物学活性,但某些蛋白质的结构较复杂,由一条以上的多肽链组成,需要构成四级结构才能表现出生物活性。蛋白质四级结构是在三级结构基础之上形成的,在四级结构中每个独立的三级结构的肽链称为亚单位,多肽链亚单位之间通过氢键等非共价键相互作用,即形成了更为复杂的空间结构。某些蛋白质如血红蛋白,以及机体中的大部分酶类在发挥作用时即表现为四级结构。图 2-14 总结了蛋白质的高级结构特点,图 2-15 为血红蛋白四级结构的模式图。

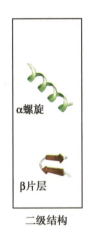
α螺旋

β片层

二级结构

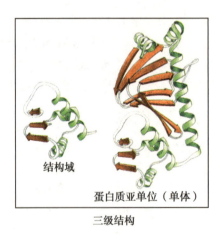
结构域

蛋白质亚单位(单体)

三级结构

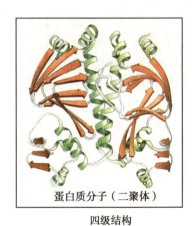
蛋白质分子(二聚体)

四级结构

图 2-14　蛋白质分子高级结构示意图

3. 蛋白质结构与功能的关系　蛋白质的功能取决于其结构(或构象),可以说有什么样的结构就有什么样的功能。一级结构是蛋白质功能的基础,如果氨基酸的排列顺序发生变化,将可能形成异常的蛋白质分子。例如,在人体的血红蛋白中,其 β 链上的第六位谷氨酸如果被缬氨酸替代,则形成异常血红蛋白,导致人体镰状细胞贫血。一些常见蛋白质如 TGF-β(肿瘤转化生长因子)仅在聚合成蛋白二聚体(dimer)时,才能发挥功能。在活细胞内,蛋白质亚单位也只有组装成大的适当的超分子结构,如蛋白质复合物、酶复合物、核糖体等,才能更好地完成生命活动过程。

人们通常根据多肽链的独立折叠单位,即结构域(structural domain)去推断某些蛋白质的功能。一个结构域通常含40~350个氨基酸残基,最小的蛋白质仅含有一个结构域,较大的蛋白质则含有多个结构域。一个蛋白质的不同结构域常常与其不同的功能相关,例如脊椎动物中具有信号转导功能的Src蛋白激酶含有四个结构域:起调节作用的SH2和SH3结构域,以及其他两个具有酶催化活性的结构域(图2-16)。一般情况下,具有相同结构域的蛋白质,往往有类似功能,例如,具有螺旋-环-螺旋(helix-loop-helix,HLH)和亮氨酸拉链(leucine zipper,L-Zip)结构特点的蛋白质多是能与DNA结合的转录因子(transcription factor)。

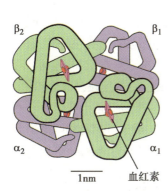

图2-15 血红蛋白的四级结构

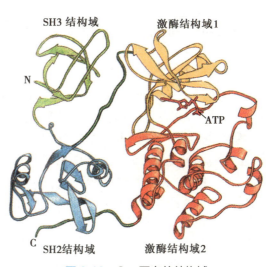

图2-16 Src蛋白的结构域

活细胞内蛋白质功能的发挥与其构象的不断改变密切相关。常见的例子是蛋白质的磷酸化与去磷酸化所引起的蛋白质构象的改变,即将一个磷酸基团共价连接至一个氨基酸侧链上能够引起蛋白质较重要的构象改变而改变蛋白质的活性,去除磷酸基团,将使蛋白质恢复原始构象并恢复原始状态。蛋白质磷酸化包括通过酶催化把ATP末端磷酸基团转移到蛋白质的丝氨酸、苏氨酸或酪氨酸侧链的羟基基团上,该反应由蛋白激酶催化,而其逆反应的去磷酸化则由蛋白磷酸酶完成(图2-17)。细胞内包含数百种不同的蛋白激酶,每一种蛋白激酶负责不同蛋白质或不同系列蛋白质的磷酸化;同时细胞内还有许多高度特异的磷酸酶,它们负责从一个或几个蛋白质中去除磷酸基团。对许多种蛋白质而言,磷酸基团总是不断重复地被加到一特定的侧链上,然后被移去,从而使蛋白质的构象不断改变,这是真核细胞完成信息传递过程的分子基础之一。

此外,磷酸基团的丢失还可驱动一类胞内重要蛋白——GTP结合蛋白构象的巨大变化。这类蛋白的活化受控于其与鸟苷三磷酸(GTP)或鸟苷二磷酸(GDP)的结合:当蛋白质与GTP结合时呈现活性构象,而其与GDP结合时则变成一种非活性构象。如同蛋白质的磷酸化作用,该过程也是可逆的(图2-18)。这些

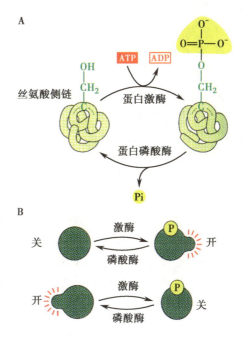

图2-17 蛋白质的磷酸化与去磷酸调控其功能发挥

A.蛋白质磷酸化与去磷酸化反应;B.蛋白激酶催化蛋白质磷酸化,可提高或降低蛋白质活性,这取决于磷酸化的位置和蛋白质的结构。

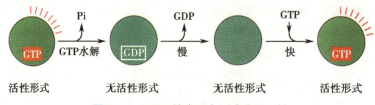

图 2-18 GTP 结合蛋白形成分子开关

GTP 结合蛋白的活化与去活化起分子开关的作用,在真核细胞生命活动的信息传递过程中起重要作用。

(三) 多糖存在于细胞的膜表面和细胞外基质中

糖在细胞中占有很大比例,细胞中的糖除以单糖的形式存在外,还广泛分布着寡糖和多糖。线性大分子和分支的大分子糖类可以由简单而重复的单元组成,短链称为寡糖,长链称为多糖。例如,糖原是一种多糖,它完全由葡萄糖连接在一起形成。但细胞中大部分的寡糖和多糖的序列是非重复的,由许多不同的单糖分子组成,这类复杂的寡糖或多糖通常与蛋白质或脂质连接在一起,形成细胞表面的一部分。因此,细胞中寡糖或多糖存在的主要形式有糖蛋白、蛋白聚糖、糖脂和脂多糖等。

糖蛋白(glycoprotein)是共价结合糖的蛋白质,其中的糖链和肽链的连接是有规律的,常见的连接方式是 N-糖肽键和 O-糖肽键(carbohydrate-peptide linkage)。N-糖肽键是指糖碳原子上的羟基与组成肽链的天冬酰胺残基上的酰胺基之间脱水而形成的糖苷键;O-糖肽键则是糖碳原子上的羟基与组成肽链的氨基酸残基上的羟基脱水而形成的,具有这种性质的氨基酸有丝氨酸、苏氨酸、酪氨酸、羟赖氨酸和羟脯氨酸等。

糖脂(glycolipid)是含有糖类的脂质。根据组成的不同,可把糖脂分为 4 类,即鞘糖脂、甘油糖脂、磷酸多萜醇衍生糖脂和类固醇衍生糖脂。哺乳动物细胞中主要存在的是鞘糖脂,在鞘糖脂中含中性糖类的称为中性鞘糖脂,有些除含有中性糖类外,还含有唾液酸或硫酸化的单糖,其中含唾液酸的鞘糖脂又称为神经节苷脂(ganglioside),含硫酸化单糖的鞘糖脂则称为硫苷脂(sulfatide)。

此外,在质膜上还发现了一类新的复合糖类,即糖基磷脂酰肌醇(glycosylphosphatidylinositol,GPI),一些蛋白可与 GPI 的寡糖链结合而锚定在质膜上。

糖蛋白、蛋白聚糖、糖脂和脂多糖等复合糖主要存在于细胞的膜结构表面和细胞外基质中。复合糖中糖链结构的复杂性提供了大量的信息,糖链在构成细胞抗原、细胞识别、细胞黏附及信息传递中起重要作用。

三、生物大分子复合物

细胞作为基本的生命单元,其功能并不是由单个生物分子独立完成的,而是由成千上万种生物大分子通过相互作用、动态组装形成的大分子复合物来执行功能的。生物大分子复合物(biomacro-molecular complex)是指在生命过程中能够相对独立完成特定生物学功能的多亚基、多组分的复合体。细胞可利用生物大分子复合物来保证遗传信息的准确表达,维持正常遗传功能;同时,利用生物大分子复合物与外界进行物质、能量和信息交流,维持生命活动的正常进行,因此,生物大分子复合物既是生命活动的"执行者",也是解码生命奥秘的关键。生物大分子复合物根据其结构和功能特点可分为以下两类。

(一) 大分子机器

大分子机器(macromolecular machine)是指具有固定生物大分子组成和空间结构的组成单元。根据细胞的功能需求可在特定的亚细胞部位自发组装,例如核糖体、核孔复合体(nuclear pore complex,NPC)和剪接体(spliceosome)等。

(二) 生物分子凝聚体

生物分子凝聚体(biomolecular condensate)是指细胞内缺乏膜结构包裹的生物分子组装体,也称为无膜区隔,是通过液-液相分离(liquid-liquid phase separation,LLPS)原理形成的细胞内生物分子的浓缩聚合物。液-液相分离指充分混合的组分溶液,由于液体之间不相容,形成两个或多个具有均质特性的共存相的过程(图2-19)。与经典的膜性细胞器相比,生物分子凝聚体不属于细胞内稳定存在的特征性结构,不受脂质双分子层的限制,主要受蛋白质和核酸凝聚物之间弱的、多价的动态调节。在一定浓度和亲和力的条件下,这些生物分子可凝集成液滴状,从而分隔和调节生化反应。

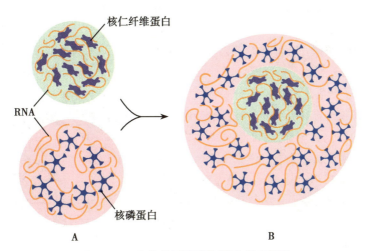

图 2-19　生物分子凝聚体的形成示意图
A. 来自核仁的纤维蛋白和来自颗粒成分的核磷蛋白在试管中与 RNA 混合时形成凝聚体;B. 当两种凝聚体混合在一起时,形成多层凝聚体结构。

生物分子凝聚体通常呈液滴状或凝胶状,比大多数大分子机器都大,可根据细胞的功能需求从头组装及解聚,例如细胞核中的核仁。

第三节 │ 细胞的起源与进化

细胞的起源与进化是生命科学的重要研究领域,细胞起源的过程,实际上就是生命发生的过程。目前认为,地球上所有生物的细胞都是从一个共同的祖先细胞进化而来的,最初细胞的形成经历了漫长的过程,并逐渐进化为真核细胞及多细胞生物。表 2-4 列出了基于目前认识而推断的细胞起源与进化的时间表。

表 2-4　推断的细胞起源与进化时间表

年代(距今)	发生事件
45 亿年	地球形成
44 亿年	海洋出现
38 亿年	生命出现(原始生命体、原始细胞形成)
35 亿年	蓝细菌形成(原核细胞,需氧)
15 亿年	真核细胞形成
12 亿年	多细胞生物形成(藻类)

一、原始细胞的形成

(一)地球上原始生命的诞生

一般认为,原始生命是由原始地球上的非生命物质通过化学作用,经过漫长的自然演化过程逐步形成的。这个过程大致可以分为以下四个阶段。

1. **从无机小分子形成有机小分子物质** 早期的地球经过若干亿年的演变,火山喷出的气体形成原始大气,主要含有二氧化碳、氮气、氢气及少量的甲烷、氨等,但几乎没有氧气,使原始地球的大气层呈还原状态。原始大气物质在雷电、紫外线和火山爆发等因素作用下,可能聚集成简单的有机小分子,如氨基酸、核苷酸、糖和脂肪酸。在实验室模拟原始地球的条件,可将无机物合成氨基酸等有机小分子(图 2-20)。

2. **从有机小分子物质形成生物大分子物质** 一般认为,在原始地球上形成的有机小分子被雨水冲刷到原始海洋,经过长期的进化和选择,逐渐聚合成生物大分子,如线性多核苷酸和多肽。美国科学家 F. Fox 等曾进行了合成生命大分子的模拟实验:将各种氨基酸混合,置于 130～180℃加热 1 小时,或加入多磷酸后 60℃温育较长时间,能产生具有肽键结构的类蛋白物质。同时,还证明多核苷酸也能按这种方式生成。

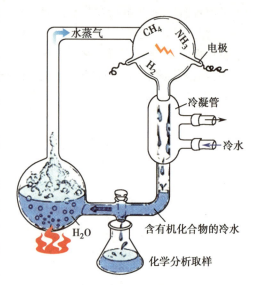

图 2-20 有机分子的自发形成

3. **从生物大分子物质组成多分子体系** 在地球早期的原始海洋中,由有机小分子聚合而来的生物大分子进一步形成由许多多肽分子及多肽 - 核酸组成的大分子,在包含脂质分子在内的水溶液中,这些分子相互作用,形成所谓的"团聚体"或"微球体",漂浮在原始海洋中,构成独立的多分子体系。

4. **从多分子体系演变为原始生命** 多分子体系可促进各类单体聚合并产生更高级的原始蛋白质和核酸,经过长期的进化过程,核酸 - 蛋白质微滴能够从无生命的海洋中摄取化学分子和能量,体积逐渐增大到足以分裂出与"亲代"微滴相似的"子代"微滴,并利用有利的性状组合,继续增长和分裂。当出现具有原始新陈代谢和遗传特征(自复制)时,就标志着原始生命的产生。

经典实验:米勒模拟实验

背景知识

生命起源是一个极其复杂而又难以研究的问题。为了解释生命起源的原因,科学家进行了许多探索和实验,形成了各种各样的生命起源学说。19 世纪 70 年代恩格斯在《反杜林论》中就指出:"生命的起源必然是通过化学的途径实现的。"20 世纪 20 年代奥巴林(A. I. Oparin)和霍尔丹(J. B. S. Haldane)相继提出生命起源的化学进化观点,认为最初的生命是在地球温度下降以后,在极其漫长的时间内,在原始地球的条件下,无机物转变为有机物,有机物发展为生物大分子和多分子体系,直到演变出原始的生命体。但这些都只是理论的推测,还缺乏令人信服的实验证据。

为了验证上述理论,1953 年美国芝加哥大学研究生米勒(S. L. Miller)在其导师尤利(H. C. Urey)的指导下,首次在实验室内模拟原始地球还原性大气中的雷鸣闪电,结果从无机物合成出有机物(特别是多种组成蛋白质的氨基酸),这是生命起源研究的一次重大突破,称为米勒模拟实验(Miller's simulated experiment)。

实验内容

实验装置如图 2-20 所示。

将水注入左下方的 500ml 烧瓶内,抽出空气。然后泵入 CH_4、NH_3 和 H_2 的混合气体(模拟还原性大气)。再将烧瓶内的水煮沸,使水蒸气驱动混合气体在玻璃管内不断循环,进入右上方的烧瓶(带有电极)中,并在其中连续进行火花放电(模拟雷鸣闪电)1周,再经冷凝器冷却后,产生的物质沉积在管道中(模拟原始大气中生成的有机物被雨水冲淋到原始海洋),然后进行取样分析。此实验结果得到的 20 种小分子有机化合物中,包含 11 种氨基酸,其中有 4 种氨基酸(甘氨酸、丙氨酸、天冬氨酸和谷氨酸)是天然蛋白质中所含有的。

发表论文

MILLER S L. A production of amino acids under possible primitive earth conditions. Science, 1953,117(3046):528-529.

后续影响

米勒将生命起源研究搬进实验室,开辟了生命起源研究的新途径。在随后的 50 多年中,科学家们利用类似米勒实验的条件,合成出了许多被认为与生命起源有关的有机物质。可以说,几乎全部的生物小分子,现在都可以通过模拟原始地球的条件,在实验室内合成。虽然科学家们证明了生命物质能从这些实验中产生出来,但这些实验室结果只解释了与生命体有联系的一些分子的产生,还没有彻底解释这些分子最后是怎样互相结合并进行生命活动的。生命的起源确实是让人着迷的问题,在米勒的启发下,科学家们不断把目光投向更遥远的星球——火星、土卫六或者彗星,试图从它们的"原始汤"中寻找新的答案。

(二)原始细胞的形成

1. 具有自我复制能力的多聚体的形成是原始细胞形成的关键　目前普遍认为进化过程中首先产生了能自我复制的 RNA 多聚体,然后在 RNA 指导下合成了蛋白质。同时,多核苷酸 RNA 所携带的信息也因碱基互补配对从一代传到另一代。20 世纪 80 年代以来具有催化能力的 RNA 即核酶的发现为这一观点提供了有力证据。随着进化的演进,随机产生的某些氨基酸多聚体可能具备了某些酶的特性,它们可以作为催化剂催化 RNA 分子的复制。因此,在生命进化过程中,原始的核酸多聚体和氨基酸多聚体是相互依存、相互作用的。

2. 膜的出现与原始细胞的诞生　为了保持多核苷酸的自我复制及避免多核苷酸指导合成的优质蛋白质丢失,需要出现一个将它们包围起来的膜。人们推断在生命出现前的原始液体表面,磷脂分子能自发地装配成包围 RNA 和蛋白质的膜结构,这种初级的形态实体经过自然选择便形成了原始细胞。此时 RNA 的复制及 RNA 指导的蛋白质合成在一个由膜包绕的相对稳定的环境中进行。

在生命进化过程中,储存遗传信息的生物大分子 DNA 的形成在生命体——原始细胞形成之后。在蛋白质的帮助下,由 RNA 指导形成双螺旋 DNA,以 DNA 方式储存的遗传信息更加稳定。因此,在细胞的起源过程中,RNA 起到承前启后的作用。

二、原核细胞向真核细胞的演化

原始细胞形成以后,依靠其增殖能力在进化过程中逐步获得优势,最终覆盖地球表面。原始细胞可能是以原始海洋表面的有机物为营养的异养型原始生物。但是,当原始海洋内的有机物随着异养消耗而减少时,只靠异养就难以生存,因而,在新的条件下,随着原始细胞形态和功能的逐渐分化,最终产生了具有质体功能的蓝藻类原核生物,使原始生命从异养型发展为自养型。原始细胞中出现了包围细胞的细胞膜、储存遗传信息的 DNA、指导蛋白质合成的 RNA 和制造蛋白质的核糖体,这是原核细胞诞生的标志。

一般认为,真核细胞是由原核细胞进化而来的,原始真核细胞大约在 15 亿年前在地球上出现。关于真核细胞如何从原核细胞进化而来,目前有两种假说。

1. **分化起源说** 该学说认为,原核生物在长期的自然演化过程中,通过内部结构的分化和自然选择,逐步形成网膜系统、胞核系统和能量转换系统等,使其成为结构日趋精细、功能更加完善的真核细胞。

2. **内共生起源说** 内共生学说(endosymbiotic hypothesis)认为,真核细胞是由原始厌氧菌的后代吞入需氧菌逐步演化而来,进而使真核细胞能在氧气充足的地球上生存下来。

氧与代谢的关系在细胞进化过程中起重要作用。原始地球的大气中不存在氧,古代原核细胞的代谢途径只能在无氧条件下进行。当合成的原始有机物被耗尽时,那些能够利用大气中的二氧化碳和氮来合成有机物的细胞,便会在自然选择中存活下来。这样的细胞在合成有机物如进行光合作用时,同时把氧作为代谢产物释放到大气中。随着光合作用的出现,大气中的氧含量不断增高,以致成为许多早期生物(如厌氧菌)的有害物质。但通过自然选择,有些细胞可进化为能够利用氧来进行代谢反应。随着大气中的氧不断积累,有些厌氧菌则逐渐被淘汰,而另一些厌氧菌则与需氧型细胞结合在一起营共生生活,并逐渐形成了最早的真核细胞。

真核细胞的出现,使代谢反应趋于复杂化,需要更多的膜表面来进行各种代谢反应,为此,在进化过程中为增加膜的表面积,细胞膜逐渐内陷并形成了各种各样的细胞器。

三、单细胞生物向多细胞生物的进化

早期的真核生物均为单细胞生物,直到若干亿年后,出现了多细胞生物,然后分化成各种各样的植物和动物,最后人类从动物界分化出来。最早的多细胞生物化石距今已有近 7 亿年。

一般认为,单细胞生物向多细胞生物进化的早期可能是为适应环境生存而聚集成群体,例如,单细胞黏细菌在饥饿的情况下聚集起来,形成蛞蝓状的多细胞个体。单细胞生物向多细胞生物进化的另一个最重要特点是出现细胞的分化,现存的团藻可能反映出较早出现的多细胞生物的某些特征。团藻实际上是单个细胞经过多次分裂,后代仍聚在一团未曾分开而形成的个体。但是在这团细胞中,已有一定的分工,有的细胞特化其运动功能,有的细胞特化其光合作用功能(产生能量),有的细胞特化其有性生殖功能。

小结

细胞是生物体的结构和功能的基本单位。除病毒外,一切有机体均由细胞构成。生物体的一切生理活动、生命基本特征以及生命现象都是以细胞为单位体现的。

细胞是生物进化的产物,细胞的形成经历了在原始地球条件下从无机小分子形成有机小分子物质,有机小分子物质自发聚合成具有自我复制能力的生物大分子,生物大分子逐渐演变为由膜包围的原始细胞,再由原始细胞演化成今天的原核细胞和真核细胞。原核细胞结构简单,缺少由膜包围的核以及内膜系统和细胞骨架;真核细胞高度进化,出现了细胞核和由膜包绕的各种细胞器。

细胞的化学成分包括生物小分子和生物大分子两大类。生物小分子是指无机化合物(水、无机盐等)和有机化合物(碳化合物、糖、脂肪酸、氨基酸和核苷酸);生物大分子主要指由生物小分子组成的核酸和蛋白质等。

核酸是生物的遗传物质,分为 DNA 和 RNA。DNA 携带着控制细胞生命活动的全部遗传信息;RNA 种类较多,可分为编码 RNA(mRNA)、非编码持家性 RNA(rRNA、tRNA、snRNA 和 snoRNA)及非编码调节性 RNA(miRNA、siRNA、piRNA、circRNA 和 lncRNA 等),它们与遗传信息的表达有关;蛋白质是由氨基酸通过肽键依次缩合而成的多聚体,是遗传信息的表现形式,是细胞内重要的生物活性物质,其功能涉及细胞的一切生命活动。酶是具有高度催化活性的蛋白质,近些年发现 RNA 分子也具有 RNA 剪切和催化功能,这样的 RNA 分子称为核酶。

(杨宏新)

本章思维导图

本章目标测试

NOTES

第三章 | 细胞生物学的研究方法

细胞,特别是哺乳动物的细胞,体积微小而结构复杂,因而对细胞、细胞内部的结构、细胞组分的功能及其相互关系的了解程度主要取决于所使用的研究手段和方法。细胞生物学的发展在很大程度上依赖于研究技术的进步与仪器设备的改进。一种新技术或新方法的创立与应用,常常会为学科开辟一个新的领域,或带来革命性的变化。细胞生物学研究方法很多,原理和操作步骤各不相同,但都是利用细胞及其分子的性质,以不同的方式或过程来展示细胞的生命活动。本章将对一些常用技术的原理、方法和应用作简要介绍,以期同学们能对细胞生物学研究方法有大概的了解,为今后从事生物医学研究打下基础。

第一节 | 显微镜技术

人眼的生理结构限定了其分辨能力约为 100μm。典型的动物细胞直径为 10~20μm,而核糖体、抗体、ATP 等细胞内众多重要的复合体或分子的直径都在 1~100nm 的纳米尺度范围内。因此,观察细胞的生命活动必须借助显微镜。显微镜技术经历了光学显微镜技术、电子显微镜技术和纳米显微镜技术的发展阶段。降低最小分辨间隔、呈现细胞内的精细结构,甚至实时呈现活细胞内分子间的作用过程是显微镜技术发展的直接成果。

一、光学显微镜技术

尽管 A. Van Leeuwenhoek 在 17 世纪 70 年代用他自制的显微镜看到了细菌和动物的精子细胞,但直到 19 世纪初制造出具有更高分辨能力的光学显微镜时,才确认所有的动物和植物都是由细胞构成的,即细胞学说(cell theory)。可以说光学显微镜与细胞生物学同步而生,不断发展,是细胞生物学必不可少的研究工具。近年来,各种新型示踪分子、光学原理以及计算机数据处理等技术的应用使得光学显微镜技术变得日益重要。

(一) 普通光学显微镜的分辨率

光学显微镜(light microscope)主要由聚光镜、物镜和目镜三部分组成。衡量显微镜成像能力的主要指标是显微镜的分辨率(resolution,R)。分辨率是指能够区分相近两点的最小距离。能够区分的两点的距离越小,则显微镜的分辨率越高。普通光学显微镜的横向分辨率($R_{x,y}$)和纵向分辨率(R_z)可按以下公式计算:

$$R_{x,y}=0.61\lambda/(n \cdot \sin\theta), R_z=2\lambda/(n \cdot \sin\theta)^2$$

$n \cdot \sin\theta$ 为镜口率,亦称数值孔径(numerical aperture,NA);n 为聚光镜和物镜之间介质的折射率(空气约为 1,油浸镜的镜油为 1.3~1.5);θ 为标本对物镜镜口张角的半角(sinθ 的最大值为 1);λ 为照明光源的波长(人眼敏感的波长为 555nm,白光一般采用 527nm)。

综合各种影响因素,普通光学显微镜理论上的横向分辨率为 250nm,纵向分辨率为 550nm。由于生物样品性质和显微镜制作工艺的限制,光学显微镜实际应用中的横向分辨率约为 0.5μm,而纵向分辨率约为 1.0μm。线粒体直径约为 0.5μm,是普通光学显微镜通常能观察到的细胞内最小结构。一般将光镜下所见物体结构称为显微结构(microscopic structure)。

普通光学显微镜的放大系统一般由物镜和目镜组成。物镜靠近被检物体,进行第一次放大,目镜靠近眼睛,将物镜放大后的图像再放大(图 3-1)。物体经过两次放大后,总放大倍数为两次放大倍数的乘积。放大倍数越大并不意味着越能够看清楚更小的物体,光学显微镜的放大倍数有一个极限,可用下面的公式表示:

$$最大放大倍数 = \frac{人眼分辨率(\sim 100\mu m)}{光镜分辨率(\sim 0.2\mu m)} \approx 500$$

超过以上的放大倍数不会提高分辨率,属于无效放大。

多数细胞总重量的 70% 是无色透明的水,只有很少的内含物不透光。因此,未经处理的细胞在普通光镜下几乎是看不见的。使细胞可见的常用方法就是用染料对细胞的不同组分进行染色(staining)。一些纺织用染料被发现可用于生物组织的着色,并对细胞的特殊部位具有选择性。如苏木精(hematoxylin)对负电荷分子有亲和性,能显示出细胞内核酸的分布;酸性染料如伊红(eosin)可使细胞质染色;苏丹染料(sudan dye)在脂肪中的溶解度比在乙醇中大,所以苏丹染料的乙醇饱和溶液能使脂肪着色。尽管已发现了许多特异性染料,但其大部分的作用机制尚不清楚。

生物组织在染色前必须固定(fixation),固定使得大分子交联而保持在原有的位置上,以免在以后的染色等处理过程中移位或丢失而产生人工假象。常用的固定方法是将组织放在固定液中,如甲醛或戊二醛溶液,这两种分子都能够与蛋白质的游离氨基酸形成共价键,从而将邻近的蛋白质分子牢固地交联在一起。

大部分的组织太厚而不能在显微镜下直接观察,固定后还需制成薄切片(section),然后将切片黏附在载玻片表面进行染色。但由于固定后组织仍很柔软,在切片前需用支持剂——蜡或树脂进行包埋(embedding)。适用于光镜观察的切片厚度为 $1 \sim 10\mu m$。

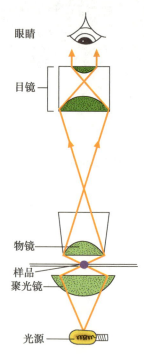

图 3-1 光学显微镜
图中显示的是普通光学显微镜的光路。光线被聚光镜聚集于样品,物镜和目镜的组合能聚焦形成眼睛中的样品图像。

(二)相差显微镜通常用于观察活细胞

在观察样品的制作过程中,细胞成分的丢失或失真通常是难以避免的。若想避开这个问题,只有不加固定、染色等程序,直接观察活细胞,这需要特殊的光学系统。

光的波长决定可见光的各种色彩,振幅决定光的亮度。波长和振幅的改变能够被人眼所辨识。光在通过活细胞时,波长和振幅几乎没有改变,但由于细胞各结构的密度不同,通过致密部分(如细胞核)的光线,速度变慢,与通过邻近部位(如细胞质)的光线之间产生相位偏差或光程差,这种差异人眼不能分辨。相差显微镜(phase contrast microscope)利用光的衍射和干涉效应把透过标本不同区域光波的光程差变成振幅差,使活细胞内各种结构之间呈现清晰可见的明暗对比。

观察培养细胞的结构常用倒置相差显微镜,它的特点是光源和聚光镜装在载物台的上方,相差物镜在载物台的下方,可以清楚地观察到培养瓶内的贴壁或悬浮细胞。

相差显微镜的最大优点是能够观察活细胞的活动,但由于许多细胞运动缓慢,难以在短时间内完成观察,因此需要用显微电影摄影术(microcinematography)或电视录像(video recording)以一定时间间隔拍摄记录。当影片或电视录像带以正常速度放映时,所拍摄的情节就被大大加快,用这种方法可以准确地记录细胞或细胞器的运动过程和速度。

(三)暗视野显微镜通过散射光成像

暗视野显微镜(dark-field microscope)是将光源以一定的角度倾斜照射到样品上,照射光无法进入物镜,只有从被照样品发出的散射光能进入物镜被放大,在黑暗的背景下呈现明亮的像。暗视野显微镜主要是观察物体的轮廓,分辨不清内部的微细构造,适合于观察活细胞内的细胞核和线粒体、液体介质中的细菌和真菌等。暗视野显微镜也可用于观察细胞的运动。

(四)荧光显微镜可以呈现强反差的彩色图像

荧光分子可以在吸收特定波长的光后,发射出更长波长的可见光,前者称为激发光(excitation light),后者称为发射光(emission light)。由于荧光分子可以使被检样品呈现不同的染色,因此也称荧光染料。细胞内某些天然物质如叶绿素就是荧光分子;一些细胞成分虽然不是荧光分子,但可以用荧光分子对其进行染色或标记,这在实际中有着广泛的应用。比如,吖啶橙能对细胞 DNA 与 RNA 同时染色,显示不同颜色的荧光。DNA 呈绿色,RNA 呈红色。与抗体共价结合的荧光分子,可以用来特异性地检测细胞表面或固定后的细胞内特定的抗原。

与普通光学显微镜相比,荧光显微镜(fluorescence microscope)在结构上的突出特点是具有两组滤光片。第一组滤光片在光源与标本之间,仅能通过荧光染料的激发光;第二组滤光片在标本与物镜之间,仅能通过激发出的荧光(图 3-2)。荧光显微镜观察到的像是以暗背景为映衬的,因此具有成像反差强、检测灵敏度高的特点。此外,使用荧光显微镜观察细胞内标记了不同荧光染料的分子可以呈现彩色图像。多种对细胞内特定离子有特异亲和性或依赖于细胞内酶的催化作用才能发出荧光的活体荧光染料,使人们可以对活细胞内分子的动态变化进行实时观察。基于以上特点,荧光显微技术被广泛应用于细胞生物学研究。

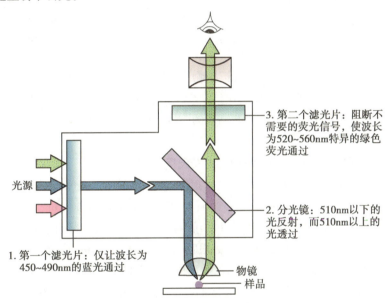

图 3-2　荧光显微镜的光学系统

荧光显微镜的滤镜组包括两个滤光片(1 和 3)和一个分光镜(2)。检测荧光
分子荧光素的一套滤镜组如图所示。由于放大,荧光图像的亮度与物镜的镜
头孔径成比例,因此,对于这种显微镜来说,高镜头孔径的物镜特别重要。

(五)激光扫描共聚焦显微镜可以提供高清晰的彩色三维图像

用普通光学显微镜观察标本的薄切片,无法得到三维结构的信息,且光学显微镜是全视野照明,来自焦平面前后的漫射光线参与最后成像,降低了图像的反差和分辨率。共聚焦是指物镜和聚光镜互相共焦点,亦即两者同时聚焦到一个点,保证了只有从标本焦面发出的光线聚焦成像,焦面以外的漫射光不参与成像,因此能有效抑制背景噪声,提高信噪比,使图像更加清晰。此外,由共聚焦产生的纵向分辨率的增强,使对细胞内部结构进行"光学切片"成为可能。激光扫描共聚焦显微镜(confocal laser scanning microscope,CLSM)以单色激光作为光源,对样品焦平面进行扫描,产生二维图像,改变焦平面即可得到一系列二维图像(图 3-3)。图像信息经计算机重建,就可得到完整的三维图像,并可从空间的任意角度观察标本的整体结构。

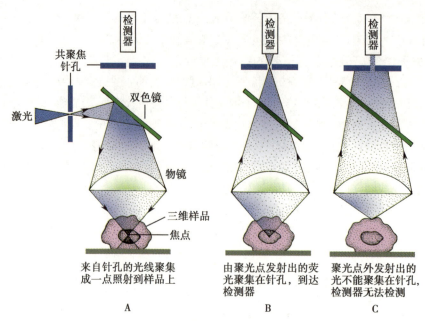

图 3-3 激光扫描共聚焦显微镜

A. 激光经针孔聚于样品的一点上。B. 从样品点上发出的荧光聚焦于第二个共聚焦针
孔上。C. 从样品的其他部位发出的光不能聚焦于第二个针孔处,故不能成像。通过光
束扫描样本,在焦平面上建立一个清晰的二维图像,而不受样品其他区域光线的影响。

CLSM 多用于检测发射荧光或用荧光标记的物质,其横向和纵向分辨率一般为 200nm 和 500nm,
基本达到了光学显微镜分辨率的理论值。由于其操作简便,可观察活细胞,在细胞生物学的研究中被
广泛应用。CLSM 可以辨别细胞内许多复杂物质的三维结构,包括构成细胞骨架系统的纤维、染色体
及基因的排列等。

(六) 超分辨光学显微镜的分辨率达到纳米尺度

光的衍射效应,即穿过小孔径后的光会发生扩散,使光不能用来观察比其本身波长短得多的细
节。这是光学显微镜存在分辨率极限的主要原因。1873 年德国人 Ernst Abbe 首先阐明了衍射效应
对光学显微镜分辨率的影响,确定了物镜镜口率、照明光线波长与显微镜分辨率的关系。因此,通常
将由光的衍射效应导致的光学显微镜分辨率极限称为 Abbe 限度(Abbe limit)。近几年来,在应用新
的光学原理(如非线性光学原理)、发光/示踪分子和信号分析技术的基础上,已经建立起了实用的能
够突破 Abbe 限度的超分辨显微镜(super-resolution microscope),使光学显微镜的分辨率达到了 30～
50nm 的纳米尺度。

超分辨显微技术主要是根据荧光分子的发光特性和物理机制,使距离衍射限度内的两个邻近荧
光分子差异激发,以呈现分辨率超越 Abbe 限度的图像。也就是说,超分辨显微技术利用荧光基团的
物理或化学特性,使相邻的衍射限度内的分子处于不同的"开"或"关"的状态,以使彼此区分开
来。一般将超分辨显微技术分为两类:一类是集成成像技术,利用结构化光照明在空间上调制位于
衍射限度内分子的荧光行为,使全部荧光分子不同时发射,以此来获得分辨率超越衍射限度的图
像;另一类是单分子成像技术,利用光开关(photoswitching)或其他机制在不同的时点随机激活位
于衍射限度内的单个分子,然后测量每一个单独荧光基团的位置,并进行三维重建,以此获得衍射
限度内的图像。

超分辨显微技术利用可见光(380～740nm),具有非接触、无损伤、可观测内部结构的特点。这些
特点使其可以观测活的组织或细胞,并可进行内部深层三维结构成像。与本节后面介绍的能够达到
纳米尺度的显微镜技术,即电子显微镜技术、扫描隧道显微镜技术和原子力显微镜技术相比,超分辨
显微技术在细胞生物学研究中具有较明显的优势。

二、电子显微镜技术

光学显微镜的分辨率受照明光源波长的限制,无法分辨小于 0.2μm 的微细结构。电子的波长比光要短得多,电子显微镜(electron microscope,EM)用电子束做光源,大大提高了显微镜的分辨率。电子运动越快,波长就越短,以 10 万伏特电压加速的电子,其波长约为 0.004nm。理论上,用这样的短波电子照明,显微镜的分辨率可达到 0.002nm,但由于电磁透镜的相差比玻璃透镜的相差要大得多,电镜的实际分辨率不小于 0.100nm。这样的分辨率用于检查金属材料时,可以清晰看到相邻的金原子间的距离(0.200nm)。由于生物样品标本的制备、反差及照射损伤等原因,电子显微镜观察生物标本时的分辨率实际上仅约 2.000nm,尽管如此,它的分辨能力仍是光学显微镜的 100 倍,可以观察到细胞膜、细胞核、线粒体、高尔基复合体、核糖体、中心粒等细胞器的微细结构。这种在电子显微镜下观察到的细胞结构称为亚显微结构(submicroscopic structure)或超微结构(ultrastructure)。

(一)透射电子显微镜用于观察细胞的超微结构

电子显微镜通常是指透射电子显微镜(transmission electron microscope,TEM),它的总体设计与光学显微镜相似,但要大得多,且上下颠倒。照明光源是释放电子的钨丝,作为阴极位于约 2m 高的镜筒顶端。电子能与空气中的分子碰撞而发生散射,故需将镜筒中的空气抽出以保持高度真空状态。由灯丝发射的电子受到其下方阳极吸引而加速,通过一个中央小孔而形成电子束,沿镜筒向下运动。沿镜筒设置的精密线圈产生轴对称磁场从而作为电磁透镜使电子聚焦,就如同光学显微镜中光线被玻璃透镜聚焦那样(图 3-4)。标本通过一个气闸被送入镜筒,置于电子束的通道上。电子束通过标本时,根据标本各部位密度的不同,部分电子发生散射,只有剩余的电子成像,经物镜和投影镜等放大后投射到照相底片上或荧光屏上。散射的电子不参与成像,故标本中密度大的部分成像后形成电子流量减少的暗区,相反,标本密度小的部位散射电子少而形成明区。

用于电镜观察的生物标本需特殊制备。电镜标本必须置于高真空中进行观察,所以含水的活组织、细胞是无法观察的。为防止生物样品在死亡后和在脱水过程中产生结构改变,离体的生物标本要

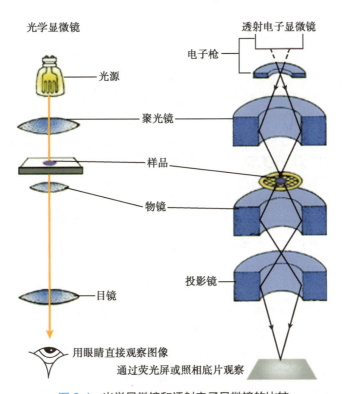

图 3-4 光学显微镜和透射电子显微镜的比较

迅速加以固定。常用戊二醛和四氧化锇双重固定,戊二醛在蛋白质分子之间形成共价键将它们交联固定,四氧化锇除与蛋白质共价结合外,还对多种成分特别是对脂类有良好的固定效果。

电子的穿透力很弱,镜检前必须将固定后的组织制成 50～100nm,即约细胞的 1/200 厚度的超薄切片。为此,要将固定和脱水的标本放入液态的单体树脂中浸透,加温使之聚合成为固体的包埋块。在特定的超薄切片机上,用玻璃刀、钻石刀将包埋块切成超薄切片,最后将切片置于直径为 3mm 的金属载网上进行观察。

电镜下所见到的标本的反差,取决于组成元素的原子序数,原子序数越高,散射的电子越多,反差越大。生物分子主要是由一些低原子序数的轻元素(氢、氧、碳、氮等)组成的,它们散射电子的能力非常弱,在电镜下难以见到明暗反差。为此,常常在切片前后用一些锇、铀、铅等重金属的盐类浸染标本进行电子染色,以增大反差。细胞的不同成分对这些盐类有不同的亲和力,造成染色程度的不同,显示不同的反差。例如,锇对脂质容易着色,用来观察细胞的各种膜性构造效果非常好。

高压电子显微镜(high-voltage electron microscope,HVEM)的光源的加速电压一般在 20 万伏特以上。加速电压在 50 万伏特以上则称为超高压电子显微镜。目前世界上已有加速电压为 300 万伏特的超高压电镜。超高压电镜由于增加了加速电压,增强了电子的穿透能力,可以观察更厚的电镜切片。在 10 万伏特下,可见到 3～7μm 厚切片中的细胞超微结构;加速电压为 300 万伏特时,可以观察到 10μm 厚切片内的超微结构。而且加速电压越高,电子波长越短,电镜的分辨率也越高。

透射电子显微镜借助金属投影、冷冻断裂及冷冻蚀刻技术可获取三维图像。

金属投影法(metal shadowing)指把带有干燥样品的载网放在真空罩中,高温蒸发铂或钯等重金属,使金属颗粒以一定的倾斜角度喷向样品。这样,随着样品表面的高低起伏,重金属形成不同厚度的薄膜,显示了投影(shadowing)效果,给出了一个样品表面结构的三维图像。如果喷镀的样品很小或喷镀后的金属膜薄得足以使电子束透过,则可以直接用透射电镜进行观察,比如一些蛋白、核酸类大分子,病毒颗粒及细胞壁。对厚样品则需在喷镀后将样品部分溶去,仅剩薄薄的样品的金属复型(replica),再用碳元素垂直喷镀形成一碳膜,加固复型,然后在透射电镜下观察复型。下述冷冻断裂与冷冻蚀刻两种技术是金属复型法的最好应用事例,为细胞生物学的研究作出了重大贡献。

冷冻断裂(freeze fracturing)多用于观察细胞膜性结构的内部构造。将样品用液态氮(-196℃)快速冷冻后,用刀切割冻结的样品组织块。切面常常从膜脂质双层的中央疏水部通过,暴露出膜的内部构造。将暴露出的切面用铂进行喷镀,制成复型后观察。用此技术对蛋白质在膜内的分布情况进行观察,方便、直观,具有划时代意义。

冷冻蚀刻(freeze etching)与冷冻断裂一样,低温(液态氦,-269℃)下切割后,徐徐升温,真空下使水分升华(冷冻干燥),在细胞周围的冰迅速减少下陷的同时,细胞内的游离水也减少下陷,膜和其他一些结构暴露出来,制作复型后有显著的断面浮雕效果,用于观察细胞的内部构造。

(二)扫描电子显微镜用于观察生物样品表面的立体结构

用透射电镜观察超薄切片仅能反映细胞的二维结构,虽然可以通过观察大量的连续切片重建立体图像,但费时费力,步骤烦琐。用扫描电子显微镜(scanning electron microscope,SEM)可以直接观察标本表面的三维形态。扫描电镜比透射电镜小,结构简单。透射电镜是电子透过标本后成像,扫描电镜是电子束照射在标本后产生二次电子成像。样品需经固定、干燥并用重金属膜覆盖。由光源发出的非常细的电子束(一次电子)在样品表面逐点逐线地扫描,产生的散射,即二次电子信号被收集、转换、放大,在电视荧光屏上同步扫描成像(图 3-5)。样品产生二次电子多的部位在荧光屏上相应的点就亮,反之则暗。由于二次电子产生的多少与电子束在标本表面的投射角有关,亦即与样品的表面起伏有关,在荧光屏上就会得到样品表面形貌的立体图像。

扫描电镜分辨率较低(3～10nm),不及透射电镜,多用于细胞整体或组织的观察。

(三)冷冻电子显微镜用于解析生物大分子的结构

在低温下使用透射电子显微镜观察样品的显微镜技术,被称为冷冻电子显微镜技术,简称冷冻电

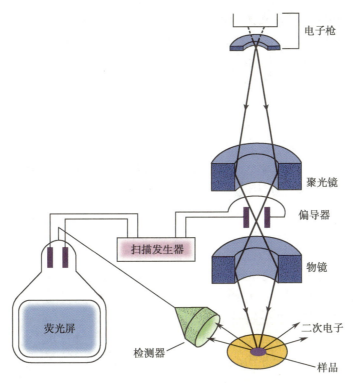

图 3-5　扫描电镜的工作原理
在扫描电镜中,电磁线圈聚焦电子束扫描样品,产生二次电子,经
检测器收集后在荧光屏成像。

镜(cryo-electron microscopy,cryo-EM)技术。冷冻电镜技术是重要的结构生物学研究方法,它与另外
两种技术——X 射线晶体学(X-ray crystallography)和核磁共振(nuclear magnetic resonance,NMR),一
起构成了高分辨率结构生物学研究的基础,在获得生物大分子的结构并揭示其功能方面极为重要。
经过 30 多年的发展,冷冻电镜技术已经产生了多种解析生物分子或细胞结构的方法。2017 年诺贝
尔化学奖授予三位冷冻电镜领域的学者,表彰他们"在开发用于溶液中生物分子高分辨率结构测定
的冷冻电子显微镜技术方面的贡献"。

目前备受瞩目的冷冻电镜结构解析则主要是指单颗粒三维重构技术。该方法通过对大量离散分
布的单个分子的电子显微像进行统计分析来解析生物大分子的三维结构。

快速冷冻可以使蛋白质和所在的水溶液环境迅速从溶液态转变为玻璃态,玻璃态能使蛋白质结
构保持其天然结构状态,如果以缓慢温和的方式冷冻,这个过程会形成晶体冰,生物分子的结构将被
晶格力彻底损坏。低剂量冷冻成像能够保存样品的高分辨率结构信息,确保了从电镜图形中解析蛋
白质结构的可能性。与此同时,在电镜图像处理算法方面奠定和发展了这项技术的理论基础。冷冻
电镜技术大致可以分为三个主要步骤:①样品冷冻(保持蛋白溶液态结构);②冷冻成像(获取二维投
影图像);③三维重构(从二维图像通过计算得到三维密度图)。

冷冻电镜技术的特点是:不需要大量样品,不需要结晶,即可迅速解析大型蛋白复合体原子分辨
率三维结构。

三、其他显微镜技术

从 1665 年 R. Hooke 第一次使用显微镜观察细胞以来,显微镜的发展经历了光学显微镜时代和
电子显微镜时代,目前扫描探针显微镜(scanning probe microscope,SPM)也得到了很好的开发和应
用。扫描探针显微镜实现了人们直接观察单个原子的梦想,而且还能对原子进行操控、组合,形成具
有新的物理、化学、生物学特性的颗粒。扫描隧道显微镜和原子力显微镜是扫描探针显微镜体系的主

体,它们的分辨率和可操控的颗粒在纳米水平。

(一)扫描隧道显微镜可直接观察到大分子的三维结构

扫描隧道显微镜(scanning tunneling microscope,STM)是利用量子力学的隧道贯穿理论设计制造的,它使用一个直径为原子尺度的精密探针在观察标本的表面进行扫描,探针尖不接触所研究样品的表面,与样品之间保持大约 1nm 的微小间隙,在针尖和样品间施加一定电压,就会产生所谓的隧道效应,即在两者之间出现一个根据观测表面形貌变化的隧道电流。当探针在平行于样品表面的恒定高度移动并扫描时(恒高方式),同步记录隧道电流的变化,就可以获得所观察物体表面的原子水平的微观信息。也可以通过反馈系统的调节,使探针尖随样品表面的变化上下移动扫描并保持恒定的隧道电流,此时记录针尖和样品表面的距离变化就可以得到表面的形貌特征(恒流方式)。

扫描隧道显微镜的主要优点是有非常高的分辨率(侧分辨率为 0.1~0.2nm,纵分辨率为 0.001nm),而且可以在大气和液体等非真空状态下工作,避免了其他电镜采用的高能电子束对样品的辐射和热损伤作用,因此在细胞生物学、分子生物学和日益发展的纳米生物学的研究中得到非常广泛的应用。迄今已经直接用扫描隧道显微镜观察到自然状态下 DNA 分子双螺旋结构中的大沟和小沟以及大肠埃希菌的环状 DNA 的结构。

(二)原子力显微镜可对单个分子进行操控

原子力显微镜(atomic force microscope,AFM)是在扫描隧道显微镜基础之上发展起来的新型扫描探针显微镜,与扫描隧道显微镜相比,原子力显微镜的一个突出优点是不需要所检测的样品具有导电性,它通过分析探针尖与样品之间的原子间作用力来获取所观察表面的微观信息,这对研究通常不导电的生物材料是一项非常有意义的革新。

原子力显微镜的探针被置于一个弹性系数很小的微悬臂的一端,微悬臂的另一端固定。探针尖和被检测的样品表面轻轻接触,针尖的原子和样品表面的原子之间微弱的排斥力使对力的变化非常敏感的微悬臂的游离端发生弯曲,经过光学透镜准直和聚焦后投射在微悬臂背面的一束激光及其监测器能将这种微弱的曲度的变化转换为电流的变化。通过移动样品平台使探针在被检测材料的表面逐点作快速扫描时,样品表面的微细结构特征的三维坐标数据就被转换为图像信息并准确地呈现在屏幕上。

原子力显微镜的工作范围与扫描隧道显微镜相似,可以在三态(固态、气态和液态)状况下工作,但其分辨率不及后者,目前主要用于活细胞表面及生物大分子空间伸展及其结晶体表面的观测,例如肌动蛋白聚合动力学中自组织纤维的多态性分析。原子力显微镜可以对单个分子进行操作,通过检测操作后引发的生物化学反应来研究生物大分子和大分子复合物的功能,即进行所谓的分子手术(molecular surgery)。

第二节 | 细胞的分离和培养

几乎所有高等生物(包括动物和人)的组织都是由许多种不同类型细胞组成的。了解某一种细胞的生命活动过程,常需要大量的同一种细胞。这就要求从组织中分离和纯化目的细胞,并能够在体外进行培养。细胞的分离和培养是细胞生物学的基本研究技术,也是细胞生物学前沿领域(如干细胞、细胞工程等)研究和应用的实验基础。

一、不同类型细胞的分离

根据细胞的物理学和生物学特性以及实验目的,可将目的细胞从实体或悬液组织中分离出来。从实体组织中分离活细胞的第一步是将组织制备成游离的细胞悬液。通常将组织剪成小块,然后联合或独立应用机械方法(如细切、通过筛网、用力吹打等)和酶解方法,即可得到游离细胞悬液。

酶解方法主要是用胰蛋白酶、胶原酶消除细胞间的连接和细胞外基质,用金属离子螯合剂[如乙二胺四乙酸(EDTA)和乙二醇双(2-氨基乙醚)四乙酸(EGTA)]除去细胞黏着所依赖的钙离子。酶解方法在操作过程中必须遵守以下基本原则:①分离体系所用的溶液必须是等渗的,要具有缓冲性的离子强度;②分离体系应保持低温,以降低细胞的代谢活动;③无菌操作,以备进一步用于细胞培养和分离纯化某些成分;④所用的试剂、器皿需要高压灭菌或过滤除菌。

(一)利用细胞的物理学和生物学特性可简单有效地分离和筛选细胞

有些类型的细胞只有黏着在培养皿表面才能进行良好的生长和增殖;有些细胞不需黏附在培养皿表面,而只是悬浮在培养基中就可以进行良好的生长增殖,即细胞具有贴壁或悬浮生长的特性。利用贴壁生长的特性,可以有效地将上皮细胞、内皮细胞、成纤维细胞、骨骼肌细胞等类型的细胞与血液细胞和操作过程中形成的死细胞分离;利用细胞悬浮生长的特性,可以有效地分离出生长于血液、腹腔积液或胸腔积液等悬液组织中的细胞。

利用细胞的密度特性也可有效分离不同的细胞。血浆白蛋白使血浆具有一定的黏稠度和密度,是一种天然的密度介质。外周血中白细胞的密度介于血浆和红细胞之间。2 500g 离心 10 分钟即可将外周血分成三层,白细胞层位于血浆层(上层)和红细胞层(下层)之间,从而将白细胞分离。在离心力的作用下,细胞可沉降于与自身密度相同的密度平衡点。因此,使用能够形成精细密度梯度的介质,如胶体硅等,可对密度差异较小的细胞进行精细分离。

分离细胞不一定需要复杂的设备,综合利用细胞本身的物理学和生物学特性能够对某些特定类型的细胞进行有效分离。一般来说分离细胞采用的步骤越少,越能提高细胞的存活率和分离产量,并保护细胞原本的生活状态。此外,选择性培养和克隆化培养也是精细分离不同类型细胞的有效手段(详见第十八章)。

(二)流式细胞术精确分选荧光标记的细胞

流式细胞仪(flow cytometer)也称荧光激活细胞分选仪(fluorescence-activated cell sorter,FACS),是从多细胞悬液中分离目的细胞的精密仪器。流式细胞仪一般由液流系统、激光发器件、信号检测和控制系统四部分组成。通常以氩离子激光发出的激光束作为激发光,通过调节液压,迫使悬浮细胞排成单列,按重力方向流动,当细胞通过激光束检测区时,细胞被激光束照射而向各个方向发出散射光,若经荧光染色的细胞,就会发出一定强度的荧光。仪器的检测系统可逐个对细胞的散射光和荧光强度进行测定,并将测得的光信号转变成电信号,由电子控制台放大和显示。因此,流式细胞仪具有更广泛的用途。在用于细胞分离方面,其特点是用带有荧光的特异抗体标记待分离的细胞,然后在流式细胞仪中从未标记的细胞中分选出标记细胞。当一个有荧光抗体标记的细胞液滴通过激光检测器时,将被带上负电,不含荧光标记的细胞被带上正电,这些带电细胞液滴通过电场时将偏离原来流动的方向,分别收集带正、负电荷的细胞即可得到想要分离的细胞(图 3-6)。流式细胞仪可以每秒 2 万个的速度对细胞进行分选,其纯度可超过 95%。

(三)免疫磁珠法可获得高纯度细胞

免疫磁珠(immunomagnetic bead)是一种人工合成的内含磁性氧化物核心的免疫微球颗粒,其中心是 Fe_2O_3 或 Fe_3O_4 颗粒,外包一层聚苯乙烯或聚氯乙烯等高分子材料。在外部磁场作用下,磁性微球可迅速从介质中分离出来,当外部磁场撤离后,微球又可重悬于介质中。由于微球的外表面为聚乙烯性质的高分子材料,很容易包被不同类型的单克隆抗体。因此利用带有特定单克隆抗体(单抗)的免疫磁珠与靶细胞特异结合的特点,能快速地从多细胞悬液中将目的细胞分离出来。在操作过程中,首先将待分离细胞与包被有特定单抗的免疫磁珠混合孵育,并将分离柱安装于磁场中,然后将磁珠-细胞混合液缓慢过柱,此时在柱外磁场的作用下,与磁珠结合的细胞被磁场吸附,未结合的细胞从柱中流出,进一步洗去未结合的细胞后,去除磁场,回收目的细胞。免疫磁珠法操作简便,特异性强,具有很好的细胞回收率,同时磁珠颗粒对细胞无影响。连续两次过柱分选可进一步提高分选细胞纯度,通常可达 95%~99%。

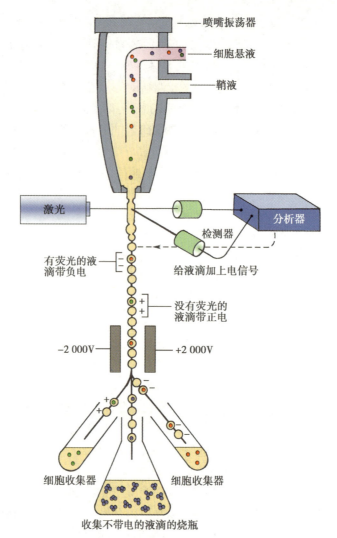

图 3-6 流式细胞仪原理图解

监测通过激光束的细胞的荧光。根据细胞是否带有荧光,含有单
个细胞的液滴被带上负电或正电。在电场的作用下将带有不同
电荷的液滴分别收集于各自的细胞收集器。注意:要将细胞浓度
调整到大多数液滴不含细胞并且能够流入废液缸。

(四)激光捕获显微切割技术能从组织切片中精确分离单一细胞

激光捕获显微切割(laser capture microdissection,LCM)技术虽然不能用于分离活细胞,但其突出
优点是能够从组织切片中精确地分离单一的细胞。其一般过程是:制备组织切片(通常是冰冻切片),
在显微镜下将组织切片覆以特制的透明薄膜,用激光束切割所需的细胞区域,覆膜在激光束经过的地
方被溶化,并与下面的细胞紧密连在一起,然后再用另一激光束将其弹出到细胞收集管(图 3-7)。分
离的细胞可用于生化与基因组分析等研究。激光捕获显微切割技术将形态学观察与分子水平研究有
机结合起来,特别适用于待分离细胞在组织(切片)中数量较少或呈散在分布的情况。激光捕获显微
切割技术与高通量的基因芯片技术结合,将在生物医学领域中得到广泛应用。

二、细胞培养

细胞培养(cell culture)是指细胞在体外的培养技术,即无菌条件下,从机体中取出组织或细胞,
模拟机体内正常生理状态下生存的基本条件,让它在培养器皿中继续生存、生长和繁殖的方法。通过
细胞培养可以获得大量的、性状相同的细胞,以便于研究细胞的形态结构、化学组成及功能和机制。

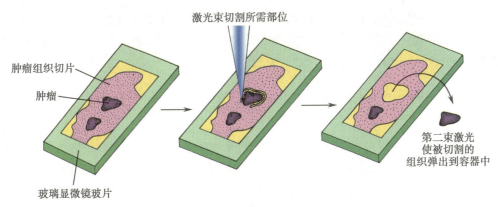

图 3-7 激光捕获显微切割技术

激光捕获显微切割允许从组织切片中选择分离细胞。这种方法使用激光束切割所需部位并将其弹出到容器中，因此即使单个细胞也可以从组织样品中分离。

(一) 细胞培养的全过程必须在无菌的环境下进行

细胞培养的全过程必须在无菌的环境下进行。为避免环境中的微生物及其他有害物质的影响,需要特殊的无菌室。无菌室应包括操作间和缓冲间两部分。操作间要求有供无菌操作的超净工作台、观察培养细胞的倒置显微镜、离心细胞的小型离心机,以及复苏细胞和预热培养基的水浴锅等。培养细胞所需要的氧和二氧化碳由接有二氧化碳钢瓶的培养箱提供。培养箱中充填二氧化碳的目的是缓冲和维持细胞培养基的 pH,提供适宜细胞生长的酸碱度。细胞生长的营养物质由培养基供给。目前常用的基础培养基有 Eagle 培养基、RPMI-1640、DMEM 及 F12 培养基等。这些基础培养基虽然组成不尽一致,但都含有细胞所需要的氨基酸、维生素和微量元素等成分。基础培养基只能提供细胞生长的简单营养物质,细胞实际培养时,还需要添加一些天然的生物成分,其中主要是血清。血清含有许多生长因子,促进细胞贴壁和增殖。不同的细胞培养需要选择不同的培养基。

(二) 细胞培养的主要方式是原代培养与传代培养

体外培养的细胞可分为原代细胞和传代细胞。直接从体内获取的组织或细胞进行首次培养为原代培养(primary culture);当原代细胞经增殖达到一定密度后,将细胞分散,从一个培养器以一定比例移到另一个或几个容器中的扩大培养,为传代培养(secondary culture)。传一次习惯上就称为一代。用这种方法可以重复传代数周、数月以至数年。但若反复传代,不仅会消耗大量的培养皿和培养基,而且传代次数的增加、在体外环境中的生长时间过长也会引起细胞特性的逐渐变化,特别是大部分组织来源的细胞不能在体外"永生",因此,需要将培养的细胞及时冷冻在 -196℃的液氮中长期保存,待需要时将细胞复苏后再培养。

(三) 来源于体内的细胞可以在体外建系

多数原代培养的脊椎动物细胞,在体外经过有限次数的传代培养之后就会死亡。来源于人和动物正常组织的细胞,在体外传代次数一般不超过 50 代。例如,从胎儿中分离到的成纤维细胞可传 50 代,来源于成人肺组织的成纤维细胞只能传 20 余代。通常来源于恶性肿瘤组织的细胞能够在体外无限繁殖、传代,称为细胞系(cell line)。例如来源于宫颈癌组织的海拉(HeLa)细胞系,于1951年建立,至今仍在世界各地的实验室应用,成为"永生"细胞。正常组织培养的细胞在某些特殊条件下,如放射线照射、化学致癌物处理或癌基因转染等,也能形成"不死"的变异细胞,成为具有肿瘤细胞系性质的细胞。

在细胞建系过程中,无论是自肿瘤组织中分离的细胞,还是正常组织细胞经特殊诱导后产生的"不死"细胞,均需对其生物学特性加以鉴定。还可以用细胞克隆化(cloning)的方法进一步改善细胞系的均一性,即分离出单个细胞使其增殖形成细胞群(colony)。由此产生的细胞群称为细胞株(cell strain),它来源于一个克隆(clone),是一个具有相同性质或特征的培养细胞群体。

迄今世界上所建立的各种能连续传代的细胞系和细胞株达 5 000 余种。许多国家的研究机构均设有细胞库,随时可以供研究者使用。

经典实验:HeLa 细胞的建系

背景知识

20 世纪 50 年代,组织培养技术已经有近 50 年的历史,啮齿动物肿瘤细胞已在多年前由 W. Lewis 培养成功并保持着稳定的生长状态。当时的肿瘤学家非常渴望得到能够在体外无限生长的人类肿瘤细胞。有了这样的细胞就可以对肿瘤进行细致的可重复观察,并可以它为材料进行在人体无法进行的实验研究。当时肿瘤学家相信,获得人类的肿瘤细胞就可以找到治愈肿瘤的方法。尽管人们为此进行了大量的尝试,人类肿瘤细胞的培养在当时还没有获得成功。这种状况在 G. Gey 得到 Henrietta Lacks 的宫颈癌组织之后发生了根本转变。

实验内容

1951 年 2 月 1 日,已有 5 个幼子的黑种人妇女 Lacks 由于绝经并有出血到美国马里兰州巴尔的摩市的约翰·霍普金斯医院就诊,为其进行检查的 H. Jones 医生发现 Lacks 的宫颈有一个柔软的、微紫色的肿瘤,取活组织进行病理诊断后确定为恶性。8 天后 Lacks 到霍普金斯医院进行放射治疗,在治疗前她的肿瘤组织再次被取下了一些,这些组织被送到了霍普金斯医院组织培养研究负责人 G. Gey 的实验室。当时的组织培养实验室与现在迥然不同,没有超净工作台,Gey 和他的合作者——他的妻子 M. Gey,只能在本生灯(类似煤气灯)火焰下的无菌区工作。由于没有商品化的合成培养基和已过滤除菌的不同类型的动物血清,Gey 进行组织培养前要去屠宰场从鸡心脏抽血以制备血浆,然后再去屠宰场取牛胚胎用来制备组织匀浆液,还要去产房吸取人脐带血,用这些混合物制备成培养基来支持组织细胞的体外生长。在 M. Gey 极其小心谨慎地日复一日地养护下,Lacks 的肿瘤细胞开始在试管中生长,并表现出了旺盛的生命力。这些肿瘤细胞吸附在试管壁上,消耗着浸润着它们的培养液,由它们形成的细胞层越来越厚。肿瘤细胞的这些特性是已经进行了近 20 年人类细胞培养研究的 Gey 前所未见的。在使用胰蛋白酶消化,进行扩大培养后,Lacks 的肿瘤细胞持续性生长。1951 年 10 月 4 日 Lacks 辞世的那一天,Gey 在电视中宣布他获得了第一株可在体外培养条件下持续生长的人类肿瘤细胞的细胞系,这株细胞系的名称就是 Henrietta Lacks 的前两个字母的组合——HeLa。

后续影响

以 HeLa 细胞为材料进行的实验研究为我们提供了大量的有关肿瘤细胞的基本知识,极大地提高了肿瘤生物学的研究水平。随着组织培养技术的发展,到 20 世纪 70 年代和 80 年代,数以千计的几乎囊括人体各种组织的细胞系被相继建立起来,并得到广泛应用。尽管如此,HeLa 细胞在肿瘤和细胞生物学研究中的地位仍然无法取代,至今它仍然是世界范围内应用最广泛的肿瘤细胞之一。

(四)培养中的细胞是细胞行为研究的主要模型

培养中的细胞能够比较完整地保留和展示细胞生长、增殖、运动、黏着、通讯、分化、死亡等生理活动,是在体外研究细胞行为的主要模型。例如,细胞癌变后通常伴有增殖能力、转移能力的提高,这些能力在体外培养的条件下同样可以保持下来。将适当数目的细胞在含有软琼脂的培养基中培养,计数形成集落的个数,可以考察细胞增殖能力的变化;测定体外培养细胞线粒体琥珀酸脱氢酶活性,同样也可考察细胞增殖能力的变化;利用底层膜由细胞外基质成分构成的嵌套小室(transwell),可以考察细胞侵袭和转移能力的变化,考察细胞彼此之间的相互作用。

第三节 | 细胞组分的分离和纯化技术

细胞生物学研究经常涉及对细胞器或分子进行功能分析,但细胞器或功能分子总是存在于细胞内部的多种结构或混合成分之中,因此需要对细胞器和功能分子进行分级分离。

一、细胞裂解

由于细胞外膜和内膜的分隔作用,人们不能直接获得亚细胞结构和功能分子,需要进行细胞裂解。细胞裂解导致的渗透压变化及多种水解酶的释放,能够破坏细胞器,失活甚至降解细胞的功能分子,因此需在裂解液中加入渗透压维持剂和蛋白酶抑制剂等成分。尽可能保护各种亚细胞结构固有的功能和细胞功能分子的活性,是细胞裂解的基本原则。

使用物理的方法裂解细胞可以避免损伤亚细胞结构,如低渗透压、超声振荡、强制通过微孔、机械破碎或研磨等。这些方法使细胞膜及内质网膜等破裂成为断片,断片立即自我封闭形成小泡,而细胞内的各种亚细胞结构如细胞核、高尔基复合体、线粒体、溶酶体、过氧化物酶体等基本不受损伤。常常把由内质网形成的小泡称作微粒体(microsome)。这些膜性成分与细胞的蛋白、核酸、多糖、离子等功能分子悬浮在细胞裂解液中,形成浓稠的匀浆(homogenate)。

去垢剂能够溶解细胞的膜性结构,并且破坏蛋白分子之间的疏水相互作用,提高蛋白的溶解性,常用于细胞裂解。去垢剂包括离子型(如SDS)、非离子型(如TritonX-100和NP-40)和兼性离子型(如CHAPS)等几类。离子型去垢剂对膜的溶解作用强,细胞裂解充分,但易引起蛋白质变性;非离子型去垢剂作用温和,对细胞裂解不彻底,但在适当浓度下可以选择性地抽提细胞质蛋白;非离子型和兼性离子型去垢剂不影响蛋白的等电点,常用于双向电泳样品制备中。一般根据样品来源和实验目的的不同,单独或联合使用多种类型的去垢剂。

尿素、盐酸胍、异硫氰酸胍等离液剂(chaotropic agent)也广泛应用于细胞裂解。但它们对蛋白和膜脂具有较强的变性作用,常用于无须保持蛋白活性的样品制备及细胞DNA和RNA的抽提中。

二、细胞器及细胞组分的分级分离

离心方法是分离提取亚细胞结构和功能分子的重要手段。利用细胞内各种颗粒成分大小、形状和密度的不同,采用差速离心或密度梯度离心的方法将其分离。蛋白、核酸等细胞的功能分子存在于亚细胞结构的基质或细胞匀浆离心后形成的上清中,可利用层析技术或离心技术进一步分离纯化。电泳技术可对分离纯化得到的终产物进行初步的鉴定。

(一)差速离心分离体积、质量差别较大的颗粒

差速离心法(differential centrifugation)是分离细胞核、线粒体等亚细胞结构常用的方法。在密度均一的介质中,颗粒沉降速度与其直径成正比,颗粒越大沉降越快。低速离心时,大的组分如细胞核和没被破坏的细胞很快沉降,在离心管底部形成小的沉降团块;在较高速度时,线粒体沉降成块;在更高速度加长时间离心时,可以先收集封闭小泡,然后收集核糖体(图3-8)。

由于离心沉降前,各种颗粒在介质中是均匀分布的,因而某些慢沉降颗粒被裹到快沉降颗粒的沉降块中,如此分级分离所得到的分离组分纯度不高,再次悬浮小沉降块中的组分,反复离心可去掉杂质而纯化。

应用物理的方法,在等渗缓冲液中裂解细胞,离心后获得的细胞匀浆中含有膜性结构完整的细胞器。这些细胞器的表面分布有特异性的蛋白,如位于线粒体外膜参与蛋白转运的TOMM22,过氧化物酶体表面参与蛋白转运的PM70。利用能够识别这些标志的磁珠(magnetic bead),无须高速离心,即可将膜性细胞器从细胞匀浆中方便地分离出来。

用100 000g将细胞匀浆超速离心,可以将各种细胞器及微粒体沉降下来,上清部分包含分布于细

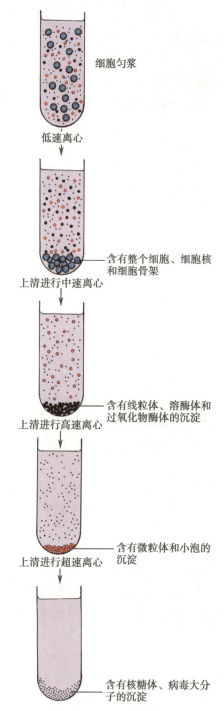

细胞匀浆

低速离心

含有整个细胞、细胞核和细胞骨架

上清进行中速离心

含有线粒体、溶酶体和过氧化物酶体的沉淀

上清进行高速离心

含有微粒体和小泡的沉淀

上清进行超速离心

含有核糖体、病毒大分子的沉淀

图 3-8　用离心法进行细胞成分的分级分离
逐渐提高离心速度可以使细胞匀浆按成分分离。一般来说，亚细胞成分越小，所需离心力越大。图中所示各步离心的数值如下：低速 1 000g，10 分钟；中速 20 000g，20 分钟；高速 80 000g，1 小时；超速 150 000g，3 小时。

胞内和细胞器之间的液相成分，即细胞质溶胶（cytosol）。细胞质溶胶是细胞内蛋白质合成及其他主要生化反应的场所，含有 RNA 及大量的蛋白质。

（二）速度沉降分离沉降系数不同的颗粒

上述差速离心只能将那些大小显著不同的成分分开。速度沉降（velocity sedimentation）则可进行更精细的分离。分离方法是在离心管中加入稀盐溶液，将细胞的抽提液在盐溶液上覆一薄层。为防止对流混合，在离心管中制备由顶部到底部逐渐增加的蔗糖溶液的密度梯度（通常 5%～20%）。离心后混合物中的各成分以不同的速度沉降，形成不同的沉降带，各沉降带可分别收集（图 3-9A）。不同组分的沉降速率取决于它们的大小与形状，通常用沉降系数（S）值表示。许多细胞组分，如蛋白质和核酸的沉降系数为 1～200S。目前超速离心机的转速可以达到 85 000r/min，产生的离心力为重力的 600 000 倍。在这样巨大的离心力下，即使是较小的生物分子，如 tRNA 分子和简单的酶分子，也可根据它们的大小将其分开。

超速离心法可以根据生物大分子的沉降系数较精确地测定其分子量。

（三）平衡沉降分离密度不同的颗粒

另一种精密的超速离心分离方法是平衡沉降（equilibrium sedimentation）法，它取决于细胞成分的浮力密度，与大小、形状无关。平衡沉降法是在离心管中制备由顶部到底部高浓度差的蔗糖或氯化铯（cesium chloride）溶液密度梯度，可把细胞匀浆均匀分布在蔗糖或氯化铯介质中后超速离心。匀浆中的不同组分沉降至与自身等密度处时不再移动，形成沉降带，各沉降带再分别收集（图 3-9B）。用这种方法可以将摄入与未摄入同位素 ^{13}C 或 ^{15}N 的同一种生物分子离心分开。用氯化铯制备密度梯度进行平衡沉降的方法于 1957 年被开发，因分离细菌中 ^{15}N 标记 DNA 与非标记 DNA 而直接证明了 DNA 是半保留复制，这一实验成为历史性的实验。

（四）非细胞体系有助于确定各种细胞器及其他细胞成分的功能

通过对经超速离心分离得到的细胞器及其他亚细胞成分的研究，可以确定各种细胞器及细胞成分的功能。例如，用离心纯化的线粒体和叶绿体进行实验，得知这些细胞器在能量转换中的重要作用。同样，分离由糙面内质网或光面内质网的断片形成的封闭颗粒，将其作为研究糙面、光面内质网功能的模型也取得了很好的效果。由分级分离得到的具有生物功能的细胞抽提物称为非细胞体系（cell free system），广泛应用于细胞生物学研究。因为只有用这种方法，才能将某个生物过程与细胞中发生的其他复杂反应分割开来，从而确定其详细的分子机制。应用这种方法所取得的早期成果是阐明蛋白质合成机制。首先发现，细胞粗提物可以从 RNA 翻译出蛋白质。把粗提物进

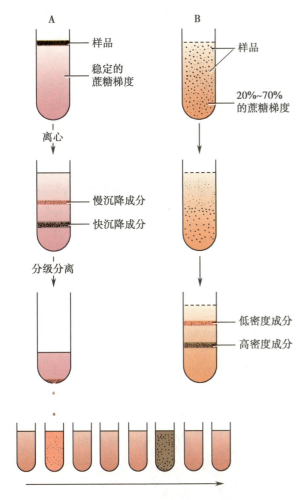

图 3-9　**速度沉降和平衡沉降离心的比较**

在速度沉降（A）中，亚细胞成分样品置于含有蔗糖的稀溶液上层，根据其大小与形状以不同速度沉降，为稳定沉降带，离心管内由上至下需制作成 5%～20% 的连续蔗糖梯度；在平衡沉降（B）中，离心形成蔗糖密度梯度（用更高浓度的氯化铯分离蛋白与核酸分子效果更好），亚细胞成分根据自身的密度或升或降，以达到与蔗糖同样密度的位置。

行分级分离，即可得到与蛋白质合成有关的核糖体、tRNA 及各种酶的成分。各种纯化的组分一旦得到后，就可以分别地采取加入或不加入进行对照，弄清楚每个组分在蛋白质合成过程中的确切作用。在确定了蛋白质合成过程中各成分的作用之后，体外非细胞体系蛋白翻译系统被成功地用于破译遗传密码，即用已知序列的合成多核苷酸作为 mRNA，在体外翻译成多肽。

三、蛋白质的分离与鉴定

蛋白质是细胞内的最主要成分，它们不仅参与形成细胞的各种结构，还几乎是细胞所有功能的执行者。因此，分离和鉴定各种目的蛋白，也是当今细胞生物学不可缺少的技术。

将蛋白质进行分级分离并最终进行纯化，常常需要综合运用多种分离手段才能够完成，包括盐析、有机溶剂沉淀、各种常规层析、高压液相层析（high performance liquid chromatography，HPLC）等。要根据目的蛋白质在组织或细胞中的含量、蛋白质分子量的大小、蛋白质的理化性质及检测方法来摸索、选择合适的途径。

（一）用层析的方法纯化蛋白质

分离纯化细胞中某种特定蛋白质最常用的方法是柱层析（column chromatography）。可以将细胞匀浆或经过盐析、有机溶剂沉淀等处理的样品在常压或高压下，通过用固体性颗粒充填形成的柱，不同的蛋白质因与颗粒相互作用的不同而被不同程度地滞留。当它们从柱的底部流出时，可被分别收集（图 3-10）。

根据所选择的充填颗粒的不同，常用的柱层析可以分为：①离子交换层析：充填颗粒带有正电或负电，蛋白质按其表面电荷的分布而被分离（图 3-11A）；②凝胶过滤层析：充填颗粒为多孔性的凝胶颗粒，根据蛋白质的分子量大小将其分离（图 3-11B）；③疏水性层析：将疏水性基团共价结合在充填颗粒上，不同蛋白质表面疏水区域会有强弱的差异，流出柱的速度也不同；④亲和层析：把能够与蛋白质表面的特定部位进行特异性结合的分子共价连接于惰性多糖类颗粒上，如酶的底物、特异性抗体或抗原（图 3-11C），根据蛋白质亲和性的不同将其分离。亲和层析分离纯化重组蛋白为最常用的方法。

由于蛋白质结构、理化性质的复杂多样性，除带有特殊标签的人工表达蛋白质外，很难找到针对某种特定蛋白质的特异性亲和层析法。因此，大部分蛋白质的分离纯化需要多种方法，包括多种柱层析法的组合，才能够达到目的。由于充填颗粒不均匀等因素，通过柱的液相流量不均，导致普通柱层析法的分离能力下降。

高压液相层析是将直径为 3～10μm 的微小球型树脂（通常为硅胶树脂）用特殊的装置均匀充填在层析柱中。由于颗粒小、充填紧密，必须加高压才能使液相流过。高压液相层析所用层析柱多为不

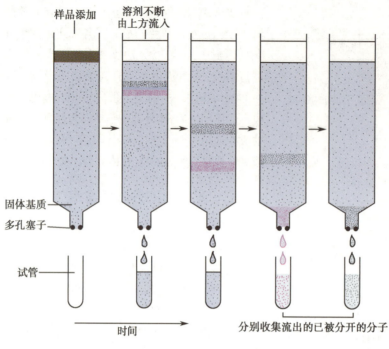

图 3-10　柱层析法分离蛋白质
将含有多种成分的样品添加到充满浸没于溶剂的固体基质的圆形玻璃柱或塑料柱的顶部,随后,大量溶剂缓慢流过柱子,将底部流出的液体分别收集于不同试管。由于不同样品成分在柱中的移动速率不同,因此可以分离后收集于不同的试管。

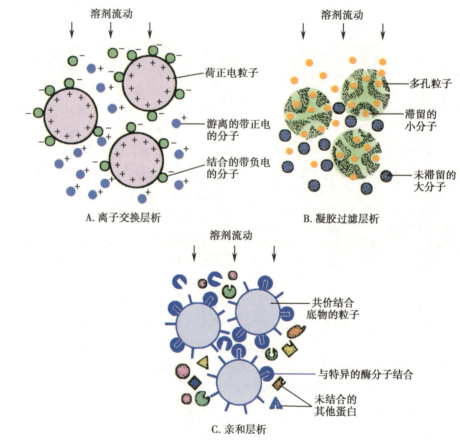

图 3-11　三种常用层析法的工作原理

在离子交换层析(A)中,不可溶的基质上的荷电离子阻滞带有相反电荷分子的移动。可溶性分子与基质结合的强度取决于各自的离子强度与溶液的 pH。在凝胶过滤层析(B)中,基质是惰性的多孔粒子,能够进入基质的小分子因旅程长而溶出延迟。根据多孔粒子孔径的大小可以分离分子量为 $500\sim5\times10^6$ 的分子。亲和层析(C)中特异配体,如抗体、酶底物等,被共价连接在基质上以结合特定蛋白。当被固定的底物与酶分子特异结合后,酶分子可以被高浓度的游离底物重新溶出。而与固定抗体结合的蛋白,可以用高盐溶液或高、低 pH 溶液使抗原-抗体复合物分离而使抗原蛋白溶出。仅通过一个亲和层析柱,常可以得到高纯化蛋白。

锈钢柱,分离时间短、效率高,可用来分析各种大、小分子,但所需仪器精密,造价高。

各种层析方法包括高压液相层析,多可以维持蛋白质不发生变性,保持蛋白原有的功能。但高压液相层析的反向层析柱常常被用来分离小分子蛋白、用酶或化学试剂切断的蛋白质的多肽混合物,根据多肽亲疏水性特点,流动相采用梯度有机溶剂。

(二) 用电泳的方法分析、鉴定蛋白质

由于氨基酸带有正电荷或负电荷,蛋白质往往带有净正电荷或净负电荷。将含有蛋白质的溶液加上电场,蛋白质分子就会按照它们的净电荷多少、大小及形状的不同在电场中移动,这一技术称为电泳(electrophoresis)。最初,用淀粉等多孔性基质为支持体,分离水溶液中的蛋白质混合液。但后来,丙烯酰胺逐渐成为最常用的支持体。

1. **SDS 聚丙烯酰胺凝胶电泳依据分子量不同分离蛋白质**　利用阴离子表面活性剂十二烷基硫酸钠(sodium dodecyl sulfate,SDS)进行改良的 SDS 聚丙烯酰胺凝胶电泳(SDS-polyacrylamide gel electrophoresis,SDS-PAGE)成为常规的蛋白质分析方法。以单体丙烯酰胺交联聚合成的聚丙烯酰胺凝胶作为蛋白质移动的支持体,根据需要控制凝胶孔的大小。先将待分离的蛋白质样品置于 SDS 溶液中,SDS 的疏水端与蛋白质的疏水区结合,其带负电荷的亲水端互相排斥,使折叠的蛋白质分子展开成为伸展的多肽链(图 3-12)。此外,常常加入 2-巯基乙醇(2-mercaptoethanol,2-ME)或二硫苏糖醇(dithiothreitol,DTT)类的还原剂,使蛋白质中所有的 S-S 结合键断裂。SDS 加还原剂的处理使蛋白质分子失去与其他蛋白质或脂质成分的联系而游离地溶解于溶液当中,也使蛋白质自身的亚单位之间的连接分开。由于所有蛋白质都带有大量的负电荷,电场中所有蛋白质都向正极迁移,其中小分子比大分子更容易通过凝胶网孔且迁移速度快。最终复杂的蛋白质混合物按分子量大小依次被分离,经蛋白质染色后,可以观察到整齐排列的条带(图 3-12)。

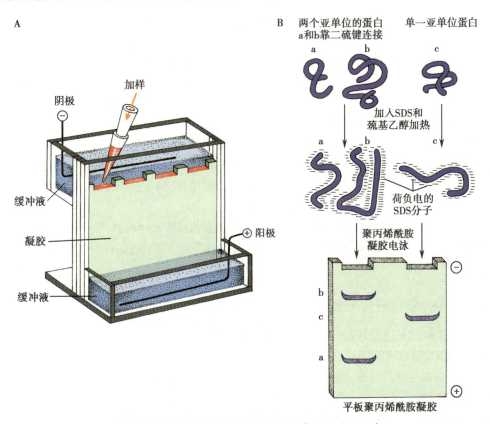

图 3-12　SDS 聚丙烯酰胺凝胶电泳(SDS-PAGE)

A. 电泳装置。B. 单个多肽链与荷负电的 SDS 分子形成复合物,因此,荷负电的 SDS-蛋白复合物在多孔聚丙烯酰胺凝胶中向阳极移动。在这种条件下,多肽的分子量越小,移动速度越大,因此这种技术可被用于确定多肽链和蛋白亚基的分子量。

2. **等电聚焦电泳依据等电点不同分离蛋白质**   蛋白质是否带电荷,是带正电荷还是带负电荷,是由溶液的 pH 决定的。当溶液在某一 pH 条件下使某一蛋白质不带电荷时,这个 pH 就是这种蛋白质的等电点(isoelectric point)。所有的蛋白质都有自己特定的等电点,由于不带电荷,在电场中就不会移动。等电聚焦电泳(isoelectric focusing electrophoresis)是在丙烯酰胺凝胶两端形成电场,使含有不同等电点的两性电解质(ampholyte)在电场中形成 pH 梯度,样品中所有的蛋白质在电泳时都向自己的等电点处移动,最后聚集、静止于各自的等电点。等电聚焦电泳具有很好的分离效果(图 3-13)。

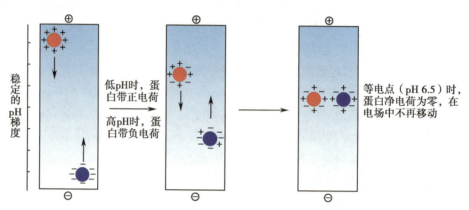

图 3-13   等电聚焦电泳分离蛋白质
低 pH(高 H^+ 浓度)时,蛋白质的羧基倾向于不带电荷(—COOH),含氮碱性基团带正电荷(如—NH_3^+),使大部分蛋白质净电荷为正。高 pH 时,蛋白质的羧基带负电荷(—COO^-),碱性基团倾向于不带电荷(如—NH_2),使大部分蛋白质净电荷为负。在一个蛋白质的等电点时,正负电荷平衡,所带净电荷为零。因此,电场中管状凝胶形成一个固定 pH 梯度时,每种蛋白质都移动至它的等电 pH,聚集成一条带。

3. **双向电泳有更好的分离效果**   单一方向的蛋白质电泳,不管是 SDS-PAGE 还是等电聚焦,都难免有许多蛋白质由于分子量或等电点相近或相同而相互重叠。把等电聚焦与 SDS-PAGE 结合进行双向电泳能够产生良好的分离效果。首先在长条状凝胶介质中进行等电聚焦电泳,然后将凝胶条横放于聚合好的平板 SDS 聚丙烯酰胺凝胶上再进行垂直电泳。

普通的实验室自制凝胶进行双向电泳时可以辨认千种以上不同的蛋白质,使用商业化的条状等电点凝胶及平板 SDS 聚丙烯酰胺凝胶加上相应的仪器设备,可以使分辨数量及效果大大增加。双向电泳法在蛋白质分析技术不断进步的今天,仍然被广泛应用,特别是在初步筛选、分析正常与异常组织、细胞中蛋白质表达情况方面仍有不可替代的作用。

双向电泳显现的差异蛋白质条带或点(spot),常常用质谱技术进行进一步鉴定。单向或双向后的 SDS-PAGE 也可以进一步通过蛋白质印迹杂交(Western blot)技术检测特定目的蛋白质分子(见本章第五节)。

四、核酸的分离纯化与鉴定

(一)差速离心沉淀是核酸分离纯化的常用方法

DNA 和 RNA 是细胞重要的功能分子,它们在细胞中与蛋白质结合,以复合物的形式存在于细胞中。进行核酸分离纯化的过程就是使核酸与细胞内的其他组分分离,去除纯化试剂的污染,并保持核酸一级结构的完整性。

细胞中的 DNA 分子主要存在于细胞核和线粒体中,RNA 分子在细胞核和细胞质中广泛存在。细胞核中的染色体 DNA 是长的线性分子,相对稳定,纯化过程中产生的机械剪切力即可使其断裂。线粒体 DNA 是环形分子,一般需以线粒体为起始材料,才能获得高纯度的线粒体 DNA。RNA 分子较不稳定,且 RNA 酶广泛存在,防止降解是 RNA 分子纯化过程中的主要注意事项。

异硫氰酸胍等离液剂可使膜脂、蛋白变性,释放出细胞内的核酸分子,是核酸抽提液的主要成分。纯化过程中加入氯仿,可去除细胞内的脂类,并使更多的蛋白变性,易于核酸分离纯化。同 RNA 相比,DNA 分子量高,易于集聚。在细胞裂解后进行高速离心,RNA 分子能够保留在上层水相中,使 RNA 与 DNA 分离。蛋白酶 K 能够水解细胞内的蛋白和膜蛋白,能使 DNA 酶和 RNA 酶失活,也具有裂解细胞的作用,并且蛋白酶 K 不易失活,在 65℃仍能保持活性,常添加在 DNA 的抽提液中。

通过离心沉淀的方式可获得保留在水相中的核酸分子。钠离子可中和磷酸骨架的负电荷,在酸性条件下可促进 DNA 的疏水复性,加入乙醇后,低温孵育,可有效沉淀 DNA 分子。异丙醇可降低水溶液的极性,一般用来沉淀 RNA 分子。另外,硅胶膜可有效地吸附溶液中的核酸分子,已广泛地应用于全自动核酸纯化技术中,适应了后基因组时代大样本核酸分析的需求。

(二)凝胶电泳是核酸分离鉴定的主要方法

经离心沉淀分离纯化的核酸(DNA 和 RNA)分子,通过凝胶电泳可直接判定其纯度、完整性及片段大小。核酸电泳常用的支持体为琼脂糖(agarose)与丙烯酰胺(acrylamide)。与蛋白质电泳相比,核酸电泳更简单。因为核酸分子中的每个单核苷酸都带有一个负电荷,在碱性条件下向阳极移动,故可以按照其构成碱基数的多少被有效地分离。

琼脂糖凝胶电泳速度快,样品无须事先处理就可直接进行电泳,结果观察方便。但琼脂糖凝胶电泳分辨率相对较低,不适合分离 100bp 以下的核酸分子。可根据待测核酸分子的大小调节琼脂糖浓度。丙烯酰胺凝胶电泳分辨率高,一般多用于 500bp 以下的 DNA 分子片段的分离与测序,可以将两条仅相差一个碱基的 DNA 片段分开。

建立在琼脂糖凝胶电泳基础上的印迹杂交技术,如 Southern 印迹杂交(Southern blot)和 Northern 印迹杂交(Northern blot)技术,是分子细胞生物学研究的常用方法(见本章第五节)。

第四节 | 细胞化学和细胞内分子示踪技术

形态与功能相结合是细胞生物学研究的突出特点,显示细胞内大分子、小分子,甚至是无机离子在细胞内分布的分子示踪技术对细胞生物学的研究尤为重要。目前实验室普遍应用的细胞内分子示踪技术是基于光镜和电镜的细胞化学技术。细胞化学技术(cytochemistry technique)是一类将细胞形态观察和组分分析相结合的分析方法,是在保持组织原有结构的情况下利用生物大分子、小分子、无机离子的物理、化学特性来研究它们在细胞内的分布、数量及动态变化,包括酶细胞化学技术、免疫细胞化学技术、原位杂交技术等。随着检测分析仪器的进步和以荧光染料为代表的活体染料的广泛使用,细胞内的分子示踪技术已经能够对活细胞内的分子进行实时的动态观察。

一、酶细胞化学技术

酶是细胞绝大多数生命活动过程的最终执行分子,细胞内各种酶的分布和活性变化,如蛋白激酶、蛋白酶、过氧化物酶等,反映了细胞的生理状态和病理状态的变化。酶细胞化学技术(enzyme cytochemistry technique)就是通过酶对特异底物的反应及显色来检测酶在器官、组织和细胞内的分布及酶活性强弱的一种技术。酶细胞化学反应的基本原理是将酶与其底物共同孵育,然后使产物与显色剂反应生成荧光分子、有色可溶性化合物、有色沉淀或高电子密度沉淀,最后通过光度计、光镜、电镜等进行检测和观察。

二、免疫细胞化学技术

抗体对抗原的严格特异性使其成为细胞生物学的一种有力工具。免疫细胞化学技术(immuno-cytochemistry technique,ICC)是利用免疫学中抗原、抗体特异性结合的原理来定性和定位研究器官、组织和细胞中的生物活性大分子的技术。用荧光染料标记的抗体,在荧光显微镜下,可以对细胞中的特殊分子进行定位。用电子密度高的胶体金标记抗体,则可在电镜下高分辨观察特定分子的分布情况。为了提高检测灵敏度,可以将荧光物质或酶类标记与一级抗体结合的抗体(二级抗体),而不是标记与抗原直接反应的抗体(一级抗体)。每个一级抗体上可以结合多个二级抗体,因此进行荧光检测或酶与底物的显色反应,可大大增加信号的强度。

三、活细胞内分子示踪

普通的细胞化学技术虽然能反映出细胞内生物分子的存在位置及其与细胞功能的关系,但这种技术在应用过程中通常是观察固定后的细胞内的分子分布情况,与活细胞中分子的分布存在一定距离。活细胞内的分子示踪则克服了这一缺点,近些年来被广泛应用于细胞的生理功能研究。

(一)离子探针进行细胞内离子的实时检测

细胞内离子有着重要的生理功能,它们有的是信号转导的信使(如钙离子),有的是酶催化所必需的(如钠、钾、钙、镁、铜、铁、锌、锰等离子),有的通过离子通道跨膜转运影响膜电位(如钠、钾等离子),有的则促进膜的融合(如钙离子)。细胞内离子的实时检测将揭示一些生理过程的机制。一些染料专一地与某种离子结合后会产生荧光或改变本身荧光的发射波长与强度,从而通过荧光检测可以显示该离子的量。通常称这些染料为离子探针。如果将它们导入细胞内,就能在时间与空间上显示活细胞内某种离子的动态变化。

(二)荧光蛋白常被用于显示特定蛋白质在细胞内的定位

绿色荧光蛋白(green fluorescent protein,GFP)是应用最广泛的研究蛋白质亚细胞内定位的报告分子。GFP最初从水母中分离,含有238个氨基酸残基,是一种构象很稳定的蛋白质。它不含辅基,也不需要辅助因子,在蓝色光源(450~490nm)的激发下,发射出绿色荧光(520nm)。GFP基因可以很容易地导入其他种类的细胞中进行表达。构建绿色荧光蛋白基因与目的蛋白基因的融合基因表达载体,转染特定的细胞,可以在荧光显微镜或共聚焦显微镜下观察目的蛋白质在细胞内的位置及随时间变化情况。

在大部分情况下,所表达的融合蛋白的状态是由目的蛋白决定的,也就是说融合蛋白中的GFP仅仅是一个标记物,不影响另一部分目的蛋白在细胞内的真实定位(图3-14)。

通过点突变的方法研究GFP的结构与功能,发现一些突变蛋白的光吸收与荧光行为发生改变,由此开发出多种不同颜色"GFP"。目前常用的有不同激发光与发射光谱的"GFP"包括GFP、黄色荧光蛋白(YFP)、青色荧光蛋白(CFP)、蓝色荧光蛋白(BFP)等。此外还有相应的荧光强度较大的增强绿色荧光蛋白(EGFP)、增强黄色荧光蛋白(EYFP)、增强青色荧光蛋白(ECFP)等,其中EGFP与GFP的不同在于有F64L和S65T两个点突变。

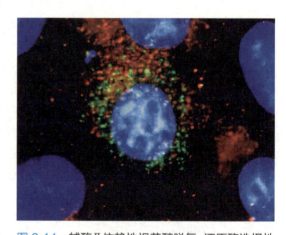

图3-14 辅酶Ⅱ依赖性视黄醇脱氢-还原酶选择性剪接体亚型(NRDRB1)在HeLa细胞中的定位
图中绿色荧光显示了N末端与GFP融合的NRDRB1在HeLa细胞内的分布,红色荧光是特异性标记的过氧化物酶体,两种颜色的荧光重叠处发出黄色荧光。该图说明NRDRB1仅有部分与过氧化物酶体重叠,从而定位到过氧化物酶体。

细胞的信号传递过程、酶的失活或激活过程、受体和配体的结合等重要的分子事件都依赖于蛋白与蛋白的相互作用。虽然GFP的融合蛋白能够提供许多信息,也可以研究几种蛋白质的细胞内共定位,但不能给出蛋白与蛋白有直接相互作用的证据,而荧光共振能量转移可以弥补其不足(见本章第五节)。

(三)单分子示踪是研究活细胞内大分子行为及功能的重要方法

单分子荧光成像(single molecular fluorescence imaging)和原子力显微镜是活细胞体系中单分子

研究的两种核心技术。

单分子荧光成像具有较高的时间分辨率,对细胞在生理活性条件下的检测比其他技术更为成熟,是目前用于活细胞中单分子研究的最重要的一种方法。与普通荧光技术相比,单分子荧光成像技术具有样品激发范围小、光子收集效率高、采用高量子产量高信噪比荧光基团及低本底荧光的特点。目前单分子荧光成像技术可以采用全内反式荧光显微镜(total internal reflection fluorescence microscope, TIRFM)和激光扫描共聚焦显微镜进行成像。目前已报道的活细胞单分子荧光成像在细胞生物学研究中的应用包括研究配体与受体的结合、蛋白质的聚合和解聚、蛋白和 mRNA 等生物大分子的动力学行为及蛋白、病毒的示踪等。

原子力显微镜能够在溶液中和室温下进行操作,分辨率高,非常适合于在生理条件下显示生物分子的特异性相互作用。实现活细胞中分子(如受体-配体)的相互作用的单分子力测量一直是原子力显微镜的应用目标,但目前存在的困难有:细胞固有弹性的影响、目标分子易于从细胞膜上拉下来、受体-配体密度过低而难形成有效的相互作用、影响测力因素过多导致结果难以解释,以及针尖易被污染等。因此,尽管在单分子水平上的研究很多,但是真正在活细胞中实现的很少。近几年来,在活细胞原子力测量方面不断出现新的成果,主要集中在血液凝集、白细胞黏附等细胞黏附性质的研究上。

尽管活细胞单分子行为的研究目前仍处于起步和探索性阶段,其应用还主要限于简单的分子以及已经研究得比较成熟的简单生物学问题,但是不难看出活细胞单分子行为及实时检测研究是生命科学向微观世界深入探索的一个重要标志。

第五节 | 细胞功能基因组学研究技术

现代细胞生物学强调在基因与蛋白质等分子水平上理解细胞的功能,基因表达水平的变化与细胞行为改变密切相关。提高或降低某一基因在细胞内的表达水平,观察与之相应的细胞行为变化,是确定基因功能的主要策略。在人类基因组计划的推动下,细胞生物学研究已经能够在全基因组水平探究细胞功能和特性的变化,进入功能基因组学时代。

一、基因表达的定量分析

基因的功能实际上是基因的产物即基因所表达的 RNA 和蛋白质的功能。对不同水平基因表达产物的分析,需要采用不同的研究手段。定量分析基因表达水平的变化,是现代细胞分子生物学研究的常用策略。

(一) 印迹杂交技术是定量检测基因表达变化的基本方法

20 世纪 80 年代后相继建立的能够定量检测 RNA 和蛋白质水平的印迹杂交技术,是定量检测基因表达变化的基本方法,其基本过程均包括:首先利用电泳分离待检测分子,再将待检测分子转移到可方便操作的硝酸纤维素膜或聚偏二氟乙烯(PVDF)膜上(即印迹);其次将标记的探针或抗体与膜孵育(即杂交);最后通过特定的显色方法来显示目的分子的条带,通过条带的位置来判断目的分子的分子量,通过条带的深浅来判断目的分子的含量。

Northern 印迹杂交(Northern blot)技术是检测组织或细胞中特异性 mRNA 的方法。它以放射性或非放射性标记的单链 cDNA、RNA 片段或寡核苷酸为探针,检测特定 mRNA 分子的表达,既能定量分析基因转录生成的 mRNA 水平的变化,也能分析基因不同转录物的长度。对小的 RNA 分子,如长度约 20nt 的 miRNA 分子,Northern 印迹杂交也能有效地检测。在进行 Northern 印迹杂交时,在琼脂糖凝胶电泳之前需要对 RNA 样品进行变性处理,如利用甲醛或戊二醛进行处理,以破坏 RNA 分子中的局部二级结构,使 RNA 分子呈单链,便于进行后续的分子杂交。

蛋白质印迹杂交(Western blot)技术是在蛋白质水平定量检测基因表达变化的方法。蛋白质印迹杂交需先将组织或细胞裂解,随后把获得的蛋白质样品进行 SDS 聚丙烯酰胺凝胶电泳分离,然后依次进行印迹、抗体孵育杂交和显示蛋白质条带等步骤。蛋白质印迹杂交利用抗体对蛋白质进行检测，不仅能够识别细胞中不同种类的蛋白质，也能识别同一种蛋白质的不同修饰形式，如磷酸化、甲基化、泛素化等，是分析蛋白质分子量大小、含量、修饰状态和活性等的重要方法。

印迹杂交技术的特异性强、假阳性率低，无须昂贵设备，但是步骤较烦琐，花费时间较长，属于低通量的检测技术。

（二）原位杂交技术可提供基因表达的时空信息

组织或细胞中基因的表达不仅表现为含量的差异，还存在表达时间和空间分布的变化。核酸原位杂交（in situ hybridization，ISH）技术是利用标记的探针对组织或细胞样本中的特定核酸分子进行定位及检测的技术。原位杂交不会对组织和细胞进行裂解，且通过固定的方法将 RNA 分子保持在组织和细胞内的原位，因而可以展示组织和细胞内特定基因表达的时间和空间变化。

用于原位杂交的探针可以是短的单链 cDNA、RNA 片段或寡核苷酸，通常把检测基因表达即组织细胞中 mRNA 含量的方法称为 RNA 原位杂交。RNA 原位杂交的步骤如下：首先制备标记的 cDNA 或 RNA 分子探针，将探针与经过固定并提高了通透性的细胞、组织切片或胚胎进行杂交，以荧光分子或显色酶为报告基团，从而显示特定 RNA（如 mRNA）分子在细胞或组织内的分布，并通过荧光信号或显色的强弱来判断 RNA 含量的变化。

（三）荧光实时定量 PCR 技术是检测基因表达变化的常规方法

荧光实时定量 PCR（fluorescence real-time quantitative PCR）技术常用于对目的 DNA 片段进行定量分析，其主要特征是在 PCR 反应体系中加入与 DNA 双链结合后能够发出荧光的荧光染料，或加入能够与靶序列结合并带有荧光报告基团的探针。荧光实时定量 PCR 的反应过程中，在每个 PCR 循环结束后都会检测反应管中的荧光强度，以反应管中荧光强度达到特定阈值时所需的 PCR 循环个数（即 Ct 值）来表示模板中目的片段的初始含量。

在检测组织或细胞中基因表达变化时，首先需要分离提取组织或细胞中的 RNA（如 mRNA），然后进行逆转录（reverse transcription）反应生成 cDNA，再以 cDNA 为模板进行荧光实时定量 PCR。荧光实时定量 PCR 是检测基因表达改变的简便方法。

二、基因表达的上调和下调技术

为了分析基因的功能，常常需要在细胞和个体中提高基因的表达水平（上调）或者降低基因的表达水平（下调）。相较于在个体水平调控基因表达的难度和挑战性，在细胞水平较容易对目的基因的表达水平进行上调和下调等调控。

基因克隆技术是基因表达的上调和下调技术的基础。例如，在进行基因表达的上调研究时需要用到基因克隆技术，也称 cDNA 克隆（cDNA cloning），是将 mRNA 逆转录形成的 cDNA 或通过 PCR 反应得到的含有开放阅读框的基因片段插入到能启动基因表达的表达载体（expression vector）中。目前常用的表达载体包括质粒表达载体和病毒表达载体。

（一）外源性基因在细胞中的过表达是上调基因表达的主要方式

通过脂质体介导的基因转染（transfection）或病毒介导的感染等技术（详见第十八章），可以将含有外源性基因的表达载体导入动物和人类细胞中进行表达。在表达载体所含有的启动子的驱动下，外源基因在细胞中过表达（over-expression），从而实现对细胞中特定基因表达的上调。

（二）RNA 干扰技术是下调基因表达的常用方法

近些年建立的 RNA 干扰（RNA interference，RNAi）技术可比较简便地在哺乳动物细胞中对特定基因的表达实现下调。

1. RNA 干扰的基本原理 一定数量的外源性双链 RNA（dsRNA）进入细胞后，被类似于核糖核酸酶Ⅲ的 Dicer 酶切割成短的 21～23bp 的双链小干扰 RNA（small interfering RNA，siRNA），siRNA 与解旋酶和其他因子结合，形成 RNA 诱导沉默复合物（RNA-induced silencing complex，RISC）。激活

RISC 是一个 ATP 依赖的 RNA 解双链的过程。激活的 RISC 通过碱基配对定位到同源 mRNA 转录物上,并在距离 siRNA 3′ 端 12 个碱基的位置切割 mRNA。尽管切割的确切机制尚不明了,但每个 RISC 都包含一个 siRNA 和一个不同于 Dicer 酶的 RNA 酶。因此,siRNA 能够以序列同源互补的 mRNA 为靶点,通过促使特定基因的 mRNA 降解来高效、特异地阻断体内特定基因的表达,导致细胞呈现出特定基因表达降低(knock down)的表型。

2. RNA 干扰技术的主要步骤 首先人工化学合成或酶促合成 RNA 双链,然后直接通过脂质体包裹或克隆到特殊的表达载体等技术将其转染到哺乳动物细胞中。另外,也可以根据靶基因序列设计短发卡 RNA(short hairpin RNA,shRNA),将短发卡 RNA 克隆到表达载体后再转染到哺乳动物细胞,此时该表达载体可以表达由环袢连接的正反义互补的 siRNA,从而发挥 RNA 干扰的作用。

(三)CRISPR/Cas9 基因编辑技术

成簇的规律间隔的短回文重复序列(clustered regularly interspaced short palindromic repeats,CRISPR)及其相关 Cas 蛋白(CRISPR associated protein)所组成的 CRISPR/Cas 系统,是细菌抵抗病毒感染的一种获得性免疫机制。研究人员将 CRISPR/Cas 系统开发成基因编辑工具之后,因其高效、精准和通用性强等优点迅速成为生物学领域的热门研究方向。

CRISPR/Cas 系统发挥作用的基本原理为:基于 CRISPR 序列能够转录生成两个非编码 RNA 分子,二者依靠重复序列互补形成异二聚体后,与 Cas 蛋白结合形成复合体。Cas 蛋白具有核酸酶活性,能够对所结合的异二聚体 RNA 进行剪切加工,生成 5′ 端含有 20 个碱基向导序列的向导 RNA(guide RNA)。该向导 RNA 能够特异识别基因组 DNA 分子中的互补序列并与之结合,接着 Cas 蛋白再次利用其核酸酶活性对向导 RNA 所结合的 DNA 分子进行切割。

在向导 RNA 所结合的 DNA 序列的 3′ 端,存在一个称为 PAM(protospacer adjacent motif)的 DNA 序列,也是 Cas 靶向识别 DNA 所必需的序列。例如,在酿脓链球菌的 CRISPR 系统里,位于靶 DNA 序列 3′ 端的 PAM 序列是 5′-NGG。因此,Cas 识别 DNA 序列的特异性是由 20 个碱基的向导序列和 3 个碱基的 PAM 序列共同决定的。通过人工构建一个由向导序列和 Cas 蛋白结合序列所组成的单链向导 RNA(single-guide RNA,sgRNA),现在已经将 CRISPR/Cas 系统简化成 Cas 蛋白和 sgRNA 两个组分(图 3-15)。目前已发现了三种类型的 CRISPR/Cas 系统,其中 Ⅱ 型 CRISPR/Cas 系统在发挥功能时仅需要一种蛋白即 Cas9 核酸酶的参与。CRISPR/Cas9 技术已被广泛用于基因的敲除、点突变和外源性基因的插入等。

三、蛋白质相互作用的研究技术

蛋白质是细胞功能的主要执行者。在许多情况下,细胞功能的实现是多个蛋白质分子相互作用的结果。细胞的生命活动,如细胞的信号转导、基因转录、蛋白质转运、蛋白质修饰和降解等,都依赖于多个蛋白质之间的相互作用。研究蛋白质相互作用是理解细胞生命过程的关键。实验室中常用的蛋白质相互作用研究技术包括免疫沉淀、酵母双杂交、噬菌体展示以及荧光共振能量转移等方法。

(一)免疫沉淀技术可鉴定蛋白质与蛋白质的相互作用

免疫沉淀(immunoprecipitation,IP)技术是研究蛋白质相互作用的常用方法,其主要过程是:首先用耦联在凝胶颗粒或磁珠上的目的蛋白的抗体将细胞裂解液中的目的蛋白沉淀下来,在此过程中能够与目的蛋白发生相互作用的蛋白也会被同时沉淀下来,然后用 SDS-PAGE、免疫印迹或生物质谱等方法对沉淀出来的蛋白进行鉴定。

免疫沉淀方法简便易行,是实验室最常用的研究蛋白质相互作用的方法,但是它属于体外(in vitro)实验方法,无法显示活细胞内蛋白质相互作用的动态;另外,细胞内一些原本没有相互作用的蛋白质在细胞被裂解时可能发生异常凝聚,因此免疫沉淀的结果还可能存在假阳性的问题。

(二)酵母双杂交技术常用于筛选存在相互作用的蛋白质

酵母双杂交(yeast two-hybridization)技术是筛选存在相互作用的蛋白质的常用方法,其基本原理

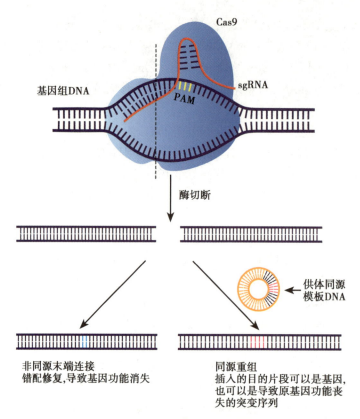

图 3-15　CRISPR/Cas9 技术

sgRNA 是由与 DNA 互补的向导序列和与 Cas9 蛋白结合的重复互补序
列组成。Cas9 蛋白具有核酸酶活性。在向导序列的 3′ 端,Cas9 识别并
切割的 DNA 位点还必须有一个 PAM 区域。特异切割后对 DNA 断点附
近的序列进行修复,可以非同源末端连接修复和同源重组的方式进行。

是:目的蛋白通常被称作诱饵(bait),将目的蛋白的编码基因与报告基因的 DNA 结合结构域相连接从
而可以表达出一个融合的诱饵蛋白;被筛选的蛋白质通常被称作俘获物(prey),将被筛选的蛋白质的
编码基因与报告基因的转录激活结构域相连接从而可以表达生成融合的俘获物蛋白,如果目的蛋白
和被筛选的俘获物蛋白在酵母细胞中存在相互作用,则报告基因就会在酵母中进行表达,通过对报告
基因的检测即可获得报告基因呈阳性表达的酵母菌落,然后从阳性酵母中提取出编码特定俘获物蛋
白的质粒 DNA,经 DNA 测序后就可以确定编码俘获物蛋白的基因序列。

　　酵母双杂交技术能快速检测蛋白质相互作用,还能发现蛋白质相互结合的结构域,是一种被广泛
采用的、在体内(in vivo)条件下研究蛋白质相互作用的方法。但是酵母双杂交呈阳性的结果只能说
明两个蛋白质之间有相互作用的结构基础,并不能保证这两个蛋白质在细胞内一定会相互结合或这
种相互作用在活细胞中确实存在,因此酵母双杂交获得的阳性结果通常需要用免疫共沉淀等实验进
行进一步验证。

(三) 噬菌体展示是体外筛选蛋白质与蛋白质相互作用的技术

　　噬菌体展示(phage display)是一种体外筛选蛋白质与蛋白质相互作用的技术,其基本原理是:将
被筛选蛋白与噬菌体的衣壳蛋白构建成融合蛋白,使被筛选蛋白在噬菌体的表面进行表达,然后将目
的蛋白固定在平板或小珠上,与展示不同筛选蛋白的噬菌体文库进行孵育;孵育后洗去未结合噬菌
体,然后分离特异性结合的噬菌体;将分离出的噬菌体经体内扩增,再重复上述结合及分离的过程,
使那些能展示与目的蛋白发生特异性结合的筛选蛋白的噬菌体得到逐步的富集;一般需经过三轮筛
选/扩增的循环,最后经过 DNA 测序确定所得噬菌体中筛选蛋白的编码基因序列。与其他技术相比,
噬菌体展示技术的主要优点是易于对容量较大的文库(多样性大于 10^9)进行筛选。

(四) 荧光共振能量转移是检测蛋白质与蛋白质相互作用的技术

荧光共振能量转移(fluorescence resonance energy transfer,FRET)是近些年来建立的检测蛋白质之间相互作用的新技术。荧光共振能量转移是一种量子力学现象,当一个荧光供体分子与一个荧光受体分子彼此接近时(一般小于 10nm),如果供体的发射光谱与受体的激发光谱重叠,就可观察到荧光能量由供体向受体转移的现象;此时供体荧光分子的激发能诱发受体分子发出荧光,同时供体荧光分子自身的荧光强度出现衰减。为了监测两个蛋白质分子之间的相互作用,可以将一个蛋白质用荧光供体标记,另一个蛋白质用荧光受体标记,然后进行荧光共振能量转移实验,通过计算荧光共振能量转移的效率,可以分析两个蛋白质相互作用的强弱。常用于进行荧光共振能量转移实验的一对荧光蛋白是青色荧光蛋白 CFP 和黄色荧光蛋白 YFP,可以通过基因重组技术分别将二者连接到两个蛋白质分子上,从而可以在活细胞中进行荧光共振能量转移实验,监测蛋白质之间的相互作用。

四、蛋白质与核酸相互作用的研究技术

蛋白质与核酸(DNA 和 RNA)的相互作用是基因表达调控的基础。基因表达调控是细胞对外部或内部刺激发生应答的方式,可以发生在转录水平、转录后水平、翻译水平和翻译后水平。转录水平的调控涉及基因组 DNA 与一系列结合蛋白的相互作用,也就是多种转录因子与多个基因转录调控区域的特异性结合;而转录后水平和翻译水平的调控涉及多种 RNA 结合蛋白(RNA binding protein,RBP)的参与,即多种 RNA 分子与多种 RBP 之间的特异结合,以完成 RNA 的加工、修饰、转运、定位和降解等过程。掌握蛋白质与 DNA 及 RNA 相互作用的研究方法,有助于深入了解基因表达调控的分子机制。

(一) 电泳迁移率变动分析是研究 DNA 与蛋白质相互作用的经典方法

电泳迁移率变动分析(electrophoretic mobility shift assay,EMSA)又称凝胶迁移变动分析(gel shift assay),是用于研究 DNA 结合蛋白与相应 DNA 序列间的相互作用的经典方法,可进行定性和定量分析,其基本原理是:DNA 结合蛋白与特定 DNA 探针片段结合后会增大其分子量,在凝胶中的电泳速度慢于游离探针,条带相对滞后。

电泳迁移率变动分析实验的基本步骤为:用放射性同位素对 DNA 探针进行标记,将标记后的 DNA 探针与细胞核提取物孵育一段时间,使其形成 DNA-蛋白质复合物,然后将孵育后的反应液进行非变性聚丙烯酰胺凝胶电泳,最后用放射自显影技术显示出标记 DNA 探针的条带。这一技术也可用于分析 RNA 结合蛋白和特定的 RNA 序列间的相互作用。

(二) 染色质免疫沉淀技术是体内研究 DNA 与蛋白质相互作用的方法

染色质免疫沉淀(chromatin immunoprecipitation,ChIP)技术是一种在体内研究 DNA 与蛋白质相互作用的方法。其基本过程是:首先将培养状态的细胞用甲醛进行处理,将细胞内的 DNA 与蛋白质交联在一起,再用适度的超声波处理将交联复合体打断成为 500～1 000bp 的 DNA 片段,然后用所要研究的目的蛋白的特异抗体沉淀交联复合体片段,使得那些与目的蛋白结合的 DNA 片段被沉淀下来,最后经过去交联和 DNA 纯化步骤,即可对与目的蛋白结合的 DNA 片段进行分析(图 3-16)。

染色质免疫沉淀是一种体内研究方法,能够捕捉到发生在染色质上的基因表达调控的瞬时事件,反映细胞内基因表达调控的真实情况。染色质免疫沉淀可以用于低通量的研究,如验证某个特定的转录因子能否与某个或多个基因的启动子区域结合,或者验证某个蛋白结合的 DNA 区域是否是启动子区域等;染色质免疫沉淀也可用于高通量的基因组水平的研究,如以针对某个特定转录因子的抗体分别对未分化的胚胎干细胞和已分化的细胞进行免疫沉淀,然后应用表达谱芯片或高通量测序技术分析获得的 DNA 片段,这样就可以在全基因组水平发现胚胎干细胞和已分化细胞的基因表达调控的差异和特点。由于抗体可以区分同一蛋白的不同修饰状态,如甲基化、乙酰化、磷酸化等,因此染色质免疫沉淀在以组蛋白修饰为主要内容的表观遗传学研究中有广泛应用。

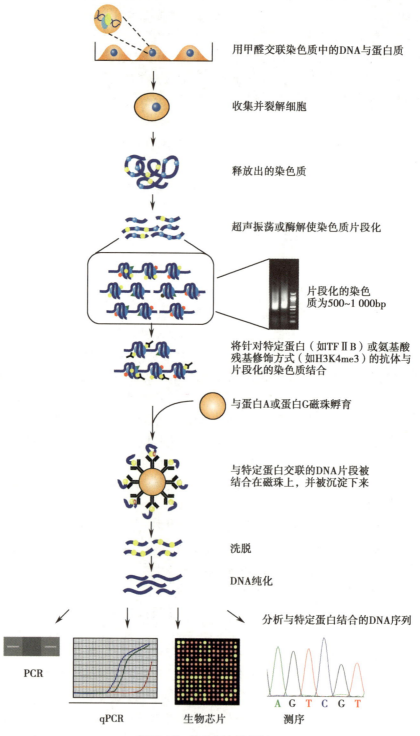

用甲醛交联染色质中的DNA与蛋白质

收集并裂解细胞

释放出的染色质

超声振荡或酶解使染色质片段化

片段化的染色质为500~1 000bp

将针对特定蛋白（如TFⅡB）或氨基酸残基修饰方式（如H3K4me3）的抗体与片段化的染色质结合

与蛋白A或蛋白G磁珠孵育

与特定蛋白交联的DNA片段被结合在磁珠上，并被沉淀下来

洗脱

DNA纯化

分析与特定蛋白结合的DNA序列

PCR

qPCR

生物芯片

测序

图 3-16 染色质免疫沉淀

如图所示,分离得到 DNA 以后,通过 PCR 扩增并结合 DNA 测序即可判定与特定蛋白结合的基因序列;通过定量 PCR 可以分析特定蛋白与 DNA 的结合是否有转录促进作用;通过基因芯片分析,既可获得与特定蛋白结合的基因序列,也能了解特定蛋白与基因序列的结合是否有转录促进作用,该方法被称为染色质免疫沉淀芯片(ChIP-chip);分离得到的 DNA 也可直接通过高通量测序获得基因序列信息,该方法被称为染色质免疫沉淀测序(ChIP-seq)。TFⅡ:转录因子Ⅱ;H3K4me3:组蛋白 H3 第四位赖氨酸三甲基化。

(三) 紫外交联免疫沉淀技术研究 RNA 与 RNA 结合蛋白相互作用

在染色质免疫沉淀的最后步骤中,如果不纯化 DNA 而是纯化 RNA,接着对沉淀下来的 RNA 进行逆转录以及进一步分析,则可以考察与特定转录因子或组蛋白结合的 RNA 分子,这种方法适于研究染色质中存在的功能性 RNA 分子。如果考察整个细胞内与特定 RNA 结合蛋白(RBP)结合的 RNA 分子,则一般利用紫外交联免疫沉淀(ultraviolet crosslinking and immunoprecipitation,CLIP)技术进行研究。

CLIP 的基本原理是:用 254nm 紫外线照射细胞,使细胞中 RNA 分子与 RBP 发生共价结合,以 RBP 的特异性抗体将 RNA-蛋白质复合体沉淀下来,进而检测 RNA 分子与 RBP 分子之间的相互作用。应用带有限制性酶切位点和识别序列的引物进行逆转录,可以识别出在交联碱基处被截断的 cDNA 的单核苷酸序列,从而使 CLIP 的分辨率精确到单个结合碱基,即 iCLIP(individual nucleotide resolution CLIP)。

CLIP 能够在全基因组水平揭示 RNA 与 RBP 的相互作用,是研究 RNA 与蛋白相互作用的有力工具,但存在交联效率低、难以区分结合与非结合 RNA 序列、紫外线照射可诱发细胞 DNA 损伤等缺点。CLIP 通常与高通量测序技术联合应用,称为紫外交联免疫沉淀结合高通量测序(high-throughput sequencing CLIP,HITS-CLIP 或 CLIP-seq)技术,将获得的测序结果进行进一步生物信息学分析,可以深入揭示全基因组水平 RBP 与 RNA 分子的相互作用及其生物学意义,极大地促进了基因表达调控的机制研究。

五、组学研究技术

生物芯片技术是 20 世纪末发展起来的规模化生物分子分析的经典技术,包括基因芯片(gene chip)和蛋白质芯片(protein chip)。基因芯片将大量探针固定于支持物上,可对样品中数以千计的核酸序列进行一次性的快速检测和分析,常用于组织和细胞的基因表达谱测定、基因多态性与基因突变分析等。蛋白质芯片是将高度密集排列的蛋白质分子作为探针点阵固定在固相支持物上,当与待测蛋白质样品反应时,可捕获样品中的靶蛋白,再经检测系统对靶蛋白进行定性和定量分析的技术,广泛应用于蛋白质表达谱、蛋白质功能以及蛋白质间相互作用的研究。

近年来,随着高通量测序技术的发展和应用,对一个物种或个体的基因组和转录组进行细致全貌的分析成为可能,生命科学进入了组学研究时代。按照遗传信息传递的方向,可将组学分为基因组学、转录组学、蛋白质组学、代谢组学等层次。

(一) 高通量测序技术是组学研究的基础

高通量测序技术可以对数百万个 DNA 分子进行同时测序,也称为深度测序(deep sequencing)或二代测序(next-generation sequencing,NGS)。高通量测序的原理是将 DNA 固定在芯片上,测序反应以大规模阵列形式排列,边合成边测序,不依赖于电泳,阵列上 DNA 合成时的单个碱基改变所发出的荧光信号被检测器捕获并转化为一个测序峰值,从而获得序列信息。荧光信号可以由被荧光标记的脱氧核苷三磷酸(dNTP)产生,也可来自 DNA 合成时所触发的酶催化底物激发出的荧光。

高通量测序技术的实际应用价值是与其他基因组水平研究技术的联合。例如,高通量测序技术与转录组技术结合,可进行高通量的 RNA 测序,即 RNA-seq 技术;与 ChIP 联合,形成 ChIP-seq 技术;与基因组甲基化检测技术结合,形成 Methyl-seq 技术;与 CLIP 技术结合,形成 CLIP-seq 技术。联合应用 RNA-seq、ChIP-seq、Methyl-seq、CLIP-seq,再应用有效的生物信息学方法,对获得的数据进行深入分析,可大大加深对复杂基因调控系统的网络结构和相互作用方式的认识。

(二) 转录组测序是基因功能研究的重要手段

转录组(transcriptome)是指生命单元所能转录出来的全部转录物,包括 mRNA、rRNA、tRNA 和其他非编码 RNA。转录组学(transcriptomics)是在整体水平研究细胞编码基因转录产生的全部转录物的种类、结构和功能及其相互作用的科学。

转录组学主要包括高通量转录组测序和单细胞转录组分析。转录组测序即 RNA 测序（RNA sequencing，RNA-seq），其研究对象为特定细胞在某一功能状态下所能转录出来的所有 RNA。基于高通量测序平台的 RNA-seq 技术能够在单核苷酸水平对任意物种的整体转录活动进行检测，不仅可以分析转录物的结构和表达水平，还能发现未知转录物和低丰度转录物，发现融合基因，识别可变剪切位点和单核苷酸多态性（SNP），提供全面的转录组信息。单细胞测序（single cell sequencing）可以解决用全组织样本测序无法解决的细胞异质性问题，单细胞转录组分析更有助于深入理解细胞分化、细胞重编程以及转分化等过程，在临床上可以连续追踪疾病基因表达的动态变化，监测病程变化，预测疾病预后。

（三）蛋白质组学是功能基因组研究的重要内容

蛋白质是基因表达的终产物。蛋白质组（proteome）是指在特定时空条件下某种细胞、组织或器官所含有的全部蛋白质。蛋白质组学（proteomics）是以特定时空条件下某种细胞、组织或器官所含有的全部蛋白质为研究对象，分析细胞内动态变化的蛋白质组成、表达水平与修饰状态，了解蛋白质之间的相互作用关系，并在整体水平阐明蛋白质调控的活动规律的科学。目前蛋白质组学研究技术已成为确定基因功能的有效手段，是功能基因组时代生命科学研究的核心内容，其中，器官蛋白质组和亚细胞器蛋白质组研究日益成为蛋白质组学研究领域的热点。

质谱（mass spectrometry）技术在蛋白质组学研究中起重要作用，它可以对细胞、组织、体液等多种生物样本中的蛋白质种类进行鉴定，其基本原理是对样品分子离子化后，根据离子间质荷比的差异来分离并确定样品的分子质量。目前用于蛋白质鉴定的质谱主要有两种：电喷雾电离质谱（electrospray ionization mass spectrometry，ESI-MS）和基质辅助激光解吸电离／飞行时间质谱（matrix-assisted laser desorption ionization/time-of-flight mass spectrometry，MALDI-TOF-MS）。蛋白质的质谱测序通常借助串联质谱（tandem mass spectrometry，MS/MS），即质谱联用技术，测定肽片段的序列结构。串联质谱将每个酶解短肽经第一级质谱或色谱分离进入碰撞室，与氮气或氦气碰撞，沿着碳骨架断成不同长度的寡肽；第二级质谱测定由第一级质谱产生的寡肽的分子质量，一系列寡肽的分子质量差异对照各种氨基酸残基的分子质量，即可解读出肽段的氨基酸序列（图 3-17）。串联质谱在测定氨基酸序列方面具有灵敏度高、耗时短、样品不需纯化等特点。

蛋白质翻译后修饰是细胞调节蛋白活性的重要环节，通过将质谱与亲和富集、多维分离等技术结合，可以定量分析样本中修饰后的蛋白质。目前已进行规模化研究的蛋白质修饰主要包括磷酸化、乙酰化、糖基化和泛素化等。

（四）单细胞组学与空间转录组学

单细胞分析（single cell analysis）是指在单个细胞水平上通过对基因组结构或表达谱的分析实现对其细胞生物学特性认识的技术体系，其原理是将分离的单个细胞的微量全基因组 DNA 或转录组 RNA 进行扩增，获得高覆盖率的完整的基因组或转录组后进行高通量测序，用于揭示细胞群体的时空差异和细胞进化关系等。

单细胞测序技术有以下特点：①能够解决样本珍贵、可利用材料稀少的问题；②揭示出每一个细胞的基因组都是独一无二的，同一组织样本中的单细胞基因组存在异质性；③单细胞的基因组可以随着时间和空间进行随机的改变。单细胞测序技术在医学领域也有广泛的应用前景，比如肿瘤和其他多种疾病的研究和诊断、胎儿的产前诊断等。

虽然单细胞测序技术可以有效分析同一组织中不同细胞群体的特征，但是其操作过程依然需要将细胞从组织中分离，因此无法定位具有不同遗传特征的细胞在组织中的物理位置。空间转录组学（spatial transcriptomics）技术能够把细胞在组织分布的位置信息和基因表达信息相结合，在空间背景下了解细胞的异质性。我国自主研发的基于单细胞分析的空间转录组平台，结合了显微成像和原位 RNA 捕获探针，能够有效还原基因表达的位置信息。利用这项技术，科研人员对小鼠、果蝇、斑马鱼等模式动物胚胎发育不同时期的组织进行空间转录组分析，绘制了不同生物体胚胎发育过程中的时空转录组图谱。

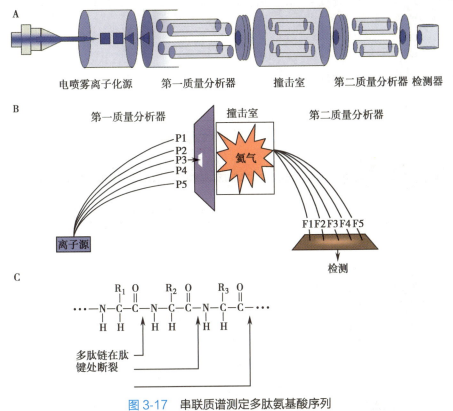

图 3-17　串联质谱测定多肽氨基酸序列

A. 串联质谱仪结构；B. 肽段在串联质谱中的运动过程；C. 肽段断裂位点。

六、模式动物个体水平的基因操作技术

在细胞生物学研究中,除开展大量的体外实验研究外,还特别强调体内研究结果的价值。体内研究主要在模式动物上进行。生物医学研究中常用的模式动物有果蝇(*Drosophila*)、秀丽隐杆线虫(*C. elegans*)、斑马鱼(zebrafish)、爪蟾(*Xenopus*)和小鼠等。基于模式动物个体水平的基因操作技术,特别是基因敲除(gene knock-out)技术,在细胞的功能性基因研究中非常重要。

为了研究基因的功能,常需要在小鼠中引入一个额外的基因或对基因进行改变,以观察其效应,进行这种基因操作的小鼠被称为转基因小鼠(transgenic mouse)。目前用于制备转基因小鼠的主要方法有两种,一是把待研究基因的编码 DNA 直接注射到受精卵的细胞核中;另一种是在培养的胚胎干细胞的基因组中改变或者加入一个基因,随后把有基因改变的胚胎干细胞注入胚泡,使其成为内细胞团的一部分。后者是基因敲除的常用方法。

一般通过同源重组(homologous recombination)的方法,使导入胚胎干细胞的外源性载体 DNA 插入至一个特定的预定位点。同源重组是两个 DNA 分子在某相似序列的特定位点上的重组,因此,导入的 DNA 必须包含足够的靶基因同源序列,才能保证其至少在一小部分培养的细胞基因组中的预定位点插入外源性基因。这些带有特定基因突变或缺失的胚胎干细胞被导入胚泡的内细胞团之后,在小鼠的后代中将产生一个携带特定基因突变或缺失的转基因小鼠(图 3-18)。一般将通过这种方法获得的 F1 代小鼠称为嵌合体。一旦突变基因进入生殖细胞,突变小鼠的杂合子可以通过杂交产生纯合体,当小鼠是失活基因纯合体时即称为基因敲除小鼠。因此,利用 DNA 同源重组原理、借助于遗传操作手段使有机体的某一特有基因完全失活的技术称为基因敲除。通过观察基因敲除后动物的表型,即可明确基因的功能。CRISPR/Cas9 基因编辑及相关技术的出现和发展,使得在胚胎干细胞基因组中敲除或者加入一个基因变得更加简易和高效。

基因发生改变的杂合子小鼠通过杂交可产生能存活的纯合体,也可能产生致死的纯合体,此时则

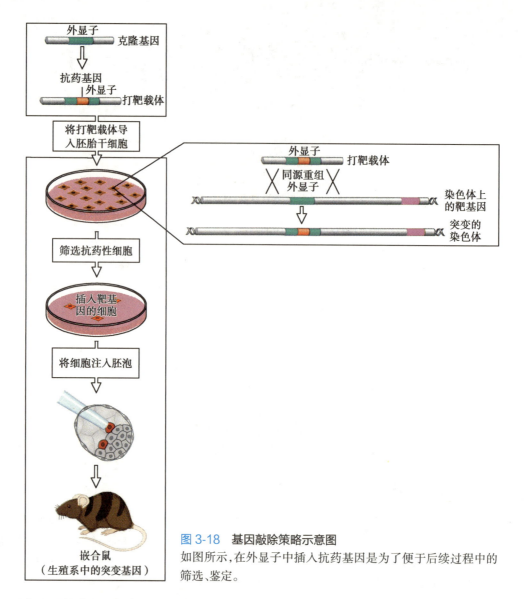

图 3-18　**基因敲除策略示意图**
如图所示,在外显子中插入抗药基因是为了便于后续过程中的
筛选、鉴定。

难以观察基因敲除小鼠的表型。事实上一个基因可以在个体的不同组织中以及发育不同时期表达。因此,为研究基因的特定功能,需要在特定组织和/或在发育的特定时期敲除靶基因,这种性质的基因敲除可通过 *Cre-loxP* 系统实现。靶基因首先被插入到两个 *loxP* 序列(有 34 个碱基对)之间,把含有靶基因及 *loxP* 序列的转基因小鼠与另一个品系的携带 Cre 重组酶的转基因小鼠交配,则 *loxP* 序列会被 Cre 重组酶识别,2 个 *loxP* 位点之间的所有 DNA 就会被切掉而被敲除。在小鼠后代中,如果 Cre 在所有的细胞中表达,那么所有细胞的靶基因均会被敲除;如果 *Cre* 基因的表达受控于组织特异性启动子,例如,它只在心脏组织中表达,则仅有心脏组织中的靶基因被敲除。另外,如果 *Cre* 基因被连在可诱导的启动子控制区之后,则可以通过将小鼠暴露于特定诱导刺激条件下,随时敲除靶基因。

在获得基因敲除小鼠之后,特别是在后续的小鼠杂交过程中,常需要对后代小鼠进行验证。主要的验证或鉴定方法是 PCR 和 Southern 印迹杂交(Southern blot)。Southern 印迹杂交技术是检测基因组中特异 DNA 序列的方法,在进行 Southern 印迹杂交时,在琼脂糖凝胶电泳之前需要对提取的 DNA 分子用一种或几种限制性内切酶消化成若干片段,印迹、杂交后,通过显影观察条带的大小,就可对基因敲除小鼠的基因突变或缺失等进行鉴定。

尚须指出的是,很多单基因敲除的小鼠并没有出现明显的表型异常或仅出现比预期少而轻的异常表型,这可能是由其他基因的代偿性作用所导致的,从而部分替代敲除基因的一些功能。

小结

　　人类对细胞、细胞内部的结构、细胞成分的功能及其相互关系的了解程度主要取决于所使用的研究手段和方法。显微镜技术包括光学显微镜技术和电子显微镜技术等,主要是在不同层次和水平对细胞及其成分进行形态学观察。

　　在体外成功地对细胞进行分离、在培养皿中培养并建立细胞系对于研究各种生物组成细胞的性质和功能具有重要作用。

　　离心方法是分离和提取细胞亚显微结构和大分子的重要手段之一;对蛋白质的分离主要依靠柱层析法,其中亲和层析效果最好;蛋白质电泳是分离目的蛋白质,或对得到的纯化蛋白进行鉴定和分析的传统而有效的手段。

　　细胞化学技术是一类将细胞形态观察和组分分析相结合的分析方法。酶细胞化学技术、免疫细胞化学技术都是细胞生物学常用的方法和手段。而细胞内离子的实时检测和蛋白质的绿色荧光标记则是活细胞内分子示踪的常用方法。

　　冷冻电镜技术的成熟突破了超大分子复合物结晶困难的技术屏障,直接解析溶液状态的生物大分子三维结构,使得结构生物学领域的研究有了突破性进展。

　　生命科学的研究进入了功能基因组学时代。印迹杂交技术、原位杂交技术以及荧光实时定量PCR技术可以定量地确定基因表达水平的变化;而RNA干扰技术、CRISPR/Cas9基因编辑技术可比较简便地在细胞水平对特定基因表达进行降低或功能丧失的操作。

　　研究蛋白质相互作用是理解细胞生命过程的关键。免疫沉淀、酵母双杂交、噬菌体展示及荧光共振能量转移技术是研究蛋白质相互作用的常用方法。蛋白质与核酸的相互作用是基因表达调控的基础。电泳迁移率变动分析、染色质免疫沉淀技术以及紫外交联免疫沉淀技术等是研究DNA与蛋白质、RNA与蛋白质相互作用的方法。

　　高通量测序技术以及生物信息学的发展为组学研究提供了重要手段。按照遗传信息传递的方向,可将组学分为基因组学、转录组学、蛋白质组学、代谢组学等层次。单细胞测序技术可以有效分析同一组织中不同细胞群体的特征。空间转录组的出现,能够把细胞在组织中分布的位置信息和基因表达信息相结合,在空间背景下了解细胞的特性及功能差异。

本章思维导图

　　在细胞生物学研究中,除了开展体外实验研究,还特别强调模式动物体内研究结果的价值。基因功能的最终确定依赖于在动物个体水平进行的基因编辑技术。近年来,CRISPR/Cas9基因编辑及其相关技术的快速发展使得人类认识和改造基因的手段也发生了革命性的变化。

(李　冰　贺　颖)

本章目标测试

第二篇
细胞的结构与功能

第四章 | 细胞膜与物质的穿膜运输

细胞膜（cell membrane）是包围在细胞质表面的一层薄膜，又称质膜（plasma membrane）。在原始生命进化过程中，细胞膜形成是关键一步，没有细胞膜的形成，细胞形式的生命就不能存在。除质膜外，细胞内还有丰富的膜结构，它们围成各种膜性细胞器，如内质网、高尔基复合体、溶酶体、各种膜泡等，称为细胞内的膜系统。目前把质膜和细胞内膜系统总称为生物膜（biomembrane）。

细胞膜不仅为细胞提供稳定的内环境，还行使着物质转运、信号传递、细胞黏附识别等多种复杂功能，是细胞之间、细胞与外环境交流的通道，并且与细胞的增殖、分化、代谢、能量转换、衰老和死亡等生命活动密切相关。目前，对细胞膜的研究已深入到分子水平，对其化学组成和功能以及相互作用不断有新的认识，膜生物学已成为当今细胞生物学重要研究领域之一。由于细胞膜的结构组成和多种功能特性为各种生物膜所共有，所以通过本章的学习亦有助于对其他生物膜的基本认识。

第一节 | 细胞膜的化学组成与生物学特性

对来自多种细胞的纯净质膜及各种内膜的化学分析表明，不同类型细胞的质膜其化学组成基本相同，主要由脂类、蛋白质和糖类三种物质组成。脂类排列成双分子层构成膜的基本结构，形成了对水溶性分子相对不通透的屏障；蛋白质以不同方式与脂类结合，构成膜的功能主体；糖类多分布于膜的外表面，通过共价键与膜内某些脂类或蛋白质分子结合形成糖脂或糖蛋白。此外，细胞膜中还含有少量水分、无机盐与金属离子等。

一、细胞膜的化学组成

（一）膜脂构成细胞膜的结构骨架

细胞膜上的脂类称为膜脂（membrane lipid），约占膜成分的50%。一个动物细胞质膜中大约含10^9个膜脂分子，在$1\mu m^2$脂双层范围内，约有5×10^6个膜脂分子。它们主要有三种类型，即磷脂、胆固醇和糖脂，其中磷脂含量最多。这些膜脂以连续双层排列方式构成细胞膜的基本骨架。

1. 磷脂是膜脂的主要成分 大多数膜脂分子中都含有磷酸基团，称为磷脂（phospholipid），约占膜脂的50%以上。磷脂又可分为两类：甘油磷脂（glycerophosphatide）和鞘磷脂（sphingomyelin，SM）。甘油磷脂主要包括磷脂酰胆碱（卵磷脂）（phosphatidylcholine，PC）、磷脂酰乙醇胺（脑磷脂）（phosphatidylethanolamine，PE）和磷脂酰丝氨酸（phosphatidylserine，PS）。此外，还有一种含量较少的磷脂酰肌醇（phosphatidylinositol，PI），位于质膜的内层，在细胞信号转导中起重要作用。这些甘油磷脂主要在内质网合成。甘油磷脂有共同的特征：以甘油为骨架，甘油分子的1、2位羟基分别与脂肪酸形成酯键，3位羟基与磷酸基团形成酯键。如果磷酸基团分别与胆碱、乙醇胺、丝氨酸或肌醇结合，即形成上述4种类型磷脂分子。这些位于分子末端的极性基团与带负电的磷酸基团共同形成带电的结构域，极性很强，被称为头部基团（head group）或亲水头。磷脂中的脂肪酸链长短不一，通常由14～24个碳原子组成，一条烃链不含双键（饱和链），另一烃链含有1～2个顺式双键（不饱和链），顺式双键处形成约30°的弯曲。脂肪酸链无极性疏水，称为疏水尾。由于磷脂分子具有亲水头和疏水尾，被称为两亲性分子（amphipathic molecule）或兼性分子（图4-1）。磷脂分子逐个相依地整齐排列构成细胞膜的骨架结构。

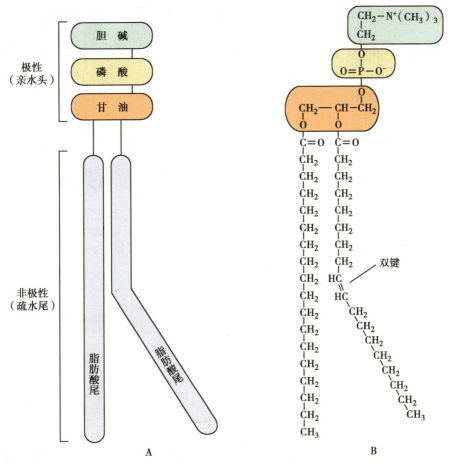

图 4-1 磷脂酰胆碱分子的结构
A. 分子结构示意图；B. 结构式。

鞘磷脂是细胞膜上唯一不以甘油为骨架的磷脂，在膜中含量较少，但在神经元细胞膜中含量较多，主要在高尔基复合体合成。鞘磷脂以鞘氨醇代替甘油，自身具有一条烃链，另一条是与鞘氨醇的氨基共价结合的长链脂肪酸烃链，可多达 26 个碳原子，因此有较多鞘磷脂参与形成的脂双层更厚一些。分子末端的一个羟基与磷酸胆碱（phosphorylcholine）结合，另一个游离羟基可与相邻脂分子的极性头部、水分子或膜蛋白形成氢键（图 4-2）。研究发现，鞘磷脂及其代谢产物如神经酰胺、鞘氨醇及

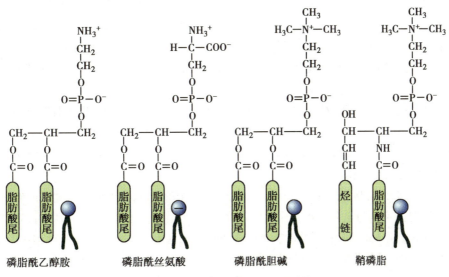

图 4-2 质膜中主要磷脂分子结构

1-磷酸鞘氨醇等参与细胞的增殖、分化和凋亡等功能活动。

2. 胆固醇稳定细胞膜并调节膜的流动性　胆固醇（cholesterol）是细胞膜中另一类重要的脂类,分子较小,散布在磷脂分子之间。动物细胞膜中胆固醇含量较高,有的胆固醇与磷脂之比可达 1：1。植物细胞膜中胆固醇含量低,约占膜脂的 2%。胆固醇也是两亲性分子,极性头部为连接于固醇环（甾环）上的羟基,靠近相邻磷脂分子的极性头部;中间的固醇环连接一条短的疏水性烃链。疏水性固醇环扁平、富有刚性,与磷脂分子靠近头部的烃链相互作用,对磷脂疏水尾部的运动具有干扰作用。胆固醇疏水尾部烃链埋在磷脂疏水尾部之间（图 4-3）。胆固醇分子对调节膜的流动性、加强膜的稳定性具有重要作用。例如,一种中国仓鼠卵巢细胞突变株（M19）,不能合成胆固醇,体外培养时细胞会很快解体,只有在培养基中加入适量胆固醇并掺入质膜中后,脂双层趋于稳定,细胞才能生存。

不同生物膜有各自特殊的脂类组成,如哺乳动物细胞膜上富含胆固醇和糖脂,而线粒体膜内富含心磷脂,大肠埃希菌质膜则不含胆固醇。不同类型的脂分子具有特定的头部基团及脂肪酸链,这赋予膜不同的特性。

3. 糖脂主要位于质膜非胞质面　糖脂（glycolipid）由脂分子与单糖或寡糖链共价结合构成。其含量占膜脂总量的 5% 以下。细菌和植物细胞膜内的糖脂几乎均是甘油磷脂的衍生物,一般为磷脂酰胆碱衍生的糖脂;动物细胞膜的糖脂几乎都是鞘氨醇的衍生物,结构似鞘磷脂,称为鞘糖脂。糖脂的极性头部可由 1～15 个或更多个糖残基组成,两条烃链为疏水的尾部（图 4-4）。

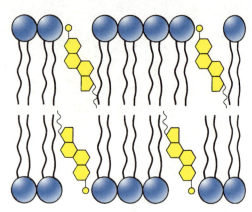

图 4-3　胆固醇与磷脂分子关系示意图
胆固醇亲水头部朝向脂双层的内外表面,大部分结构嵌入膜脂烃尾中并倾向于均匀分布。

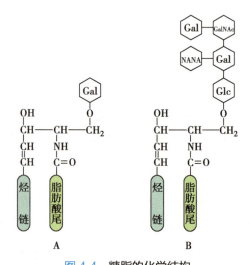

图 4-4　糖脂的化学结构
A. 半乳糖脑苷脂;B. GM1 神经节苷脂。
Gal:半乳糖;Glc:葡萄糖;GalNAc:N-乙酰半乳糖胺;NANA:N-乙酰神经氨酸。

目前已发现 40 余种糖脂,它们的主要区别在于极性头部不同。最简单的是脑苷脂,其极性头部仅有一个半乳糖或葡萄糖分子,它是髓鞘中的主要糖脂。神经节苷脂比较复杂,其极性头部除含有半乳糖和葡萄糖外,还含有数目不等的唾液酸,也称作 N-乙酰神经氨酸（NANA）。不同细胞所含糖脂的种类不同,如神经节苷脂在神经元的质膜中最为丰富,占总脂类的 5%～10%,但在其他类型细胞中含量很少。

所有细胞中糖脂均位于脂双层的非胞质面单层,糖基暴露于细胞表面,提示其功能与细胞同外环境的相互作用有关,可能作为细胞表面受体,参与细胞的识别、黏附及信号转导等。如霍乱毒素的 B 亚基通过与小肠黏膜上皮细胞表面 GM1 神经节苷脂的唾液酸特异性识别和结合,介导 A 亚基进入细胞从而实现毒性作用,引起剧烈腹泻。

膜脂都是"亲水又亲脂"的两亲性分子。由于极性头部能与水分子形成氢键或产生静电作用而溶于水,非极性尾部不能与水分子相互作用而疏水,所以当膜脂分子处于水环境中时,它们就自发地聚集起来,使疏水的尾部藏在内部,亲水头部朝向外面与水接触。实验中出现两种存在形式:①形成球状分子团（micelle）,把尾部包藏在里面。②形成脂双层（lipid bilayer）,脂分子在水环境中排列成双层,两层分子的疏水尾部被亲水头部夹在中间,为避免双分子层两端疏水尾部与水接触,其游离端往往能自动闭合。根据磷脂分子能在水中形成稳定的脂双层现象,体外制备出内含液体的脂双层球形小泡,称为脂质体(liposome)(图4-5)。人工合成脂质体的直径约为25nm～1μm。脂质体可以用单一的或混合的磷脂来制备,同时还可以嵌入不同的膜蛋白。作为膜研究的实验模型,将蛋白质插入脂质体中,可以在比天然膜更简单的环境中研究其功能;脂质体可以作为运载体,携带药物或DNA转移进入细胞;将抗体构建到脂质体膜上,可使药物定向作用于靶细胞。

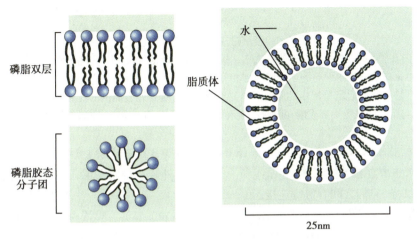

图 4-5　磷脂分子团和脂质体结构示意图

脂双层具有作为生物膜理想结构的特点:①构成分隔两个水溶性环境的屏障。脂双层内为疏水性脂肪酸链,不允许水溶性分子、离子和大多数生物分子自由通过,保障了细胞内环境稳定。②脂双层是连续的、具有自相融合形成封闭性腔室的倾向,在细胞内形成广泛的连续膜网,未发现有游离边界。当脂双层受损伤时通过脂分子的重新排布可以自动再封闭。③脂双层具有柔性和可变形性,如在细胞运动、分裂,分泌泡出芽、融合及受精时都涉及膜的可变形特性。

(二) 膜蛋白以多种方式与脂双层结合

虽然脂双层构成细胞膜的基本结构,但细胞膜的不同特性和功能主要由镶嵌的膜蛋白(membrane protein)决定。如膜上存在运输蛋白、酶蛋白、连接蛋白和受体蛋白等。不同部位的生物膜,其膜蛋白的含量及类型有很大差异,功能越复杂其膜蛋白含量越高。如线粒体内膜上有电子传递链和氧化磷酸化相关蛋白,故膜蛋白含量约占75%。而髓鞘主要起绝缘作用,膜蛋白的含量低于25%。一般细胞膜中膜蛋白含量介于两者之间,约占50%。

根据膜蛋白与脂双层结合方式的不同,膜蛋白可分为三种基本类型:内在膜蛋白(intrinsic membrane protein)、外在膜蛋白(extrinsic membrane protein)和脂锚定蛋白(lipid anchored protein)(图4-6)。

1. 内在膜蛋白　又称穿膜蛋白(transmembrane protein)或整合膜蛋白(integral membrane protein),占膜蛋白总量的70%～80%,在人类基因组中,约1/4～1/3基因编码的蛋白质为内在膜蛋白。分为单次穿膜(图4-6A)、多次穿膜(图4-6B)和多亚基穿膜三种类型。单次穿膜蛋白的肽链只穿过脂双层一次,穿膜区一般含有20～30个疏水性氨基酸残基,以α螺旋构象穿越脂双层的疏水区。α螺旋构象使相邻氨基酸残基之间形成最大数量的氢键,形成稳定性高的结构,而且α螺旋可以滑动,可以产生较大的构象变化,从而引发如通道开放和关闭、膜受体转导胞外信号入细胞等功能活性。亲水的胞外区和胞质区则由极性氨基酸残基构成,它们暴露在膜的一侧或两侧。一般肽链的氨基端(N端)位于细胞膜外侧,但也有相反定位的蛋白质(如转铁蛋白受体)。多次穿膜蛋白含有多个由疏水性氨基酸残基组成的穿膜序列(可多达14个),通过α螺旋构象穿过脂双层。目前通过DNA克隆或氨基酸测序,如果发现某一段序列由20～30个高度疏水性氨基酸组成、有足够长度形成α螺旋穿膜,就可以预测其为穿膜序列。

大多数内在膜蛋白穿膜域都是α螺旋构象,也有的以β折叠片层(β-pleated sheet)构象穿膜,在

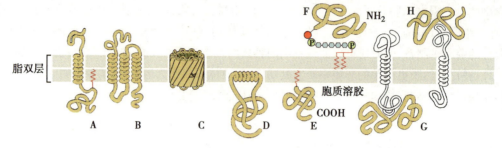

图 4-6　膜蛋白在膜中的几种结合方式

A、B、C. 内在膜蛋白，以一次或多次穿膜的 α 螺旋或 β 片层形式；D. 位于胞质侧，通过暴露于蛋白质表面的 α 螺旋的疏水面与胞质面脂单层相互作用而与膜结合；E. 位于胞质侧的脂锚定蛋白，以共价键直接与胞质面脂单层中的脂肪酸链结合；F. 位于质膜外表面的 GPI 锚定蛋白；G、H. 外在膜蛋白，与膜脂的极性头部或内在膜蛋白亲水区以非共价键相互作用间接与膜结合。

脂双层中围成筒状结构，称 β 筒（β-barrel）（图 4-6C）。有些 β 筒在质膜上起运输蛋白的作用，被称为孔蛋白（porin），主要存在于线粒体、叶绿体和一些细菌的外膜。目前发现，围成 β 筒的 β 链最少是 8 条，最多可达 22 条，它们之间有氢键连接。

2. 外在膜蛋白　又称周边蛋白（peripheral membrane protein），占膜蛋白总量的 20%～30%，是一类与细胞膜结合比较松散、不插入脂双层的蛋白质，分布在质膜的胞质侧或胞外侧。一些外在膜蛋白通过非共价键（如静电作用）附着在膜脂分子头部极性区或穿膜蛋白亲水区的一侧，间接与膜结合（图 4-6G、H）；一些外在膜蛋白位于膜的胞质一侧，通过暴露于蛋白质表面的 α 螺旋疏水面与脂双层的胞质面单层相互作用而与膜结合（图 4-6D）。外在膜蛋白为水溶性蛋白，它与膜的结合较弱，使用一些温和的方法，如改变溶液的离子浓度或 pH，干扰蛋白质之间的相互作用，即可将它们从膜上分离下来，而无须用去垢剂破坏膜的基本结构。

外在膜蛋白有多种功能，研究较清楚的是位于红细胞质膜内表面的血影蛋白和锚蛋白，它们形成一个纤维网络，即膜"骨架"，为膜提供机械支持，并为穿膜蛋白提供锚定位点。膜骨架在维持红细胞的双凹外形、抵抗其穿越毛细血管时的挤压力及维持红细胞膜的完整性方面具有重要作用。很多遗传性疾病（如遗传性球形红细胞增多症）表现为红细胞脆性增加及形态异常，这是由于编码基因突变导致血影蛋白或锚蛋白结构和功能发生改变。有的外在膜蛋白与膜之间是一种动态关系，根据功能需要一些酶蛋白和信号转导蛋白被募集到膜上，功能完成后便从膜上释放或降解。

3. 脂锚定蛋白　又称脂连接蛋白（lipid-linked protein）。这类膜蛋白可位于膜的两侧，以共价键与脂双层内的一个或多个脂分子结合。

脂锚定蛋白通过共价键以两种方式结合于某些脂分子。一种位于质膜胞质一侧，直接与脂双层中的某些脂肪酸链（如豆蔻酸、棕榈酸或异戊二烯基）形成共价键而被锚定在脂双层上。例如，参与信号转导的 Src 激酶，其家族成员都是通过 N 端的甘氨酸残基（Gly）与脂双层胞质面脂单层中的豆蔻酸结合，同时通过半胱氨酸（Cys）的巯基与棕榈酸共价结合，使 Src 牢固地附着在质膜上；细胞信号转导中的 Ras 蛋白，通过其在羧基端（C 端）附近的一个或两个半胱氨酸巯基分别与异戊二烯基和棕榈酸形成共价键而被锚定在质膜下方（图 4-6E）。这种锚定通常受细胞外信号的作用或在细胞恶性转化时发生。另外，信号转导中的开关蛋白 G 蛋白也是脂锚定蛋白，通过 Gα 亚基 N 端棕榈酰化修饰锚定到质膜下方。另一种是位于质膜外表面的脂锚定蛋白，通过寡糖链共价连接到位于脂双层外层中的磷脂酰肌醇分子上，所以又称为糖基磷脂酰肌醇锚定蛋白（glycosylphosphatidylinositol-anchored protein，GPI-anchored protein）。这种连接首先是肌醇与长短不等的寡糖链结合（形成糖脂），蛋白质的 C 端再与寡糖链末端的磷酸乙醇胺共价结合（图 4-6F）。膜蛋白的这种锚定方式与穿膜蛋白相比，在理论上有许多优点，认为它们有更多的侧向运动能力，有利于和其他胞外信号分子或蛋白质结合。GPI 锚定蛋白分布广泛，目前大约确定有 100 多种，包括多种水解酶、免疫球蛋白、细胞黏附分子、膜受体等。

（三）膜糖类覆盖细胞膜表面

细胞膜中含有的糖类称为膜糖（membrane carbohydrate），由于种属和细胞类型不同,膜糖约占质膜重量的 2%～10%。约 93% 以低聚糖或多聚糖形式共价结合于膜蛋白上形成糖蛋白,约 7% 以低聚糖共价结合于膜脂上形成糖脂。糖脂分子只带 1 个寡糖链（含 15 个以下糖基）,膜蛋白带有多个寡糖链,这些寡糖链都朝向细胞外表面。在动物细胞膜中主要有 7 种单糖:D-葡萄糖、D-半乳糖、D-甘露糖、L-岩藻糖、N-乙酰半乳糖胺、N-乙酰葡萄糖胺及唾液酸。由于寡糖链中单糖的数量、种类、排列顺序以及有无分支的不同,低聚糖或多聚糖链出现了千变万化的组合形式。如人 ABO 四种血型抗原的差别就是由红细胞质膜上血型糖蛋白寡糖链的结构组成决定的。唾液酸常见于糖链末端,真核细胞表面的净负电荷主要由它形成。

在大多数真核细胞表面有富含糖类的周缘区,称为细胞外被（cell coat）或糖萼（glycocalyx）。用重金属染料钌红染色后,电镜下显示为厚约 10～20nm、边界不甚明确的深色周缘区。细胞外被中的糖类主要包括与糖蛋白和糖脂相连的低聚糖侧链,同时也包括分泌出去又吸附于细胞表面的糖蛋白和蛋白聚糖的多糖侧链。这些吸附的大分子是细胞外基质成分,所以细胞膜的边缘与细胞外基质的界限难以区分。

现在,细胞外被是指与质膜相连接的糖类物质,即质膜中糖蛋白和糖脂向外表面延伸出的寡糖链部分。因此,细胞外被实质上是质膜结构的一部分,而把不与质膜相连接的细胞外覆盖物称为细胞外物质。

细胞外被具有保护细胞,抵御各种物理、化学损伤的作用,如在消化道和呼吸道,细胞外被有助于润滑、防止机械损伤、保护黏膜上皮不被消化酶消化;糖链末端含带负电荷的唾液酸,通过吸引 Na^+、Ca^{2+} 等阳离子结合大量水分子,使细胞周围建立起水盐平衡的微环境。糖脂及糖蛋白中低聚糖侧链的功能大多还不清楚,但根据寡糖链的复杂性及所处的位置,提示它们参与细胞间及细胞与周围环境的相互作用。

二、细胞膜的生物学特性

细胞膜是由脂双层和以不同方式与其结合的蛋白质构成的生物大分子体系,它不仅具有包围细胞质,形成"屏障"的作用,还执行物质运输、信号传递、细胞识别黏附等多种重要功能,这与细胞膜的分子组成及生物学特性有关。细胞膜的主要特性是膜的不对称性和流动性。

（一）膜的不对称性决定膜的功能差异

膜的不对称性（membrane asymmetry）是指细胞膜中各种成分的分布是不均匀的,包括种类和数量上都有很大差异,这与细胞膜的功能有密切关系。

1. **膜脂的不对称性**　多项实验分析了膜脂双层的化学组成,发现各种膜脂分子在脂双层中都有分布,但含量和比例存在较大差异（图 4-7）。细胞膜中糖脂均位于脂双层非胞质面。

另外,不同膜性细胞器中脂类成分的组成和分布不同,与质膜中富含鞘磷脂、磷脂酰胆碱和胆固醇不同,核膜、内质网膜和线粒体外膜则富含磷脂酰胆碱、磷脂酰乙醇胺、磷脂酰肌醇;线粒体内膜富含心磷脂。由于鞘磷脂在高尔基复合体中合成,所以高尔基复合体膜中鞘磷脂的含量约是内质网膜中的 6 倍。正是由于存在膜脂各组分分布差异,所以生物膜厚度不均一,具有不同的特性和功能。质膜上磷脂不对称分布的改变伴随某些病理生理反

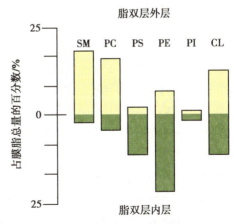

图 4-7　人红细胞膜中几种膜脂的不对称分布

SM:鞘磷脂;PC:磷脂酰胆碱;PS:磷脂酰丝氨酸;PE:磷脂酰乙醇胺;PI:磷脂酰肌醇;CL:胆固醇。

应的发生。如血小板激活促进凝血时,带负电的磷脂酰丝氨酸会暴露于血小板膜外侧,为调控凝血的蛋白复合物在膜上结合提供条件;凋亡细胞膜上翻转到质膜外层的磷脂酰丝氨酸为吞噬细胞提供吞噬信号。

2. 膜蛋白的不对称性 膜蛋白定位是绝对不对称的,不同膜蛋白在质膜中都有特定位置,用冷冻蚀刻技术显示细胞膜的两个剖面,可清楚地看到膜蛋白在脂双层内、外两层中的分布有明显差异。穿膜蛋白穿越脂双层都有一定的方向性,而且膜两侧亲水肽段的长度、氨基酸序列都不同。

3. 膜糖的不对称性 膜糖分布具有显著不对称性。细胞膜糖脂、糖蛋白的寡糖链是在内质网或高尔基复合体腔内经糖基化修饰形成的,在内膜系统,寡糖链都分布于膜腔的内侧面(非胞质面),而在细胞膜只分布于质膜外表面(非胞质面)。

(二) 膜的流动性是膜功能活动的保证

膜的流动性(fluidity)是细胞膜基本特性之一,也是细胞进行生命活动的必需条件。膜是一个动态结构,其流动性主要是指膜脂的流动性和膜蛋白的运动性。

1. 脂双层为液晶态二维流体 细胞内外的水环境使得膜脂分子不能从脂双层中逸出。在生理温度下(37℃),膜脂分子在脂单层(lipid leaflet)平面内可以前后、左右移动,彼此之间交换位置,但分子长轴基本平行且排列保持一定方向(极性头部朝向水环境),此时的膜可以看作是二维流体,脂分子以相对流动的状态存在。所以,作为生物膜主体的脂双层,它的组分既有固体分子排列的有序性,又有液体的流动性,居于晶态和液态之间的状态,即液晶态(liquid-crystal state)。此为细胞膜极为重要的特性。

生理条件下,膜大多呈液晶态。当温度下降到一定程度(<25℃),到达某一点时,脂双层可以从液晶态转变为"冰冻"的晶状凝胶,这时磷脂分子的运动受到很大限制;当温度上升至某一点时,又可以熔融为液晶态,所以把这一临界温度称为膜的相变温度。由温度变化导致膜状态的改变称为"相变"(phase transition)。在相变温度以上,膜处于流动的液晶态。

膜的流动性是膜功能活动的保证。如果膜是一种刚性、有序结构,则无法产生膜脂分子的运动;而一个完全液态、毫无黏性的膜会使各种膜成分无序排列,无法组织成结构,也不能提供屏障和机械支持。所以,膜的液晶态在这两者之间达到完美折中。实验表明,有了膜的流动性,膜蛋白可以在膜的特定位点聚集形成特定的结构或功能单位,以完成如细胞连接建立、信号转导等多种功能活动。许多基本的生命活动,如细胞的运动、分裂、胞吞和胞吐等都取决于膜的流动性。如果膜是一种刚性、非液晶态的结构膜,这些行为都不能发生。

2. 膜脂分子的运动方式 20世纪70年代,对人工合成的脂双层应用差示扫描量热法、磁共振、放射性核素标记等手段检测膜脂分子的运动,发现在高于相变温度条件下,膜脂分子具有以下几种运动方式(图4-8)。

(1) 侧向扩散(lateral diffusion):是指在脂双层的单分子层内,脂分子沿膜平面侧向与相邻分子快速交换位置,交换频率约10^7次/s,扩散系数(D)约为10^{-8}cm^2/s。侧向

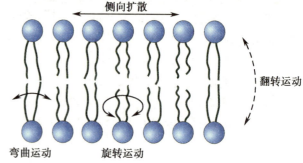

图4-8 膜脂分子的几种运动方式

扩散运动是膜脂分子主要的运动方式,此数值说明一个磷脂分子可以在1秒内从细菌的一端扩散到另一端(1μm)或在20秒内迁移约一个动物细胞直径的距离。这种运动始终保持脂分子的排列方向,即亲水头部朝向膜表面,疏水尾部朝向膜的内部。

(2) 翻转(flip-flop)运动:是膜脂分子从脂双层的一单层翻转至另一单层的运动。一般情况下很少发生,因为发生翻转运动时,磷脂的亲水头部基团将穿过膜内部的疏水层,这在热力学上很不利。但内质网膜上有一种翻转酶(flippase),它能促使某些新合成的磷脂分子从脂双层的胞质面翻转到非

胞质面。这些酶对维持膜脂的数量平衡及不对称性分布起重要作用。

（3）旋转（rotation）运动：是膜脂分子围绕与膜平面垂直的轴进行的自旋运动。

（4）弯曲（flexion）运动：膜脂分子的烃链是有韧性和可弯曲的，烃链尾部弯曲摆动幅度大，而靠近极性头部则弯曲摆动幅度小。此外，烃链还可沿脂双层垂直轴方向进行伸缩、振荡运动。

3. 影响膜脂流动性的因素 膜脂的流动性必须维持在一定范围内才能保证膜的正常生理功能。脂双层的流动性主要依赖于其组分和脂分子本身的结构特性，主要影响因素如下。

（1）脂肪酸链的饱和程度：相变温度的高低和流动性的大小取决于脂分子排列的紧密程度。已知磷脂分子疏水尾部间的范德华力和疏水性相互作用使得它们相互聚集、紧密排列。磷脂分子长的饱和脂肪酸链呈直线形，具有最大的聚集倾向而紧密排列成凝胶状态；而不饱和脂肪酸链在双键处折屈，干扰了脂分子间的范德华力，所以排列比较疏松，从而增加了膜脂分子流动性。可以看出，脂双层中含不饱和脂肪酸越多，膜的相变温度越低，其流动性也越大。

（2）脂肪酸链的长短：脂肪酸链的长短与膜流动性有关。脂肪酸链短的相变温度低，流动性大，这是因为脂肪酸链越短则尾端越不易发生相互作用，在相变温度以下，不易发生凝集而增加了流动性；长烃链不仅可以在同一分子层内相互作用，还可以与另一分子层中的烃链尾端作用，使膜的流动性降低。

（3）胆固醇的双重调节作用：动物细胞膜含较多的胆固醇，与磷脂分子数相近，对膜的流动性起重要的双重调节作用。在相变温度以上时，由于胆固醇分子的固醇环与磷脂分子靠近极性头部的烃链结合，限制了这几个亚甲基（—CH_2—）的运动，起到稳定质膜、增加有序性的作用。当温度在相变温度以下时，由于胆固醇位于磷脂分子之间隔开磷脂分子，可有效地防止脂肪酸链相互凝聚，干扰晶态形成。动物细胞膜中的胆固醇可以有效防止低温时膜流动性的突然降低。

（4）卵磷脂与鞘磷脂的比值：哺乳动物细胞中，卵磷脂和鞘磷脂的含量约占膜脂的50%。其中卵磷脂的脂肪酸链不饱和程度高，相变温度较低；鞘磷脂则相反，其脂肪酸链饱和程度高，相变温度也高，且范围较宽（25~35℃）。在37℃时，卵磷脂和鞘磷脂均呈流动状态，但鞘磷脂的黏度却比卵磷脂大6倍，因而鞘磷脂含量高，则流动性降低。在细胞衰老过程中，细胞膜中卵磷脂与鞘磷脂的比值逐渐下降，其流动性也随之降低。

（5）膜蛋白的影响：膜脂结合膜蛋白后对膜的流动性有直接影响。膜蛋白嵌入脂双层后，使周围的脂分子不能单独活动而形成界面脂（嵌入蛋白与周围脂分子结合而形成），嵌入的蛋白越多，界面脂就越多，膜脂的流动性越小。界面脂之间是富脂区（lipid-rich region），磷脂分子只能在一个富脂区内侧向扩散，而不能扩散到邻近的富脂区。用荧光素标记磷脂分子，发现成纤维细胞质膜的富脂区直径约为0.5μm。

除上述因素外，膜的极性基团、环境温度、pH、离子强度等均可对膜脂的流动性产生一定影响。如环境温度越高，膜脂流动性越大，在相变温度范围内，每下降10℃，膜的黏度增加3倍，因而膜流动性降低。

4. 膜蛋白的运动性 实验证明，膜脂中膜蛋白的主要运动方式是侧向扩散和旋转运动。相比膜脂分子，膜蛋白移动速度较慢。

（1）侧向扩散：1970年，约翰·霍普金斯大学的L. Frye和M. Edidin用细胞融合和间接免疫荧光法证明，膜抗原（膜蛋白）在脂双层二维平面中可以自由扩散。他们把体外培养的人和小鼠成纤维细胞进行融合，观察人-小鼠杂交细胞表面抗原分布变化（图4-9）。融合前，用发绿色荧光的荧光素标记小鼠成纤维细胞的特异性抗体，人成纤维细胞的特异性抗体用发红色荧光的荧光素标记；被标记的抗体分别与小鼠和人成纤维细胞膜上的抗原结合；用灭活的仙台病毒介导两种细胞融合。刚发生融合时膜抗原蛋白只限于各自的细胞膜部分，人细胞一侧呈红色荧光，小鼠细胞一侧呈绿色荧光。37℃继续培养40分钟后，两种颜色的荧光在整个杂交细胞膜上均匀分布。这说明膜抗原蛋白在膜内经侧向扩散而重新分布。但在低温条件下（1℃），膜抗原基本停止运动。

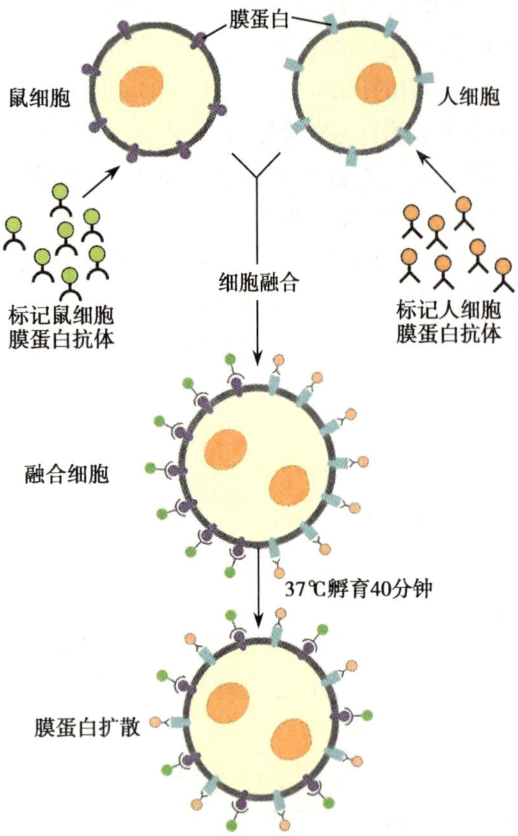

图 4-9　小鼠-人融合细胞膜蛋白侧向扩散示意图

目前测定膜蛋白的侧向扩散常采用荧光漂白恢复（fluorescence photobleaching recovery，FPR）。这种技术是用荧光素标记膜蛋白或膜脂，然后用高能激光束照射细胞表面某一区域，使该区域内标记的荧光分子发生不可逆的淬灭，称为光漂白（photobleaching）。由于侧向扩散，周围带有荧光的膜蛋白或膜脂不断向漂白区迁移，漂白区的荧光强度又恢复到原有水平。可用其恢复速度计算膜蛋白或膜脂的侧向扩散速度。不同膜蛋白的扩散速率不同，扩散常数（D）约为 $1\times10^{-11}\sim5\times10^{-9}\text{cm}^2/\text{s}$。所以一个分子量为 100kDa 的内在膜蛋白，其扩散系数仅为膜脂扩散系数的 1/2 左右。

（2）旋转运动：或称旋转扩散（rotational diffusion）。膜蛋白能围绕与膜平面相垂直的轴进行旋转运动，但旋转运动的速度比侧向扩散更为缓慢。不同膜蛋白的旋转速率也有很大差异，这与其分子结构及所处的部位有关。

实际上不是所有的膜蛋白都能自由运动，有些细胞中只有部分膜蛋白（30%～90%）处于流动状态。膜蛋白在脂双层中的运动还受到许多其他因素的影响。如膜蛋白聚集形成复合物，则其运动减慢；内在膜蛋白与外在膜蛋白之间的相互作用、膜蛋白与细胞骨架成分连接以及与膜脂之间的相互作用，均限制了膜蛋白的运动性。如果用细胞松弛素 B 处理细胞，阻断微丝的形成，可使某些膜蛋白流动性增强。膜蛋白周围膜脂的相态对其运动性有很大影响，处于不流动的晶态脂质区域的膜蛋白不易运动，而处于液晶态区的膜蛋白则易于发生运动。另外，膜蛋白在脂双层二维流体中的运动是自发的热运动，不需要能量。实验证明，用药物抑制细胞能量转换，膜蛋白的运动不会受到影响。

膜的流动性具有十分重要的生理意义，如物质运输、细胞识别、信号转导等功能都与膜的流动性有密切关系。生物膜各种功能的完成是在膜的流动状态下进行的，若膜的流动性降低，细胞膜固化、黏度增大到一定程度时，许多穿膜运输中断，膜相关的酶丧失活性使代谢终止，最终导致细胞死亡。

三、细胞膜的分子结构模型

前面介绍了膜脂、膜蛋白的分子结构特点，但它们是如何排列和组织在一起的？这些成分之间如何相互作用？这对阐明膜的功能活动及机制十分重要。

在分离质膜以前，有关膜的分子结构理论是根据间接材料提出的。1890 年，苏黎世大学的 E. Overton 发现溶于脂肪的物质容易穿过膜，非脂溶性的物质不易穿过细胞膜，他据此推测细胞的表面有类脂层，初步明确了细胞膜的化学组成。1925 年，E. Gorter 和 F. Grendel 从"血影"中抽提出磷脂，在水面上铺成单分子层，测得其所占面积与所用红细胞膜总面积之比为（1.8～2.2）∶1，他们猜测实际的比值应该是 2∶1。因此，他们认为红细胞膜是由双层脂分子组成的，第一次提出了脂双层是细胞膜基本结构的概念。脂双层的概念为后来大部分膜结构模型所接受，并在这一基础上提出了多种不同的膜分子结构模型，现介绍几种主要的膜结构模型。

（一）片层结构模型具有三层夹板式结构特点

1935 年，H. Davson 和 J. Danielli 发现细胞膜的表面张力显著低于油-水界面的表面张力，已知脂滴表面如吸附有蛋白成分则表面张力降低,因此他认为,细胞膜不是单纯由脂类组成的,推测质膜中含有蛋白质成分,并提出"片层结构模型"(lamella structure model)。这一模型认为,细胞膜由两层磷脂分子构成,磷脂分子的疏水烃链在膜的内部彼此相对,而亲水端则朝向膜的内、外侧表面,内、外侧表面还覆盖着一层球形蛋白质,形成蛋白-磷脂-蛋白三层夹板式结构。

(二)单位膜模型体现膜形态结构的共同特点

前面介绍的对质膜化学性质与结构的认识,都是根据实验数据分析间接推论出来的,缺少直观资料。由于细胞膜非常薄,在光学显微镜下无法直接观察清楚。1959 年,J. D. Robertson 使用电子显微镜观察各种生物细胞膜和内膜系统,发现所有生物膜均呈"两暗一明"的三层式结构,在横切面上表现为内外两层为电子密度高的暗线,中间夹一条电子密度低的明线,内外两层暗线各厚约 2.0nm,中间的明线厚约 3.5nm,膜的总厚度约为 7.5nm,这种"两暗一明"的结构被称为单位膜(unit membrane)(图 4-10)。单位膜模型提出了各种生物膜在形态结构上的共同特点,把膜的分子结构同膜的电镜图像联系起来,能对膜的某些属性作出解释,名称一直沿用至今。但是这个模型把膜作为一种静态的单一结构,无法说明膜的动态变化和各种重要的生理功能,也不能解释为何不同生物膜的厚度不同。

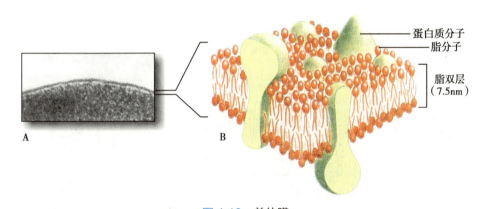

蛋白质分子
脂分子
脂双层
(7.5nm)

图 4-10 单位膜
A. 单位膜的电镜照片;B. 细胞膜三维结构模式图。

(三)流动镶嵌模型被普遍接受

20 世纪 60 年代以后,由于新技术的发明和应用,对质膜的认识越来越深入,相继提出了许多新的模型,其中受到广泛支持的是 S. J. Singer 和 G. L. Nicolson 在 1972 年提出的"流动镶嵌模型"(fluid mosaic model)。这一模型认为脂双层构成膜的连贯主体,它具有晶体分子排列的有序性,又具有液体的流动性;膜中蛋白质以不同形式与脂双层结合。膜是一种动态、不对称的具有流动性的结构,其组分可以运动和聚集,以便参与各种瞬时或非永久性的相互作用。流动镶嵌模型强调了膜的流动性和不对称性,较好地解释了生物膜的功能特点,是目前被普遍接受的膜结构模型(图 4-11)。

(四)脂筏模型深化了对膜结构和功能的认识

研究发现,在真实的细胞膜上,脂双层不是一个完全均匀的二维流体,存在由特殊脂质和蛋白质组成的微区(microdomain),微区中富含胆固醇和鞘脂,并且聚集一些特定种类的膜蛋白。由于鞘脂的脂肪酸尾比较长,因此这一区域比膜的其他部分厚、更有秩序且较少流动,被称为脂筏(lipid raft)。其周围则是流动性较高的磷脂区。近年发现脂筏不仅存在于质膜上,也存在于高尔基复合体膜,认为脂筏最初可能在高尔基复合体形成,最终转移到细胞质膜上(图 4-12)。

脂筏是膜内高度动态、异质性的微区,外层中主要含有鞘脂、胆固醇及多种 GPI 锚定蛋白。内层中有许多酰化的锚定蛋白,如 Src、Ras、Gα 亚基、内皮型一氧化氮合酶(eNOS)等参与信号转导的关键蛋白。蛋白质组学分析显示,脂筏内含有多达 250 种蛋白质,许多功能性蛋白质聚集其中,如 G 蛋白耦联受体、生长因子受体、胰岛素受体等。从结构及组分分析认为,脂筏在膜内形成一个有效平台,有利于蛋白质相互作用和构象改变。目前比较公认的脂筏功能是参与信号转导、受体介导的胞吞以

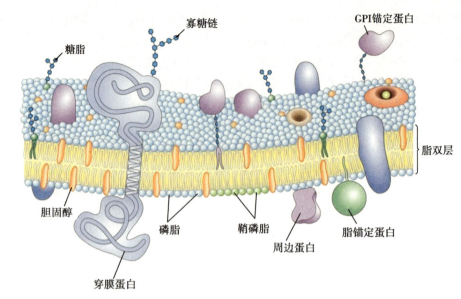

图 4-11 流动镶嵌模型

动画

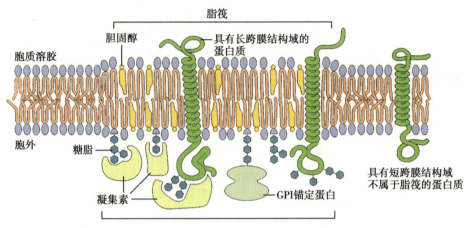

图 4-12 脂筏结构模式图

及胆固醇代谢运输等。脂筏功能紊乱涉及人类免疫缺陷病毒（HIV）感染、肿瘤、动脉粥样硬化、阿尔茨海默病、克-雅病及肌营养不良等疾病的发生。对脂筏结构和功能的研究不仅有助于深入了解细胞膜的结构和功能，更加深了对多种重要生理功能和病理机制的认识，将给膜生物学带来更多的信息与启示。

第二节 小分子物质和离子的穿膜运输

细胞是生命的基本单位，它们在进行各种生命活动时必然要与外环境进行活跃的物质交换，通过质膜从环境中获取营养物质和 O_2，并将 CO_2 及代谢产物排至细胞外。物质从膜的一侧向另一侧的运输称作"穿膜运输"。质膜的基本骨架是脂双层，其固有的疏水性对大多数极性和水溶性分子构成了屏障，只有那些脂溶性、非极性或不带电的小分子物质能自由扩散通过质膜，而对带电的溶质分子和离子是高度不通透的。目前把小分子和离子通过脂双层的穿膜运输分为简单扩散、离子通道扩散、易化扩散和主动运输四种方式。另外，细胞膜通过胞吞和胞吐作用进行大分子和颗粒物质的运输。

一、膜的选择性通透和简单扩散

物质穿膜运输通透性的高低取决于质膜固有的脂溶性和物质本身的特性。对人工脂双层的通透实验表明,如果给予足够长时间,理论上任何不带电小分子都可以从高浓度向低浓度方向通过人工脂双层,但不同分子的扩散速率有很大差异。分子量越小、脂溶性越强,通过脂双层的速率越快,如 O_2、CO_2、N_2 等高脂溶性物质。分子量较低且不带电的极性小分子,如乙醇和尿素,也能通过脂双层;但不带电的较大分子(如甘油)通过较慢,葡萄糖则几乎不能通过。脂双层对于所有带电的分子和离子(如 Na^+、K^+ 等),不管它多么小,都是高度不通透的,这些分子或离子所带电荷及高度的水合状态妨碍它们进入脂双层的疏水区(图 4-13)。各种极性分子,如单糖、氨基酸和磷酸化中间产物等不能直接穿膜运输。所以质膜作为选择性通透屏障,防止这些物质自由扩散进出细胞。

简单扩散(simple diffusion)是小分子物质穿膜运输的最简单方式。但必须满足两个条件:一是溶质在膜两侧保持一定的浓度差,二是溶质必须能透过膜。根据相似相溶原理,简单扩散时脂溶性或不带电小分子物质直接溶于膜脂双层中,以热运动方式从高浓度向低浓度区域自由扩散,所需能量来自浓度差本身的势能,故也称为被动扩散

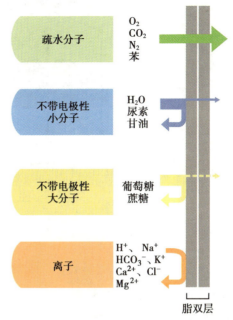

图 4-13　人工脂双层对不同溶质的相对通透性

(passive diffusion)。这种物质从高浓度向低浓度方向的穿膜运动,符合物理学简单扩散规律,最终消除两个区域间的浓度差。各种脂溶性药物、甾类激素以及 O_2、CO_2 等就是通过简单扩散方式穿过细胞膜的。

二、膜运输蛋白介导的穿膜运输

如上所述,只有脂溶性、非极性或不带电的小分子可以简单扩散方式穿膜运输,对于大多数极性和水溶性小分子物质,细胞是通过膜上特定的蛋白进行转运的。这类蛋白质称为膜运输蛋白(membrane transport protein)。膜运输蛋白都是多次穿膜蛋白,约占膜蛋白总数的 15%～30%。通常一种膜运输蛋白只转运某一特定类别的溶质(如离子、单糖或氨基酸等)。

根据介导物质运输形式的不同,膜运输蛋白分为两类:一类称为转运体蛋白(transporter protein),又称载体蛋白(carrier protein);另一类是通道蛋白(channel protein)。转运体蛋白的特点是与所运输的溶质分子专一结合,通过自身构象改变介导溶质穿膜运输。通道蛋白则形成一种水溶性通道贯穿脂双层,当通道受调控开放时允许特定的溶质(一般是无机离子)穿越细胞膜。

通道蛋白和某些转运体蛋白介导溶质穿膜运输时不消耗能量,称为被动运输(passive transport)。在被动运输中,如果转运的溶质是非电解质,膜两侧的浓度梯度决定溶质的转运方向(顺浓度梯度);如被转运的物质是电解质,转运方向取决于膜两侧物质浓度差和跨膜电位差两种力的合力,即电化学梯度(electrochemical gradient),物质顺着电化学梯度转运。被动运输中消耗浓度梯度中的势能,不消耗代谢能。细胞也需要逆电化学梯度转运物质,这种由转运体蛋白参与、消耗能量驱动物质逆电化学梯度的跨膜转运称为主动运输(active transport)。转运体蛋白既可介导被动运输(易化扩散),也可介导逆电化学梯度的主动运输;而通道蛋白只能介导顺电化学梯度的被动运输(图 4-14)。

膜运输蛋白的活性和在细胞膜上的数目决定其物质转运能力。运输蛋白都是整合在来自高尔基复合体成熟面的膜泡上,基础状态下膜泡停留在胞质中,在受到某种信号分子作用时,膜泡与质膜融合将膜运输蛋白转运至质膜上,这一过程被称为"上膜"(trafficking to the membrane)或"入膜"(inserting into the membrane)。相反,位于质膜上的运输蛋白也可以通过胞吞被回收(retrieved)入细

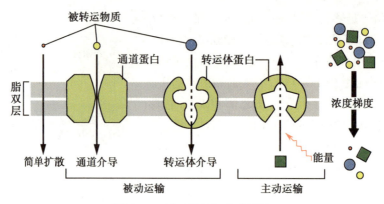

图 4-14 被动运输与主动运输

胞,随即被送到内体—溶酶体途径降解,这种"下膜"或"内化"(internalization)的机制被用以负性调控质膜上运输蛋白的数目。例如,餐后血糖升高促进胰岛 β 细胞分泌胰岛素,升高的胰岛素使原来位于骨骼肌细胞、心肌细胞及脂肪细胞胞质中的运输小泡与质膜融合,这些小泡膜上镶嵌有葡萄糖转运体(GLUT4),通过这种"上膜"方式增加 GLUT4 的数目,加速对葡萄糖的摄取,实现餐后血糖的回落。

(一)易化扩散是转运体蛋白介导的被动运输

一些非脂溶性(或亲水性)物质,如葡萄糖、氨基酸、核苷酸以及细胞代谢产物等,不能以简单扩散的方式通过细胞膜,但它们可以在某些转运体介导下,不消耗细胞的代谢能量,顺物质浓度梯度或电化学梯度进行转运,这种方式称为易化扩散(facilitated diffusion)或帮助扩散。易化扩散不消耗细胞的代谢能,这一点与简单扩散相同,二者都是被动运输。易化扩散转运体蛋白可以在两个方向上同等介导物质的穿膜运输,净通量的方向取决于物质在膜两侧的相对浓度,但在易化扩散中,转运特异性强,转运速率也非常快。

目前转运体蛋白在分子水平上发挥作用的细节还不清楚,一般认为,转运体蛋白对所转运的溶质具有高度专一性,与被转运物质进行暂时、可逆性结合。当转运体蛋白一侧表面的特异性结合位点与某溶质分子结合时,即可引起转运体蛋白发生构象变化,通过一定的易位机制,将溶质分子在膜的另一侧释放,转运体蛋白又恢复原有构象(图 4-15)。

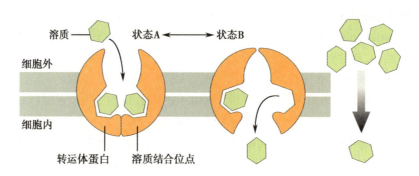

图 4-15 转运体蛋白构象变化介导的易化扩散示意图

易化扩散具有以下特点:①结构特异性:每种易化扩散转运体蛋白对所转运物质有一个或多个结合位点,只能识别具有特定化学结构的一种或一类底物。②饱和现象:细胞膜中转运体的数量和转运速率有限,当被转运的底物浓度增大到一定程度,使所有结合位点被占据,底物的转运速度达到最大值(V_{max}),不再随底物浓度的增加而增大,呈现饱和(saturation)现象。③竞争性抑制:底物与转运体蛋白的结合可被竞争性抑制物特异性阻断(竞争同一结合位点);也可被非竞争性抑制物阻断(结合在转运体蛋白的其他部位,改变其构象)。

哺乳动物体细胞膜上存在的葡萄糖转运体(glucose transporter,GLUT)是典型的易化扩散转运体,通过易化扩散方式向细胞内转运葡萄糖。

(二)主动运输是转运体蛋白逆浓度梯度的耗能运输

被动运输顺浓度梯度转运物质,趋向于使膜两侧浓度达到平衡,而实际上在细胞内外许多物质以很大的浓度差存在。这些浓度梯度由主动运输产生,对维持细胞生命活动至关重要。主动运输是转运体蛋白介导的物质逆电化学梯度跨膜转运,转运的溶质分子的自由能变化为正值,因此需要与某种释放能量的过程相耦联,能量来源包括腺苷三磷酸(ATP)水解、光吸收、顺浓度梯度的离子运动等。

动物细胞中根据主动运输过程中利用能量方式的不同,可分为 ATP 驱动泵(由 ATP 直接提供能量)和协同运输(ATP 间接提供能量)两种主要类型。

1. ATP 驱动泵 常被称为 ATP 驱动蛋白或转运 ATP 酶(transport ATPase)。它们在膜的胞质侧具有一个或多个 ATP 结合位点,能够水解 ATP 使自身磷酸化,利用 ATP 水解所释放的能量将被转运分子或离子从低浓度向高浓度转运,所以常称为"泵"。典型的 ATP 驱动泵分为 3 类:P 型离子泵、V 型质子泵和 ABC 转运体。前 2 种只转运离子(Na^+、K^+、Ca^{2+}、H^+),后一种主要转运小分子物质(图 4-16)。

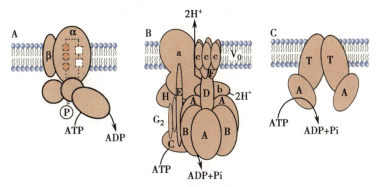

图 4-16　3 种类型 ATP 驱动泵模式图
A. P 型离子泵;B. V 型质子泵;C. ABC 转运体。

(1) P 型离子泵(P-class ion pump):所有有机体都依靠 P 型离子泵穿膜转运阳离子。P 型离子泵都有 2 个独立的大亚基(α 亚基),具有 ATP 结合位点,绝大多数还具有 2 个小的 β 亚基,通常起调节作用。在转运离子过程中,至少有一个 α 亚基发生磷酸化和去磷酸化反应,从而改变泵蛋白的构象,实现离子穿膜转运。由于泵在工作过程中形成磷酸化中间体(天冬氨酸残基作为磷酸化位点),"P"代表磷酸化,故名 P 型离子泵。动物细胞的 Na^+-K^+ 泵、Ca^{2+} 泵和哺乳类胃腺壁细胞(parietal cell)上的 H^+-K^+ 泵等都属于此种类型。

1)Na^+-K^+ 泵:又称 Na^+-K^+-ATP 酶,由 2 个 α 亚基和 2 个 β 亚基构成。α 亚基分子量为 120kDa,是一个多次穿膜蛋白,具有 ATP 酶活性。β 亚基分子量为 50kDa,是具有组织特异性的糖蛋白,并不直接参与离子的穿膜转运,但能帮助在内质网新合成的 α 亚基进行折叠。α 亚基的胞质面有 3 个高亲和性 Na^+ 结合位点和 ATP 结合位点,在朝向膜外表面有 2 个 K^+ 结合位点,也是哇巴因(ouabain)高亲和结合位点。其作用过程如图 4-17 所示:细胞膜内侧 α 亚基与 ATP 结合时,离子结合位点朝向细胞内,此时 α 亚基与 Na^+ 的亲和力较高、与 K^+ 的亲和力低,使已结合的 2 个 K^+ 释放到细胞内,并与 3 个 Na^+ 结合;结合 Na^+ 后 α 亚基的 ATP 酶活性被激活,ATP 水解为腺苷二磷酸(ADP)和磷酸基团,后者与 α 亚基上的一个天冬氨酸残基共价结合使其磷酸化,磷酸化作用导致 α 亚基构象改变,使离子结合位点朝向细胞外;这时 α 亚基对 Na^+ 的亲和力降低而对 K^+ 的亲和力增高,使已结合的 3 个 Na^+ 释放到细胞外并与胞外 2 个 K^+ 结合;K^+ 与磷酸化的 α 亚基结合后促使其去磷酸

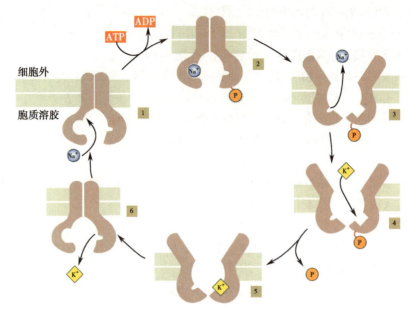

图 4-17 Na$^+$-K$^+$ 泵活动示意图

1. Na$^+$ 结合 α 亚基;2. α 亚基磷酸化;3. α 亚基构象改变,Na$^+$ 释放到细胞外;
4. K$^+$ 与 α 亚基结合;5. α 亚基去磷酸化;6. α 亚基构象恢复,K$^+$ 释放到细胞内。

化,再次与一分子 ATP 结合使蛋白构象又恢复原状,并失去对 K$^+$ 的亲和力,将 K$^+$ 释放到胞内,完成一个循环。生物化学家 J. C. Skou 等因揭示了 Na$^+$-K$^+$ 泵的蛋白组分及工作原理而获得 1997 年诺贝尔化学奖。

　　水解一分子 ATP,可输出 3 个 Na$^+$,转入 2 个 K$^+$。Na$^+$ 依赖的磷酸化和 K$^+$ 依赖的去磷酸化如此有序交替进行,每秒可发生约 1 000 次构象变化。当哇巴因和地高辛在膜外侧占据 K$^+$ 的结合位点后,Na$^+$-K$^+$ 泵活性可被抑制;当抑制生物氧化作用的氰化物使 ATP 合成中断时,Na$^+$-K$^+$ 泵失去能量来源而停止工作。所有动物细胞质膜上都存在 Na$^+$-K$^+$ 泵,一般动物细胞要消耗 ATP 总量的 20%～30%(神经细胞约占 70%)用于维持 Na$^+$-K$^+$ 泵的活动,从而保证细胞内低 Na$^+$ 高 K$^+$ 的离子环境。这具有重要的生理意义,如调节渗透压以维持恒定的细胞体积、保持膜电位、为某些物质的吸收提供驱动力和为蛋白质合成及代谢活动提供必要的离子浓度等。临床上 Na$^+$-K$^+$ 泵抑制剂强心苷对充血性心力衰竭有较好的缓解作用。

　　2)Ca^{2+} 泵:又称 Ca^{2+}-ATP 酶,也是 P 型离子泵。真核细胞胞质中含有极低浓度的 Ca^{2+}($\leqslant 10^{-7}$mol/L),而细胞外 Ca^{2+} 浓度却高得多(约 10^{-3}mol/L),这主要由质膜和内质网膜上的 Ca^{2+} 泵维持。高分辨三维结构解析显示其为 10 次穿膜的 α 螺旋多肽链,约含 1 000 个氨基酸残基,与 Na$^+$-K$^+$ 泵的 α 亚基同源。在 Ca^{2+} 泵工作周期中,也有磷酸化和去磷酸化过程,通过两种构象改变而结合与释放 Ca^{2+}。肌质网和内质网膜上的 Ca^{2+} 泵每水解一分子 ATP,能逆浓度梯度转运 2 个 Ca^{2+} 进入肌质网或内质网中;而质膜中的 Ca^{2+} 泵转运 1 个 Ca^{2+} 至胞外。两种 Ca^{2+} 泵的共同作用使胞质中游离 Ca^{2+} 保持极低浓度,这使细胞对胞质内 Ca^{2+} 浓度的升高非常敏感。在细胞外信号作用下,Ca^{2+} 经钙通道顺其浓度梯度快速进入细胞,骤然升高的 Ca^{2+} 浓度成为促发和激活许多生理活动的胞内信号,如肌细胞收缩、腺上皮细胞分泌、神经递质释放以及某些酶蛋白和通道蛋白激活等。当这些功能活动完成后,Ca^{2+} 泵被激活,又将 Ca^{2+} 泵出细胞或泵入内质网腔,以维持胞内低 Ca^{2+} 环境。

　　3)H$^+$ 泵:又称 H$^+$-ATP 酶,也是 P 型离子泵。存在于植物细胞、真菌(包括酵母)、细菌等细胞质膜上,这些细胞质膜上没有 Na$^+$-K$^+$ 泵,但通过 P 型 H$^+$ 泵将 H$^+$ 泵出细胞,建立和维持 H$^+$ 跨膜电化学梯度(作用类似于动物细胞 Na$^+$ 电化学梯度),以驱动上述细胞对糖和氨基酸的协同运输摄取。P 型 H$^+$ 泵的工作也使这些细胞周围环境呈酸性。

（2）V 型质子泵（V-class proton pump）：是真核细胞内膜性酸化区室如内体、溶酶体、高尔基复合体、分泌泡（包括突触小泡）以及植物细胞液泡膜上的 H^+ 泵，V 代表小泡（vesicle）。V 型质子泵比 P 型离子泵结构更复杂，由多个不同的穿膜亚基和胞质侧亚基组成，虽然在转运过程中水解 ATP，但不形成磷酸化中间体。后来发现 V 型质子泵也存在于破骨细胞、巨噬细胞、中性粒细胞和肾小管上皮细胞的质膜上，通过向胞外泵出 H^+ 与骨基质的酸化和吸收、吞噬细胞内部 pH 稳定、肾小管内尿液的酸化有关。肿瘤细胞质膜上高表达 V 型质子泵多种蛋白亚基的变异体，可使瘤细胞更多地泌酸，所造成的细胞外酸化微环境与肿瘤细胞的增殖、浸润、耐药等多种恶性表型相关，因此人们正在探索抑制 V 型质子泵的策略用于肿瘤治疗的可能性。

（3）ABC 转运体（ABC transporter）：是一类以 ATP 供能的运输蛋白，目前已发现 100 多种，广泛分布在各种生物体细胞中，形成 ABC 超家族（ABC superfamily）。该蛋白家族如此命名是因为每一成员都含有两个高度保守的 ATP 结合匣（ATP binding cassette，ABC），即 ATP 结合结构域。目前，哺乳动物细胞中已有超过 50 种不同的 ABC 转运体被鉴定出来。典型的 ABC 转运体由 4 个结构域组成，2 个跨膜结构域，各自含有 6 个 α 螺旋跨膜片段，涉及对底物的结合和转运；2 个凸向胞质侧的 ATP 结合匣，具有 ATP 酶活性。ATP 分子结合前，ABC 转运体的底物结合位点暴露于胞质一侧（真核细胞），ATP 结合后引发两个 ATP 结合匣发生二聚化，引起转运蛋白构象改变，使底物结合位点转向细胞外表面；而 ATP 水解以及 ADP 的解离将导致 ATP 结合匣解聚，转运蛋白构象又回复原状。这样，通过 ATP 的结合和水解，ABC 转运体完成了一次对专一或一类小分子物质的跨膜转运。整个 ABC 超家族所转运的物质种类非常多，包含单糖、氨基酸、脂肪酸、磷脂、胆固醇、胆汁酸、外源性毒素和药物，甚至一些肽类和蛋白质。ABC 转运体在肝、胆道、小肠和肾小管等细胞质膜中表达丰富，能将毒素、生物异源物质（包括药物）和代谢产物排至胆汁、肠腔和尿中，减少有毒物质（包括药物）的积累而达到自我保护。肿瘤细胞质膜上高表达一种多药耐药蛋白（multidrug resistance protein，MDR），是第一个被鉴定的真核细胞 ABC 转运体，它利用水解 ATP 将多种通过质膜进入细胞的脂溶性化疗药物泵到细胞外，降低了药物对肿瘤细胞的毒性作用，使约 40% 的人类恶性肿瘤发生固有的或获得性的多药耐药，这成为肿瘤治疗的一大障碍。

2. 协同运输　细胞在膜内外所建立的 Na^+、K^+ 和 H^+ 浓度梯度是储存自由能的一种方式，可以供细胞以多种途径做功。协同运输（cotransport）是一类由 Na^+-K^+ 泵（或 H^+ 泵）与转运体蛋白协同作用，间接消耗 ATP 所完成的主动运输方式。物质穿膜运动所需要的直接动力来自膜两侧离子电化学梯度中的势能，而这种离子电化学梯度的维持是通过 Na^+-K^+ 泵（或 H^+ 泵）消耗 ATP 所实现的。动物细胞的协同运输利用膜两侧的 Na^+ 电化学梯度来驱动，Na^+ 电化学梯度越大，溶质进入的速度越快。植物细胞和细菌的协同运输利用 H^+ 电化学梯度来驱动。根据溶质分子运输方向与 Na^+ 或 H^+ 顺电化学梯度转移方向的关系，又可分为同向运输（symport）与反向运输（antiport）。

（1）同向运输：是转运体介导的某物质逆浓度梯度的穿膜运输与 Na^+ 或 H^+ 顺浓度梯度同方向的联合转运。如分布在小肠黏膜上皮细胞游离面的 Na^+-葡萄糖同向转运体，它在质膜外表面结合 2 个 Na^+ 和 1 个葡萄糖分子（在肾小管上皮细胞是 1 个 Na^+ 和 1 个葡萄糖分子），当 Na^+ 顺浓度梯度进入细胞时，葡萄糖就利用 Na^+ 电化学浓度差中的势能，与 Na^+ 相伴随逆浓度梯度进入细胞。当 Na^+ 在胞质内释放后转运体蛋白构象发生改变，失去对葡萄糖的亲和性而与之分离，蛋白构象又恢复原状，可反复工作（图 4-18）。进入细胞的 Na^+ 被 Na^+-K^+ 泵泵出细胞外，以保持 Na^+ 在膜两侧的浓度差。由此可见，这种运输所消耗的能量，实际上是由 ATP 水解间接提供的。体内多种细胞的质膜上都有依赖 Na^+ 的同向转运体，各自负责运送一组特异糖类（如葡萄糖、果糖、甘露糖、半乳糖）、氨基酸、水溶性维生素等进入细胞。如小肠黏膜上皮中参与氨基酸和维生素吸收的 Na^+-氨基酸、Na^+-维生素（维生素 B_1、维生素 B_2、维生素 B_6、维生素 PP）同向转运体；肾小管上皮细胞的 Na^+-HCO_3^-、Na^+-K^+-$2Cl^-$、Na^+-Cl^-、K^+-Cl^- 同向转运体；甲状腺上皮细胞摄取 I^- 的 Na^+-I^- 同向转运体也属于 Na^+ 驱动的同向运输形式。

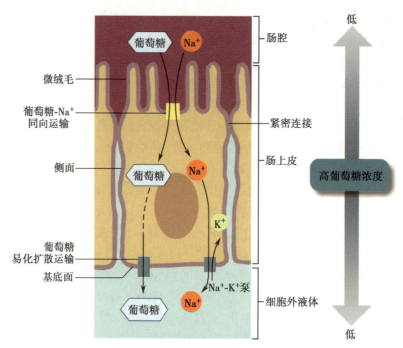

图 4-18　小肠上皮细胞定向转运葡萄糖入血示意图

小肠上皮细胞顶部质膜中的 Na^+-葡萄糖同向转运体,输入 2 个 Na^+ 的同时逆浓度梯度转运 1 分子葡萄糖进入细胞,使胞质内葡萄糖浓度升高;底侧部质膜上的葡萄糖易化扩散转运体顺浓度梯度将葡萄糖转运出细胞,葡萄糖进入肠壁组织液然后入血,形成葡萄糖的定向转运;底侧膜上的 Na^+-K^+ 泵将 Na^+ 泵出细胞以维持 Na^+ 跨膜浓度梯度。

　　(2)反向运输:是由同一种转运体将两种不同的离子或分子向膜的相反方向转运的过程。脊椎动物细胞中有多种反向运输转运体:①Na^+-Ca^{2+} 交换体:几乎所有细胞都存在 Na^+-Ca^{2+} 交换体,以转入 3 个 Na^+ 排出 1 个 Ca^{2+} 的化学计量联合转运。心肌细胞在兴奋-收缩耦联过程中流入的 Ca^{2+} 主要通过 Na^+-Ca^{2+} 交换体排出;小肠黏膜上皮细胞和肾近端小管细胞底侧膜上的 Na^+-Ca^{2+} 交换体是 Ca^{2+} 吸收的重要转运体蛋白,其转运 Ca^{2+} 进入组织液,然后 Ca^{2+} 入血。②Na^+-H^+ 交换体:这种转运体耦联 1 个 Na^+ 顺浓度梯度流进与 1 个 H^+ 泵出,可清除细胞代谢过程中产生的过多 H^+ 以调节胞质内 pH(≈7.2);肾近端小管的 Na^+-H^+ 交换体向小管液中排出 H^+ 以利于 HCO_3^- 的重吸收,在排出固定酸和维持机体酸碱平衡中起重要作用。③Cl^--HCO_3^- 交换体:当细胞内 HCO_3^- 升高时,将 HCO_3^- 运出细胞同时将 Cl^- 运入,从而介导 HCO_3^- 和 CO_2 的输出,这在破骨细胞和胃泌酸活动中发挥作用;红细胞中携带的 CO_2 也是通过这种方式迅速排至血液。在体内细胞,根据生理功能的需要,不同运输蛋白协同作用完成多种小分子物质的跨膜转运。

(三) 离子通道高效转运各种离子

　　构成生物膜核心部分的脂双层对带电物质,包括 Na^+、K^+、Ca^{2+}、Cl^- 等极性很强的离子是高度不可透的,它们难以直接穿膜转运,但各种离子的穿膜速率很高,可在数毫秒内完成,在多种细胞活动中起关键作用。这种高效转运是借助膜上通道蛋白完成的。目前已发现人类离子通道蛋白 100 余种,普遍存在于各种类型的细胞膜及细胞器膜上。通道蛋白形成亲水性通道,有三种类型:离子通道、水通道以及孔蛋白。目前发现的大部分通道蛋白都构成离子通道。

　　1. 离子通道的特点　离子通道(ion channel)由通道蛋白构成,它们在膜上形成亲水性的穿膜孔道,快速并有选择地让某些离子通过而扩散到质膜的另一侧。通道蛋白有以下几个特点:①通道蛋白介导的是被动运输,通道是双向的,离子的净通量取决于电化学梯度(顺电化学梯度方向自由扩散)。②离子通道对被转运离子有高度的选择性。只有大小和电荷适宜的离子才能通过,如钾离子通道只

允许 K^+ 通过,而不允许 Na^+ 通过。③转运速率高,每秒允许 $10^7 \sim 10^8$ 个特定离子通过,在转运过程中通道蛋白不与溶质分子结合。④多数离子通道不是持续开放的,由开或关两种构象调节,其开放受"闸门"控制,以对一定的信号作出适当反应。

2. 离子通道的类型　已经确认的大多数离子通道以开放构象或关闭构象存在,通道运输的原理是构象变化导致孔道的开放、失活或关闭。通道的开放与关闭受细胞内外多种因素调控,称为"门控"(gated),如同一扇门的开启和关闭。通常根据通道门控机制的模式和所通透离子的种类,将门控通道大致分为三大类。

(1)配体门控通道:配体门控通道(ligand-gated channel)实际上是离子通道型受体,它们与细胞外的特定配体(ligand)结合后,发生构象改变,结果将"门"打开,允许某种离子快速穿膜扩散。

乙酰胆碱受体(acetylcholine receptor,AChR)是典型的配体门控阳离子通道,一般可通过的阳离子是 Na^+、K^+ 和 Ca^{2+}。AChR 大量分布于骨骼肌的神经肌肉接头处的肌细胞膜上,当与神经末梢释放的乙酰胆碱结合后通道打开,导致一次性 Na^+ 的大量内流,引起肌细胞膜去极化,继而引发多种离子通道的依次激活开放,最终引起肌细胞收缩。AChR 是重要的药物靶点,箭毒植物马钱子中提取的筒箭毒碱能与乙酰胆碱竞争性结合 AChR,使 AChR 失活,阻断肌细胞收缩,导致呼吸肌麻痹性中毒死亡。人工合成的箭毒类似物作为肌肉松弛剂应用于外科手术麻醉。肉毒杆菌毒素(botulinum toxin)通过抑制突触前部乙酰胆碱释放,阻断神经肌肉接头传导,可用于美容除皱和治疗肌肉痉挛、惊厥、多汗症等。

继 AChR 之后,又陆续发现了与其他神经递质结合的离子通道型受体,如 γ- 氨基丁酸(GABA$_A$ 和 GABA$_C$)受体、甘氨酸(Gly)受体、5- 羟色胺(5-HT)受体以及一类谷氨酸门控阴离子通道(GluCl 受体)。5-HT 受体与 AChR 可选择性地通透 Na^+、K^+ 和 Ca^{2+} 等阳离子。GABA$_A$ 和 GABA$_C$ 受体、Gly 受体、GluCl 受体则主要对 Cl^- 通透。

(2)电压门控通道:膜电位的改变是控制电压门控通道(voltage-gated channel)开放与关闭的直接因素。此类通道蛋白的三级结构中存在一些对膜电位改变敏感的基团或亚单位,可诱发通道蛋白构象改变,从而将"门"打开,使离子顺浓度梯度自由扩散通过细胞膜。闸门开放时间非常短,只有几毫秒,随即迅速自发关闭。电压门控通道主要存在于神经元、肌细胞及腺上皮细胞等可兴奋细胞,包括电压门控 K^+ 通道、Ca^{2+} 通道、Na^+ 通道和 Cl^- 通道。

(3)机械门控通道:机械门控通道(mechanically-gated channel)的作用机制是通道蛋白感受作用于膜上的外力(压力、牵拉力、剪切力等)而发生构象改变,使通道"门"打开,离子进入细胞引起膜电位变化,产生电信号,最终产生听觉、触觉、重力感觉、本体感觉等。如内耳和前庭的毛细胞,其顶部的静纤毛膜上存在机械门控通道 TMC1 和 TMC2,当声音传至内耳时,引起毛细胞下方基膜振动,从而使静纤毛触及上方的覆膜而发生倾斜弯曲,在这种机械应力作用下通道开放,阳离子进入使毛细胞去极化,产生听觉和前庭位置觉的神经冲动。目前关于机械门控通道的认识主要来自细菌和古细菌。近年来,美国科学家 Ardem Patapoutian 等利用压力敏感细胞发现了一种对皮肤和内脏器官的机械刺激作出反应的新型机械门控阳离子通道(Piezo1 和 Piezo2)。研究表明,感觉神经元膜上的 Piezo 作为机体的触觉受体,产生的动作电位即神经冲动传导至大脑皮质,是皮肤触觉、肺牵张感觉、肌梭本体感觉的来源。Piezo 的发现让我们对机械门控通道的结构和活动模式有了进一步认识,因此 Ardem Patapoutian 获得 2021 年诺贝尔生理学或医学奖。主要离子通道类型及功能总结见表 4-1。

(四)水通道介导水的快速转运

水分子虽然可以以简单扩散方式通过细胞膜,但扩散速度非常缓慢,许多细胞如肾小管和肠上皮细胞、血细胞、植物根细胞及细菌等对水的吸收极为快速。早在 1950 年,科学家 Solomon 就根据实验提出细胞膜上可能存在调控水分子进出的某类通道。直到 1988 年,美国学者 P. Agre 在分离纯化兔红细胞 Rh 血型抗原蛋白时偶然发现质膜上有构成水通道的膜蛋白,这种蛋白质被命名为水孔蛋白

表 4-1　主要的离子通道类型

离子通道	典型位置	功能
K⁺ 渗漏通道	大多数动物细胞膜	维持静息膜电位
电压门控 Na⁺ 通道	神经元轴突膜	产生动作电位
电压门控 K⁺ 通道	神经元轴突膜	一个动作电位之后使膜恢复静息电位
电压门控 Ca²⁺ 通道	神经终末质膜	激发神经递质释放
乙酰胆碱 Na⁺ 和 Ca²⁺ 通道	神经肌肉接头处肌膜	将化学信号转换为电信号
GABA 门控 Cl⁻ 通道	神经元突触处质膜	抑制性突触信号
机械门控阳离子通道	内耳听觉毛细胞 皮肤及内脏器官细胞膜	感受声波振动 感受压力和机械刺激

（aquaporin，AQP），又称水通道蛋白，从而确认了细胞膜上有水转运通道的理论，Agre 因此获得 2003 年诺贝尔化学奖。

1. **水通道的分类**　目前发现哺乳动物水通道蛋白家族已有 13 个成员（AQP0～AQP12），根据功能特性分为三个家族：①经典水通道（orthodox aquaporin）：包括 AQP0、AQP1、AQP2、AQP4、AQP5、AQP6、AQP8，它们的基因结构相似、氨基酸序列 30%～50% 同源，只能通透水；②水甘油通道（aquaglyceroporin）：包括 AQP3、AQP7、AQP9、AQP10，它们除对水分子通透外，对甘油和尿素等中性小分子也具有通透性；③非典型水通道（unorthodox aquaporin）：包括 AQP11、AQP12，与典型 AQP 序列相似性不足 20%，也能转运水分子，其功能有待于进一步研究。

2. **水通道蛋白的结构**　水通道蛋白家族中 AQP1 的结构研究得比较清楚。AQP1 在质膜上是由四个对称排列的圆筒状亚基包绕而成的四聚体，每个亚基（即一个 AQP1 分子）的中心存在一个只允许水分子通过的中央孔，孔的直径约 0.28nm，稍大于水分子直径（图 4-19）。

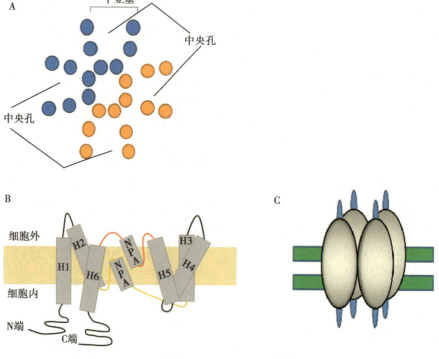

图 4-19　AQP1 拓扑结构模式图

A. 水通道 4 个亚基的中心分别存在中央孔；B. 每个亚基含 6 条穿膜 α 螺旋（H1～H6），两个短 α 螺旋顶对顶位于脂双层中，保守的 NPA 基序含天冬酰胺 - 脯氨酸 - 丙氨酸（Asn-Pro-Ala）；C. 质膜中 4 个亚基组成水通道四聚体。

3. 水通道的转运方向　水通道处于持续开放状态,一个 AQP1 通道蛋白每秒可允许 3×10^9 个水分子通过。水分子的转运不消耗能量,也不受门控机制调控。水分子的移动方向完全由膜两侧渗透压差决定,即从渗透压低的一侧向渗透压高的一侧移动,直至两侧渗透压达到平衡。水通道是水分子在溶液渗透压梯度的作用下穿膜转运的主要途径。

水通道在体液分泌和吸收旺盛的上皮及内皮细胞膜上大量存在,参与人体的多种重要生理功能,如肾脏的尿液浓缩、各种消化液的分泌、体温调节、胃肠道各段对水的吸收、脑脊液的吸收和分泌、泪液和唾液的分泌以及房水循环和眼压调节等。随着对水通道蛋白功能认识的不断深化,水通道正在成为相关疾病的药物治疗靶点而引起重视。

第三节 ｜ 大分子和颗粒物质的胞吞和胞吐作用

小分子物质和离子在膜运输蛋白的介导下进行穿膜运输,但膜运输蛋白不能转运蛋白质、多核苷酸、多糖等大分子和颗粒物质,因而细胞进化出以质膜包裹大分子和颗粒物质进行摄入和排出的运输方式,分别称为胞吞作用(endocytosis)和胞吐作用(exocytosis)。大分子和颗粒物质由膜包围形成囊泡,通过一系列囊泡的形成和融合完成转运,故又称为囊泡运输(vesicular transport)。此转运过程中涉及囊泡的组装、芽生、断裂、移位与融合等耗能过程,也属于主动转运。囊泡运输不仅发生在质膜,胞内各种膜性细胞器(如内质网、高尔基复合体、溶酶体、内体等)之间的物质运输也主要以这种方式进行。所以,囊泡运输对细胞内外物质交换、信息交流均有重要作用。本节主要介绍大分子和颗粒物质通过质膜进行的囊膜运输。

一、胞吞作用

胞吞作用又称内吞作用,是指质膜内陷,包围细胞外物质形成胞吞泡,脱离质膜进入细胞内的转运过程。胞吞涉及营养物质吸收、坏死及衰老细胞清除、抗原提呈及维持内环境稳定等多种功能;某些细菌、病毒、原虫也通过胞吞方式进入细胞。胞吞的形式有多种,根据摄入方式,摄入物质的大小、性质、特异性以及胞内最终去向,可将胞吞作用分为五种主要类型:吞噬、胞饮、受体介导的胞吞、胞膜窝内吞和巨胞饮。

(一) 吞噬作用是细胞摄入颗粒性物质的过程

吞噬作用(phagocytosis)为细胞摄取较大的颗粒物质(无机尘粒、细菌、细胞碎片等)或大分子复合物进入细胞的过程。吞噬发生时质膜下方的微丝发生组装,使局部质膜向外凸出形成伪足,伪足包裹颗粒物形成吞噬体(phagosome)或吞噬泡(phagocytic vesicle)进入细胞("cell eating")。吞噬体直径一般大于 250nm。在吞噬作用的激活过程中,抗体诱发的吞噬作用研究得最为清楚,此种吞噬是特异和有选择性的过程,一般经历:识别接触、内吞、吞噬体与溶酶体融合、降解四个步骤(图 4-20)。首先吞噬细胞通过其膜上的受体(Fcγ 受体或补体 3 受体)特异性识别和结合配体(与病原体结合的 IgG 或补体);Fcγ 受体与 IgG 的结合引起质膜下方局部微丝组装,形成向外凸出的伪足,伪足融合包裹细菌形成吞噬体;吞噬体与质膜分离后在马达蛋白引导下以微管作为轨道,向细胞内部移动,最终与溶酶体融合;溶酶体酶降解吞噬体内物质,形成的多种氨基酸、单糖、单核苷酸及小分子脂类,通过溶酶体膜上的转运蛋白转入胞质,被重新利用参与生物大分子的合成。

动物体内的中性粒细胞、单核细胞及巨噬细胞具有吞噬功能,它们广泛分布在血液和组织中,吞噬入侵的微生物,清除损伤、衰老和凋亡的细胞,如人巨噬细胞每天通过吞噬作用清除约 10^{11} 个衰老的红细胞。所以吞噬作用在机体防御和稳定内环境中发挥重要作用。

(二) 胞饮作用非特异性摄取液相可溶性物质

胞饮作用(pinocytosis)是真核细胞通过小泡的形式不断地、非特异性地摄入细胞外液的过程("cell drinking")。当细胞外环境中某种可溶性物质达到一定浓度时,引起细胞产生胞饮活动。胞饮发生在

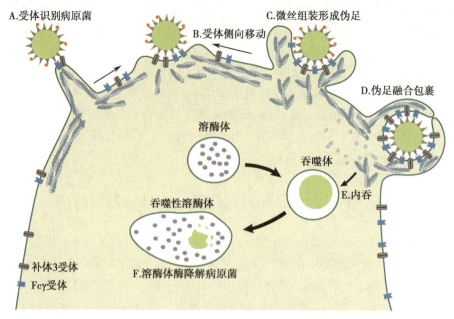

图 4-20 巨噬细胞吞噬病原体模式图

质膜特殊区域,微丝收缩使质膜内陷形成一个小窝,接着形成一个没有蛋白外被包裹的膜性小泡,称为胞饮体(pinosome)或胞饮泡(pinocytic vesicle),直径小于 150nm。根据细胞外物质是否吸附在细胞表面,将胞饮作用分为两种类型:一种是液相内吞(fluid-phase endocytosis),这是一种非特异的固有内吞作用,通过这种作用,细胞把细胞外液及其中的可溶性物质摄入细胞内。另一种是吸附内吞(absorption endocytosis),在这种胞饮作用中,细胞外大分子和/或小颗粒物质吸附在细胞表面(与糖蛋白产生静电作用或与受体结合),因此具有一定的特异性。胞饮泡进入细胞后与内体(endosome)融合,或与溶酶体融合后被降解。但也存在胞饮泡不与溶酶体融合,而是穿过细胞质与另一侧的质膜融合胞吐,这个过程称为胞吞转运(transcytosis)。胞饮作用所造成的质膜损失和细胞外液吞进,由胞吐作用补偿和平衡。

胞饮作用几乎发生在所有类型的真核细胞中,但在能形成伪足和转运功能活跃的细胞中多见,如巨噬细胞、白细胞、毛细血管内皮细胞、肾小管上皮细胞、小肠上皮细胞等。

(三)受体介导的胞吞高效摄取特定物质

动画

受体介导的胞吞(receptor-mediated endocytosis)是细胞通过受体的介导高效选择性摄取细胞外特定大分子物质的过程。有些大分子在细胞外液中的浓度很低,进入细胞需先与膜上特异性受体识别并结合,然后通过膜的内陷形成囊泡,囊泡脱离质膜而进入细胞。这种作用使细胞特异性地摄取细胞外含量很低的成分,而不需要摄入大量的细胞外液,与非特异的胞吞作用相比,受介导的胞吞可使特殊大分子的内化效率增加 1 000 多倍。

1. 有被小窝和有被小泡的形成 细胞膜上有多种配体的受体,如激素、生长因子、酶蛋白、血浆蛋白受体等。受体集中在质膜特定区域,称为有被小窝(coated pit)。有被小窝具有选择受体的功能,该处集中的受体浓度是质膜其他部分的 10~20 倍。体外培养细胞中,有被小窝约占质膜表面积的2%。电镜下有被小窝处质膜向内凹陷,直径约为 50~100nm,凹陷处质膜内表面覆盖着一层毛刺状电子致密物,其中包括网格蛋白和衔接蛋白。

受体介导的胞吞,第一步是细胞外溶质(配体)与有被小窝处的受体结合,形成配体-受体复合物,网格蛋白聚集在有被小窝的胞质侧。有被小窝形成后进一步内陷,与质膜断离后形成有被小泡(coated vesicle)进入细胞(图 4-21)。有被小泡负责将细胞外特异性物质向细胞内转运,其外表面包被有网格蛋白组装成的笼状篮网结构。

网格蛋白(clathrin)也称作成笼蛋白,是一种蛋白复合物,由 3 条重链和 3 条轻链组成。重链为

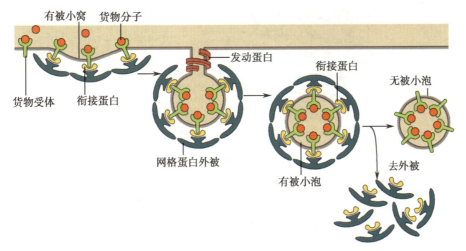

图 4-21　有被小窝与有被小泡和无被小泡的形成

纤维蛋白,分子量为 180kDa,轻链分子量为 35kDa,二者组成二聚体,三个二聚体又形成三腿蛋白复合体(triskelion)(图 4-22),构成蛋白包被的结构单位。三腿蛋白复合体具有自我装配的能力,它们在试管中能自动装配成封闭的篮网结构。网格蛋白的作用主要是牵拉质膜向内凹陷。

在有被小泡的蛋白包被中,还有一种介于网格蛋白与配体-受体复合物之间的衔接蛋白(adaptin),参与包被的形成。目前发现,网格蛋白没有特异性,本身不起捕获特异性货物分子的作用。衔接蛋白既能结合网格蛋白,又能特异性地结合受体胞质面的尾部肽信号(peptide signal),目前发现多种细胞内衔接蛋白,可特异性结合不同的受体,使细胞特异性捕获不同的货物分子(cargo)。

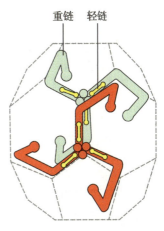

图 4-22　三腿蛋白复合体模式图

2. 无被小泡与内体融合,继而与溶酶体融合　当配体与膜上受体结合后,网格蛋白聚集在膜的胞质侧,通过一些六边形网格转变成五边形网格,促进网格蛋白外被弯曲转变成笼形结构,牵动质膜凹陷。有一种小分子 GTP 结合蛋白——发动蛋白(dynamin),在深陷的有被小窝颈部组装形成环状,水解与其结合的 GTP 后发生构象改变引起颈部溢缩,将有被小泡从质膜上切离下来,形成网格蛋白有被小泡(clathrin-coated vesicle)。一旦小泡从质膜上脱离下来,几秒后就脱去包被变成表面光滑的无被小泡(图 4-21)。网格蛋白分子返回到质膜下方,参与形成新的有被小泡。无被小泡继而与早期内体(early endosome)融合。内体是动物细胞经胞吞作用形成的异质性、高度动态的膜性囊泡,其作用是接收经胞吞作用新摄入的物质,并将其转至溶酶体。内体膜上有 V 型质子泵,将 H^+ 泵入内体中,使腔内 pH 降低(pH 5~6)。内体的低 pH 改变了受体和配体分子的亲和状态,使两者解离。受体与配体分离后,内体以出芽的方式形成运载受体的小囊泡并返回质膜,受体被重新利用参与下一轮的内吞作用。含有内吞物的内体将与溶酶体融合。

动物细胞对许多重要物质的摄取都依赖于受体介导的胞吞,蛋白质(包括生长因子、细胞因子等)、激素,以及铁、维生素 B_{12} 等约 50 种不同的物质通过这种方式进入细胞。流感病毒、冠状病毒和 HIV 也通过这种胞吞途径感染细胞。动物细胞通过受体介导的胞吞摄入所需的大部分胆固醇。

胆固醇是构成生物膜的主要成分,还是合成类固醇激素、维生素 D 和胆酸等的前体物质。胆固醇在肝脏中合成后被组装成低密度脂蛋白(low-density lipoprotein,LDL)在血液中运输。球形 LDL 中的载脂蛋白 ApoB100 是细胞膜上 LDL 受体的配体。正常人每天降解 45% 的 LDL,其中 2/3 经由受体介导的胞吞途径摄入细胞降解(图 4-23)。如果细胞对 LDL 的摄入过程受阻,血浆中胆固醇含量过高易形成动脉粥样硬化,这是家族性高胆固醇血症发生的主要原因。

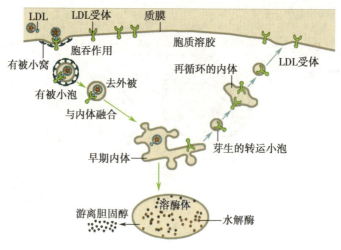

图 4-23 受体介导的 LDL 胞吞过程

受体向有被小窝集中与 LDL 结合,有被小窝凹陷、缢缩形成有被小泡进入细胞;有被小泡迅速脱去外被形成无被小泡;无被小泡与内体融合,内体酸性环境使 LDL 与受体解离;受体经转运囊泡返回质膜被重新利用。含 LDL 的内体与溶酶体融合,LDL 被降解释放出游离胆固醇和脂肪酸被细胞利用。

经典实验:LDL 受体的发现

研究背景

家族性高胆固醇血症(FH)是一种常染色体显性遗传病。患者血浆胆固醇水平异常增高,可达正常值的 6~10 倍,大多数患者发生动脉粥样硬化并死于早发性冠心病。1972 年,美国得克萨斯大学达拉斯医学院的 M. S. Brown 和 J. L. Goldstein 展开了对这种疾病的研究工作。他们推断胆固醇的过量产生是由胆固醇生物合成的调节机制发生缺陷引起的。基于这种假设,他们从正常个体和 FH 患者的皮肤分离出成纤维细胞进行培养,开展胆固醇生物合成调节的研究,并在成纤维细胞上发现了 LDL 受体。对 LDL 受体的鉴定,引发了一系列突破性实验,在随后的研究中 Brown 和 Goldstein 等揭示了受体介导的内吞途径。

实验内容

Brown 和 Goldstein 等首先检测成纤维细胞中 HMG-CoA 还原酶(胆固醇合成的限速酶)的调节作用。在培养正常成纤维细胞的培养基中加入 LDL,检测发现 HMG-CoA 还原酶活性下降,相应成纤维细胞中胆固醇合成水平也降低。而 FH 患者的成纤维细胞在加入 LDL 后,HMG-CoA 还原酶活性无改变,其活性是正常对照组成纤维细胞的 40~60 倍。实验又从细胞培养的第 6 天起,换成无 LDL 的培养基,发现正常对照组 HMG-CoA 还原酶的活性逐渐增高,细胞也合成了更多的胆固醇。相比之下,FH 患者的成纤维细胞对培养基中 LDL 的存在与否无反应。结果表明,正常细胞通过调节 HMG-CoA 还原酶的活性(改变胆固醇的合成量)以适应环境中 LDL 浓度的改变;FH 患者细胞不能感受环境中 LDL 的含量变化,HMG-CoA 还原酶的活性持续保持高水平。

培养基中的 LDL 为什么能够影响培养细胞的 HMG-CoA 还原酶活性? 为了回答这个问题,Brown 和 Goldstein 开始研究细胞和脂蛋白之间的相互作用。他们将放射性 [125]I 标记的 LDL 分别加入正常和 FH 患者的成纤维细胞培养基中,发现正常细胞与标记 LDL 的结合量随着孵育时间的延长而增多,如果再加入额外的未标记 LDL,则减少细胞与标记 LDL 的结合;如果加入其他的脂蛋白,则并不影响正常细胞与标记 LDL 的结合。这一结果表明,LDL 与正常细胞的结合是通过与细胞表面上有限位点的特异相互作用进行的,具有高度的亲和性和特异性。

与正常成纤维细胞的结果相反,FH 患者的细胞几乎没有结合 LDL 的能力。这表明正常成纤维细胞拥有特异的 LDL 受体,而 FH 患者的细胞没有这种受体或受体存在缺陷。Brown 和 Goldstein 得出结论:在 FH 患者细胞观察到的 LDL 结合缺陷可能是 FH 的主要致病原因,外源性 LDL 不能抑制 FH 患者细胞的 HMG-CoA 还原酶,导致产生了过量的胆固醇。另有实验显示,结合到正常成纤维细胞的 LDL 与细胞膜的片段成分有关,表明 LDL 受体是一种细胞表面蛋白。

发表论文

BROWN M S, GOLDSTEIN J L. Familial hypercholesterolemia: defective binding of lipoproteins to cultured fibroblasts associated with impaired regulation of 3-hydroxy-3-methylglutaryl coenzyme A reductase activity. Proc Natl Acad Sci U S A, 1974, 71 (3): 788-792.

后续影响

随着 LDL 受体的鉴定,Brown 和 Goldstein 又证明结合到细胞表面的 LDL 迅速内化并在溶酶体中释放游离胆固醇;在与 R. Anderson 的合作中,他们进一步证实 LDL 受体是在有被小窝处通过胞吞作用内化的。另外,他们也证明 LDL 受体在细胞内与配体解离后再循环到质膜上。实验的最初目的是研究胆固醇生物合成的调节,但最后却阐明了一条真核细胞摄入特定大分子的主要途径。LDL 受体被发现后,极低密度脂蛋白(VLDL)受体和清道夫受体也相继被发现。脂蛋白受体的发现,是脂类代谢研究的里程碑,推动了脂蛋白、载脂蛋白的深入研究。

Brown 和 Goldstein 也因为在胆固醇代谢调节方面作出的重大贡献,于 1985 年获得诺贝尔生理学或医学奖。

(四) 胞膜窖内吞依赖于窖蛋白

在内皮细胞等多种细胞中,还常见一种不依赖于网格蛋白的特殊胞吞泡,电镜下呈细颈瓶状质膜内陷,被称为胞膜窖(caveola)。其直径约 50~80nm,主要在脂筏区形成。在胞膜窖小泡膜的胞质面,由窖蛋白(caveolin,也称小窝蛋白)形成蛋白包被。胞膜窖通常是静态结构,不会轻易从质膜上脱落,但在信号诱导下通过 GTP 酶发动蛋白(dynamin)的收缩以及肌动蛋白丝的组装牵拉,使包裹内吞物的胞膜窖从质膜上缢缩离断。胞膜窖内化形成的运输囊泡可与早期内体融合或彼此融合形成膜窖体,或者通过胞吞转运穿过胞质与另一侧质膜融合,向另一侧细胞外释放内容物,同时也转移膜蛋白和膜脂成分至另一侧膜。胞膜窖可选择性地摄取多种物质,如叶酸、白蛋白、抗体、碱性磷酸酶及病毒(SV40、HPV)等。

(五) 巨胞饮作用

巨胞饮(macropinocytosis)可发生在多种动物细胞,是细胞较大量、非特异性摄取细胞外液及其中大分子及颗粒物质的过程。巨胞饮发生时,质膜下方肌动蛋白微丝组装,使局部形成向细胞表面凸出的杯状褶皱(ruffle),褶皱坍塌回细胞表面,与质膜融合形成了较大的巨内吞泡(macropinosomes),使细胞瞬间出现一次对细胞外液的大量胞饮。巨内吞泡直径通常大于 $0.2\mu m$,其内可包含多种可溶性分子、营养物质及抗原等。巨胞饮作用不是连续发生的,只有在细胞受到细胞外信号(如生长因子、凝集素、病毒、细胞碎片等)刺激时,促使质膜下方肌动蛋白微丝组装,才快速出现这种胞吞作用。对于巨噬细胞和树突状细胞,活跃的巨胞饮是它们捕获外来抗原的主要途径;甲状腺滤泡上皮细胞通过巨胞饮从腺泡腔中摄取甲状腺球蛋白,甲状腺球蛋白经水解后生成甲状腺激素。巨胞饮是细胞的一种降解途径,巨内吞泡与晚期内体或内体性溶酶体融合。

以上五种胞吞作用,除受体介导的胞吞,其余四种都是非网格蛋白介导的胞吞作用(图 4-24)。另外,细胞内还存在不依赖于网格蛋白和窖蛋白的胞吞方式,如通过浮舰蛋白(Flotillin)、ADP-核糖基化因子 6(ARF6)、Ras 同系物家族成员 A(RhoA)、细胞分裂周期蛋白 42(Cdc42)等介导进行内吞。

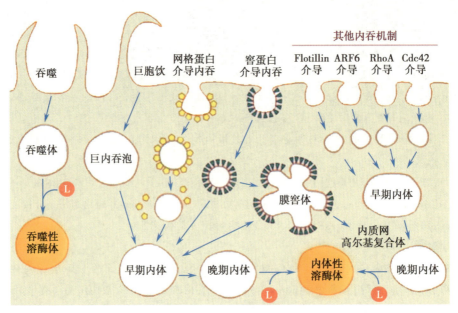

图 4-24 细胞主要的胞吞形式
L:溶酶体。

二、胞吐作用

胞吐作用又称外排作用或出胞作用,指细胞内合成的物质通过囊泡转运至细胞膜,与质膜融合后排出细胞外的过程。与胞吞作用过程相反,胞吐作用是将细胞分泌产生的酶、激素及一些未被分解的物质排出细胞外的重要方式。根据调节方式的不同,胞吐作用分为连续性分泌和调节性分泌两种形式。

(一) 连续性分泌是不受调节的持续不断的细胞分泌

连续性分泌(continuous secretion)又称固有分泌,是指分泌蛋白在糙面内质网合成之后,转运至高尔基复合体,经修饰、浓缩、分选,形成分泌泡,随即被运送至细胞膜,与质膜融合后排出细胞外的过程。这种分泌方式普遍存在于动物细胞,可以不断地更新质膜的膜蛋白和膜脂以及细胞外基质成分。

(二) 调节性分泌是细胞外信号调控的选择性分泌

调节性分泌(regulated secretion)是指分泌蛋白合成后先储存于分泌囊泡中,只有当细胞接受细胞外信号(如激素)的刺激,引起细胞内 Ca^{2+} 浓度瞬时升高,才能启动胞吐过程,使分泌囊泡与质膜融合,将分泌物释放到细胞外。这种分泌方式只存在于分泌激素、酶、神经递质的细胞内。

真核细胞的胞吞和胞吐作用都通过囊泡形式进行,而且转运的囊泡只与特定的靶膜融合,保证了物质定向有序转运。此外,胞吞和胞吐作用受多种分子机制调控,在时间和空间上紧密耦联,保持动态平衡,对质膜成分的更新和维持细胞正常功能活动具有重要作用。

第四节 | 细胞膜物质转运异常与疾病

细胞膜是维持细胞内环境稳定、保持与环境协调的重要结构。膜结构成分的改变和功能异常,往往会导致细胞乃至器官功能紊乱并引起疾病发生。下面介绍几种与转运体蛋白、离子通道和膜受体异常相关的疾病。

一、胱氨酸尿症

胱氨酸尿症(cystinuria)是一种遗传性肾小管上皮细胞膜转运蛋白异常性疾病。肾小管重吸收胱氨酸减少,导致尿液中胱氨酸含量增加,引起尿路内胱氨酸结石形成。目前已确定近端肾小管上皮细胞上的 rBAT 和 BAT1 蛋白是参与转运胱氨酸及二氨基氨基酸(赖氨酸、精氨酸及鸟氨酸)的转运体蛋白,当编码这两种蛋白的基因(SLC3A1 和 SLC7A9)发生突变时,引起转运体蛋白功能缺陷,肾小管对原尿中这 4 种氨基酸重吸收障碍,患者尿液中这些氨基酸水平增高,而在血液中低于正常值。这 4 种氨基酸中只有胱氨酸不易溶于水(pH 5~7 时尿中胱氨酸饱和度为 0.3~0.4g/L),当患者尿液出现大量胱氨酸并超过其饱和度时,胱氨酸从尿液中结晶析出,形成尿路结石。临床主要表现为肾结石引起的肾功能损伤。

二、肾性糖尿

肾性糖尿(renal glycosuria)是指肾小管上皮细胞对葡萄糖重吸收障碍,引起在血糖正常情况下尿中出现葡萄糖。正常情况下葡萄糖经肾小球滤出后,绝大部分在近端肾小管经钠驱动葡萄糖转运体重吸收。患者由于肾小管上皮细胞膜上这种转运葡萄糖的转运体蛋白功能缺陷,致使葡萄糖的重吸收障碍,从而出现糖尿。正常人在近端肾小管重吸收葡萄糖的最大量是 250~350mg/min,当这种重吸收功能降低时就会出现肾性糖尿。

三、囊性纤维化

目前发现一些严重的遗传性疾病是由编码 ABC 转运体蛋白基因突变所引起,其中囊性纤维化(cystic fibrosis,CF)是目前研究最清楚的 ABC 转运体蛋白异常性疾病。CF 患者由于大量黏液阻塞外分泌腺,引起慢性阻塞性肺疾病和胰腺功能不全,主要表现为以下 3 个主要特征:慢性咳嗽、大量黏痰及反复发作的难治性肺部感染;胰腺外分泌不足、长期慢性腹泻吸收不良综合征;汗液高盐。CF 属于常染色体隐性遗传病,在高加索人群中的发病率约为 1/2 000。CF 患者在中国人中罕见。

囊性纤维化是由囊性纤维化跨膜转导调节蛋白(CFTR)基因突变引起的。CFTR 在结构上属于 ABC 转运体家族成员,但却是一种受 cAMP 调节的氯离子通道,广泛表达于呼吸道、胰腺、胃肠道、汗腺和唾液腺等多种分泌型和吸收型细胞的顶部质膜上。与一般的氯离子通道不同,CFTR 的激活是在 cAMP 介导下发生磷酸化,引起通道开放,每分钟向胞外转运约 10^6 个 Cl^-。作为氯离子跨上皮转运通道,CFTR 调节 Cl^- 的转运速度,并通过对其他离子通道的调节作用,参与决定这些部位盐的转运、液体的流动和离子浓度。CF 患者中约 70% 出现 ΔF508 型基因突变,表现为 CFTR 第 508 位氨基酸苯丙氨酸缺失。这种缺失导致蛋白质因折叠错误出现异常结构,异常的 CFTR 有的滞留在内质网很快被降解,不能到达上皮细胞膜表面;有的即使能与细胞膜结合,其半衰期也比野生型短很多,而且在膜上异常的 CFTR 不易激活。有的 CF 患者细胞质膜上完全缺失 CFTR,导致病情非常严重。CFTR 出现功能障碍,一方面导致 Cl^- 向细胞外转运减少,另一方面使上皮 Na^+ 通道(epithelial Na^+ channel,ENaC)活性增强,促进了 Na^+ 的过度吸收,从而伴随水的过度吸收。这样就造成呼吸道表面黏液水化不足,黏度增大,纤毛摆动困难不能向外排出分泌物,易引发黏液阻塞性细菌感染。胰腺、胆管、肠等细胞也存在类似的机制,因而产生相应的临床症状。

四、家族性高胆固醇血症

膜受体除在信号转导过程中起重要作用外,有些在物质穿膜运输中是不可缺少的,膜受体异常会引起被转运物质积累,导致相应疾病发生。

家族性高胆固醇血症(familial hypercholesterolemia)是一种常染色体显性遗传病,患者编码 LDL 受体的基因发生突变,出现 LDL 受体异常。由于细胞不能摄取 LDL,血胆固醇浓度升高,患者会过早发生动脉粥样硬化和冠心病。LDL 受体异常主要包括受体缺乏或受体结构异常。有的患者细胞 LDL 受体数目减少,如重型纯合子患者 LDL 受体只有正常人的 3.6%,他们的血胆固醇浓度比正常人高 6~10 倍,常在 20 岁左右出现动脉粥样硬化。轻型杂合子患者受体数目只有正常人的 1/2,一般在 40 岁前后发生动脉粥样硬化、冠心病。也有一些患者 LDL 受体数目正常,但与 LDL 结合的部位有缺陷,不能与 LDL 结合,或者受体与有被小窝结合的部位缺陷,不能被固定在有被小窝处;有的受体与 LDL 结合、内移均正常,但在内体中不能与 LDL 分离,一同被溶酶体酶降解而不能再循环到细胞膜上。这些都会造成 LDL 受体介导的胞吞障碍,出现持续的高胆固醇血症。

小结

　　细胞膜构成细胞与外界环境的屏障,在维持细胞内环境稳定和多种生命活动中起重要作用。不同类型细胞的细胞膜化学组成基本相同,主要由脂类、蛋白质和糖类组成。膜脂主要包括磷脂、胆固醇和糖脂,它们都属于两亲性分子,在水环境中自动排列成双分子层,构成膜的基本骨架。磷脂含量最多,分为甘油磷脂和鞘磷脂。胆固醇散布在磷脂分子之间,能调节膜的流动性和稳定性。膜糖类通过共价键与脂分子和蛋白结合,分布于质膜的外侧面,参与细胞和环境的相互作用。膜蛋白通过 α 螺旋或 β 片层一次或多次穿膜,称为内在膜蛋白或整合膜蛋白;外在膜蛋白位于膜的两侧,通过静电或氢键与内在膜蛋白或膜脂的极性头部结合;脂锚定蛋白同样分布于膜的两侧以共价键与脂分子结合。细胞膜的主要特性是不对称性和流动性。膜的流动性包括膜脂的流动性和膜蛋白的运动性,膜脂的流动性主要由脂分子侧向运动来体现,与烃链的长短、饱和度及脂分子的性质有关。组成膜脂的烃链越长、饱和度越高,则流动性越差,反之亦然。流动镶嵌模型认为细胞膜是嵌有蛋白质的脂类二维流体,强调了膜的流动性和不对称性,较好地解释了细胞膜的结构和功能特点。脂筏是膜内含有较多鞘磷脂、胆固醇和 GPI 锚定蛋白的微区,与胞吞、信号转导等功能活动密切相关。

　　细胞对小分子和离子的穿膜运输通过简单扩散、通道扩散、易化扩散和主动运输四种方式。前三种为被动运输,动力来自浓度梯度。主动运输由转运体蛋白介导,根据是否直接消耗 ATP,分为 ATP 驱动泵和协同运输两种形式。ATP 驱动泵包括 P 型离子泵、V 型质子泵和 ABC 转运体。前两种只转运离子,后一种主要转运小分子物质。膜运输蛋白分为转运体蛋白和通道蛋白,前者可介导被动运输和主动运输,后者只介导被动运输。协同运输由 Na⁺-K⁺ 泵与转运体蛋白协同作用,间接消耗 ATP 完成物质逆浓度梯度的穿膜转运,可分为同向运输和反向运输。细胞通过胞吞和胞吐作用进行大分子和颗粒物质的囊泡运输。胞吞作用主要分为吞噬作用、胞饮作用、受体介导的胞吞、胞膜窖内吞和巨胞饮五种形式。胞吐作用分为连续性分泌和调节性分泌两种形式。胞吞和胞吐不仅参与物质运输,而且对膜成分的更新和流动具有重要作用。

　　膜结构成分的改变和功能异常,往往导致细胞功能紊乱并引发疾病,如转运体蛋白、离子通道及膜受体异常会引发多种遗传性疾病。正确认识细胞膜的结构与功能,对揭示生命活动的奥秘、探索疾病发生的机制具有重要意义。

(徐　晋)

本章思维导图

本章目标测试

第五章 | 细胞的内膜系统与囊泡转运

内膜系统（endomembrane system）是细胞质中那些在结构、功能及其发生上相互密切关联的膜性结构细胞器的总称。其主要包括：内质网、高尔基复合体、溶酶体、各种转运小泡以及核膜等功能结构（图 5-1）。除此之外，晚近看法认为过氧化物酶体的发生与内质网等有关，为了讲述的方便，同时按照多数学者的习惯划分，我们将该结构放在本章中一并加以介绍和讨论。

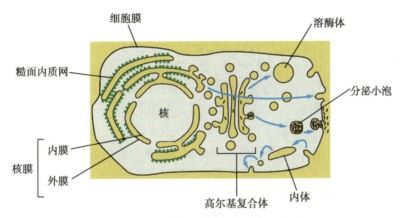

图 5-1　内膜系统在细胞内分布示意图

内膜系统的出现，不仅是真核细胞与原核细胞之间在形态、结构上相互区别的重要标志之一，而且也被认为是细胞在其漫长的历史演化进程中，内部结构不断分化完善，各种生理功能逐渐提高的结果。由此产生、形成了房室性区域化（compartmentalization）效应，使细胞内不同的生理、生化反应过程得以彼此独立、互不干扰地在特定的区域内进行和完成，并有效地增大了细胞内有限空间的表面积，从而极大地提高了细胞整体的代谢水平和功能效率。

第一节 | 内质网

早在 19 世纪末，C. Garnier 在对动物体内具有旺盛分泌活动的唾液腺和胰腺等组织细胞进行光镜观察时就注意到：该类细胞中存在一个呈现为丝条状形态结构的嗜碱性特化区域。这些丝条状的结构，随着动物的生理及细胞活动状态的不同而处于一种动态的变化过程。亦即，当动物严重饥饿或细胞中形成大量酶原颗粒后，丝条状结构减少，甚至消失；当动物进食后或细胞进行活跃的分泌活动时，它又会重新出现。据此，Garnier 将此种结构称为动质（ergastoplasm），并推测，其可能与消化液的合成、分泌有关。

1945 年，K. R. Porter 等通过对动质的电镜观察首次发现：光镜下呈现丝条状的动质结构，实际上是聚集、分布于细胞核附近内质区的一些由小泡、小管相互吻合，彼此连接形成的网状结构。他们根据动质这种特殊的胞内区域分布和电镜结构特征，将其易名为内质网（endoplasmic reticulum，ER）。

1954 年，Porter 和 G. E. Palade 等的研究证实：内质网是一类由大小、形态各异的膜性囊泡所构成的细胞器。此后更多的观察研究资料进一步表明，内质网并非仅仅分布于细胞核的周围，而是常常扩展、延伸至靠近细胞膜；它不仅普遍地存在于几乎所有动物的不同组织细胞类型，同时也常见于各种植物的绝大多数组织细胞之中。

20 世纪 60 年代以前，对内质网的研究主要着重于其在细胞内的分布状况及形态结构方面。之后，同位素标记示踪放射自显影技术、电镜细胞化学和免疫细胞化学等技术的应用，使得对于内质网的功能及与之相关的大分子定位等也有了较为全面的了解。

一、内质网的形态结构与类型

（一）内质网是细胞质内由单位膜围成的三维网状膜系统

内质网广泛分布于除成熟红细胞以外的所有真核细胞的胞质中。内质网以平均膜厚度约 5～6nm 的小管（ER tubule）、小泡（ER vesicle）或扁囊（ER lamina）为其基本"结构单位"（unit structure）。这些大小不同、形态各异的膜性管、泡和扁囊，在细胞质中彼此相互连通，构成了一个连续的膜性三维管网结构系统。在整体结构上，可与高尔基复合体、溶酶体等内膜系统的其他组分移行转换；在功能上则与这些结构密切相关。内质网还可向内延伸，与细胞核外膜直接连通。因而，有学者认为：核膜是在间期细胞中包裹核物质的内质网的一部分。

在不同的组织细胞中，或同一种细胞的不同发育阶段以及不同生理功能状态下，内质网往往会呈现出形态结构、数量分布和发达程度的差别。例如，大鼠肝细胞中的内质网主要是由一组扁平囊泡（5～10 个）层叠排列，并通过它们边缘的小管相互连通而成。这些扁囊的表面附着有很多核糖体颗粒，在连通扁囊的小管周围，经常可见散在的小泡结构（图 5-2A）。在睾丸间质细胞中的内质网则由众多的分支小管或小泡构筑，呈网状结构形式（图 5-2B）。我国学者宋今丹在电镜标本制作过程中，以高锰酸钾处理细胞，在培养的猴肾上皮细胞中观察到内质网以细胞核为中心向周围铺展的全貌性网状结构。后来人们以交联荧光的抗体标记内质网上的标志性蛋白，于荧光显微镜下观察到：在培养的哺乳动物细胞和生活的植物细胞中，内质网通常围绕细胞核向外周铺展延伸到细胞边缘乃至细胞突起中，形成较密集的复杂网状立体结构形态（图 5-2C）。横纹肌细胞中的肌质网（sarcoplasmic reticulum）是光面内质网的一种形态结构存在形式，其在每一个肌原纤维节中连成一网状单位（图 5-2D）。

一般而言，在不同种生物的同类组织细胞中，它们的内质网基本是相似的。然而，在同一组织细胞中，内质网的数量及结构的复杂程度，则往往与细胞的发育进程呈正相关。亦即，与细胞的生长发育相伴，内质网的数量、结构也在逐渐地发生着从少到多、从简单到复杂、从单管少囊的稀疏网状到复管多囊的密集网状的变化。

（二）糙面内质网和光面内质网是内质网的两种基本类型

根据电镜观察的资料，通常把内质网划分为两种基本类型，即所谓的糙面内质网（rough endoplasmic reticulum，RER）和光面内质网（smooth endoplasmic reticulum，SER）。此外，在某些特殊类型的正常细胞或发生了某种病变的细胞中，内质网也可呈现出其他的结构形态。

1. **糙面内质网的主要形态特征是表面有核糖体附着**　糙面内质网又称颗粒内质网（granular endoplasmic reticulum，GER），以其网膜胞质面有核糖体颗粒的附着为主要形态特征，并因此而得名。

在结构形态上，糙面内质网多呈排列较为整齐的扁平囊状（图 5-3）；在功能上，糙面内质网主要与分泌蛋白及多种膜蛋白的合成、加工及转运有关。因此，在具有肽类激素或蛋白分泌功能的细胞中，糙面内质网高度发达；而在肿瘤细胞和未分化细胞中则相对少见。

2. **光面内质网呈表面光滑的管、泡样网状形态结构**　光面内质网也称无颗粒内质网（agranular endoplasmic reticulum，AER）。电镜下呈表面光滑的管、泡样网状形态结构（图 5-4），并常常可见与糙面内质网相互连通。

光面内质网是一种多功能的细胞器。在不同细胞或同一细胞的不同生理时期，其结构形态、胞内空间分布及发达程度差异甚大，并常常表现出完全不同的功能特性。

两种类型的内质网在不同组织细胞中的分布状况各不相同。有的细胞中皆为糙面内质网；有的

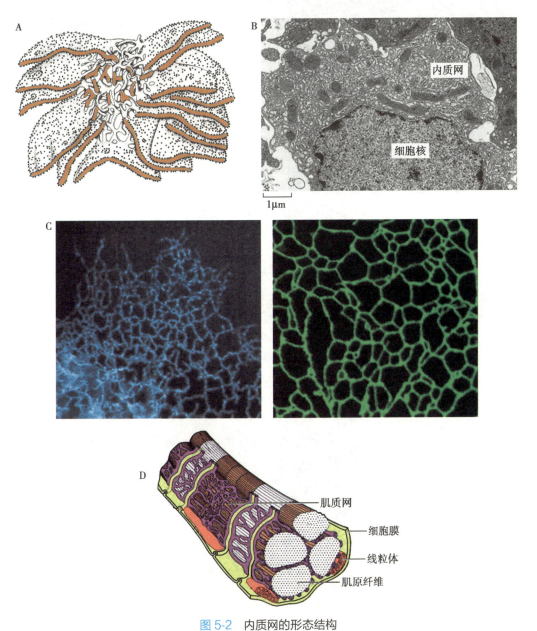

图 5-2　内质网的形态结构

A.大鼠肝细胞内质网形态结构模式图;B.睾丸间质细胞中内质网形态透射电镜图;C.动物细胞(左)、植物细胞(右)中内质网形态结构图(荧光标记内质网);D.横纹肌细胞中肌质网立体结构形态模式图。

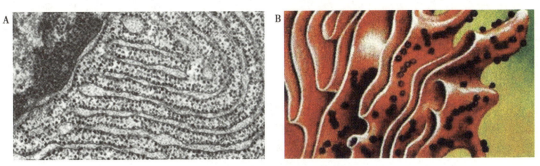

图 5-3　糙面内质网的形态结构

A.糙面内质网透射电镜图;B.糙面内质网立体结构模式图。

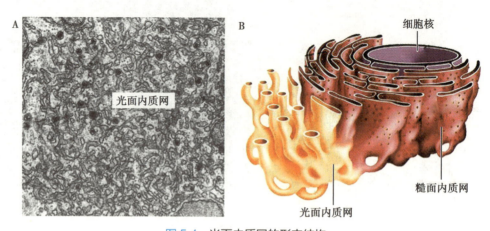

图 5-4 光面内质网的形态结构

A. 光面内质网透射电镜图；B. 光面内质网与糙面内质网结构关系示意图。

细胞中全部为光面内质网；还有些细胞中则是二者以不同的比例共存，并且可以随着细胞发育阶段或生理功能状态的变化而相互发生类型的转换。

（三）某些特殊组织细胞中存在内质网的衍生结构

除上述两种基本形态结构类型的内质网外，在某些特殊组织细胞中还存在着一些由内质网局部分化、衍生而来的异型结构。比如，见于视网膜色素上皮细胞中的髓样体（myeloid body），出现于生殖细胞、快速增殖细胞、某些哺乳动物的神经元和松果体细胞以及一些癌细胞中的环孔片层（annulate lamella）等。这些异型结构亦可被看作是内质网的第三种结构类型形式（图 5-5）。

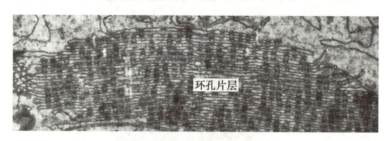

图 5-5 异型内质网环孔片层结构

二、内质网的化学组成

内质网通常可占细胞全部膜相结构组成的 50% 左右，占细胞总体积的 10% 以上，相当于整个细胞质量的 15%～20%。应用超速分级分离的方法，可从细胞匀浆中分离出直径为 100nm 左右的球囊状封闭小泡，称为微粒体（microsome）（图 5-6A）。生化分析及体外实验证明：微粒体不仅包含内质网膜与核糖体两种基本组分，而且可行使内质网的一些基本功能。由此推断：微粒体是细胞匀浆过程中，由破损的内质网碎片所形成的小型密闭囊泡，而非细胞内的固有功能结构组分。通过离心分离技术获得的微粒体包括颗粒型和光滑型两种类型（图 5-6B）。目前，对内质网的化学特征与生理功能的了解和认识，大多是通过对微粒体的生化、生理分析而获得的。

（一）脂类和蛋白质是内质网的主要化学组成成分

同细胞膜等其他膜相结构一样，内质网膜也以脂类和蛋白质为其结构的主要化学组成成分。综合不同动物组织细胞来源的微粒体分析资料显示，内质网膜脂类含量约 30%～40%，蛋白质含量约 60%～70%。在此仅以大鼠肝细胞和胰腺细胞来源的微粒体为例，说明内质网的脂类和蛋白质组成情况。

内质网膜的类脂双分子层组成包括磷脂、中性脂、缩醛脂和神经节苷脂等。其中以磷脂含量最

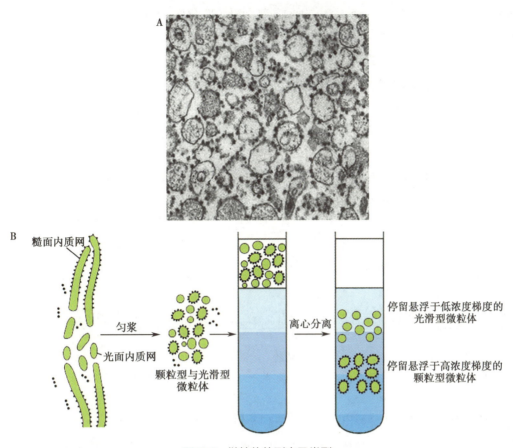

图 5-6　微粒体的形态及类型

A. 从细胞匀浆中分离出的微粒体电镜观察形态图；B. 运用蔗糖浓度梯度离心分离技术可获得颗粒型和光滑型两种不同的微粒体。

多。不同磷脂的百分比含量大致为：卵磷脂 55% 左右，磷脂酰乙醇胺 20%～25%，磷脂酰肌醇 5%～10%，磷脂酰丝氨酸 5%～10%，鞘磷脂 4%～7%。

内质网膜含有的蛋白质及酶类是非常复杂、多样的。在对大鼠肝细胞与胰腺细胞内质网膜蛋白质进行的十二烷基硫酸钠 - 聚丙烯酰胺凝胶电泳（SDS-PAGE）分析研究中，可分别观察到 33 条和 30 条不同的多肽带纹，它们的分子量大小从 15～150kDa 不等。

（二）内质网含有以葡萄糖 -6- 磷酸酶为主要标志性酶的诸多酶系

内质网膜中含有的酶蛋白在 30 种以上。根据它们的功能特性，大致可划分为以下几种类型。

1. **与解毒功能相关的氧化反应电子传递酶系**　主要由细胞色素 P_{450}、还原型烟酰胺腺嘌呤二核苷酸磷酸（NADPH）- 细胞色素 P_{450} 还原酶、细胞色素 b_5、还原型烟酰胺腺嘌呤二核苷酸（NADH）- 细胞色素 b_5 还原酶和 NADH- 细胞色素 c 还原酶等组成。

2. **与脂类物质代谢功能反应相关的酶类**　如脂肪酸 CoA 连接酶、磷脂酸磷酸酶、胆固醇羟基化酶、转磷酸胆碱酶及磷脂转位酶等。

3. **与碳水化合物代谢功能反应相关的酶类**　主要包括葡萄糖 -6- 磷酸酶、β- 葡萄糖醛酸酶、葡萄糖醛酸转移酶和 GDP- 甘露糖基转移酶等。葡萄糖 -6- 磷酸酶被视为内质网的主要标志性酶。

此外尚有参与蛋白质加工转运的多种酶类。表 5-1 列举出目前了解较多的一些内质网膜酶蛋白的分布与定位情况。

（三）网质蛋白是内质网腔中普遍存在的一类蛋白质

网质蛋白（reticuloplasmin）是普遍存在于内质网腔中的一类蛋白质。它们的共同特点是在其多肽链的 C 端均含有一个 KDEL（Lys-Asp-Glu-Leu，即赖氨酸 - 天冬氨酸 - 谷氨酸 - 亮氨酸）或 HDEL

表 5-1　内质网膜中部分酶蛋白的分布与定位

酶	分布与定位
NADH-细胞色素 b_5 还原酶	胞质面
细胞色素 b_5	胞质面
5′-核苷酸酶	胞质面
GDP-甘露糖基转移酶	胞质面
葡萄糖 -6-磷酸酶	网腔面
乙酰苯胺-水解酯酶	网腔面
NADPH-细胞色素还原酶	胞质面
细胞色素 P_{450}	胞质面、网腔面
ATP 酶	胞质面
核苷焦磷酸酶	胞质面
核苷二磷酸酶	网腔面
β-葡萄糖醛酸酶	网腔面

（His-Asp-Glu-Leu，即组氨酸-天冬氨酸-谷氨酸-亮氨酸）的 4 肽驻留信号（retention signal）。网质蛋白可通过驻留信号与内质网膜上相应受体识别结合，从而驻留于内质网腔、不被转运。目前已知的网质蛋白有以下几种。

1. 免疫球蛋白重链结合蛋白　免疫球蛋白重链结合蛋白（immunoglobulin heavy chain-binding protein，BiP）是一类与热激蛋白 70（heat shock protein 70，Hsp70）同源的单体非糖蛋白。它们具有阻止蛋白质聚集或发生不可逆变性，并协助蛋白质折叠的重要作用。

2. 内质蛋白　内质蛋白（endoplasmin）又称葡萄糖调节蛋白 94（glucose regulated protein 94），是一种广泛存在于真核细胞，而且含量十分丰富的二聚体糖蛋白。作为内质网标志性的分子伴侣，被蛋白酶激活后，可参与新生肽链的折叠和转运。而与钙离子的结合，则可能是其所具有的多种重要功能之一。

3. 钙网蛋白　钙网蛋白（calreticulin）具有一个高亲和性和多个低亲和性的钙离子结合位点，表现出许多与肌质网中集钙蛋白（calsequestrin）共同的特性。其在钙平衡调节、蛋白质折叠和加工、抗原呈递、血管发生及细胞凋亡等生命活动过程中发挥重要的生物学功能作用。

4. 钙连蛋白　钙连蛋白（calnexin）是一种钙离子依赖的凝集素样伴侣蛋白。它们能够与未完成折叠的新生蛋白质的寡糖链结合，以避免蛋白质彼此的凝集与泛素化（ubiquitination）；阻止折叠尚不完全的蛋白质离开内质网，并进而促使其完全折叠。

5. 蛋白质二硫键异构酶　存在于内质网腔中的蛋白质二硫键异构酶（protein disulfide isomerase，PDI）可通过催化蛋白质中二硫键的交换以保证蛋白质的正常折叠。

三、内质网的功能

（一）糙面内质网的主要功能是进行蛋白质的合成、加工修饰、分选及转运

许多蛋白质都是在糙面内质网中合成的，包括：①分泌性蛋白质（分泌蛋白），如肽类激素、细胞因子、抗体、消化酶、细胞外基质蛋白等；②膜整合蛋白，如膜抗原、膜受体等；③构成细胞器中的驻留蛋白（retention protein），如定位于糙面内质网、光面内质网、高尔基复合体、溶酶体等各种细胞器中的可溶性驻留蛋白。在此主要以分泌蛋白为例，介绍在糙面内质网进行的蛋白质合成过程，并简要说明膜整合蛋白的嵌插机制。

1. 信号肽引导的分泌蛋白在糙面内质网的合成　细胞中所有蛋白质的合成，皆起始于细胞质基

质中游离的核糖体。分泌蛋白多肽链在其合成起始后不久,随核糖体一起附着于糙面内质网上,不断延伸的多肽链穿过内质网膜直至肽链合成完成。那么,这些在起初阶段游离于细胞质基质中的核糖体是如何附着到内质网膜上去的? 新生的分泌蛋白多肽链又是怎样被转移到内质网腔中的? 研究表明,蛋白质多肽链中的信号肽起重要作用。

（1）信号肽是引导蛋白质多肽链在糙面内质网上合成与穿膜转移的决定因素:根据 G. Blobel 和 D. Sabatini 的信号肽假说（signal hypothesis）,引导蛋白质多肽链在糙面内质网上进行合成的决定因素,是新生肽链 N 端的一段特殊氨基酸序列,即信号肽（signal peptide, signal sequence）。通过对编码信号肽的 DNA、mRNA 序列的分析以及对氨基酸序列的直接分析,均证明:信号肽普遍地存在于所有分泌蛋白肽链的 N 端,是一段由不同数目、不同种类的氨基酸组成的疏水氨基酸序列。

动画

除了信号肽的引导性作用,核糖体与内质网的结合以及肽链穿越内质网膜的转移,还有赖于细胞质基质中信号识别颗粒（signal recognition particle, SRP）的介导和内质网膜上的信号识别颗粒受体（SRP-receptor, SRP-R）以及被称为转运体（translocon, translocator）的易位蛋白质（又称易位子）的协助。这一过程的基本步骤如下。

1）新生分泌蛋白多肽链在细胞质基质中的游离核糖体上起始合成。当新生肽链 N 端的信号肽被翻译后,可立即被细胞质基质中的 SRP 识别、结合。SRP 是由 6 个多肽亚单位和 1 个沉降系数为 7S 的小分子 RNA 构成的复合体（图 5-7A）。其一端结合翻译后的信号肽,另一端则结合于核糖体上,从而形成 SRP-核糖体复合结构,并可使翻译暂时中止,肽链的延长受到阻遏。

2）与信号肽结合的 SRP,识别、结合内质网膜上的 SRP-R,并介导核糖体锚泊附着于内质网膜的转运体上。而 SRP 则从信号肽-核糖体复合体上解离,返回细胞质基质中重复上述过程。此时,暂时被阻遏的肽链延伸又继续进行（图 5-7B）。

SRP-R 是内质网的一种膜整合蛋白。由于该蛋白能够通过与 SRP 的识别而使得核糖体结合附着于内质网上,因此也称为停靠蛋白（docking protein）或船坞蛋白。

3）在信号肽的引导下,合成中的肽链,通过由核糖体大亚基的中央管和转运体共同形成的通道,穿膜进入内质网腔。随之,信号肽序列被内质网膜腔面的信号肽酶切除,新生肽链继续延伸,直至完成而终止。最后,完成肽链合成的核糖体大、小亚基解聚,并从内质网上解离（图 5-7C）。

转运体是糙面内质网膜上的一种亲水的蛋白通道。其外径约为 8.5nm,中央孔直径平均为 2nm。有学者认为:内质网上的转运体是一种动态结构,并以两种可转化的构象形式存在。即当它和信号肽结合时,处于一种开放的活性状态;在蛋白质多肽链被完全转移之后,则转变为无活性的关闭状态（图 5-7C）。

有关转运体的存在及其与蛋白质穿膜转运之间的关系,已经获得有力的实验证据支持。处于蛋白转运功能活性状态下的转运体中央孔道,常常被正在通过的延伸中的多肽链所充塞;用嘌呤霉素（puromycin）处理,使新生的多肽链从核糖体上解离释放下来,可用电生理学方法检测出流过转运体中央孔道的离子流。但是,如果用高盐溶液冲洗,使核糖体从内质网膜上脱落时,转运体即处于关闭状态,也就无法检测到内质网膜上转运体孔道的存在。这表明:核糖体的结合,是转运体孔道开放所必需的条件。

转运体是新生分泌蛋白多肽链合成时进入内质网腔的通道,在哺乳动物,其主要是由 Sec61 组成的异源三聚体复合结构;而位于内质网膜上的反向转运体（retrotranslocon）能够利用内质网相关蛋白质降解（ER-associated protein degradation, ERAD）机制将内质网腔中的错误折叠蛋白转运到细胞质溶质。

肽链穿过内质网的转移机制及与之相关的信号肽、SRP、SRP-R 及转运体的相互作用如图 5-7 所示。

（2）新生多肽链的折叠与装配:多肽链的氨基酸组成和排列顺序,决定了蛋白质的基本理化性质;而蛋白质功能的实现,却直接依赖于多肽链依其特定的方式盘旋、折叠所形成的高级三维空间结

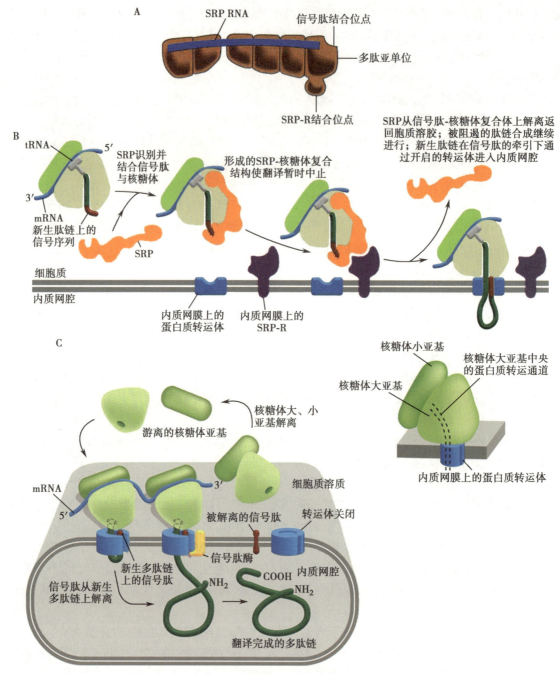

图 5-7 信号肽介导核糖体附着于内质网与新生肽链穿膜转移过程示意图

A. SRP 结构示意图;B. 核糖体的附着与肽链的合成延伸;C. 转运体与肽链的穿膜转移。

构。内质网为新生多肽链的正确折叠和装配提供了有利的环境。

在内质网腔中,丰富的氧化型谷胱甘肽(GSSG)是多肽链上半胱氨酸残基之间二硫键形成的必要条件;附着于网膜腔面的蛋白二硫键异构酶,则使得二硫键的形成及多肽链的折叠速度大大地加快。

存在于内质网中的免疫球蛋白重链结合蛋白、内质蛋白、钙网蛋白及钙连蛋白等,均能够与折叠错误的多肽和尚未完成装配的蛋白亚单位识别结合,并予以滞留,同时还可促使它们重新折叠、装配与运输。因此将这类能够帮助多肽链转运、折叠和组装的结合蛋白称作分子伴侣(molecular chaperone)——因它们虽然能够通过与多肽链的识别结合来协助其折叠组装和转运,但它们本身却并不参与最终产物的形成而得名。分子伴侣的共同特点是在其 C 端有 KDEL 驻留信号肽,它们能够和内质网膜上的相应受体结合而驻留于网腔(不被转运出去)。正因为这样,因此普遍认为:分子伴侣也是细胞内蛋白质质量监控的重要因子。内质网腔内未折叠蛋白的积聚,可通过未折叠蛋白反应(unfolded protein response,UPR)使内质网分子伴侣表达升高,从而有利于蛋白质的正确折叠和组装。关于 UPR 的机制,目前认为内质网腔内积聚的未折叠蛋白,通过活化具有激酶性质的内质网跨膜蛋白等级联反应,促进 UPR 特异性转录因子与编码内质网分子伴侣基因的启动子结合而上调其表达。

（3）蛋白质的糖基化:所谓糖基化(glycosylation),是指单糖或者寡糖与蛋白质之间通过共价键的结合形成糖蛋白的过程。由附着核糖体(膜结合核糖体)合成并经由内质网转运的蛋白质,其中大多数都要被糖基化。发生在糙面内质网中的糖基化主要是寡糖与蛋白质天冬酰胺残基侧链上氨基基团的结合,所以亦称为 N-连接糖基化(N-linked glycosylation)。催化这一过程的糖基转移酶是定位于糙面内质网网膜的一种整合膜蛋白。

动画

发生在内质网中的蛋白质 N-连接糖基化修饰,均开始于一个共同的前体——一种由 N-乙酰葡萄糖胺、甘露糖和葡萄糖组成的 14 寡糖。寡糖首先与内质网膜中的嵌入脂质分子磷酸多萜醇(dolichol)连接并被其活化,然后在糖基转移酶的催化下转移连接到新生肽链中特定三肽序列 Asn-X-Ser 或 Asn-X-Thr(X 代表除 Pro 之外的任何氨基酸)的天冬酰胺残基上。

（4）蛋白质的胞内运输:由附着核糖体合成的各种分泌蛋白,经过在糙面内质网中的修饰、加工后,最终被内质网膜包裹,并以"出芽"的方式形成膜性小泡而转运。经由糙面内质网的蛋白质胞内运输主要有两条途径:第一条途径是经过在内质网腔的糖基化等作用,以转运小泡的形式进入高尔基复合体,进一步加工浓缩并最终以分泌颗粒的形式被排吐到细胞之外。这也是最为普遍和最为常见的蛋白分泌途径。第二条途径仅见于某些哺乳动物的胰腺外分泌细胞,其大致过程是:来自糙面内质网的分泌蛋白以膜泡形式直接进入一种大浓缩泡,进而发育成酶原颗粒,然后被排出细胞。通过上述两条不同途径,可见蛋白质分泌的共同特点,即所有分泌蛋白的胞内运输过程,始终是以膜泡形式完全隔离于细胞质基质进行转运的。

2. 信号肽引导的穿膜驻留蛋白插入转移的可能机制　穿膜驻留蛋白,尤其是多次穿膜蛋白的插入转移,远比可溶性分泌蛋白的转移过程更为复杂。

（1）单次穿膜蛋白插入转移的机制:单次穿膜蛋白插入内质网膜有两种可能的机制。

一是新生肽链共翻译插入(cotranslation insertion)机制。此机制比较简单。一些新生的单次穿膜驻留蛋白既含有位于肽链 N 端的起始转移信号肽,同时还含有存在于多肽链中的一段由特定氨基酸序列组成的疏水区段——停止转移序列(stop transfer sequence)。该序列与内质网膜有极高的亲和性,可与内质网膜脂双层结合。在由信号肽引导的肽链转移过程中,当停止转移序列进入转运体并与其相互作用时,转运体即由活性状态转换为关闭状态而终止肽链的转移;N 端起始转移信号肽从转运体上解除释放;停止转移序列形成单次跨膜 α 螺旋结构区,使得蛋白肽链的 C 端滞留于细胞质一侧。

二是由内信号肽(internal signal peptide)介导的内开始转移肽(internal start-transfer peptide)插入转移机制。所谓内信号肽,即位于多肽链中间的信号肽序列。内信号肽具有与 N 端信号肽同样的功能。随着合成肽链的延长,当内信号肽序列被合成并到达转运体时,即被保留在类脂双分子层中,成为单次跨膜的 α 螺旋结构。在由内信号肽引导的插入转移过程中,插入的内开始转移肽能够以方向不同的两种形式进入转运体。如果内信号肽疏水核心 N 端比其 C 端有更多的带正电荷的氨基酸,这时插入的方向为 C 端进入内质网腔面;反之则其插入方向相反(图 5-8)。

（2）多次穿膜蛋白插入转移的机制:多次穿膜蛋白的插入转移过程虽然远比单次跨膜蛋白复杂得多,但是其基本机制是大致相同的。在多次穿膜蛋白肽链上,常常有两个或者两个以上的疏水性开始转移肽结构序列和停止转移肽结构序列。一般认为,多次跨膜蛋白是以内信号肽作为其开始转移信号的。

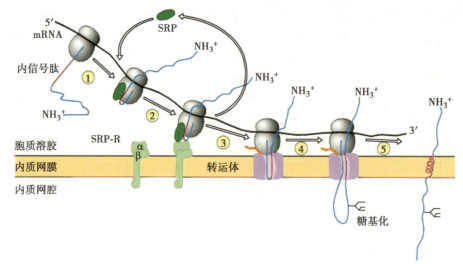

图 5-8　具有内信号肽的单次穿膜蛋白的插入转移示意图

经典实验:信号肽假说

研究背景

　　20世纪50年代的研究表明,分泌蛋白是由膜结合核糖体(附着核糖体)合成的,并在其合成的过程中发生了穿膜转移。然而,当时无法解释的现象是:为什么合成分泌蛋白的核糖体是膜结合型的核糖体,而合成胞质蛋白的核糖体却不与膜结合。为了解释这一现象,G. Blobel 和 D. Sabatini 于1971年提出假说,认为:①将要在膜结合核糖体上进行翻译的 mRNA,在其翻译起始位点的3′端含有一些独特的密码子;②如此,在翻译形成的多肽链的氨基末端,会添加上一段独特的序列(即信号肽);③这段信号肽能够使核糖体附着于膜上。1975年,Blobel 和 B. Dobberstein 报道的一系列实验结果为上述观点提供了重要证据。他们对上述观点进行补充后,最终形成了"信号肽学说"。

实验内容

　　研究表明,骨髓瘤是一种 B 淋巴细胞肿瘤,能够大量分泌免疫球蛋白(因此常被用作研究分泌蛋白的模型)。C. Milstein 实验室的研究显示,对免疫球蛋白轻链的 mRNA 进行体外翻译所得到的蛋白质,其氨基末端比细胞分泌的免疫球蛋白轻链多了约20个氨基酸。该结果提示,这些氨基酸可能介导了核糖体与膜的结合。为验证这一假设,Blobel 和 Dobberstein 利用骨髓瘤细胞,对膜结合核糖体合成轻链的过程进行了研究。

　　正如所料,利用游离核糖体在体外翻译轻链 mRNA 所生成的蛋白质,其分子量大于细胞所分泌的轻链蛋白;而利用骨髓瘤细胞中的膜结合核糖体对该轻链 mRNA 进行体外翻译,所生成的蛋白质则与细胞分泌的轻链蛋白大小相同。他们进一步的研究表明,膜结合核糖体合成的轻链蛋白能够抵抗蛋白酶的消化作用,而且合成的轻链蛋白与微粒体结合在一起,这提示,由核糖体合成的轻链蛋白可能已经被转运到了微粒体中。

　　上述结果表明,在新合成的多肽链的穿膜转运过程中,其氨基末端的信号肽被微粒体中的蛋白酶切割去除。这些结果在细节上对信号肽假说进行了补充。正如 Blobel 和 Dobberstein 所述,信号肽假说的基本观点是:对于编码穿膜转移蛋白质的 mRNA 而言,其起始密码子的下游紧邻着一段独特的编码序列(编码信号肽)。

发表论文

BLOBEL G, DOBBERSTEIN B. Transfer of proteins across membranes. I. Presence of proteolytically processed and unprocessed nascent immunoglobulin light chains on membrane-bound ribosomes of murine myeloma. J Cell Biol,1975,67（3）:835-851.

后续影响

继 Blobel 提出信号肽引导核糖体结合到内质网的信号肽假说之后,相继于新合成的细胞核蛋白质中鉴定出核输入信号（nuclear import signal）,也称为核定位信号（nuclear localization signal,NLS）,以及过氧化物酶体引导信号（peroxisomal targeting signal,PTS）、蛋白质中的转运肽（transit peptide/transit sequence）等。正是由于蛋白多肽中这些信号序列的差异,最终决定了蛋白质合成起始后继续合成的不同形式和各自的运输途径及去向,由此提出了决定细胞内蛋白质（包括游离核糖体合成蛋白、膜结合核糖体合成蛋白）去向的分拣信号（sorting signal）。这些内容构成了真核细胞内蛋白质合成、分选及运输的现代细胞生物学基础。

鉴于信号肽假说不仅在分泌蛋白向内质网转移的过程中得到了印证,也为理解蛋白质向细胞内其他膜性结构定向转运的机制提供了理论支持,Blobel 也因此荣膺 1999 年的诺贝尔生理学或医学奖。

3. 糙面内质网是蛋白质分选的起始部位　蛋白质的合成都是从胞质中的游离核糖体上开始的,如果待合成蛋白质 N 端无信号肽,那么它们将继续在胞质中的游离核糖体上合成,直至合成结束。通过这种方式合成的胞内蛋白包括:①非定位分布的细胞质溶质驻留蛋白;②定位性分布的胞质溶质蛋白,它们同其他成分一起装配形成特定的复合体(或细胞器),如中心粒及中心粒周围物质;③细胞核中的核蛋白（nucleoprotein）,如构成染色质的组蛋白、非组蛋白及核基质蛋白等,它们通过核孔复合体转运入核;④线粒体、质体等半自主性细胞器所必需的核基因组编码蛋白。

一旦待合成蛋白的 N 端有信号肽序列,通过信号肽,在翻译的同时进入内质网,然后经过各种加工和修饰,使不同去向的蛋白质带上不同的标记,最后经过高尔基复合体反面网络进行分拣,包装到不同类型的小泡,并运送到目的地,包括内质网、高尔基复合体、溶酶体、细胞质膜、细胞外和核膜等。该过程称为蛋白质分选。因此,信号肽被视为蛋白质分选的初始信号。从附着核糖体合成蛋白质角度来看,可以说糙面内质网是蛋白质分选的起始部位。

除信号肽等信号序列外,信号斑（signal patch）也是重要的蛋白质分选转运信号。信号斑是指新生蛋白质多肽链合成后折叠时,在其表面由特定氨基酸序列形成的三维功能结构。其与信号肽的区别是:①构成信号斑的氨基酸残基（或序列片段）往往相间排列存在于蛋白质多肽链中,彼此相距较远;②在完成蛋白质的分拣、转运引导作用后通常不会被切除而得以保留;③信号斑可识别某些以特异性糖残基为标志的酶蛋白,并指导它们的定向转运。

（二）光面内质网是作为胞内脂类物质合成主要场所的多功能细胞器

光面内质网是细胞内脂类合成的重要场所。然而,不同细胞类型中的光面内质网,因其化学组成上的某些差异及所含酶的种类不同,常常表现出完全不同的功能作用。

1. 光面内质网参与脂质的合成和转运　脂类合成是光面内质网最为重要的功能之一。经由小肠吸收的脂肪分解物甘油、甘油一酯和脂肪酸,进入细胞之后,在内质网中可被重新合成为甘油三酯。一般认为,在光面内质网合成的脂类常常会与糙面内质网来源的蛋白质结合形成脂蛋白,然后经由高尔基复合体分泌出去。比如,在正常肝细胞中合成的低密度脂蛋白（low-density lipoprotein,LDL）和极低密度脂蛋白（very low-density lipoprotein,VLDL）等物质,被分泌后可携带、运输血液中的胆固醇和甘油三酯以及其他脂类到脂肪组织。如果阻断脂蛋白经由高尔基复合体的运输途径,就会造成脂类在内质网中的积聚,引起脂肪肝。

在类固醇激素分泌旺盛的细胞,其发达的光面内质网中存在着与类固醇代谢密切相关的关键酶。这说明,脂肪的合成、类固醇的代谢是在光面内质网中进行的。

除线粒体特有的两种磷脂外,细胞所需的全部膜脂几乎都是由内质网合成的。内质网脂质合成的底物来源于细胞质基质;催化脂质合成的相关酶类是定位于内质网膜上的膜镶嵌蛋白;脂质合成起始并完成于内质网膜的胞质侧,其主要过程是如下。

（1）脂酰基转移酶（acyltransferase）催化脂酰辅酶 A（acyl-CoA）与甘油 -3- 磷酸反应,把 2 个脂肪酸链转移、结合到甘油 -3- 磷酸分子上形成磷脂酸（phosphatidic acid）。

（2）在磷酸酶的作用下,磷脂酸去磷酸化生成 1,2- 甘油二酯。

（3）再由胆碱磷酸转移酶（choline phosphotransferase）催化,在 1,2- 甘油二酯上添加结合一个极性基团,最终形成由一个极性头部基团和两条脂肪酸链疏水尾部构成的两亲性脂类分子。

通过以上过程合成的极性甘油二酯两亲性脂类物质,借助翻转酶（flippase）的作用,很快被转向内质网腔面;最终再被输送到其他的膜上。

就目前所知,脂质由内质网向其他膜结构的转运主要有三种形式:一是以出芽小泡的形式转运到高尔基复合体、溶酶体和质膜;二是以水溶性的磷脂交换蛋白（phospholipid exchange protein,PEP）作为载体,与之结合形成复合体进入细胞质基质,通过自由扩散,到达缺少磷脂的线粒体和过氧化物酶体膜上;三是通过膜接触位点（membrane contact site,MCS）,即内质网与其他细胞器（如线粒体等）之间由拴系蛋白（tethering protein）所构成的蛋白质复合体结构,提供了脂质等物质的运输途径。

2. 光面内质网参与糖原的代谢　内质网参与了糖原的分解过程。肝细胞中光面内质网上存在与碳水化合物代谢反应功能相关的酶类,主要包含葡萄糖 -6- 磷酸酶、β- 葡萄糖醛酸酶、葡萄糖醛酸转移酶和 GDP- 甘露糖基转移酶等。在肝细胞光面内质网胞质面附着的糖原颗粒可被糖原磷酸化酶（glycogen phosphorylase）降解,形成葡萄糖 -1- 磷酸,然后在细胞质溶胶中的磷酸葡萄糖变位酶（phosphoglucomutase）的作用下转化为葡萄糖 -6- 磷酸。最后,被光面内质网腔面上的葡萄糖 -6- 磷酸酶催化,发生去磷酸化;去磷酸化后的葡萄糖,更易于透过脂质双层膜,然后经由内质网被释放到血液中。

至于内质网是否也参与了糖原的合成过程,目前还存在着截然不同的两种观点。认为内质网参与糖原合成的观点指出:在肝细胞中,糖原颗粒常与光面内质网伴存,当糖原颗粒量多时,光面内质网被遮盖而不易辨认;在动物被禁食几天后,糖原减少,光面内质网明显,提示糖原的合成似与光面内质网有关。但另一些研究发现,光面内质网上无催化糖原合成的糖原合酶（glycogen synthase）,糖原合酶的功能是催化尿苷二磷酸葡萄糖（UDPG）中的葡萄糖基与糖原引物的非还原端分支上的葡萄糖基聚合,从而延长糖链;UDPG 并不与内质网膜结合,而是结合在糖原颗粒上。此外,如果把 UDPG 加到引物糖原上,便可参与糖原的合成。这说明糖原的合成与光面内质网无关。

3. 光面内质网是细胞解毒的主要场所　肝脏是机体中外源性、内源性毒物及药物分解解毒的主要器官组织。肝脏的解毒作用主要由肝细胞中的光面内质网完成。在肝细胞光面内质网上,含有丰富的氧化及电子传递酶系,包括细胞色素 P_{450}、NADPH- 细胞色素 P_{450} 还原酶、细胞色素 b_5、NADH- 细胞色素 b_5 还原酶、NADPH- 细胞色素 c 还原酶等。其解毒的基本机制是:在电子传递的氧化还原过程中,通过催化多种化合物的氧化或羟化,一方面,使得毒物、药物的毒性作用被钝化或者破坏;另一方面,则由于羟化作用而增强了化合物的极性,使之更易于排泄。当然,这种氧化作用也可能会使某些物质的毒性增强。

内质网电子传递链与线粒体电子传递链的不同之处是:其一,链的组成比线粒体短;其二,它所催化的反应,实质上都是在作用物分子中加入一个氧原子。因此,有学者也把内质网电子传递链酶系称作羟化酶或单加氧酶（monooxygenase）系,还有学者称之为混合功能氧化酶（mixed function oxidase）。

4. 光面内质网是肌细胞 Ca^{2+} 的储存场所　在肌细胞中,十分发达的光面内质网特化为一种特殊的结构——肌质网。

通常状况下,肌质网网膜上的 Ca^{2+}-ATP 酶把细胞质基质中的 Ca^{2+} 泵入网腔储存起来;当受到神经冲动的刺激或者细胞外信号物质的作用时,即可引起 Ca^{2+} 向细胞质基质的释放。

在肌质网腔中存在的钙结合蛋白浓度为 30～100mg/ml;每个钙结合蛋白分子可与 30 个左右的

动画

NOTES

Ca^{2+} 结合,这就使得内质网中的 Ca^{2+} 浓度高达 3mmol/L。内质网中高浓度的 Ca^{2+} 和钙离子结合蛋白的存在,还能够阻止内质网运输小泡的形成。这说明,Ca^{2+} 浓度的变化,可能对运输小泡的形成具有一定的调节作用。

5. 光面内质网与胃酸、胆汁的合成及分泌密切相关　在胃壁腺上皮细胞中,光面内质网可使 Cl^- 与 H^+ 结合生成 HCl;在肝细胞中,光面内质网不仅能够合成胆盐,而且可通过葡萄糖醛酸转移酶的作用,使非水溶性的胆红素颗粒形成水溶性的结合胆红素。

(三) 内质网应激

内质网是有极强稳态系统的膜性细胞器。各种生理、病理条件,如缺氧、氧化应激、病毒感染、营养不足、化学药物等均可扰乱内质网稳态,导致内质网内 Ca^{2+} 平衡紊乱、未折叠或错误折叠蛋白在内质网腔中积累聚集,形成内质网应激(endoplasmic reticulum stress,ERS)。适度的内质网应激有利于细胞在外界刺激下恢复细胞的内稳定,是真核细胞的一种自我保护性反应,而长时间或严重的内质网应激会引起内质网功能受损,导致细胞凋亡。

内质网应激主要激活三条信号通路:未折叠蛋白反应、内质网超负荷反应(ER overload response,EOR)和固醇调节级联反应(sterol regulatory cascade)。前两者均是蛋白质加工紊乱所致,固醇调节元件结合蛋白(SREBP)的激活则是在内质网表面合成的胆固醇损耗所致。

目前研究发现内质网应激与多种疾病相关,例如动脉粥样硬化、非酒精性脂肪性肝病、溃疡性结肠炎、糖尿病、心血管疾病、骨质疏松症、肿瘤、神经退行性疾病如阿尔茨海默病和帕金森病等。

第二节 ｜ 高尔基复合体

1898 年,意大利学者 C. Golgi 用银染技术对猫头鹰脊髓神经节进行光镜观察时首次发现:在细胞核周围的细胞质基质中,存在一种嗜银的网状结构,并称之为内网器(internal reticular apparatus)。此后,在多种细胞中也相继发现了类似的结构。后来的学者为了纪念高尔基,就用高尔基体(Golgi body)取代了内网器这一名称。

20 世纪 50 年代,随着电子显微镜及其超薄切片技术的应用和发展,不仅证明了高尔基体的真实存在,而且使得人们对其有了新的、更为深入和清楚的认识;并根据高尔基体在电镜下的亚显微形态结构特点,将之更名为高尔基复合体(Golgi complex)。

一、高尔基复合体的形态结构

(一) 高尔基复合体是由三种不同类型的膜性囊泡组成的细胞器

电镜观察表明,高尔基复合体是一种膜性的囊、泡结构复合体。在其整体形态上,不同囊、泡具有明显的极性分布特征。据此,将高尔基复合体划分为三个组成部分(图 5-9)。

1. 扁平囊泡　现统称为潴泡(cisterna),是高尔基复合体中最具特征的主体结构组分。通常,每 3～8 个略呈弓形弯曲的扁平囊泡整齐地排列层叠在一起,构成高尔基复合体的主体结构——高尔基体堆(Golgi stack)。呈扁平状的高尔基潴泡囊腔宽约 15～20nm;相邻囊间距 20～30nm。其凸面朝向细胞核,称为顺面(cis-face)或形成面(forming face);凹面侧向细胞膜,称作反面(trans-face)或成熟面(mature face)。形成面膜厚约 6nm,与内质网膜厚度相近;成熟面膜厚约 8nm,与细胞膜厚度相近。

2. 小囊泡　现统称为小泡(vesicle),聚集分布于高尔基复合体形成面,是一些直径为 40～80nm 的膜泡结构,包括两种类型:相对较多的一类为表面光滑的小泡;较少的一类是表面有绒毛样结构的有被小泡(coated vesicle)。一般认为这些小型囊泡是由其附近的糙面内质网芽生、分化而来,并通过这种形式把内质网中的蛋白质转运到高尔基复合体中。因此,也被称作运输小泡(transport vesicle)。它们可通过相互融合,形成扁平状高尔基潴泡。一方面完成了从内质网向高尔基复合体的物质转运;另一方面,也使扁平状高尔基潴泡的膜结构及其内含物不断地得以更新和补充。

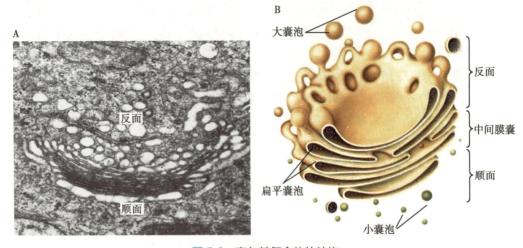

图 5-9　高尔基复合体的结构
A. 高尔基复合体透射电镜图；B. 高尔基复合体结构模式图。

3. **大囊泡**　现统称为液泡（vacuole），直径为 0.1～0.5μm，是见于高尔基复合体成熟面的分泌小泡（secretory vesicle）。系由扁平状高尔基潴泡末端膨大、断离而形成。不同分泌小泡在电镜下所显示的不同电子密度，可能是它们不同成熟程度的反映。

（二）高尔基复合体具有显著的极性

无论是常规的电镜观察图像，还是应用重金属选择性浸染新技术结合多角度观察、拍摄图像重组的高尔基复合体三维结构模型以及单克隆抗体免疫电镜技术的研究，均显示高尔基复合体具有明显的极性形态结构特征。

构成高尔基复合体主体的潴泡，从形成面到成熟面可呈现为典型的扁平囊状、管状或管、囊复合形式等不同的结构形态；各层膜囊的标志化学反应及其所执行的功能亦不尽相同。因此，现在一般将高尔基复合体膜囊层依次划分为顺面高尔基网（cis-Golgi network）、高尔基中间膜囊（medial Golgi stack）和反面高尔基网（trans-Golgi network）等三个具有其各自功能结构特征的组成部分（图 5-10）。

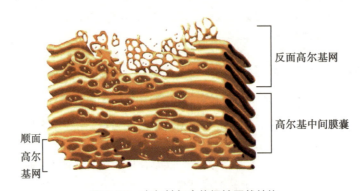

图 5-10　高尔基复合体极性网状结构

顺面高尔基网靠近内质网一侧，呈连续分支的管网状结构，显示嗜锇反应的化学特征。一般认为，该结构区域的功能有两个：第一是分选来自内质网的蛋白质和脂类，并将其大部分转入到高尔基中间膜囊，小部分重新送返内质网而成为驻留蛋白；第二是进行蛋白质修饰的 *O*-连接糖基化以及穿膜蛋白在细胞质基质侧结构域的酰基化。所谓 *O*-连接糖基化与发生在内质网中的 *N*-连接糖基化不同，其寡糖连接部位是蛋白质多肽链中**丝氨酸**等氨基酸残基侧链的 OH 基团。

高尔基中间膜囊是位于顺面高尔基网和反面高尔基网之间的多层间隔囊、管结构复合体系。除与顺面高尔基网相邻的一侧对 NADP 酶反应微弱外，其余各层均有较强的反应。中间膜囊的主要功能是进行糖基化修饰和多糖及糖脂的合成。

反面高尔基网朝向细胞膜一侧,其形态结构和化学特性上具有不同细胞间的差异性和多样性。该结构的主要功能是对蛋白质进行分选,最终使得经过分选的蛋白质,或被分泌到细胞外,或被转运到溶酶体。另外,某些蛋白质的修饰作用也是在此进行和完成的。比如蛋白质酪氨酸残基的硫酸化、半乳糖 α-2,6 位的唾液酸化及蛋白质的水解等。

(三) 高尔基复合体在不同的组织细胞中呈现不同的分布形式

高尔基复合体在不同的组织细胞中具有不同的分布特征。例如,在神经细胞中的高尔基复合体一般围绕细胞核分布;在输卵管上皮、肠上皮黏膜、甲状腺和胰腺等具有生理极性的细胞中,其常常在细胞核附近趋向于一极分布;在肝细胞中,则沿胆小管分布在细胞边缘;在精、卵等少数特殊类型的细胞和绝大多数无脊椎动物的某些细胞中,可见到高尔基复合体呈分散的分布状态。另有研究结果显示,在非极性的动物间期细胞中,高尔基复合体往往位于中心粒附近。如果用秋水仙碱处理细胞,高尔基复合体会失去原有的典型结构特征,并出现弥散性分布;去除秋水仙碱后,其又能够很快恢复到原来的结构和分布状态。这表明:高尔基复合体在中心粒附近的分布与微管相关。

此外,高尔基复合体的数量和发达程度,也因细胞的生长、发育分化程度和细胞的功能类型不同而存在较大的差异,并且会随着细胞的生理状态而变化。一般而言,在分化发育成熟且具有旺盛分泌功能活动的细胞中,高尔基复合体较为发达。

二、高尔基复合体的化学组成

(一) 脂类是高尔基复合体膜的基本成分

作为一种膜性结构细胞器,高尔基复合体结构最基本的化学组分是脂类。从大鼠肝细胞分离的高尔基复合体,其脂类总含量约为 45%;大量的分析资料表明,高尔基复合体膜的脂类成分含量介于质膜与内质网膜之间(表 5-2)。

表 5-2 高尔基复合体膜、质膜和内质网膜的脂类及其含量对比 单位:%

膜的类型	脂类及其含量					
	总脂含量	磷脂酰乙醇胺	卵磷脂	神经鞘磷脂	磷脂酰丝氨酸	胆固醇
质膜	40	34.4	32.0	19.2	4.6	0.51
高尔基复合体膜	45	36.5	31.4	14.2	4.7	0.47
内质网膜	61	35.8	47.8	3.4	5.6	0.12

(二) 高尔基复合体含有以糖基转移酶为标志的多种酶蛋白体系

在细胞不同结构区域中,酶的分布种类及含量,往往反映着该结构区域的主要功能特性。一般认为,糖基转移酶(glycosyltransferase)是高尔基复合体中最具特征的酶。它们主要参与糖蛋白和糖脂的合成。

同时,在高尔基复合体中还存在着一些其他重要的酶类,它们是:①包括 NADH-细胞色素 c 还原酶和 NADPH-细胞色素还原酶的氧化还原酶类;②以 5′-核苷酸酶、腺苷三磷酸酶、硫胺素焦磷酸酶为主体的磷酸酶类;③参与磷脂合成的溶血卵磷脂酰基转移酶和磷酸甘油磷脂酰转移酶;④由磷脂酶 A_1 与磷脂酶 A_2 组成的磷脂酶类;⑤酪蛋白磷酸激酶;⑥α-甘露糖苷酶等。

根据 J. E. Rothman 等的研究报道:通过密度梯度离心技术可分离出 3 种不同密度的高尔基复合体碎片;而每一种密度的碎片都分别与一组酶相关联。密度最大者含有磷酸转移酶,它们能催化磷酸酶与溶酶体蛋白的结合;中等密度者含有甘露糖苷酶和 N-乙酰葡萄糖胺转移酶;而半乳糖基转移酶及唾液酸基转移酶则主要存在于低密度碎片。这也证明了在高尔基复合体中至少具有 3 种不同结构和功能分化的高尔基膜囊。也正是基于此研究结果,Rothman 等提出了高尔基复合体叠层存在生化区隔化或房室化的新观点。

此后的免疫细胞化学电镜技术研究分析发现:*N*-乙酰葡萄糖胺转移酶Ⅰ只存在于高尔基复合体叠层中央的 2～3 个扁囊中;半乳糖基转移酶也仅存在于反面扁囊中;而磷酸转移酶则几乎可以肯定地存在于顺面扁囊之中。这一发现为高尔基复合体叠层的生化区隔化或房室化提供了新的证据。表 5-3 是常见于高尔基复合体中的一些主要的酶类及其分布。

表 5-3　分布于高尔基复合体不同结构区域中的几种主要酶类

酶	分布部位		
	顺面	中间膜囊	反面
乙酰葡萄糖胺转移酶Ⅰ		+	
甘露糖苷酶Ⅱ		+	
NADP 酶系		+	
磷脂酶		+	
腺苷酸环化酶	+	+	+
5′-核苷酸酶	+	+	+
脂酰基转移酶	+		
甘露糖酶Ⅰ	+		
酸性磷酸酶			+
核苷二磷酸酶			+
唾液酸转移酶			+
硫胺素焦磷酸酶			+
半乳糖基转移酶			+

高尔基复合体中含有极为丰富的蛋白质和较为多样的酶类。凝胶电泳分析显示,高尔基复合体蛋白的组成含量和复杂程度亦介于内质网和细胞膜之间,其中一些蛋白质与内质网是相同的。因此,有理由推断:高尔基复合体是介导质膜和内质网之间相互联系的一种过渡性细胞器。

三、高尔基复合体的功能

作为内膜系统的主要结构组成之一,高尔基复合体不仅和内膜系统其他结构组分一起构成了胞内物质转运的特殊通道,而且也是胞内物质合成、加工的重要场所。其主要的功能作用包括以下方面。

(一) 高尔基复合体是细胞内蛋白质运输分泌的中转站

早在 20 世纪 60 年代中期,G. E. Palade 和 J. D. Jamieson 等运用放射性同位素标记示踪技术,注射 ³H 标记的亮氨酸于豚鼠胰腺细胞,3 分钟后,³H-亮氨酸即出现于内质网中;约 20 分钟后,从内质网进入高尔基复合体;120 分钟后,³H-亮氨酸出现、存在于细胞顶端的分泌泡中并开始释放。该实验清楚地显示了分泌蛋白在细胞内的合成及转运途径。此后的研究进而证明,除了分泌蛋白,胞内溶酶体中的酸性水解酶蛋白、多种细胞膜蛋白以及胶原纤维等细胞外基质成分也都是经由高尔基复合体进行定向转送和运输的。因此,可以说高尔基复合体是细胞内蛋白质运输分泌的中转站。

外源性分泌蛋白具有连续性分泌(continuous secretion)和非连续性分泌(discontinuous secretion)两种不同的排放形式。前者又称恒定型分泌(constitutive secretion),是指分泌蛋白在其分泌泡形成之后,随即排放出细胞的分泌形式;后者又称调节性分泌(regulated secretion),是指先储存于分泌泡中,需要时再排放到细胞外的分泌形式。

(二) 高尔基复合体是胞内物质加工合成的重要场所

1. 糖蛋白的加工合成　内质网合成并经由高尔基复合体转送运输的蛋白质,绝大多数都是经过

动画

NOTES

糖基化修饰加工合成的糖蛋白,主要包括*N*-连接糖蛋白和*O*-连接糖蛋白两种类型。前者,其糖链合成与糖基化修饰始于内质网,完成于高尔基复合体;后者,则主要或完全是在高尔基复合体中进行和完成的。*O*-连接糖基化寡糖链结合的蛋白质多肽链中的氨基酸残基通常有丝氨酸、苏氨酸和酪氨酸(或胶原纤维中的羟赖氨酸与羟脯氨酸)。除蛋白聚糖外,几乎所有*O*-连接寡糖中与氨基酸残基侧链OH直接结合的第一个糖基都是*N*-乙酰半乳糖胺(蛋白聚糖中第一个糖基通常是木糖);组成*O*-连接寡糖链中的单糖组分,是在糖链的合成过程中一个一个地添加上去的。*N*-连接糖蛋白与*O*-连接糖蛋白之间的主要差别见表5-4。

表5-4 *N*-连接糖蛋白和*O*-连接糖蛋白的主要差别

比较内容	*N*-连接糖蛋白	*O*-连接糖蛋白
糖基化发生部位	糙面内质网	高尔基复合体
连接的氨基酸残基	天冬氨酸	丝氨酸、苏氨酸、酪氨酸、羟赖(脯)氨酸
连接基团	—NH₂	—OH
第一个糖基	*N*-乙酰葡萄糖胺	半乳糖、*N*-乙酰半乳糖胺
糖链长度	5~25个糖基	1~6个糖基
糖基化方式	寡糖链一次性连接	单糖基逐个添加

动画

将细胞置于含有用 ³H 标记的甘露糖培养基中短期培养,然后进行放射自显影示踪测定,发现银染颗粒仅出现于内质网中;用 ³H-*N*-乙酰葡萄糖胺培养标记,银染颗粒在内质网和高尔基复合体中同时出现;而用半乳糖和³H-唾液酸标记培养,则只在高尔基复合体中发现了银染颗粒的存在。这说明,甘露糖、*N*-乙酰葡萄糖胺位于糖蛋白寡聚糖链的核心,存在于内质网腔;而半乳糖、唾液酸则位于寡糖链的远端,存在于高尔基复合体中。因此,高尔基复合体不仅具有对于内质网来源的蛋白质的修饰加工作用,而且还是糖蛋白中多(寡)糖组分及分泌性多糖类合成的场所。

在糖蛋白的形成过程中,对糖蛋白中寡糖链的修饰加工,是高尔基复合体的主要功能之一。由内质网转运而来的糖蛋白,在进入高尔基复合体后,其寡糖链末端区的寡糖基往往要被切去,同时,再添加上新的糖基,比如尿苷二磷酸(UDP)-半乳糖、UDP-葡萄糖和 UDP-唾液酸等。

蛋白质糖基化的重要意义在于:①糖基化对蛋白质具有保护作用,使它们免遭水解酶的降解;②糖基化具有运输信号的作用,可引导蛋白质包装形成运输小泡,以便进行蛋白质的靶向运输;③糖基化形成细胞膜表面的糖被,在细胞膜的保护、识别以及通讯联络等生命活动中发挥重要作用。

2. 蛋白质的水解加工　对蛋白质的水解修饰,是高尔基复合体物质加工修饰功能的另一种体现形式。某些蛋白质或酶,只有在高尔基复合体中被特异性地水解后,才能够成熟或转变为其作用的活性存在形式。例如人胰岛素,在内质网中是以由 86 个氨基酸残基组成,含有 A、B 两条肽链和起连接作用的 C 肽所构成的胰岛素原的形式而存在的。当它被转运到高尔基复合体时,在水解切除 C 肽后才成为有活性的胰岛素。另外,胰高血糖素、血清白蛋白等的成熟,也都是经过在高尔基复合体中的切除修饰完成的。

此外,已经证实,溶酶体酸性水解酶的磷酸化、蛋白聚糖类的硫酸化等,均在高尔基复合体的转运过程中发生和完成。

(三)高尔基复合体是胞内蛋白质分选和膜泡定向运输的枢纽

高尔基复合体在细胞内蛋白质的分选和膜泡的定向运输中具有极为重要的枢纽作用。其可能的机制是:通过对蛋白质的修饰、加工,使得不同的蛋白质带上了可被高尔基复合体网膜上专一受体识别的分选信号,进而选择、浓缩,形成不同去向的运输和分泌小泡。这些分泌小泡的运输主要有三条可能的途径和去向(图 5-11):①经高尔基复合体单独分拣和包装的溶酶体酶,以有被小泡的形式被转运到

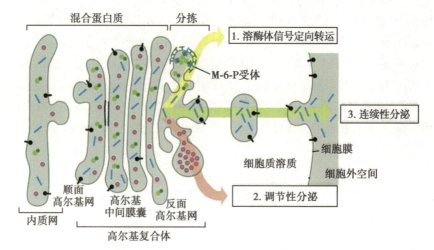

动画

图 5-11　经高尔基复合体分拣形成的蛋白质分泌小泡三种可能的转运途径和去向
M-6-P：甘露糖 -6- 磷酸。

溶酶体；②调节性分泌，即以分泌小泡的形式暂时性地储存于细胞质中，在有需要的情况下，再被分泌释放到细胞外；③连续性分泌，即分泌蛋白以有被小泡的形式被运向细胞膜或被分泌释放到细胞外。

第三节 ｜ 溶酶体

溶酶体（lysosome）是内膜系统的另一种重要结构组分。有关溶酶体可能存在的最早证据资料，是 1949 年 C. de Duve 在对大鼠肝组织匀浆细胞组分进行差速离心分离分析研究时意外获得的。他们在寻找与糖代谢有关的酶时发现，作为对照的酸性磷酸酶活性主要集中在线粒体分层。引起研究者注意的另一个实验现象是：酸性磷酸酶活性在蒸馏水提取物中高于蔗糖渗透平衡液抽提物；在放置一段时间的抽提物中高于新鲜制品，而且酶的活性与沉淀的线粒体物质无关。由此他们推断：在线粒体分离层组分中可能存在另一种细胞器。这一推断，在 1955 年由 de Duve 和 A. Novikoff 等对鼠肝细胞的电镜观察中得以证实。因其内含多种水解酶而被命名为溶酶体。

一、溶酶体的形态结构与化学组成

（一）溶酶体是一种具有高度异质性的膜性结构细胞器

溶酶体普遍地存在于各类组织细胞之中。电镜下可见系由一层单位膜包裹而成。膜厚约 6nm，通常呈球形。其大小差异显著，一般直径为 0.2～0.8μm，最小者直径仅 0.05μm，而最大者直径可达数微米（图 5-12）。典型的动物细胞中约含有几百个溶酶体，但是，在不同细胞中溶酶体的数量差异是巨大的。

一般而言，在溶酶体中可含有 60 多种能够分解机体中几乎所有生物活性物质的酸性水解酶，这些酶作用的最适 pH 通常为 3.5～5.5。表 5-5 为溶酶体含有的几种主要酶类及其作用底物。但是，在每一个溶酶体中所含有的酶的种类却是有限的；不同溶酶体中所含有的水解酶亦并非完全相同，也因此而使它们表现出不同的生化或生理性质。总而言之，溶酶体在其形态大小、数量分布、生理生化性质等各方面都表现出了高度的异质性（heterogeneity）。

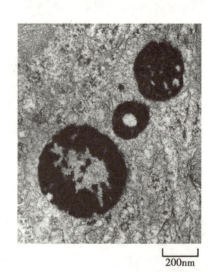

200nm

图 5-12　溶酶体形态结构的透射电镜照片

表5-5 溶酶体含有的主要酶类及其作用底物

酶的种类	作用底物
内肽酶、外肽酶、胶原酶、顶体酶	多肽链
糖胺酶、糖基化酶	糖蛋白
磷蛋白磷酸化酶	磷蛋白
酸性麦芽糖酶	糖原
内糖苷酶、外糖苷酶、溶菌酶、硫酸酶	蛋白聚糖
芳基硫酸酶 A、N-脂酰鞘氨醇酶、糖苷酶	糖脂
三酰甘油酯酶、胆碱酯酶	神经脂
磷脂酶、磷酸二酯酶	磷脂
核酸酶、核苷酸酶、核苷酸硫酸化酶、焦磷酸酶	核酸与核苷酸

(二) 溶酶体的共同特征是含有酸性水解酶

尽管溶酶体是一种具有高度异质性的细胞器,但是却也具有许多重要的共性特征。

1. 所有的溶酶体都是由一层单位膜包裹而成的囊球状结构小体。

2. 均含有丰富的酸性水解酶,包括蛋白酶、核酸酶、脂酶、糖苷酶、磷酸酶和溶菌酶等多种酶类。其中,酸性磷酸酶是溶酶体的标志酶。

3. 溶酶体膜中富含两种高度糖基化的穿膜整合蛋白 LAMP1 和 LAMP2,称为溶酶体相关膜蛋白(lysosomal-associated membrane protein,LAMP),约占所有溶酶体膜蛋白的 50%,该分布可能有利于防止溶酶体所含的酸性水解酶对其自身膜结构的消化分解。

4. 溶酶体膜上嵌有质子泵,可依赖水解 ATP 释放出的能量将 H^+ 逆浓度梯度地泵入溶酶体中,以形成和维持溶酶体囊腔中酸性的内环境。

(三) 溶酶体膜糖蛋白家族具有高度同源性

在多种脊椎动物中已鉴定出溶酶体膜糖蛋白家族——LAMP 和溶酶体整合膜蛋白(lysosomal integral membrane protein,LIMP)。LAMP 的肽链组成结构包括:一个大的腔内结构域并高度糖基化、一个单次跨膜区和一个由 11 个氨基酸残基组成的 C 端胞质区。其家族成员 LAMP1 和 LAMP2 的氨基酸序列同源性为 37%。

在典型的溶酶体膜糖蛋白结构的糖基化蛋白核心上,连接于蛋白质多肽链中天冬酰胺的寡糖成分可占到糖蛋白重量的 50%;在寡糖链的末端均含有唾液酸。这种高度的糖基化使得蛋白质的等电点极低而呈酸性。

LIMP 的 N 端和 C 端都位于胞质区,为两次跨膜的糖蛋白,含有一个极短的 N 端信号肽序列,其高度保守的 C 端胞质区可能是该类蛋白质从高尔基复合体向溶酶体运输的通用识别信号。因为,如果改变或破坏 C 端的结构组成,就会阻止它们向溶酶体的定向转运。

二、溶酶体的形成与成熟

1. **溶酶体的早期形式是内体** 内体(endosome)是由细胞的胞吞作用形成的一类异质性脱衣被膜泡,直径为 300~400nm。内体可分为四种,即早期内体(early endosome)、循环内体(recycling endosome)、多泡体(multivesicular body)和晚期内体(late endosome)。内体是内膜系统的重要组成成分,是细胞内吞途径的主要分选场所,其形态多样,由一系列囊泡状、管状、多泡状等结构组成。

早期内体位于细胞质溶质的近质膜处,呈现为一种管状和小泡状的网络结构集合体,其囊腔中含有胞吞物质,具有 pH 与细胞外液大致相当的碱性内环境。早期内体的管状部分脱落形成循环内体,循环内体将内吞的货物直接或间接地返回质膜中。循环内体也可以作为质膜蛋白在细胞内的特殊储存地点,可以在其需要时再被使用。随着早期内体管状突起的丧失,即完成了从早期内体向晚期内体的转化。晚期内体中注定要降解的膜蛋白发生内化,形成许多腔内囊泡,这种拥有多个腔内囊泡的内体称为多泡体。发育中的晚期内体/多泡体沿着微管向细胞内部移动至细胞核周围。完全成熟的晚期内体与溶酶体发生融合,最终导致其内容物的降解。内体成熟的每个阶段都通过转运囊泡的双向运输与反面高尔基网发生相互交流(图 5-13)。

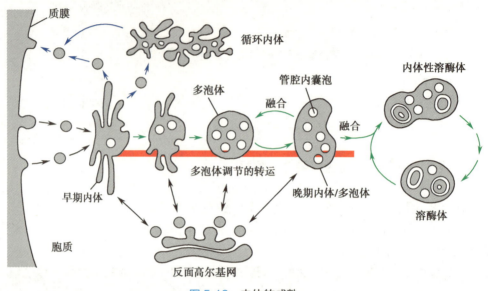

图 5-13　内体的成熟

2. 内体性溶酶体的形成与成熟过程　溶酶体的形成是一个由内质网和高尔基复合体共同参与,集胞内物质合成加工、包装、运输及结构转化为一体的复杂而有序的过程。就目前的普遍认识,以溶酶体酶蛋白在附着型多聚核糖体上的合成为起始,溶酶体的形成主要经历以下几个大的阶段。

(1)酶蛋白的 N-糖基化与内质网转运:合成的酶蛋白前体进入内质网腔,经过加工、修饰,形成 N-连接的甘露糖糖蛋白;再被内质网以出芽的形式包裹形成膜性小泡,转送运输到高尔基复合体的形成面。

(2)酶蛋白在高尔基复合体内的加工与转移:在高尔基复合体形成面囊腔内磷酸转移酶与 N-乙酰葡萄糖胺磷酸糖苷酶的催化下,寡糖链上的甘露糖残基磷酸化形成甘露糖 -6- 磷酸(mannose-6-phosphate,M-6-P),此为溶酶体水解酶分选的重要识别信号。

(3)酶蛋白的分选与转运:带有 M-6-P 标记的溶酶体水解酶前体到达高尔基复合体成熟面时,被高尔基复合体网膜囊腔面的受体蛋白所识别、结合,随即触发高尔基复合体局部出芽和网膜外胞质面网格蛋白的组装,并最终以表面覆有网格蛋白的有被小泡(coated vesicle)形式与高尔基复合体囊膜断离。

以 M-6-P 为标志的溶酶体酶分选机制是目前了解比较清楚的一条途径,但并非溶酶体酶分选的唯一途径。有实验提示,在某些细胞中可能还存在着非 M-6-P 依赖的其他分选机制。

(4)内体性溶酶体的形成与成熟:断离后的有被小泡,很快脱去网格蛋白外被形成表面光滑的无被运输小泡,它们与细胞内的晚期内体融合,并历经一系列生理、生化的变化,最终形成内体性溶酶体(endolysosome,也称内溶酶体)(图 5-14)。这些变化主要包括:①在其囊膜上质子泵的作用下,胞质中 H^+ 泵入,使其腔内 pH 从7.4 左右下降到 6.0 以下;②溶酶体酶前体从与之结合的 M-6-P 膜受体上解离,并通过去磷酸化而成熟;③M-6-P 膜受体以出芽形式衍生成运输小泡,重新回到高尔基复合体成熟面的网膜上。内体性溶酶体与自噬体及异噬体融合形成吞噬性溶酶体。

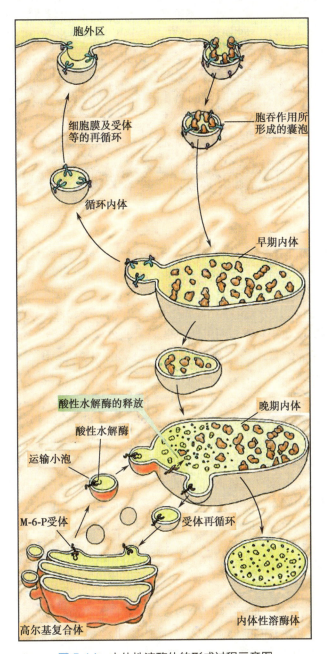

图 5-14　内体性溶酶体的形成过程示意图

三、溶酶体与细胞自噬

细胞自噬（autophagy）源于古代希腊语，是"auto"（自我）与"phagy"（吞噬）的结合，顾名思义是细胞的自我消化。自噬一词最早出现于 1859 年，1963 年 Christian de Duve 给出了自噬的定义，也使得自噬被大家所认识。20 世纪 90 年代开始自噬的分子机制被逐渐解析。

（一）细胞自噬的概念

自噬是细胞的自我吞噬和消化，是指细胞质内大分子物质和细胞器被膜包裹后与溶酶体融合并被大量降解的生物学过程。细胞自噬在发生过程、分子机制和功能意义上均具有明显的特征。

在自噬过程中，部分或整个细胞器被包裹进双层膜的囊泡，形成自噬泡（autophagic vacuole）或自噬体（autophagosome），而自噬体与晚期内体或溶酶体融合形成自噬溶酶体（autophagolysosome）。在自噬溶酶体中，内含的物质开始消化水解（图 5-15）。参与上述过程的分子主要为自噬相关基因

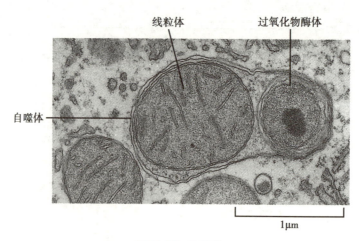

图 5-15　自噬体

在电镜下观察到的自噬体,自噬体内含有一个线粒体和一个过氧化
物酶体。

(autophagy-related gene,ATG)、数个蛋白激酶复合体和两个类泛素样修饰系统。自噬过程可产生氨基
酸和核苷酸等小分子物质,供细胞重新利用,因而自噬作用在实现对衰老、损伤细胞器的清除的同时,
也为新细胞器的构建和合成提供原料。细胞自噬也与细胞的应激应答有关,尤其是饥饿应激时,自噬
显著增加,实现细胞在应激时的"自救"。

(二)细胞自噬的类型

根据细胞内底物运送到溶酶体腔方式的不同,哺乳动物细胞自噬可分为三种主要类型:微自噬
(microautophagy)、巨自噬(macroautophagy)和分子伴侣介导的自噬(chaperone-mediated autophagy,
CMA)。巨自噬即通常所指的自噬,是自噬形式中最普遍的一种。巨自噬过程中,细胞质中的可溶性
蛋白和细胞器被非溶酶体来源的双层膜结构(即自噬泡)包裹,并被自噬泡携带到溶酶体中降解加
工;微自噬主要是要降解的底物被溶酶体的膜直接包裹并在溶酶体内降解的自噬;分子伴侣介导的自
噬开始于胞质中的分子伴侣 Hsc70 识别底物蛋白分子的特定氨基酸序列并与之结合,分子伴侣-底物
复合体与溶酶体膜上的受体 LAMP2 结合后,转运到溶酶体腔中,被溶酶体酶降解,整个过程不需要囊
泡的参与。CMA 的底物是可溶的蛋白分子,所以 CMA 降解途径在清除蛋白质时是有选择性的,而前
两者无明显的选择性。

根据对降解底物的选择性,细胞自噬又分为非选择性自噬和选择性自噬两大类。非选择性自噬
中,蛋白质或细胞器被随机运送到溶酶体中降解;而选择性自噬对包裹和降解的底物具有专一性,如
线粒体自噬(mitophagy)、内质网自噬、核糖体自噬、脂噬(lipophagy)等。这些选择性自噬对特异性底
物的识别是这类自噬的关键步骤。

(三)细胞自噬的发生过程及调控机制

细胞自噬的发生过程主要包括四个阶段,即底物诱导起始膜的形成、自噬体形成、自噬溶酶体形
成和内容物在自噬溶酶体的降解。在此过程中,三种膜结构的形成是特征性的步骤。在自噬起始时,
细胞质中出现游离双层膜结构,称为分隔膜(isolation membrane)或起始膜(phagophore)。起始膜逐
渐形成杯状凹陷,包裹细胞质成分或损伤/衰老的细胞器,同时膜结构延伸,使之由最初的小囊泡样、
杯样结构逐渐发展为半环状,最后闭合为环状结构形成自噬体。自噬体与溶酶体融合形成自噬溶酶
体,此时开始内含物被水解酶消化的活动(图 5-16A)。关于自噬体双层膜的起源,有学者提出来源于
内质网,也有学者认为来源于反面高尔基网及其膜囊泡,研究仍在继续探索。

有多种基因产物参与到细胞自噬的发生过程。目前已经鉴定出几十种自噬相关基因 *ATG* 及其
同源物,它们作为蛋白质复合体或类泛素修饰系统的成分在自噬过程中发挥了核心的作用。

mTOR 复合物 1(mTORC1)对细胞生长具有重要调节作用,对自噬则发挥抑制作用,是重要的直

动画

NOTES

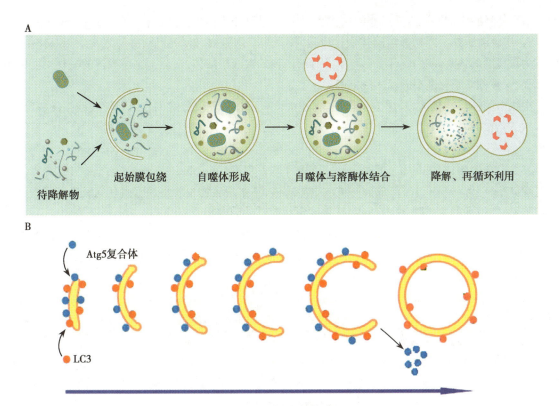

图 5-16 细胞自噬过程

A. 细胞自噬过程示意图；B. 自噬体（膜）形成。

接的自噬负反馈调节分子。在营养物匮乏的条件下，mTORC1 失活，抑制自噬的作用被解除，自噬才能发生。ULK1 复合体将要降解的"货物"招募至自噬起始膜，负责自噬的起始。PI3KC3 可磷酸化磷脂酰肌醇（PtdIns），生成 3-磷酸磷脂酰肌醇［（PtdIns3P，PI（3）P）］，而富含 PI（3）P 的膜能够招募自噬起始的下游分子并激活类泛素修饰系统。两个类泛素修饰系统由 ATG 分子组成，包括 Atg3、Atg5、Atg7、Atg10、Atg12 和 ATG16L，其作用是使自噬特异蛋白质 LC3 与膜上的磷脂酰乙醇胺（phosphatidyl ethanolamine，PE）结合，这种脂化（lipidation）的 LC3 称为 LC3-II，与未脂化的 LC3-I 加以区分，LC3-II 的产生是自噬体膜形成的标志（图 5-16B）。

除了上述分子，脂质转运体 ATG2A 可能将内质网膜上的磷脂转运到自噬起始膜的外层上，负责膜的生长。ATG9A 负责将双层膜的磷脂均匀分布，使内外层膜均有足够的磷脂。自噬起始膜也能够合成自身需要的磷脂，从而使起始膜延伸。内体分选复合体（endosomal sorting complex required for transport，ESCRT）则负责起始膜的闭合。

细胞自噬作为生命现象中重要的生理性反应，其程度受到严格调控。

四、溶酶体的类型

关于溶酶体类型的划分，目前存在两种不同的分类体系，分别介绍如下。

（一）溶酶体以其功能状态的不同可分为三种基本类型

根据溶酶体的不同发育阶段和生理功能状态，一般将之划分为初级溶酶体、次级溶酶体和三级溶酶体三种基本类型。

1. 初级溶酶体 初级溶酶体（primary lysosome）是指通过其形成途径刚刚产生的溶酶体。所以，也有原溶酶体（proto-lysosome）、前溶酶体（prelysosome）之称。

初级溶酶体膜厚约 6nm，形态一般为不含有明显颗粒物质的透明圆球状。但是，在不同的细胞类型，或者在同一细胞类型的不同发育时期，可呈现为电子致密度较高的颗粒小体或带有棘突的小泡。

动画

初级溶酶体囊腔中的酶通常处于非活性状态,因此又被称作无活性溶酶体(inactive lysosome)。

2. 次级溶酶体　当初级溶酶体经过成熟,接受来自细胞内、外的物质,并与之发生相互作用时,即成为次级溶酶体(secondary lysosome)。因此,所谓的次级溶酶体,实质上是溶酶体的一种功能作用状态,故又被称作消化泡(digestive vacuole)。

次级溶酶体体积较大,外形多不规则,囊腔中含有正在被消化分解的物质颗粒或残损的膜碎片。依据次级溶酶体中所含作用底物性质和来源的不同,又把次级溶酶体分为不同的类型,给予不同的称谓。

(1)自噬溶酶体(autophagolysosome):又称自体吞噬泡(autophagic vacuole),是由初级溶酶体融合自噬体(autophagosome)后形成的一类次级溶酶体,其作用底物主要是细胞内衰老蜕变或残损破碎的细胞器(如损害的内质网、线粒体等)或糖原颗粒等其他胞内物质。

(2)异噬溶酶体(heterophagic lysosome):又称异体吞噬泡(heterophagic vacuole),是由初级溶酶体与细胞通过胞吞作用所形成的异噬体(heterophagolysosome,包括吞噬体与吞饮体小泡)相互融合而成的次级溶酶体,其作用底物源于外来异物。

(3)吞噬溶酶体(phagolysosome):是由吞噬细胞吞入胞外病原体或其他外来较大的颗粒性异物所形成的吞噬体与初级溶酶体融合而成的次级溶酶体。由于吞噬溶酶体与异噬溶酶体的作用底物均为细胞外来物,因此,二者之间并无本质上的区别。

3. 三级溶酶体　三级溶酶体(tertiary lysosome)又称后溶酶体(post-lysosome)或终末溶酶体(telolysosome),是指次级溶酶体在完成对绝大部分作用底物的消化、分解作用之后,尚会有一些不能被消化、分解的物质残留于其中,随着酶活性的逐渐降低以至最终消失,进入了溶酶体生理功能作用的终末状态。此时又被易名为残余体(residual body)。这些残余体,有些可通过细胞的排遗作用,以胞吐的方式被清除、释放到细胞外;有些则可能会沉积于细胞内而不被外排。例如,常见于人类和其他脊椎动物的神经细胞、肝细胞、心肌细胞内的脂褐素(lipofuscin),见于肿瘤细胞、某些病毒感染细胞、Ⅱ型肺泡细胞和单核吞噬细胞中的髓样结构(myelin figure)及含铁小体(siderosome),它们会随个体年龄的增长而在细胞中累积。

不同的残余体,不仅形态差异明显,而且也有不同的内含残留物质。脂褐素是由单位膜包裹的非规则形态小体,内含脂滴和电子密度不等的深色调物质。含铁小体内部充满电子密度较高的含铁颗粒,颗粒直径约为50~60nm。当机体摄入大量铁质时,在肝、肾等器官组织的巨噬细胞中常会出现许多含铁小体。髓样结构直径差异在0.3~3.0μm之间。其最显著的特征是内含板层状、指纹状或同心层状排列的膜性物质。

溶酶体的类型是相对于溶酶体的功能状态而人为划分的;不同的溶酶体类型,只是同一种功能结构不同功能状态的转换形式。图5-17表示溶酶体系统的这种功能类型转换关系。

(二)溶酶体以其形成过程的不同可分为两大类型

近年来,基于对溶酶体形成过程的认识,又有学者提出了新的溶酶体分类体系。根据这一分类体系,溶酶体被划分为内体性溶酶体和吞噬性溶酶体两大类型。前者是由高尔基复合体芽生的运输小泡与晚期内体融合所形成;后者则是由内体性溶酶体和自噬体或异噬体相互融合而成。

五、溶酶体的功能

溶酶体内含60多种酸性水解酶,具有对几乎所有生物分子的强大消化分解能力。溶酶体的一切细胞生物学功能,都建立在这种对物质的消化和分解作用的基础之上。

(一)溶酶体能够分解胞内的外来物质及清除衰老、残损的细胞器

溶酶体能够通过形成异噬溶酶体和自噬溶酶体的不同途径,及时地对经胞吞(饮)作用摄入的外来物质或细胞内衰老、残损的细胞器进行消化,使之分解成为可被细胞重新利用的小分子物质,并透过溶酶体膜释放到细胞质基质,参与细胞的物质代谢。这不仅使可能影响细胞正常生命活动的外来

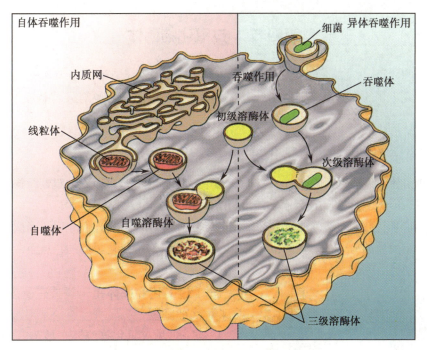

图 5-17　溶酶体功能类型转换关系示意图

异物和丧失了功能的衰老、残损的细胞器得以清除,有效地保证了细胞内环境的相对稳定,也有利于细胞器的更新替代。

(二)溶酶体具有物质消化与细胞营养功能

溶酶体作为细胞内具有消化功能的细胞器,在细胞饥饿状态下,可通过分解细胞内的一些对于细胞生存并非必需的生物大分子物质,为细胞的生命活动提供营养和能量,维持细胞的基本生存。事实上,原生动物从外界摄入的各种营养物质,就是完全依赖溶酶体的分解消化作用才被细胞有机体吸收利用的。

(三)溶酶体是机体防御保护功能的组成部分

细胞防御是机体免疫防御系统的重要组成部分,而溶酶体强大的物质消化和分解能力则是细胞实现其免疫防御功能的基本保证和基本机制。通常,在巨噬细胞中均具有发达的溶酶体,被吞噬的细菌或病毒颗粒,最终都是在溶酶体的作用下而得以杀灭,并被分解消化的。

(四)溶酶体参与某些腺体组织细胞分泌过程的调节

溶酶体常常在某些腺体组织细胞的分泌活动过程中发挥着重要的作用。例如,储存于甲状腺腺体内腔中的甲状腺球蛋白,首先要通过吞噬作用进入分泌细胞内,在溶酶体中水解成甲状腺素,然后才被分泌到细胞外。

(五)溶酶体在生物个体发生与发育过程中起重要作用

溶酶体的重要功能不仅体现在细胞生命活动的始终,而且也体现于整个生物个体的发生和发育过程。

对于有性生殖生物而言,如果说受精卵是生命个体发育的开始,那么生殖配子的形成就是个体发生的前提。在动物精子中,溶酶体特化为其头部最前端的顶体(acrosome),当精子与卵子相遇、识别、接触时,精子释放顶体中的水解酶,溶解、消化围绕卵细胞的颗粒细胞及卵细胞外被,从而为精核的入卵受精打开一条通道。

无尾两栖类动物个体变态发育过程中幼体尾巴的退化、吸收,脊椎动物生长发育过程中骨组织的发生及骨质的更新,哺乳动物子宫内膜的周期性萎缩、断乳后乳腺的退行性变化、衰老红细胞的清除以及某些特定的程序性细胞死亡等,都离不开溶酶体的作用。

第四节 ｜ 过氧化物酶体

过氧化物酶体（peroxisome）是在 1954 年由 J. Rhodin 首次发现于鼠肾脏肾小管上皮细胞中的亚微结构。此后几十年的大量观察研究表明，该结构是普遍地存在于各类细胞之中的一种固有的细胞内结构小体。

一、过氧化物酶体的基本理化特征

过氧化物酶体最先被称作微体（microbody），是由一层单位膜包裹而成的膜性结构细胞器。因为过氧化物酶体在形态、结构和物质降解功能上与溶酶体的类似以及其本身的异质性，以致在相当长的一段时间内不能够把它们与溶酶体区分开来。直至 20 世纪 70 年代，人们才逐渐确认过氧化物酶体是完全不同于溶酶体的另一种细胞器，并根据其内含氧化酶和过氧化氢酶的特点而命名为过氧化物酶体。

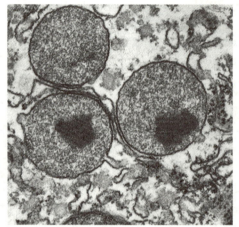

动画

图 5-18　过氧化物酶体电镜图

（一）过氧化物酶体是一类具有高度异质性的膜性球囊状细胞器

电镜下可见过氧化物酶体在形态上多呈圆形或卵圆形，偶见半月形和长方形；其直径为 $0.2\sim1.7\mu m$（图 5-18）。过氧化物酶体不同于溶酶体等类似的膜泡结构小体的最为突出的特征包括：①过氧化物酶体中常常含有电子致密度较高、排列规则的晶格结构，由尿酸氧化酶形成，被称作类核体（nucleoid）或类晶体（crystalloid）。②在过氧化物酶体界膜内表面可见一条称为边缘板（marginal plate）的高电子致密度条带状结构。该结构的位置与过氧化物酶体的形态有关，如果存在于一侧，过氧化物酶体会呈半月形；如果分布在两侧，过氧化物酶体则呈长方形。

（二）过氧化物酶体膜具有较高的物质通透性

与其他各种膜性结构细胞器一样，脂类及蛋白质也是过氧化物酶体的主要化学结构组分。其膜脂主要为磷脂酰胆碱和磷脂酰乙醇胺；膜蛋白包括多种结构蛋白和酶蛋白。过氧化物酶体膜不仅可允许氨基酸、蔗糖、乳酸等小分子物质的自由穿越，而且在一定条件下甚至可允许一些大分子物质的非吞噬性穿膜转运，从而保证了过氧化物酶体反应底物及代谢产物的通畅运输，表现出具有较高物质通透性的特征。

（三）过氧化物酶体含有以过氧化氢酶为标志的 40 多种酶

过氧化物酶体的异质性不仅表现为形态、大小的多样性，而且也体现于不同的过氧化物酶体所含酶类及其生理功能的不同。迄今为止，已经鉴定的过氧化物酶体酶就多达 40 余种，但是至今尚未发现一种过氧化物酶体含有全部 40 多种酶。根据不同酶的作用性质，可把过氧化物酶大体上分为三类。

1. **氧化酶类**　包括尿酸氧化酶、D-氨基酸氧化酶、L-氨基酸氧化酶等黄素腺嘌呤二核苷酸（flavin adenine dinucleotide，FAD）依赖氧化酶类。各种氧化酶约占过氧化物酶体酶总量的 50%～60%。尽管各种氧化酶的作用底物互不相同，但是，它们共同的基本特征是：在对其作用底物的氧化过程中能够把氧还原成过氧化氢。这一反应通式可表示如下：

$$RH_2+O_2 \longrightarrow R+H_2O_2$$

2. 过氧化氢酶类　过氧化氢酶约占过氧化物酶体酶总量的 40%;因其几乎存在于各类细胞的过氧化物酶体中,故而被看作过氧化物酶体的标志性酶。该酶的作用是将过氧化氢分解成水和氧气,即:

$$2H_2O_2 \longrightarrow 2H_2O + O_2$$

3. 过氧化物酶类　过氧化物酶可能仅存在于如血细胞等少数几种细胞类型的过氧化物酶体之中。其作用与过氧化氢酶相同,即可催化过氧化氢生成水和氧气。

此外,在过氧化物酶体中还含有苹果酸脱氢酶、柠檬酸脱氢酶等。

二、过氧化物酶体的功能

(一) 过氧化物酶体能有效地清除细胞代谢过程中产生的过氧化氢及其他毒性物质

过氧化物酶体中的氧化酶,可利用分子氧,通过氧化反应去除特异有机底物上的氢原子,产生过氧化氢;而过氧化氢酶又能够利用过氧化氢去氧化诸如甲醛、甲酸、酚、醇等各种反应底物。

氧化酶与过氧化氢酶催化作用的耦联,形成了一个由过氧化氢协调的简单呼吸链(图 5-19)。这不但是过氧化物酶体独有的重要特征之一,而且也是过氧化物酶体主要功能的体现,即可以有效地消除细胞代谢过程中产生的过氧化氢及其他毒性物质,从而起到对细胞的保护作用。这种反应类型在肝、肾组织细胞中显得尤为重要。比如,饮酒进入人体的乙醇,主要就是通过此种方式被氧化及清除的。

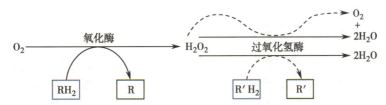

图 5-19　**氧化酶与过氧化氢酶催化作用耦联的呼吸链**
在氧化酶的作用下,底物 RH_2 将电子交给氧,生成过氧化氢(H_2O_2);H_2O_2 再被过氧化氢酶还原成水;还原的电子来自多种小分子 RH_2 中的一种($R'H_2$);如果没有其他供体,则还原的电子可来自 H_2O_2 本身。

(二) 过氧化物酶体能够有效地进行细胞氧张力的调节

尽管过氧化物酶体只占细胞内氧耗量的 20%,但是,其氧化能力却会随氧浓度的增高而增强。因此,即便细胞出现高浓度氧状态,也会通过过氧化物酶体的强氧化作用而得以有效调节,以避免细胞遭受高浓度氧的损害。

(三) 过氧化物酶体参与对细胞内脂肪酸等高能分子物质的分解转化

过氧化物酶体的另一功能是分解脂肪酸等高能分子,或者使其转化为乙酰辅酶 A(可被转运到细胞质基质参与生物合成反应),或者向细胞直接提供热能。

三、过氧化物酶体的发生

关于过氧化物酶体的发生,目前存在两种不同的观点。

早前,人们根据一些形态观察获得实验资料,认为过氧化物酶体的发生和形成过程类似于溶酶体,即过氧化物酶体的酶蛋白是在糙面内质网上的附着核糖体合成,经过在内质网腔中的加工修饰后,以转运小泡的形式转移、分化形成的。

而现在则有证据显示:过氧化物酶体的发生与线粒体相类似,是由原有的过氧化物酶体分裂而来。分裂产生的子代过氧化物酶体经过进一步的装配,最后形成成熟的过氧化物酶体细胞器。更有实验证明:过氧化物酶体基质蛋白是合成于胞质中的游离核糖体上,然后,在其肽链某一端特定的过

动画

氧化物酶体引导信号（peroxisomal targeting signal,PTS）或前导肽（leader peptide）的引导下进入过氧化物酶体中的;过氧化物酶体膜整合蛋白也是在游离核糖体上合成的。

但是,无论上述哪种观点,都不排除和否认内质网在过氧化物酶体形成过程中的作用。首先,构成过氧化物酶体的膜脂,可能是在内质网上合成,再通过磷脂交换蛋白或膜泡运输的方式完成其转运的。其次,在胞质中游离核糖体上合成的过氧化物酶体膜整合蛋白,可能通过三种不同的途径嵌入过氧化物酶体的脂质膜中。这三种可能的途径分别是:①在过氧化物酶体进行分裂增殖之前直接嵌入;②嵌入来自内质网的过氧化物酶体膜脂转移小泡,并随同转移小泡一起加入过氧化物酶体;③嵌入正在从内质网膜上分化,但是又尚未完全分离的过氧化物酶体脂膜,然后与过氧化物酶体膜脂一起以转移小泡的形式被转运到过氧化物酶体。

第五节 | 囊泡与囊泡转运

囊泡也称为小泡（vesicle）,是真核细胞内十分常见的由单位膜包围而成的含有特殊内含物的膜泡结构。囊泡从几十纳米到数百纳米不等,可呈小的球形或较大的无规则形状。囊泡虽然不像内质网、高尔基复合体、溶酶体和过氧化物酶体一样作为一种相对稳定的细胞内固有结构而存在,但是却依然是细胞内膜系统不可或缺的重要功能结构组分。囊泡的形成,都会伴随着细胞内物质的定向运输活动过程,因此也被称为转运囊泡（transport vesicle）。由囊泡介导的运输方式称为囊泡运输或囊泡转运。

一、囊泡在胞内蛋白质运输中的作用

不论是在游离核糖体还是附着核糖体上合成的蛋白质,在其合成结束后,必须被输送到其发挥功能的细胞区室。正是新合成蛋白质多肽链中信号序列的差异,最终决定了蛋白质合成起始后继续合成的不同形式和各自的运输途径及去向。胞内的蛋白质运输主要有 3 条不同途径（图 5-20）。

1. **门控运输**（gated transport） 是指由特定的分拣信号（如核定位信号）介导,并通过核孔复合体的选择性作用,在细胞质溶质与细胞核之间进行的蛋白质运输。

2. **穿膜运输**（transmembrane transport） 是指通过结合在膜上的蛋白质转运体进行的蛋白质运输。在细胞质溶质中合成的蛋白质就是经由这种方式被运输到内质网和线粒体的。

3. **囊泡运输**（vesicular transport） 是由不同膜性运输小泡承载的一种蛋白质运输形式。其实质是由膜包裹、以出芽的方式从供体细胞器或质膜断裂形成囊泡,携带运送的物质到达受体细胞器或质膜并与之融合而完成转运的过程。膜性细胞器之间的蛋白分子转移、细胞的分泌活动、细胞膜的大分子与颗粒物质转移,都是以这种运输形式来实现的。

囊泡运输是真核细胞特有的一种细胞物质内外转运形式。囊泡类型多样,结构特殊,有着十分精密复杂的产生、形成过程。在细胞生命活动中由之所承载和往返穿梭

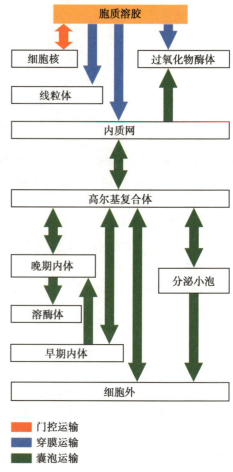

图 5-20 蛋白质胞内运输途径示意图

进行的物质运输,不但涉及蛋白质的修饰、加工和装配,同时还涉及内膜系统不同功能结构间通过相互转换的定向物质转运过程及其复杂有效的分子调控机制。

二、囊泡的类型与来源

囊泡虽然可被视为是内膜系统重要的整体功能结构组分之一,但是与内质网、高尔基复合体、溶酶体及过氧化物酶体等膜性细胞器不同,它们并非是一种相对稳定的细胞内固有结构,而只是细胞内物质定向运输的载体和功能表现形式。囊泡类型多样,结构特殊,有着十分精密复杂的产生、形成过程。不同类型的囊泡介导不同的运输过程。据研究,承担细胞内物质定向运输的囊泡类型有 10 多种。其中网格蛋白有被小泡(clathrin-coated vesicle)、COPⅠ有被小泡(COPⅠ-coated vesicle)和 COPⅡ有被小泡(COPⅡ-coated vesicle)是目前了解较多的三种囊泡类型(图 5-21)。

动画

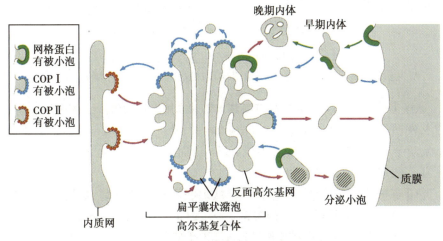

图 5-21　三种有被小泡的产生与形成示意图

(一) 网格蛋白有被小泡产生于高尔基复合体及细胞膜

网格蛋白有被小泡可以出芽的方式产生于高尔基复合体,也可由细胞膜受体介导的细胞内吞作用而形成(图 5-21)。由高尔基复合体产生的网格蛋白有被小泡,主要介导从高尔基复合体向溶酶体、内体或质膜外的物质输送转运;而通过细胞内吞作用形成的网格蛋白有被小泡则是将外来物质转送到细胞质,或者从内体输送到溶酶体。

网格蛋白有被小泡的产生是一个非常复杂的过程,涉及多种蛋白的参与和作用。网格蛋白有被小泡直径一般为 50～100nm。如图 5-22 所示,该类囊泡的结构特点为:一是外被是以网格蛋白纤维构成的网架结构,亦因此而得名;二是在网格蛋白结构外框与囊膜之间约 20nm 的间隙中填充着大量的衔接蛋白(adaptin)。

网格蛋白(clathrin)是一种蛋白复合物,由 3 条重链和 3 条轻链组成。重链和轻链组成二聚体,三个二聚体形成了有被小泡的结构——三腿蛋白复合体(triskelion)(详见第四章,图 4-22)。

衔接蛋白是有被小泡的包被组成成分,介于网格蛋白与配体 - 受体复合物之间,参与包被的形成并起连接作用。衔接蛋白一方面形成相对于外侧网格蛋白框架而言囊泡的内壳结构,另一方面还介导网格蛋白与囊膜穿膜蛋白受体的连接。因此,囊泡就是依靠衔接蛋白来捕获转运分子的。目前发现,细胞内至少有 4 种不同的衔接蛋白,它们选择性地通过与不同受体 - 转运分子复合体的结合,形成特定的转运囊泡,进行不同的物质转运。对其中 3 种衔接蛋白(AP1、AP2 和 AP3)的性质研究较多。AP1 参与反面高尔基网的网格蛋白有被小泡的出芽;AP2 则参与从细胞质膜形成的网格蛋白有被小泡的组装;AP3 是在酵母和小鼠中鉴定到的一种衔接蛋白,参与某些蛋白质从反面高尔基网到液泡、溶酶体的运输。

在囊泡的形成中,除网格蛋白与衔接蛋白外,发动蛋白(dynamin,又称缢断蛋白)——细胞质中

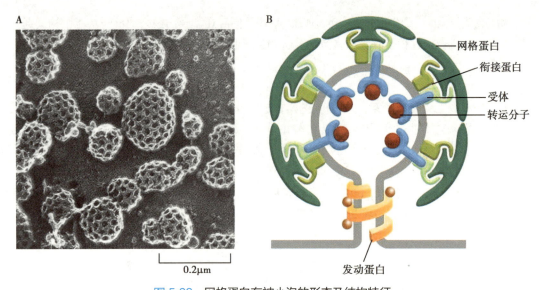

图 5-22 网格蛋白有被小泡的形态及结构特征

A.网格蛋白有被小泡形态特征电镜图;B.网格蛋白有被小泡结构特征示意图。

一种可结合并水解 GTP 的特殊蛋白质也具有极其重要的作用。发动蛋白由 900 个氨基酸组成,在膜囊芽生形成时,发动蛋白与 GTP 结合,并在外凸(或内凹)芽生膜囊的颈部聚合形成环状;随着其对 GTP 的水解,发动蛋白环向心缢缩,直至囊泡断离形成。而一旦囊泡芽生形成,便会立即脱去网格蛋白外被,转化为无被转运小泡,开始其转运运行。

(二) COPⅡ有被小泡产生于内质网,介导从内质网到高尔基复合体的物质转运

COPⅡ有被小泡由糙面内质网产生,因覆盖衣被蛋白Ⅱ(coatomer proteinⅡ,COPⅡ)而得名,属于非网格蛋白有被小泡类型。COPⅡ有被小泡最先被发现于酵母细胞糙面内质网与胞质和 ATP 的共孵育实验中。利用酵母细胞突变体进行研究,发现 COPⅡ由 4 种亚基组成,包括小分子 GTP 结合蛋白 Sar1、Sec23/Sec24 复合物、Sec13/Sec31 复合物和大的纤维蛋白 Sec16。其中 Sar1 蛋白属于一种小的 GTP 结合蛋白,可通过与 GTP 或 GDP 结合,调节囊泡外被的装配与去装配。Sar1 蛋白亚基与 GDP 的结合,使之处于一种非活性状态;当取而代之与 GTP 结合时,Sar1 蛋白就会被激活,并导致其结合于内质网膜,同时引发其他蛋白亚基组分在内质网膜上聚合、装配、出芽,随即断离形成 COPⅡ有被小泡(图 5-23)。

COPⅡ有被小泡主要介导从内质网到高尔基复合体的物质转运(图 5-24)。实验证明,应用抗 COPⅡ的抗体,能够有效阻止内质网膜小泡的出芽。采用绿色荧光蛋白(green fluorescent protein,GFP)标记示踪技术观察 COPⅡ有被小泡的转运途径发现:当 COPⅡ有被小泡在内质网生成之后,在向高尔基复合体的转移途中,常常数个彼此先行融合,形成所谓的"内质网-高尔基体中间体"(ER-to-Golgi intermediate compartment),然后再沿微管系统继续运行,最终到达高尔基复合体的顺面(形成面)。COPⅡ有被小泡在抵达其靶标之后、与靶膜融合之前,即水解结合的 GTP,产生 Sar1-GDP 复合物,促使囊泡包被蛋白发生去装配,导致囊泡脱去衣被成为无被转运小泡。

COPⅡ有被小泡的物质转运具有选择性,其机制是:COPⅡ蛋白能够识别内质网穿膜蛋白受体胞质侧的信号序列;而内质网穿膜蛋白受体网腔侧能与内质网腔中的可溶性蛋白结合。由此可见,COPⅡ蛋白对于囊泡的选择性物质运输具有非常重要的作用。

(三) COPⅠ有被小泡的主要功能是回收转运内质网逃逸蛋白

COPⅠ有被小泡首先发现于高尔基复合体,其覆盖有衣被蛋白Ⅰ(coatomer proteinⅠ,COPⅠ),亦属于非网格蛋白有被小泡类型。它们主要负责内质网逃逸蛋白的捕捉、回收转运以及高尔基复合体膜内蛋白的逆向运输(retrograde transport)。同时,COPⅠ有被小泡也能够行使从内质网到高尔基复合体的顺向运输(anterograde transport)。顺向运输一般不能直接完成,在囊泡的转移运行过程中,往往需要通过"内质网-高尔基体中间体"这一中间环节的中转(图 5-25)。

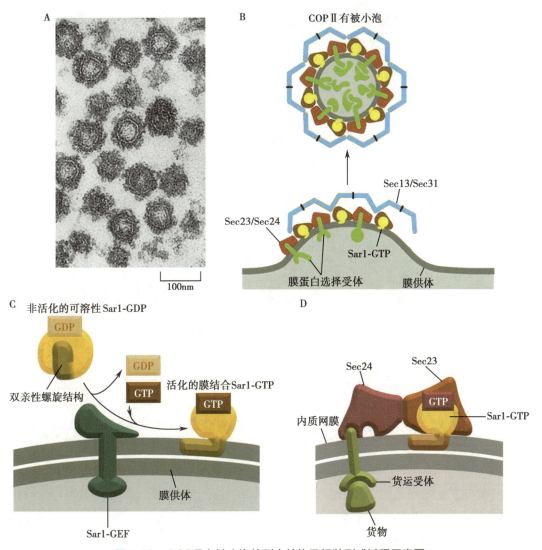

图 5-23　COPⅡ有被小泡的形态结构及组装形成过程示意图

A. COPⅡ有被小泡形态特征电镜图；B. COPⅡ有被小泡的结构组成；C. COPⅡ有被小泡的组装激活（GEF：鸟苷酸交换因子）；D.COPⅡ有被小泡的装配。

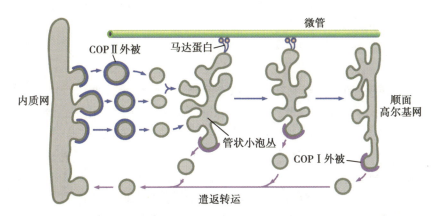

图 5-24　COPⅡ有被小泡介导从内质网到高尔基复合体之间的物质运输

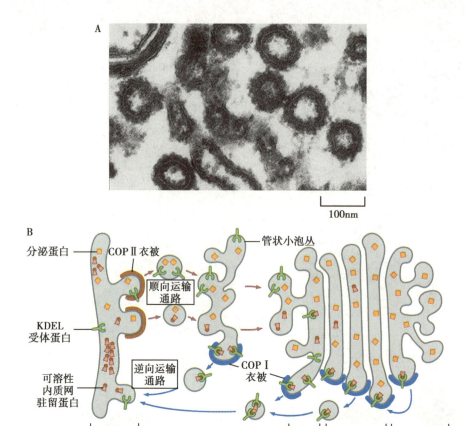

图 5-25 COPⅠ有被小泡的形态结构及其在内质网与高尔基复合体之间的运行
A. COPⅠ有被小泡形态特征电镜图；B. COPⅠ有被小泡在内质网与高尔基复合体之间的运行。

COPⅠ覆盖于囊泡表面，是一种由 7 个亚基（α、β、γ、δ、ε、ζ 等）组成的多聚体，其中 α 蛋白（也称 ARF 蛋白）类似于 COPⅡ中的 Sar1 蛋白亚基，即作为一种 GTP 结合蛋白，可调节控制衣被蛋白复合物的聚合、装配及膜泡的转运。

COPⅠ有被小泡形成的大致过程是：①游离于胞质中的非活化状态 ARF 蛋白与 GDP 解离并与 GTP 结合形成 GTP-ARF 复合体；②GTP-ARF 复合体作用于高尔基复合体膜上的 ARF 受体；③COPⅠ 蛋白亚基聚合，同 ARF 一起与高尔基复合体囊膜表面其他相关蛋白结合，诱导转运囊泡芽生。而一旦 COPⅠ有被小泡从高尔基复合体顺面膜生成断离出来，COPⅠ即可解离。体外实验证明：GTP 的存在是 COPⅠ发生聚合与解离的必要条件。

三、囊泡转运

（一）囊泡转运是细胞物质定向转运的基本途径

无论何种类型的囊泡，其囊膜均来自细胞器膜。囊泡的产生方式，是由细胞器膜外凸或内凹芽生（budding）而成。体外研究结果显示：囊泡的芽生是一个主动的自我装配过程；参与这一过程的各种组分，在进化上十分保守。因为，从酵母或植物细胞中提取的胞质溶胶，同样能够启动动物细胞中高尔基复合体的囊泡出芽生成。

囊泡的产生形成过程，总是伴随着物质的转运；囊泡的运行轨道及归宿，取决于其所转运物质的定位去向。比如，细胞内所合成产生的各种分泌蛋白及颗粒物质，总是先进入内质网，然后以囊泡的形式输送到高尔基复合体，再直接地或经由溶酶体到达细胞膜，最终通过胞吐作用分泌释放出去。而细胞通过胞吞作用摄入的各种外来物质，总是以囊泡的形式，自外而内，从细胞膜输送到内体或溶酶体。细胞通过胞吞作用摄取重要营养物质如维生素、脂类和铁等经内体或溶酶体运输到胞质供细胞利用,一些物质如吞噬的细菌、病毒等异物也可以从细胞膜经内体等向溶酶体进行向内运输并被降解。由此可见,由囊泡转运所承载和介导的双向性物质转运,不仅是细胞内外物质交换和信号传递的一条重要途径,而且也是细胞物质定向运输的一种基本形式。

通过囊泡转运的物质主要有两类:一类是位于囊泡膜上的膜蛋白,如膜受体、离子通道蛋白和脂类等,其可参与细胞器的组成或发挥特定细胞功能(如细胞代谢和信号转导等)。另一类是囊泡所包裹的内含物,如神经递质、激素、酶和细胞因子等,这些物质可发挥降解蛋白质或脂类等功能,或被分泌到细胞外,发挥调节自身或其他细胞的功能。

(二) 囊泡转运是一个高度有序并受到严格选择和精密控制的物质运输过程

不同来源、不同类型的囊泡,承载和介导不同物质的定向运输。它们必须沿正确的路径,以特定的运行方式,方可抵达、锚定于既定的靶标,并通过膜的融合释放其运载物质。

一般认为,囊泡如果在较短距离内转运,其主要以简单弥散的方式运行,比如从内质网到高尔基复合体的囊泡转运就是通过这种方式进行的;当转运距离较长时,囊泡转运则需要借助类似骨骼肌纤维中的运动蛋白的协助才能完成。比如在一个长的神经细胞中,源于高尔基复合体的囊泡向细胞轴突远(末)端的转移就是如此。

囊泡转运不仅仅是物质的简单输送,而且还是对转运物质的一个严格的质量检查、修饰加工过程。举例来说:进入内质网的蛋白质,首先要被决定其去、留问题;之后,那些分泌蛋白往往还要经过一定的修饰、加工和质量检查,才能以囊泡的形式被转运到高尔基复合体。有时候,某些内质网驻留蛋白或不合格的分泌蛋白可能会从内质网逃逸外流,但是,它们在进入高尔基复合体后也还是会被甄别、捕捉,并由 COP I 有被小泡遣返回来。事实上,无论何种来源类型、哪些形式途径的囊泡转运,都是高度有序、受到严格选择和精密控制的物质运输过程。

(三) 特异性识别与融合是囊泡物质定向转运和准确卸载的基本保证

囊泡转运是一个十分复杂的过程,主要包括如下关键步骤:①囊泡的形成:涉及供体膜的出芽、装配和断裂,形成不同的有被小泡;②囊泡转运:可由马达蛋白驱动,以微管为轨道进行(详见第七章);③转运囊泡与特定的靶细胞膜锚定和融合。最终达到对物质运输的目的。而转运囊泡抵达靶标之后与靶膜的融合,是一个涉及多种蛋白的识别与锚泊结合、装配与去装配的复杂调控过程,具有高度的特异性。而这也正是物质定向运输和准确卸载的基本保证机制。

动画

囊泡与靶膜的识别是它们之间相互融合的基础。这个重要的过程主要依靠两类蛋白的参与:①Rab 蛋白引导囊泡到达正确靶膜的特定靶点;②由可溶性 N-乙基马来酰亚胺敏感因子结合蛋白受体(soluble N-ethylmaleimide-sensitive factor attachment protein receptor,SNARE)介导囊泡膜与靶膜之间的融合。

动画

1. SNARE 蛋白家族介导囊泡与靶膜之间相互融合　囊泡相关膜蛋白(vesicle-associated membrane protein,VAMP)和突触融合蛋白(syntaxin)是 SNARE 家族的一对成员,负责介导细胞内的囊泡转运。研究发现:在转运囊泡表面有一种 VAMP 类似蛋白,称为囊泡 SNARE(vesicle-SNARE,v-SNARE);在靶标细胞器膜上有突触融合蛋白,称为靶 SNARE(target-SNARE,t-SNARE)。此二者序列相互识别,特异互补。越来越多的研究表明,介导转运囊泡与靶膜融合的主要机制是通过 v-SNARE 蛋白与 t-SNARE 蛋白之间“锁-钥”契合式的相互作用,决定囊泡的锚泊与融合。事实上,存在于神经元突触前膜上的突触融合蛋白和能够与之特异性结合的突触小泡膜上的囊泡相关膜蛋白已被分离鉴定(图 5-26)。这两种蛋白的相互作用,可介导膜的融合和神经递质的释放。

目前普遍认为:所有转运囊泡以及细胞器膜上都带有各自特有的一套 SNARE 互补序列,它们之间高度特异的相互识别和相互作用,是使转运囊泡得以在靶膜上锚泊停靠,保证囊泡物质定向运输和准确卸载的基本分子机制之一。

2. Rab 蛋白家族在囊泡转运与融合中起调节作用　Rab 蛋白家族为一个大的 GTP 结合蛋白家

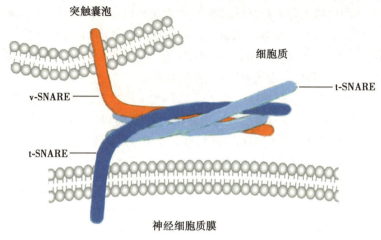

图 5-26 SNARE 复合物形成的结构示意图

族,是参与囊泡转运识别、锚泊、融合调节的蛋白因子。目前已发现大约 70 个家庭成员。研究发现每一种细胞器的胞质面至少含有一种 Rab 蛋白。Rab 蛋白的这种选择性分布使其成为理想的鉴定细胞器的分子,例如 Rab5 定位于早期内体、高尔基复合体,Rab9 则定位于晚期内体、高尔基复合体等。不同 Rab 蛋白经活化传送定位于不同膜性结构中,主要用于促进和调节囊泡的停泊和融合。

　　Rab 蛋白被称为囊泡融合的"定时器"。Rab 蛋白结合 GTP 激活可位于细胞质膜、内膜和转运囊泡膜上,调节 SNARE 复合体的形成。不同 Rab 蛋白可作用于不同的效应因子(effector),帮助运输小泡的聚集和靠近靶膜,促进 SNARE 介导的膜融合过程(图 5-27)。许多运输小泡只有在含有特定的 Rab 和 SNARE 之后才能形成。如在早期内体中有 Rab5 存在。实验证明没有 Rab5 参与,内体不能形成,即囊泡不能融合。Rabl 调节内质网到高尔基复合体转运囊泡的融合过程。酵母 Sec4 基因编码的蛋白与细胞 Rab 蛋白同源。如果将 Sec4 突变,则非网格蛋白有被小泡的脱衣被转运融合过程就会受阻失常。

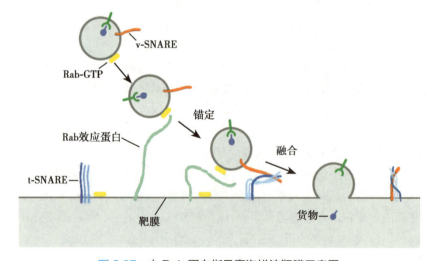

图 5-27 由 Rab 蛋白指导囊泡锚泊靶膜示意图

(四)囊泡转运是实现细胞膜及内膜系统功能结构转换和代谢更新的桥梁

　　细胞膜和内质网是囊泡转运的主要发源地,而高尔基复合体则构成了囊泡转运的集散中心。伴随物质的合成运输,由内质网产生的转运囊泡融汇到高尔基复合体,其囊膜成为高尔基复合体形成面的一部分;由高尔基复合体成熟面持续产生和分化出的不同分泌囊泡,或被直接输送到细胞膜,或经由溶酶体最终流向和融入细胞膜。细胞膜来源的囊泡转运,则以内体或吞噬(饮)体的形式与溶酶体发生融合转换。由此可见,这种不断地产生、形成,存在和穿梭于质膜及内膜系统结构之间的囊泡,在承载和介导细胞物质定向运输功能的同时,又不断地被融汇更替、转换易名,从一种细胞器膜到另一种细胞器膜,形成了一个有条不紊、源源不断的膜流(图 5-28),并借此进行着细胞膜及内膜系统不同功能结构之间的相互转换与代谢更新。

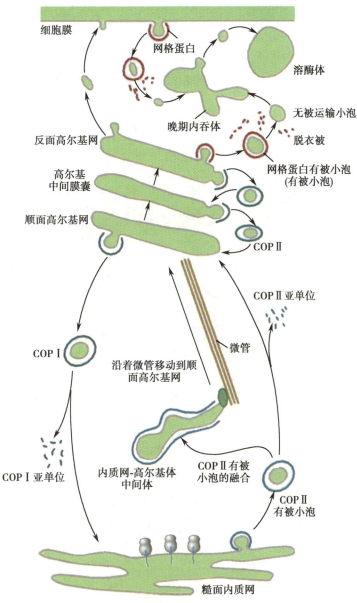

图 5-28 由囊泡转运介导的细胞内膜流示意图

四、多泡体的形成与分泌

多泡体(multivesicular body,MVB)是由早期内体转化而来的腔内含有多个腔内囊泡(intraluminal vesicle,ILV)的晚期内体,直径为 200~1 000nm,主要存在于真核生物细胞内。它的主要功能是调控细胞内膜的动态和蛋白质、脂质等物质的降解、回收与分泌。

(一) 多泡体的形成

多泡体最初于 20 世纪 50 年代在神经系统中被观察到,其辨别的"金标准"是电镜下显示一个大的囊泡,其中包含多个腔内囊泡。多泡体的形成始于细胞的早期内体。当活细胞经胞吞作用摄入外源性物质后,会在细胞内形成早期内体或与胞内已存在的早期内体融合。早期内体一方面可以释放循环内体的方式(管状部分)与细胞质膜融合,使受体蛋白和脂质回到细胞膜被再利用;另一方面,早期内体膜经内向出芽途径(inward budding pathway)形成一个含有多个ILV的结构即多泡体。在多泡体的成熟过程中,MVB还可以从内质网、高尔基复合体和其他细胞器获取货物分子进入ILV。因此,多泡体内的ILV含有细胞内、外来源的物质,这些物质可以是膜受体、信号分子、蛋白质和各种RNA等。

在多泡体形成过程中,有多种机制可以参与ILV的形成。其中研究最清楚的是一种依赖内体分选复合体(endosomal sorting complex required for transport,ESCRT)参与的过程。进入ILV的蛋白需要泛素化,ESCRT"装配机"包括ESCRT-0、ESCRT-Ⅰ、ESCRT-Ⅱ、ESCRT-Ⅲ、泛素化的Hrs蛋白和Vps4,在协助ILV的形成和货物蛋白分选过程中发挥重要作用(图5-29)。

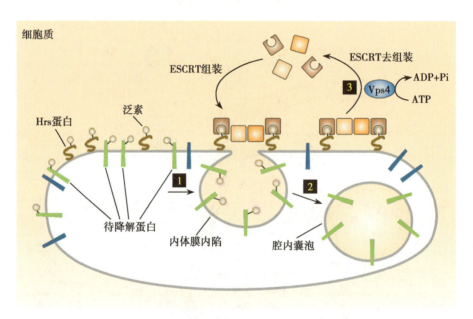

图5-29　ESCRT调控多泡体形成的示意图
1. 内体膜上的泛素化Hrs蛋白指导货物蛋白装载在要向内出芽的内体膜上,然后捕获胞质中的ESCRT复合物至内体膜上;2. 一系列ESCRT复合物介导内体向内出芽形成内体内囊泡(腔内囊泡);3. ESCRT复合物在ATP酶Vsp4的作用下解离回到细胞质中。

多泡体形成后主要有两个去向:①直接与溶酶体结合,降解ILV膜上或所包含的物质,实现蛋白质、脂质等物质的降解与物质回收;②多泡体可与细胞膜融合,将多泡体中的ILV以外泌体(exosome)的形式释放到细胞外(图5-30)。

(二) 多泡体的分泌

多泡体的分泌功能是指它参与细胞内物质的胞吐过程。这个过程涉及将内含ILV的MVB送达到细胞膜并与之融合,最终释放到细胞外环境(图5-30)。通过多泡体的外分泌作用可将ILV中含有的各种物质、信号蛋白和负载信息传递给其他细胞,从而影响其他细胞的行为和反应。

外泌体是目前最受关注的细胞外囊泡之一,直径为40~160nm,人体中几乎所有类型的细胞均能产生,存在于血液、尿液、唾液、乳汁和脑脊液等体液中。外泌体的内容物含量、大小、细胞来源等特征的不同组合导致了外泌体的高度异质性。外泌体可携带蛋白质、DNA、mRNA、miRNA和脂质等各类物质,在供体细胞和受体细胞间穿梭,实现细胞间物质传递和信息交流,参与受体细胞生物学功能调控。如外泌体中的miRNA和长链非编码RNA可进入受体细胞改变其基因表达。

五、膜性细胞器间的互作

真核细胞生命过程与胞内功能特化的膜性细胞器如内质网、高尔基复合体、线粒体、溶酶体、过氧

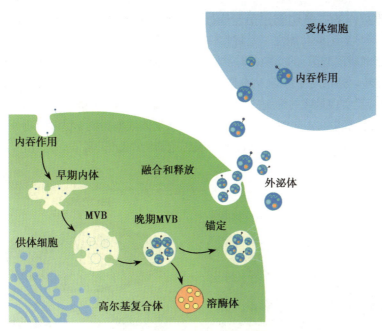

图 5-30　多泡体的形成和分泌示意图

化物酶体和内体等密切相关。然而,这些细胞器并不是结构和功能层面单独存在的个体。不同细胞器之间通过囊泡转运和膜接触位点(membrane contact site,MCS)进行频繁的物质交换和信号传递,构成细胞内膜功能网络,执行复杂的生物学功能。这种细胞器之间通过 MCS 发生的相互联系称为细胞器互作(organellar interaction)。细胞器互作的异常通常会引起细胞功能紊乱,甚至引起细胞死亡,导致许多疾病的发生。

(一)膜性细胞器互作是不同细胞器膜靠近但不融合的相互作用过程

近些年来,细胞器互作得到了生物学领域的广泛关注。研究发现两个不同细胞器的 MCS 不会直接接触或发生膜融合,而是在空间上充分靠近(膜间距介于 10～30nm)。而且这种局部部位的相互作用不是自发进行的,它是需要特殊蛋白质来介导的。通常把这些能够介导 MCS 形成的蛋白质或蛋白质复合体称作拴系蛋白(tethering protein)。拴系蛋白有很多种,他们共有的特征是通过一端锚定一个细胞器膜,同时另一端锚定另一个细胞器膜的方式实现蛋白-蛋白相互作用或蛋白-脂质相互作用,因此,拴系蛋白通过两侧锚定的方式将两个细胞器连接在一起,形成热力学稳定的膜接触位点(图 5-31)。

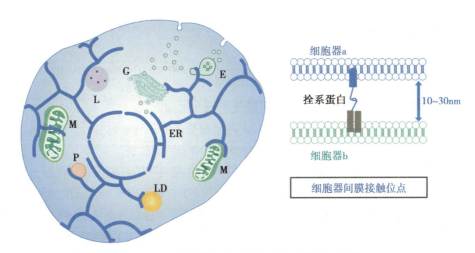

图 5-31　膜接触位点通过拴系蛋白连接示意图

E:早期内体;L:晚期内体;M:线粒体;G:高尔基复合体;ER:内质网;LD:脂滴;P:过氧化物酶体。

（二）细胞器互作的主要功能是负责脂质转运和调控细胞器的融合和分裂

细胞器互作最早揭示的功能之一是货物转运。膜接触位点的核心生物学功能是介导不同细胞器之间膜脂（磷脂和胆固醇等）的交换，调控细胞器脂质稳态。内质网是细胞生物合成脂质的主要部位，然后脂质可被转运到不同细胞器，因此脂质以高度异质的方式分布在不同的细胞器膜中。只有少数脂质通过囊泡转运实现最终的细胞内分布，而大部分脂质运输是由转脂蛋白（一类拴系蛋白）介导的。转脂蛋白特异性富集在不同细胞器的MCS，可以从供体细胞器膜上提取脂质分子，最终传递给受体细胞器膜。因此，转脂蛋白对于细胞内多种涉及细胞器脂质稳态调控起关键作用（图 5-32）。

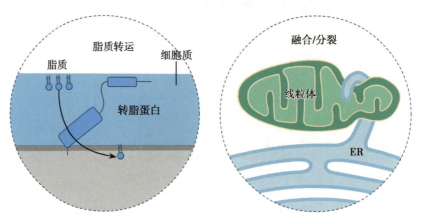

图 5-32　膜接触位点功能示意图

细胞器互作的第二个功能是在调控细胞器的融合和分裂方面起着关键作用。美国细胞生物学家 Gia Voeltz 领导的研究小组在显微镜下观测到内质网就像一只手夹在线粒体周围挤压线粒体，随着时间的推移，线粒体的这些部位收缩并分裂成两部分，这说明内质网与线粒体互作可以促进线粒体分裂（图 5-32）。也有研究表明内质网可以调控内体的分裂而参与货物蛋白的分选。

囊泡转运仅限于内膜系统的细胞器，比如内质网、高尔基复合体、内体、质膜等之间蛋白质及膜脂转运。与囊泡转运相比，细胞器互作的生物学功能更广泛、更保守（但研究起步较晚）。细胞内同样存在其他类型的细胞器互作，如线粒体-溶酶体、内质网-高尔基复合体、内质网-内体互作等。由于细胞器互作过程十分动态和复杂，目前对其生理、病理功能研究尚处于起步阶段。

第六节 │ 细胞内膜系统与医学

一、内质网的病理变化

内质网是极为敏感的细胞器，许多不良因素都可能会引起内质网形态、结构的改变，并导致其功能的异常。

（一）内质网最常见的病理改变是肿胀、肥大或囊池塌陷

内质网的肿胀主要是由钠离子和水分的渗入、内流所造成的一种水解变性。在低氧、辐射、阻塞等情况下，也会引起肿胀的发生。极度的肿胀最终会导致内质网的破裂。

由低氧、病毒性肝炎引起的糙面内质网的肿胀，还常常伴随着附着核糖体颗粒的脱落和萎缩。

膜的过氧化损伤所致的合成障碍造成的内质网改变往往表现为内质网囊池的塌陷；而肝细胞在糖原贮积症 I 型及恶性营养不良综合征时，则表现为内质网膜断离伴随核糖体脱落的典型形态改变。

（二）内质网囊腔中包涵体的形成和出现是某些疾病或病理过程的表现特征

在药物中毒、肿瘤所致的代谢障碍情况下，可观察到一些有形或无形的包涵体在内质网中的形成出现；而在某些遗传性疾病患者，由于内质网合成蛋白质的分子结构异常，则有蛋白质、糖原和脂类物

质在内质网中的累积。

（三）内质网在不同肿瘤细胞中呈现多样性的改变

内质网是细胞生理功能特性的敏感指标。在具有不同生物学特性的癌变细胞中，内质网的形态结构与功能也呈现出多样性的改变。通常，在低分化癌变细胞中，内质网比较稀少；在高分化癌变细胞中，其比较丰富发达的内质网遍布细胞质中。低侵袭力癌细胞中内质网较少，葡萄糖-6-磷酸酶活性呈下降趋势，但是分泌蛋白、尿激酶合成相对明显增多；高侵袭癌细胞中，内质网相对发达，分泌蛋白、驻留蛋白、β 葡萄糖醛酸苷酶等的合成均比低侵袭癌细胞显著增高。

有研究认为，环孔片层也是肿瘤细胞中常见的内质网改变，但是关于环孔片层的来源却还存在不同的看法。有学者认为，环孔片层是内质网的异型结构形态；另有学者认为，环孔片层是核膜的特化结构。

二、高尔基复合体的病理形态变化

（一）功能亢进导致高尔基复合体的代偿性肥大

当细胞分泌功能亢进时，往往伴随高尔基复合体结构的肥大。有学者在大鼠肾上腺皮质的再生实验中注意到：再生过程中，腺垂体细胞分泌促肾上腺皮质激素的高尔基复合体处于旺盛分泌状态时，其整个结构显著增大；再生结束后，随着促肾上腺皮质激素分泌的减少，其高尔基复合体结构又恢复到常态。

（二）毒性物质作用导致高尔基复合体的萎缩与损坏

脂肪肝的形成，是乙醇等毒性物质的作用造成肝细胞中高尔基复合体脂蛋白正常合成分泌功能丧失所致。在这种病理状态下，可观察到：肝细胞高尔基复合体中脂蛋白颗粒明显减少甚至消失；高尔基复合体自身形态萎缩，结构受到破坏。

（三）肿瘤细胞分化状态影响高尔基复合体形态

正常情况下，在分化成熟、分泌活动旺盛的细胞中高尔基复合体较为发达，而在尚未分化成熟或处于生长发育阶段的细胞中，高尔基复合体则相对较少。通过对各种不同肿瘤细胞的大量观察研究结果表明，高尔基复合体在肿瘤细胞中的数量分布、形态结构以及发达程度，也因肿瘤细胞的分化状态不同而呈现显著差异。例如，在低分化的大肠癌细胞中，高尔基复合体仅为聚集、分布在细胞核周围的一些分泌小泡；而在高分化的大肠癌细胞中，高尔基复合体则特别发达，具有典型的高尔基复合体形态结构。

三、溶酶体与疾病

溶酶体在细胞生命活动中具有多方面的重要生物学功能。通常把由溶酶体的结构或功能异常所引起的疾病统称为溶酶体病。近些年来，人们对于溶酶体与人类某些疾病的关系，进行了颇为广泛深入的探讨和研究，也取得了一定的成果。

（一）溶酶体酶缺乏或缺陷疾病多为一些先天性疾病

目前已经发现有 40 余种先天性溶酶体病系由溶酶体中某些酶的缺乏或缺陷所引起。列举两种疾病简单介绍如下。

1. **泰-萨克斯病** 泰-萨克斯病（Tay-Sachs disease）旧称家族性黑矇性痴呆，是由于患者缺乏氨基己糖苷酶 A，阻断了 GM2 神经节苷脂的代谢，使得 GM2 在脑及神经系统和心脏、肝脏等组织的大量累积所致。

2. **糖原贮积症Ⅱ型** 糖原贮积症Ⅱ型（glycogen storage disease typeⅡ，GSDⅡ），又称蓬佩病（Pompe disease），是由于缺乏溶酶体 α-糖苷酶，以致糖原代谢受阻而沉积于全身多种组织。其主要受累器官组织有脑、肝、肾、肾上腺、骨骼肌和心肌等。

此外，某些药物也会引起获得性溶酶体酶缺乏相关疾病。比如，磺胺类药物会造成巨噬细胞内

pH 的升高,使得酸化降低,导致所吞噬的细菌不能被有效地杀灭而引发炎症。此外,抗疟疾、抗组胺及抗抑郁类药物,会因其在溶酶体中的蓄积,或引起某些细胞代谢中间产物在溶酶体中的蓄积,从而直接或间接地导致溶酶体病的发生。获得性溶酶体酶缺乏疾病是比较少见的。

(二)溶酶体酶的释放或外泄造成的细胞或组织损伤性疾病

由于受到某些理化或生物因素的影响,使得溶酶体膜的稳定性发生改变,导致酶的释放,结果造成细胞、组织的损伤或疾病。

1. 硅沉着病 硅沉着病是一种与溶酶体膜受损导致溶酶体酶释放有关的常见职业病。其发病机制是:吸入肺中的二氧化硅粉尘微粒,被肺组织中的巨噬细胞吞噬,形成吞噬体;进而与内体性溶酶体(或初级溶酶体)融合为吞噬性溶酶体。带有负电荷的二氧化硅粉尘微粒在溶酶体内形成硅酸分子,以非共价键与溶酶体膜受体或膜上的阳离子结合,影响膜的稳定性,使溶酶体酶和硅酸分子外泄,造成巨噬细胞的自溶。一方面,外泄的溶酶体酶消化和溶解周围的组织细胞;另一方面,释放出的不能被消化分解的二氧化硅粉尘微粒又被巨噬细胞所吞噬,重复上述过程。结果诱导成纤维细胞增生,并分泌大量胶原物质,造成肺组织纤维化,降低肺的弹性,引起肺功能障碍甚至丧失。

2. 痛风 痛风是以高尿酸血症为主要临床生化指征的嘌呤代谢紊乱性疾病。当尿酸盐的生成与排出之间平衡失调、血尿酸盐升高时,尿酸盐会以结晶形式沉积于关节、关节周围及多种组织,并被白细胞所吞噬。被吞噬的尿酸盐结晶与溶酶体膜之间形成的氢键结合,改变了溶酶体膜的稳定性;溶酶体中水解酶和组胺等可致炎物质释放,在引起白细胞自溶坏死的同时,引发所在沉积组织的急性炎症。被释放的尿酸盐又继续在组织沉积。当沉积发生在关节、关节周围、滑囊、腱鞘等组织时,会形成异物性肉芽肿;而在肾脏,则可能导致尿酸性肾结石或慢性间质性肾炎。

此外,溶酶体酶的释放,与类风湿关节炎、休克发生后的细胞与机体的不可逆损伤等都有密切的关系。

四、过氧化物酶体与疾病

(一)原发性过氧化物酶体缺陷所致的遗传性疾病

与原发性过氧化物酶体缺陷相关的大多是一些遗传性疾病。

1. 遗传性无过氧化氢酶血症 该类患者细胞内过氧化氢酶缺乏,抗感染能力下降,易发口腔炎等疾病。

2. 脑肝肾综合征(Zellweger syndrome) 这是一种常染色体隐性遗传病。患者肝、肾细胞中过氧化物酶体及过氧化氢酶缺乏,琥珀酸脱氢酶-黄素蛋白与泛醌(辅酶 Q,CoQ)之间的电子传递障碍;临床表现为严重肝功能障碍、重度骨骼肌张力减退、脑发育迟缓及癫痫等综合症状。

(二)疾病过程中的过氧化物酶体的病理改变

过氧化物酶体的病理改变可表现为数量、体积、形态等的多种异常。比如,在患有甲状腺功能亢进、慢性酒精中毒或慢性低氧血症等疾病时,可见患者肝细胞中过氧化物酶体数量增多;而在甲状腺功能减退、肝脂肪变性或高脂血症等情况下,则过氧化物酶体数量减少、老化或发育不全。这也提示:甲状腺激素与过氧化物酶体的产生、形成和发育具有一定的关系。

过氧化物酶体数目、大小以及酶含量的异常变化亦常见于病毒、细菌及寄生虫感染、炎症或内毒素血症等病理情况以及肿瘤细胞中。

基质溶解是过氧化物酶体最为常见的异常形态学变化。其主要形式是:在过氧化物酶体内形成、出现片状、小管状结晶包涵体。此种改变往往发生于缺血性组织损伤。

五、囊泡转运与疾病

囊泡转运障碍与神经退行性疾病、糖尿病、肿瘤等的发生发展密切相关。

在阿尔茨海默病(Alzheimer's disease,AD)患者的大脑神经细胞中,内体运输途径受到阻碍。

BIN1 是继 *ApoE* 后第二个发现的与 AD 有关的易感基因，*BIN1* 可以负性调控内吞途径。*BIN1* 的缺失可通过增加微管蛋白 tau 聚集蛋白的内化和向内体的运输而诱导产生更多的神经原纤维缠结。囊泡转运失调还可损害神经细胞正常的生理功能，如神经元突触泡的运输和神经递质的释放。

癌细胞中囊泡转运系统的失调与癌症的发生发展息息相关。Rab GTP 酶及其效应蛋白是囊泡转运的调控者。研究表明，Rab 蛋白作为 Ras 家族的一员，在肺癌、乳腺癌、肝癌及食管癌等肿瘤组织中表达明显升高，高表达的 Rab 将促进各种金属蛋白酶的分泌（例如乳腺癌细胞中 Rab7 和 Rab8 有助于 MT1-MMP 的分泌），加快细胞外基质的降解从而促进癌细胞转移。

多泡体分泌的外泌体与免疫反应、心血管疾病、中枢神经系统疾病及肿瘤的进展有关。肿瘤细胞分泌的外泌体可通过影响邻近细胞的信号传递，从而促进肿瘤细胞的增殖和侵袭。研究人员正在继续深入研究多泡体分泌在肿瘤等疾病发生中的作用机制，希望为疾病治疗提供新的治疗策略，如外泌体可以被改造成一种优选的治疗药物递送系统，用于疾病的治疗。

小结

内膜系统是指细胞内那些在结构、功能，乃至发生起源上密切关联的膜性结构细胞器的总称，包括内质网、高尔基复合体、溶酶体、过氧化物酶体、各种转运小泡等。内膜系统的出现是真核细胞区别于原核细胞的重要标志之一。

内质网是以大小、形状各异的管、泡或扁囊为基本结构单位构成的一个彼此相互连通的膜性管网系统。它在整体结构上可与高尔基复合体、溶酶体等内膜系统的其他组分移行转换，在功能上则与这些结构密切相关，在内膜系统中占据中心地位。作为一种膜性结构，脂类和蛋白质是内质网的基本化学组成成分。与其复杂多样的功能相适应，内质网含有以葡萄糖-6-磷酸酶为主要标志的 30 多种酶或酶系。有核糖体附着的内质网，即糙面内质网，多呈排列较为整齐的扁平囊状，其主要功能是在信号肽引导下合成分泌蛋白、膜蛋白及存于内膜性细胞器中的可溶性驻留蛋白，是细胞内蛋白质分选的起始部位；无核糖体附着的内质网，即光面内质网，多呈管泡样网状结构，是作为细胞内脂类物质合成主要场所的多功能细胞器。

高尔基复合体是由三种不同大小类型的小泡、潴泡及液泡组成的膜性结构复合体。在其整体形态结构和化学特性上，均表现出明显的极性特征，可划分为顺面高尔基网、高尔基中间膜囊、反面高尔基网三个有功能结构特征的组成部分。组成高尔基复合体的脂类、蛋白质成分的含量和复杂程度介于内质网和细胞膜之间，由此高尔基复合体被视为构成质膜与内质网之间相互联系的一种过渡性细胞器。糖基转移酶是高尔基复合体中最具特征性的标志酶。高尔基复合体的主要功能为：对内质网来源的蛋白质的修饰加工；糖蛋白中多(寡)糖组分及分泌性多糖类的生物合成；与内膜系统其他结构组分一起构成胞内物质转运的特殊通道，尤其是在细胞内蛋白质的分选和膜泡的定向运输中起枢纽作用。

溶酶体是由一层单位膜包裹而成的膜性球囊状结构细胞器。溶酶体在形态大小、数量分布以及生理生化性质等方面，都表现出了高度的异质性。含有丰富、多样的酸性水解酶，是溶酶体最为显著的标志性特征。根据溶酶体的不同生理功能状态，可将之划分为初级溶酶体、次级溶酶体和三级溶酶体；基于溶酶体的形成过程，又可将之划分为内体性溶酶体和吞噬性溶酶体两大类型。内体性溶酶体被认为是由高尔基复合体芽生的运输小泡和经由细胞胞吞(饮)作用形成的内体合并而成；吞噬性溶酶体是由内体性溶酶体与来自胞内外的作用底物相互融合而成。细胞自噬是指细胞质内大分子物质和细胞器被膜包裹后与溶酶体融合并被大量降解的生物学过程。自噬发生过程主要包括四个阶段：底物诱导起始膜的形成、自噬体形成、自噬溶酶体的形成和底物的降解。溶酶体内含 60 多种酸性水解酶，具有强大的对物质消化和分解的作用。

过氧化物酶体是由一层单位膜包裹的、内含氧化酶和过氧化氢酶的膜性结构细胞器。过氧化氢酶约占过氧化物酶体酶总量的 40%,因其几乎存在于各类细胞的过氧化物酶体中,故被看作过氧化物酶体的标志性酶。过氧化物酶体具有解毒、调节细胞氧张力以及参与脂肪酸等高能分子的分解等重要功能作用。

囊泡也称小泡,是真核细胞中十分常见的膜泡结构,为细胞内膜系统不可或缺的重要功能结构组分和细胞内物质定向运输的载体。目前了解较多的三种囊泡类型为网格蛋白有被小泡、COP I 和 COP II 有被小泡。COP II 有被小泡由糙面内质网产生,主要负责介导从内质网到高尔基复合体的物质转运;COP I 有被小泡首先发现于高尔基复合体,主要负责内质网逃逸蛋白的捕捉、回收转运以及高尔基复合体膜内蛋白的逆向运输;网格蛋白有被小泡可产生于高尔基复合体,也可由细胞膜受体介导的细胞内吞作用而形成。由高尔基复合体产生的网格蛋白有被小泡,主要介导从高尔基复合体向溶酶体、胞内体或质膜外的物质输送转运;而通过细胞内吞作用形成的网格蛋白有被小泡则是将外来物质转送到细胞质,或者从胞内体输送到溶酶体。

由囊泡转运所承载和介导的双向性物质运输,不仅是细胞物质定向运输的一种基本形式,也是细胞内外物质交换的一条重要途径。不断地产生、形成,存在和穿梭于质膜及内膜系统结构之间的囊泡,在介导细胞物质定向运输功能的同时,又不断地被融汇更替、转换易名,从一种细胞器膜到另一种细胞器膜,形成了一个有条不紊、源源不断的膜流,并借此进行着细胞膜及内膜系统不同功能结构之间的相互转换与代谢更新。

多泡体是一种含有腔内囊泡的晚期内体,它的主要功能是调控细胞内膜的动态和蛋白质的降解、回收与分泌。多泡体的形成始于细胞的早期内体,然后随着早期内体不断成熟,其腔内囊泡形成同时伴随内体膜上货物分子的分选富集、膜内陷及出芽等膜重塑过程。多泡体的分泌功能主要包括腔内囊泡的形成、多泡体与细胞膜融合及多泡体内含物的释放三个过程。多泡体可与细胞质膜融合释放腔内囊泡,以外泌体的形式调控细胞通讯。

真核细胞中不同细胞器之间通过囊泡转运和膜接触位点进行频繁的物质交换和信号传递,构成细胞内膜功能网络,执行复杂的生物学功能。膜性细胞器互作是不同细胞器膜靠近但不融合的过程。膜接触不是自发形成的,其形成需要拴系蛋白来介导。细胞器互作的主要功能是进行脂质转运和调控细胞器的融合和分裂。

内膜系统是真核细胞内最为重要的功能结构体系之一,因此,其结构与功能的异常也就必然与细胞的一系列病理过程以及多种人类疾病密切相关。

(边惠洁 史岸冰)

本章思维导图

本章目标测试

第六章 线粒体与细胞的能量转换

地球上生命活动所需的能量主要源于太阳能,但不同类型的生物体吸收能量的机制不同。植物和某些细菌能通过光合作用,将无机物转化成可被自身利用的有机物,将光能转变为化学能,这类生物是自养生物(autotroph)。动物细胞则以自养生物合成的有机物为营养,通过分解代谢而获得能量,因而被称为异养生物(heterotroph)。动物细胞主要依靠线粒体来实现这一能量转换。

线粒体(mitochondrion,mitochondria)普遍存在于除哺乳动物成熟红细胞以外的所有真核细胞中,是细胞进行生物氧化和能量转换的主要场所,为细胞生命活动提供 80% 的所需能量,因此被称为细胞的"动力工厂"。此外,线粒体与细胞内氧自由基的生成、细胞死亡以及许多人类生理病理过程有着密切的关系。

第一节 | 线粒体的基本特征

一、线粒体的形态、数量和结构

(一)线粒体的形态、数量与细胞的类型和细胞的生理状态有关

光镜下,线粒体呈线状、粒状或杆状等,直径 0.5~1.0μm。不同类型或不同生理状态的细胞中,线粒体的形态、大小、数量及排列分布并不相同。例如,在低渗环境下,线粒体膨胀如泡状;在高渗环境下,线粒体又伸长为线状。线粒体的形态也随细胞发育阶段而异,如人胚胎肝细胞的线粒体,在发育早期为短棒状,在发育晚期为长棒状。细胞内 pH 对线粒体形态也有影响,酸性时线粒体膨胀,碱性时线粒体为粒状。

线粒体的数量因细胞种类而不同,可高达 50 万个,其总体积可占细胞体积的 25%。这与细胞的代谢活动有关,代谢旺盛时,线粒体数量较多,反之则较少。

(二)线粒体是由双层单位膜套叠而成的封闭性膜囊结构

电镜下,线粒体由双层单位膜套叠而成。两层膜将线粒体内部空间与细胞质隔离,并使线粒体内部空间分隔成两个膜性空间,组成线粒体结构的基本支架(图 6-1)。

1. **外膜是线粒体外层单位膜** 外膜(outer membrane)厚约 5~7nm,光滑平整。在组成上,外膜的 1/2 为脂类,1/2 为蛋白质。外膜上镶嵌的蛋白质包括多种转运蛋白,它们形成较大的水相通道跨

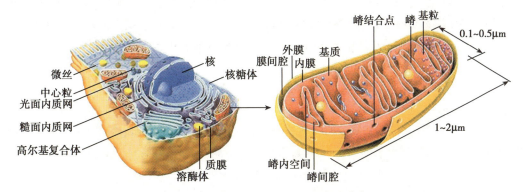

图 6-1 线粒体由双层膜套叠而成
线粒体在细胞内的分布(左)与线粒体结构(右)。

0601

动画

越脂质双层,使外膜出现直径 2～3nm 的小孔,允许分子量在 10 000 以下的物质通过,包括一些小分子多肽。

2. 内膜的内表面附着许多颗粒 内膜(inner membrane)比外膜稍薄,平均厚度 4.5nm,也是一层单位膜。内膜将线粒体的内部空间分成两部分,其中由内膜直接包围的空间称内腔,含有基质,也称基质腔(matrix space);内膜与外膜之间的空间称为外腔,或膜间腔(intermembrane space)。内膜上有大量向内腔突起的折叠(infolding),形成嵴(cristae)。嵴与嵴之间的内腔部分称为嵴间腔(intercristae space)。由嵴向内腔突进造成的外腔向内伸入的部分称为嵴内空间(intracristae space)。内膜的化学组成中 20% 是脂类,80% 是蛋白质,蛋白质的含量明显高于其他膜成分。内膜通透性很低,分子量大于 150 的物质不能自由通过。但内膜有高度的选择通透性,膜上的转运蛋白控制内外腔的物质交换,以保证物质代谢。

内膜(包括嵴)的内表面附着许多突出于内腔的颗粒,每个线粒体大约有 $10^4～10^5$ 个,被称为基粒(granum)。基粒分为头部、柄部、基片三部分,由多种蛋白质亚基组成。头部呈球形,突入内腔中,直径约 8～9nm。柄部直径约 4nm,长 4.5～5.0nm;柄部一端与突出在内膜表面的头部相连,另一端与嵌入内膜的基片相连。基粒头部具有酶活性,能催化 ADP 磷酸化生成 ATP,因此,基粒又称 ATP 合酶(ATP synthase)或 ATP 合酶复合体(ATP synthase complex)。

3. 内外膜相互接近所形成的转位接触点是物质转运的临时性结构 利用电镜技术可观察到在线粒体上存在着一些内外膜相互接触的位点,此处膜间腔变狭窄,称为转位接触点(translocation contact site)(图 6-2),其间分布有蛋白质等物质进出线粒体的通道蛋白和特异性受体,分别称为内膜转位子(translocon of the inner membrane,TIM)和外膜转位子(translocon of the outer membrane,TOM)。有研究估计鼠肝细胞中直径 1μm 的线粒体有 100 个左右的转位接触点,通过免疫电镜可观察到转位接触点处有蛋白质前体的积聚,表明它是蛋白质等物质进出线粒体的通道。

4. 基质是氧化代谢的场所 线粒体内腔充满了电子密度较低的可溶性蛋白质和脂肪等成分,称为基质(matrix)。线粒体中催化三羧酸循环、脂肪酸氧化、氨基酸分解、蛋白质合成等的酶都在基质中,参与物质代谢。此外基质中还含有线粒体独特的双链环状 DNA、核糖体,这些构

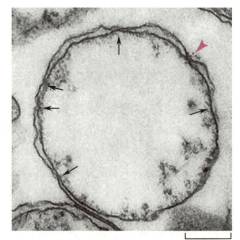

0.2μm

图 6-2 内膜和外膜形成转位接触点
黑色箭头所指为转位接触点;红色箭头所指为通过转位接触点转运的物质。

成了线粒体相对独立的遗传信息复制、转录和翻译系统。因此,线粒体是人体细胞除细胞核以外唯一含有 DNA 的细胞器,每个线粒体中可有一个或多个 DNA 拷贝,形成线粒体自身的基因组及其遗传体系。

5. 基粒的化学本质是 ATP 合酶复合体 线粒体内膜(包括嵴)内表面上的基粒,其化学本质是 ATP 合酶复合体,是细胞呼吸与能量转换的结构基础(详见本章第二节)。

二、线粒体的化学组成

线粒体干重的主要成分是蛋白质,约占 65%～70%,多数分布于内膜和基质。线粒体蛋白质分为两类:一类是可溶性蛋白,包括基质中的酶和膜外周蛋白;另一类是不溶性蛋白,为膜结构蛋白或膜镶嵌酶蛋白。脂类占线粒体干重的 25%～30%,大部分是磷脂。此外,线粒体还含有 DNA 和完整的遗传系统、多种辅酶(如 CoQ、FMN、FAD 和 NAD^+ 等)、维生素和各类无机离子。

线粒体含有众多酶系,目前已确认的有 120 余种,是细胞中含酶最多的细胞器。这些酶分别位于线粒体的不同部位,在线粒体行使细胞氧化功能时起重要作用。有些酶可作为线粒体不同部位的标

志酶,如内、外膜的标志酶分别是细胞色素氧化酶和单胺氧化酶等;基质和膜间腔的标志酶分别为苹果酸脱氢酶和腺苷酸激酶等。

三、线粒体的遗传体系

线粒体虽然有自己的遗传系统和蛋白质翻译系统,且部分遗传密码也与核密码有不同的编码含义,但它与细胞核的遗传系统构成了一个整体。

(一)线粒体 DNA 构成了线粒体基因组

线粒体 DNA（mitochondrial DNA,mtDNA）通常是裸露的,不与组蛋白结合。在一个线粒体内往往有 1 至数个 mtDNA 分子,平均为 5～10 个。其主要编码线粒体的 tRNA、rRNA 及一些线粒体蛋白质,如电子传递链酶复合体中的亚基。线粒体中的大多数酶或蛋白质仍由细胞核 DNA 编码,它们在细胞质中合成后转运到线粒体中。

线粒体 DNA 分子构成了线粒体基因组,其全序列的测定早已完成,人类线粒体基因组的序列(又称剑桥序列)共含 16 568 个碱基对(bp),为一条双链环状的 DNA 分子,根据它们的转录物密度分为重链（H）和轻链（L）,共编码 37 个基因(图 6-3)。重链编码了 12S rRNA（小 rRNA）、16S rRNA（大 rRNA）、NADH-CoQ 氧化还原酶 1（NADH-CoQ oxidoreductase 1,ND1）、ND2、ND3、ND4L、ND4、ND5、细胞色素 c 氧化酶 I（cytochrome c oxidase I,COX I）、COX II、COX III、细胞色素 b 的亚基、ATP 合酶复合体的第 6 亚单位（A6）和第 8 亚单位（A8）及 14 个 tRNA 等(图 6-3 的大写字母表示其对应的氨基酸);轻链编码了 ND6 及 8 个 tRNA。

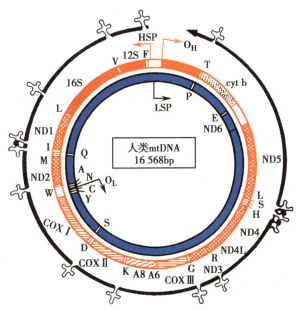

图 6-3　人线粒体环状 DNA 分子及其转录产物

在这 37 个基因中,仅 13 个是编码蛋白质的基因,均以 ATG（甲硫氨酸）为起始密码,并有终止密码结构。其中 3 个为构成细胞色素 c 氧化酶（COX）复合体(复合体IV)催化活性中心的亚单位（COX I、COX II 和 COX III）,这三个亚基与细菌细胞色素 c 氧化酶是相似的,其序列在进化过程中高度保守;2 个为 ATP 合酶复合体（复合体V）F_0 部分的 2 个亚基（A6 和 A8）;7 个为 NADH-CoQ 还原酶复合体（复合体I）的亚基（ND1、ND2、ND3、ND4L、ND4、ND5 和 ND6）;还有 1 个编码 $CoQH_2$-细胞色素 c 还原酶复合体（复合体III）中细胞色素 b 的亚基(图 6-4);其他 24 个基因编码 2 种 rRNA 分子(用于构成线粒体的核糖体)和 22 种 tRNA 分子(用于线粒体 mRNA 的翻译)。

线粒体基因组与核基因组相比,紧凑了许多。核基因组中的非编码序列高达 90%,而线粒体基因组只有很少的非编码序列。

(二)重链和轻链各有一个启动子启动线粒体基因的转录

线粒体基因组的转录是从两个主要的启动子处开始的,分别为重链启动子（heavy-strand promoter,HSP）和轻链启动子（light-strand promoter,LSP）。线粒体转录因子 1（mitochondrial transcription factor 1,mtTFA）参与了线粒体基因的转录调节。mtTFA 可与 HSP 和 LSP 上游的 DNA 特定序列结合,并在 mtRNA 聚合酶的作用下启动转录。线粒体基因的转录类似原核生物的转录,即多顺反子转录（polycistronic transcription）,其中包括多个 mRNA 和散布于其中的 tRNA,通过剪切使不同的 mRNA 和 tRNA 被分离和释放。重链上的转录起始位点有两个,形成两个初级转录物。初级转录物 I 开始于 tRNA^{phe},终止于 16S rRNA 基因的末端,最终被剪切为 tRNA^{phe}、tRNA^{val}、12S rRNA 和 16S rRNA。初级

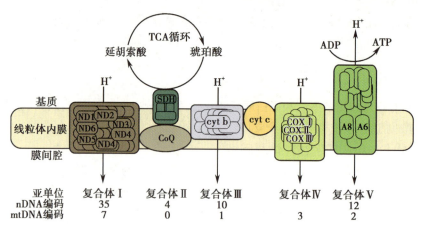

图 6-4　呼吸链蛋白质的组成

显示每个复合体都由多条多肽链(大部分由核基因组编码,少部分由线粒体基因组编码)组成。

转录物Ⅱ的起始位点在 12S rRNA 基因的 5′ 端,它的转录可持续至几乎整个重链,主要编码 tRNA 和 mRNA。转录物Ⅰ的转录比转录物Ⅱ的转录要频繁得多,前者约是后者的 10 倍,增加了 rRNA 和 2 个 tRNA 的表达量。轻链转录物经剪切形成 8 个 tRNA 和 1 个 mRNA,其余部分很快被降解。

与细胞核 mRNA 不同,线粒体 mRNA 不含内含子,也很少有非翻译区。每个线粒体 mRNA 5′ 端起始密码的三个碱基为 AUG(或 AUA),3′ 端终止密码为 UAA。在某些情况下,一个碱基 U 就是 mtDNA 体系中的终止密码子,而后面的两个 A 是多聚腺嘌呤尾的一部分,这两个 A 往往是在 mRNA 前体合成好之后才加上去的。加工后的线粒体 mRNA 的 3′ 端有约 50 个 A 的多聚腺嘌呤尾,但是没有细胞核 mRNA 加工时的帽结构。

所有 mtDNA 编码的蛋白质是在线粒体内转录并在线粒体的核糖体上进行翻译的。线粒体编码的 RNA 和蛋白质并不运出线粒体外,相反,构成线粒体核糖体的蛋白质由细胞质运入线粒体内。用于蛋白质合成的所有 tRNA 都是由 mtDNA 编码的。值得一提的是,线粒体基因组中有两个重叠基因,一个编码复合物Ⅰ的 ND4L 和 ND4,另一个编码复合物Ⅴ的 ATP 酶 8 和 ATP 酶 6(图 6-5)。

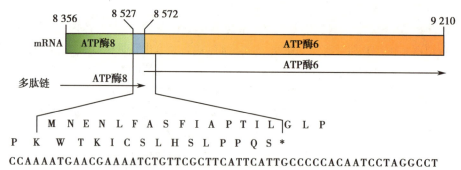

图 6-5　ATP 酶 8 和 ATP 酶 6 亚基翻译重叠框架

线粒体 mRNA 翻译的起始氨基酸为甲酰甲硫氨酸,这点与原核生物类似。另外,线粒体的遗传密码也与核密码不完全相同(表 6-1),例如 UGA 在核编码系统中为终止密码子,但在人类细胞的线粒体编码系统中编码色氨酸。

(三) 线粒体 DNA 的两条链有各自的复制起始点

人类线粒体环形 DNA 的复制类似于原核细胞的 DNA 复制,但也有自己的特点。典型的细菌(如 *E.coli*)环形基因组有一个复制起始点(origin),并从某一位点进行双向复制。因此子链 DNA 的合成既需要 DNA 聚合酶(以母链为模板在 RNA 引物上合成子链 DNA),也需要 RNA 聚合酶(催化合成短

表 6-1　线粒体与核密码子编码氨基酸比较

密码子	核密码子编码氨基酸	线粒体密码子编码氨基酸				
		哺乳动物	果蝇	链孢霉菌	酵母	植物
UGA	终止密码子	色氨酸	色氨酸	色氨酸	色氨酸	终止密码子
AGA、AGG	精氨酸	终止密码子	丝氨酸	精氨酸	精氨酸	精氨酸
AUA	异亮氨酸	甲硫氨酸	甲硫氨酸	异亮氨酸	甲硫氨酸	异亮氨酸
AUU	异亮氨酸	异亮氨酸	甲硫氨酸	甲硫氨酸	甲硫氨酸	异亮氨酸
CUU、CUC CUA、CUG	亮氨酸	亮氨酸	亮氨酸	亮氨酸	苏氨酸	亮氨酸

的 RNA 引物),并以相反的方向同时进行。人类 mtDNA 的复制起始点被分成两半,一个在重链上,称为重链复制起始点(origin of heavy-strand replication,O_H),位于环的"顶部",tRNA^{Phe} 基因(557)和 tRNA^{Pro} 基因(16 023)之间的控制区(control region),它控制重链子链 DNA 的复制;另一个在轻链上,称为轻链复制起始点(origin of light-strand replication,O_L),位于环的"8 点钟"位置,它控制轻链子链 DNA 的复制。这种两个复制点的分离导致 mtDNA 的复制机制比较特别,需要一系列进入线粒体的核编码蛋白的协助(图 6-6)。

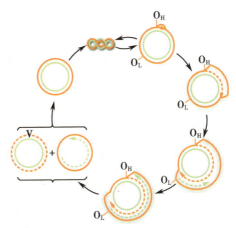

图 6-6　线粒体 DNA 的复制

与细菌 DNA 一样,mtDNA 的复制也需要 RNA 引物作为 DNA 合成的起始,线粒体的 RNA 聚合酶从位于 O_H 和 tRNA^{Phe} 基因之间的 3 个上游保守序列区段开始合成一段分子量相对较大的 RNA 引物,后者与相应的轻链互补结合,并暂时替代(displacement)控制区的重链,所形成的环状结构称为 D 环(displacement loop);轻链的复制要晚于重链,等重链合成一定的长度后,轻链才开始合成。一般情况下,重链的合成方向是顺时针的,轻链的合成方向是逆时针的。两个合成方向相反的链不断地复制直到各自环的终了,形成一对耦合的环,在 mtDNA 拓扑异构酶的作用下进行耦合,完成复制。整个复制过程持续约 2 小时,比一般细菌的复制时间要长(人类线粒体:16 568bp/2h;大肠埃希菌:400 万 bp/40min)。mtDNA 的复制与核 DNA 的复制并不同步,并且不同的 mtDNA 分子之间也不同步复制。

四、线粒体核编码蛋白质的转运

线粒体中有约 1 000 个基因产物,其中仅 37 个基因产物由线粒体基因组编码,因此线粒体内大多数蛋白都是由核基因组编码的。这些线粒体蛋白在胞质中合成,之后被运进线粒体。核编码蛋白进入线粒体的过程需要分子伴侣的协助。绝大多数线粒体蛋白被运送到基质中,部分蛋白运送到膜间腔以及插入到内膜和外膜上。

(一) 核编码蛋白向线粒体基质中的转运

1. 核编码蛋白进入线粒体时需要信号序列　转运到线粒体的蛋白都在其 N 端具有一段信号序列,研究最多的是基质导入序列(matrix-targeting sequence,MTS)。这是一段由 20~50 个氨基酸残基组成的疏水序列,带正电荷,富含精氨酸、赖氨酸、丝氨酸和苏氨酸,少见天冬氨酸和谷氨酸。线粒体外膜和内膜上的受体能识别并结合序列不同但具有相似结构的 MTS。这些序列包含了所有介导在细胞质中合成的前体蛋白转运到线粒体基质的信号。

2. 前体蛋白在线粒体外保持非折叠状态　当线粒体蛋白的可溶性前体在核糖体形成后,少数前体蛋白与一种称为新生多肽相关复合物(nascent polypeptide-associated complex,NAC)的分子伴侣相结合,从而增加了蛋白转运的准确性;而绝大多数的前体蛋白都要和一种称为热激蛋白 70(heat shock protein 70,Hsp70)的分子伴侣结合,从而防止前体蛋白形成错误折叠或聚集。

通常定位到内膜的包含前体蛋白(如内膜 ATP/ADP 反向转运体)的复合物能与外膜上的一套受体 TOM37 和 TOM70 结合,然后 TOM37 和 TOM70 把前体蛋白转移到第二套受体 TOM20 和 TOM22;而绝大多数与 Hsc70 结合的前体蛋白常不经过受体 TOM37 和 TOM70,直接与受体 TOM20 和 TOM22 结合,该复合物与外膜上的通道蛋白 TOM40(第三套受体)相耦联,后者与内膜的接触点(TIM23/17 受体系统)共同组成跨膜转运通道(图 6-7),非折叠的前体蛋白通过这一通道转运到线粒体基质。

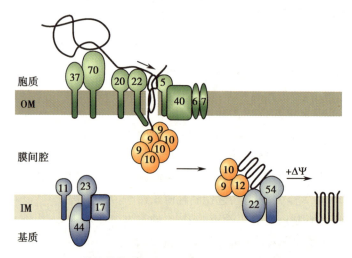

图 6-7　线粒体外膜和内膜上的 TOM 和 TIM 受体系统
显示了它们参与核基因组编码多肽链通过膜进入线粒体的过程。
IM:内膜;OM:外膜;ΔΨ:线粒体膜电位。

3. 分子运动产生的动力协助多肽链穿过线粒体膜　前体蛋白的穿膜转运需要线粒体基质中的分子伴侣 mtHsp70 的协助。S. M. Simon 等提出的布朗棘轮模型(Brownian ratchet model)(图 6-8)将 mtHsp70 描绘成类似于肌球蛋白和肌动蛋白相互牵拉作用的"转运发动机",认为在蛋白质转运孔道内,多肽链作布朗运动摇摆不定,一旦前导肽链自发进入线粒体腔,立即有一分子 mtHsp70 与之结合,防止前导肽链退回细胞质;同时 mtHsp70 通过变构产生拖力,促使前导肽链进入,并迫使后面的肽链进入转运轨道。随着肽链进一步伸入线粒体腔,肽链会结合更多的 mtHsp70 分子。转运所需能量由水解 ATP 提供。

4. 多肽链在线粒体基质内重新折叠形成有活性的蛋白质　蛋白穿膜转运至线粒体基质后,必须恢复其构象以行使功能。当蛋白穿过线粒体膜后,大多数蛋白的基质导入序列被基质作用蛋白酶

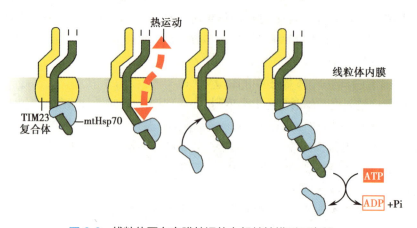

图 6-8　线粒体蛋白穿膜转运的布朗棘轮模型示意图

（matrix processing protease,MPP）移除。MPP定位于线粒体内膜,因此这种酶切作用很可能是一种早期事件。在大多数情况下,已输入多肽的折叠还需要另外一套基质分子伴侣如Hsp60、Hsp10等的协助。经过上述过程,核编码蛋白顺利进入线粒体基质,并形成其成熟构象。

（二）核编码蛋白向线粒体其他部位的转运

核编码的线粒体蛋白除向线粒体的基质转运外,还向线粒体的膜间腔、内膜和外膜转运。通常这些蛋白除具有MTS外,还具有第二类信号序列,它们通过与进入线粒体基质类似的机制进入线粒体,而后通过二次定位到达最终目的地。

五、线粒体的起源

线粒体可能起源于与古老厌氧真核细胞共生的细菌。在之后的长期进化过程中,二者共生联系更加密切,共生细菌的大部分遗传信息转移到细胞核上,但仍保留了细菌独立的遗传系统。这是线粒体起源的内共生学说(图6-9)。许多证据支持这一假说:线粒体的遗传系统与细菌相似;线粒体的蛋白质合成方式与细菌相似,如核糖体为70S,抑制蛋白质合成的机制相似等。也有学者提出了非共生假说,认为原始的真核细胞是一种进化程度较高的需氧细菌,参与能量代谢的电子传递系统、氧化磷酸化系统位于细胞膜上。随着不断进化,细胞需要增加其呼吸功能,因此不断地增加其细胞膜的表面积。增加的膜不断地内陷、折叠、融合,并被其他膜结构包裹(形成的双层膜将部分基因组包在其中),形成功能上特殊(有呼吸功能)的双层膜性囊泡,最后演变为线粒体。

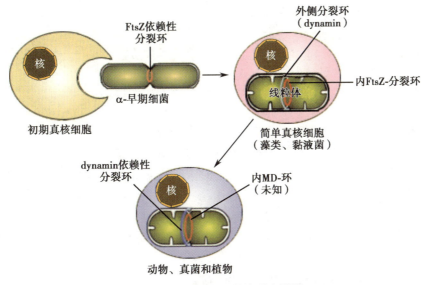

图6-9　线粒体起源的内共生学说

六、线粒体的分裂与融合

线粒体是动态的细胞器。显微镜下,可观察到活细胞中的线粒体在持续不断地进行分裂与融合。线粒体可以相互融合连接形成网络状结构,也可以分裂形成彼此分散存在的个体,这种动态变化被称为线粒体动力学(mitochondrial dynamics)。分裂与融合不仅塑造了线粒体的形态,也影响了线粒体的功能,使细胞能应对时刻变化的生理环境。

由于线粒体具有双层膜结构,线粒体的融合与分裂需要外膜与内膜的共同参与,并且需要一系列蛋白分子进行精确介导和调控(表6-2)。

（一）线粒体的分裂与融合调控线粒体数量

为了响应细胞的能量需求,线粒体通过分裂、融合和自噬清除调控其数量。G. Attardi等(1975)认为,线粒体的生物发生过程分两个阶段。在第一阶段,线粒体进行分裂;第二阶段包括线粒体自身

表6-2 部分线粒体动力学相关蛋白

酵母	哺乳动物	定位	作用
Dnm1	DRP1	胞质和外膜	外膜分裂
Fis1	FIS1	外膜	外膜 Dnm1/DRP1 受体
Mdv1/Caf4		胞质和外膜	连接 Fis1 和 Dnm1 的衔接蛋白
	MFF	外膜	可能的外膜 DRP1 受体
Fzo1	MFN1、MFN2	外膜	外膜融合
Ugo1		外膜	外膜融合,连接 Fzo1 和 Mgm1
Mgm1	OPA1	内膜和膜间腔	内膜融合

的分化过程,建成能够行使氧化磷酸化功能的结构。线粒体的分裂和分化阶段分别接受细胞核和线粒体两个独立的遗传系统控制。

介导线粒体分裂过程的主要蛋白有 Dnm1/DRP1、Fis1/FIS1、MFF 等。哺乳动物的线粒体分裂时,胞质中的 DRP1 会与线粒体外膜上的 FIS1 或其他受体蛋白结合,形成逐渐缩窄的多聚体环状结构,诱导分裂(图6-10)。

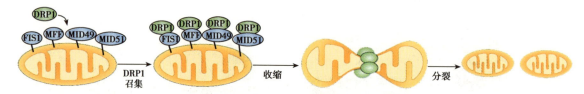

图 6-10 哺乳动物的线粒体分裂过程

(二) mtDNA 随机地、不均等地被分配到新的线粒体中

线粒体的分裂不是均等的。在同一线粒体中,可能存在野生型和突变型的 mtDNA。同一细胞中,也可能存在着带有不同 mtDNA 的线粒体。分裂时,野生型和突变型 mtDNA(或线粒体)发生分离,随机地分配到新的线粒体(或细胞)中,使子线粒体(或子细胞)拥有不同比例的突变型 mtDNA 分子,这种随机分配导致 mtDNA 异质性变化的过程称为复制分离。在连续分裂过程中,异质性细胞中突变型 mtDNA 和野生型 mtDNA 的比例会发生漂变,向同质性的方向发展。漂变的结果是细胞表型也随之发生改变。

(三) 线粒体融合是由一系列蛋白介导的过程

线粒体的融合有利于不同线粒体之间的信息和物质得到相互交换,如膜电位快速传递以及线粒体内容物的交换。伴随着细胞的衰老,mtDNA 会累积很多的突变。线粒体的融合可以使不同线粒体的基因组交换,并有效修复这些 DNA 突变,保证线粒体的功能。

在研究果蝇线粒体时发现的 Fzo1 是第一个被分离出的介导线粒体融合的蛋白,主要介导线粒体外膜的融合,在酵母和哺乳动物中均发现了蛋白同源物。而线粒体内膜的融合主要由 Mgm1 介导(图6-11)。

另外,线粒体膜电位也会影响线粒体的融合与分裂。如果分裂后新形成的子代线粒体具有较高的膜电位,线粒体将能够进行下一次的融合、分裂循环;如果子代线粒体的膜电位下降,出现去极化,线粒体将发生自噬而被清除。

七、线粒体的功能

线粒体的主要功能是营养物质的氧化及 ATP 的生成。此外,线粒体还可以和内质网共同调节

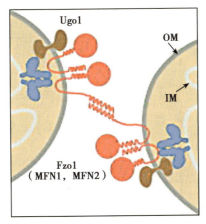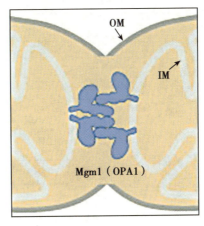

图 6-11 酵母线粒体的融合过程
OM:外膜;IM:内膜。

胞质中的 Ca^{2+} 浓度,从而调节细胞的生理活动。生命活动的重要过程——细胞死亡也与线粒体有关。在某些情况下,线粒体是细胞死亡的启动环节;而在另一些情况下,线粒体仅仅是细胞死亡的一条"通路"(详见第十六章)。线粒体还与氧自由基的生成有关,在能量代谢和自由基代谢过程中产生活性氧(reactive oxygen species,ROS),当 ROS 水平较低时,可促进细胞增生;而 ROS 水平较高时,可使线粒体膜通透性转换孔(mitochondrial permeability transition pore,MPTP)开放,不仅导致跨膜电位崩溃,也使细胞色素 c 外漏,启动 caspase 的级联活化,最终由 caspase-3 启动细胞凋亡。

第二节 | 细胞呼吸与能量转换

较高等的动物都能依靠呼吸系统从外界获取 O_2 并排出 CO_2。从某种意义上说,细胞中也存在这样的呼吸作用,即在特定的细胞器(主要是线粒体)内,在 O_2 的参与下,分解各种大分子物质,产生 CO_2;与此同时,分解代谢所释放出的能量储存于 ATP 中,这一过程称为细胞呼吸(cellular respiration),也称为生物氧化(biological oxidation)或细胞氧化(cellular oxidation)。细胞呼吸是细胞内提供生物能的主要途径,它的化学本质与燃烧反应相同,最终产物都是 CO_2 和 H_2O,释放的能量也完全相等。但是,细胞呼吸具有以下特点:①本质是在线粒体中进行的一系列由酶体系所催化的氧化还原反应;②所产生的能量储存于 ATP 的高能磷酸键中;③整个反应过程是分步进行的,能量也是逐步释放的;④反应是在恒温和恒压条件下进行的;⑤反应过程中需要 H_2O 的参与。

细胞呼吸释放的能量可通过 ADP 的磷酸化而及时储存于 ATP 的高能磷酸键中备用;反之,ATP 也可去磷酸化,断裂一个高能磷酸键,释放能量以满足机体需要。ATP 的放能、储能反应简式如下:

$$A\text{-}P\sim P\sim P \underset{\text{磷酸化}}{\overset{\text{去磷酸化}}{\rightleftharpoons}} A\text{-}P\sim P + Pi + 能量$$

随着细胞内不断进行的能量释放和储存,ATP 与 ADP 不停地进行着互变。因为 ATP 是细胞内能量转换的中间携带者,所以被形象地称为"能量货币"。ATP 是细胞生命活动的直接供能者,也是细胞内能量获得、转换、储存和利用等环节的联系纽带。

ATP 中所携带的能量来源于糖、氨基酸和脂肪酸等的氧化,这些营养物质的氧化是能量转换的前提。以葡萄糖氧化为例,从糖酵解到 ATP 的合成是一个复杂的过程,大体分为三个步骤:即糖酵解(glycolysis)、三羧酸循环(tricarboxylic acid cycle,TCA cycle)和氧化磷酸化(oxidative phosphorylation)(图 6-12)。蛋白质和脂肪的彻底氧化只在第一步中与糖有所区别。

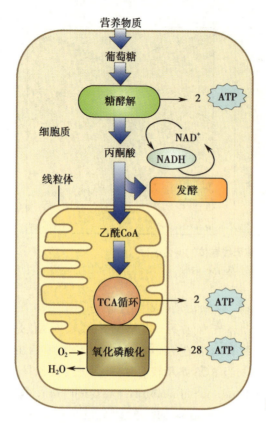

图 6-12　葡萄糖氧化的三个步骤

一、葡萄糖在细胞质中的糖酵解

糖酵解在细胞质中进行,其过程可概括为以下方程式:

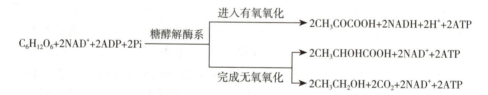

1 分子葡萄糖经过 10 多步反应,生成 2 分子丙酮酸,同时脱下 2 对 H 交给受氢体 NAD^+,形成 2 分子 $NADH+H^+$。NAD^+ 能可逆地接受电子(e^-)和 1 个质子(H^+),另 1 个 H^+ 则留在溶质中。在糖酵解过程中一共生成 4 分子 ATP,但由于要消耗 2 分子 ATP,所以净生成 2 分子 ATP。若从糖原开始糖酵解,因不需消耗 1 分子 ATP 使葡萄糖磷酸化,则总反应净生成 3 分子 ATP。这种由高能底物水解放能,直接将高能磷酸键从底物转移到 ADP 上,使 ADP 磷酸化生成 ATP 的作用,称为底物水平磷酸化(substrate-level phosphorylation)。

糖酵解产物丙酮酸的代谢去路,因氧气供给而异。无氧情况下,丙酮酸可由 $NADH+H^+$ 供氢而还原为乳酸。氧化呼吸时,丙酮酸通过丙酮酸载体进入线粒体基质;$NADH+H^+$ 借助线粒体内膜上的特异性穿梭系统进入线粒体内。肝脏、肾脏和心肌线粒体转运 $NADH+H^+$ 的主要方式如图 6-13 所示,胞质中 $NADH+H^+$ 经苹果酸脱氢酶作用,使草酰乙酸接受 2 个 H 而成为苹果酸;苹果酸经内膜上苹果酸-α-酮戊二酸逆向运输载体的变构作用转入线粒体内;进入线粒体的苹果酸在苹果酸脱氢酶的作用下,以 NAD^+ 为受氢体形成草酰乙酸和 $NADH+H^+$;而草酰乙酸不能经内膜回到胞质,于是它与谷氨酸经谷草转氨酶的作用而相互转变为天冬氨酸和 α-酮戊二酸,这两者都能在逆向运输载体的帮助下透过内膜进入胞质;线粒体内消耗的谷氨酸则由胞质的谷氨酸与外送的天冬氨酸通过谷氨酸-天冬氨酸逆向运输载体实现交换运输以补充。另外,在脑和肌肉中还存在一种 α-磷酸甘油穿梭系统。

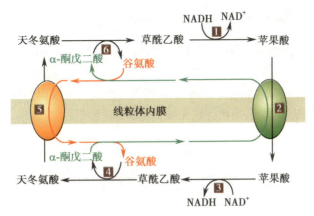

图 6-13　线粒体内膜的穿梭机制

在线粒体基质中丙酮酸脱氢酶体系作用下,丙酮酸进一步分解为乙酰辅酶 A(CoA),NAD^+ 作为受氢体被还原:

$$2CH_3COCOOH + 2HSCoA + 2NAD^+ \longrightarrow 2CH_3CO\text{-}ScoA + 2CO_2 + 2NADH + 2H^+$$

二、线粒体基质中的三羧酸循环

在线粒体基质中,乙酰 CoA 与草酰乙酸结合成柠檬酸而进入柠檬酸循环,由于柠檬酸有 3 个羧基,故也称三羧酸循环(tricarboxylic acid cycle,TCA cycle)(图 6-14)。

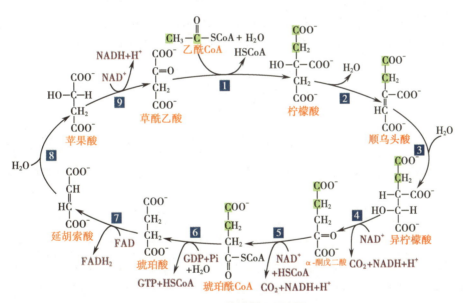

图 6-14　三羧酸循环示意图

循环中,柠檬酸经过一系列酶促的氧化脱氢和脱羧反应,其中的 2 个碳原子氧化形成 CO_2,从而削减了 2 个碳原子。在循环的末端,又重新生成草酰乙酸,而草酰乙酸又可和另 1 分子乙酰 CoA 结合,生成柠檬酸,开始下一个循环,如此周而复始。整个过程中,总共消耗了 3 分子 H_2O,生成 1 分子的 GTP(可转换为 1 分子的 ATP)、4 对 H 和 2 分子 CO_2。脱下的 4 对 H,其中 3 对以 NAD^+ 为受氢体,另 1 对以 FAD 为受氢体。FAD 能可逆地接受 2 个 H,即 2 个质子和 2 个电子,转变成还原态 $FADH_2$。三羧酸循环可由底物、能量状态等调节,ATP/ADP 及 $NADH/NAD^+$ 比值高时均能降低三羧酸循环的速度。三羧酸循环总的反应式为:

$$2CH_3COSCoA+6NAD^++2FAD+2ADP+2Pi+6H_2O \longrightarrow 4CO_2+6NADH+6H^++2FADH_2+2HSCoA+2ATP$$

三羧酸循环是各种有机物进行最后氧化的过程,也是各类有机物相互转化的枢纽。除丙酮酸外,脂肪酸和一些氨基酸也从细胞质进入线粒体,并进一步转化成乙酰CoA或三羧酸循环的其他中间体。三羧酸循环的中间产物可用来合成包括氨基酸、卟啉及嘧啶核苷酸在内的许多物质。只有经过三羧酸循环,有机物才能进行完全氧化,提供远超无氧氧化所得的能量,供生命活动的需要。

三、氧化磷酸化耦联与 ATP 形成

氧化磷酸化是释放代谢能的主要环节,在这个过程中,NADH 和 $FADH_2$ 分子把它们得来的电子转移到氧分子。这一反应相当于氢原子在空气中燃烧最终形成水的过程,释放出的能量绝大部分用于生成 ATP,少部分以热的形式释放。

(一) 呼吸链和 ATP 合酶复合体是氧化磷酸化的结构基础

1. 呼吸链是一系列能够可逆地接受和释放 H^+ 和 e^- 的酶体系 1 分子的葡萄糖经无氧氧化、丙酮酸脱氢和三羧酸循环,共产生了 6 分子的 CO_2 和 12 对 H,这些 H 必须进一步氧化成为水,整个有氧氧化过程才告结束。但 H 并不能与 O_2 直接结合,一般认为 H 须首先解离为 H^+ 和 e^-,电子经过线粒体内膜上酶体系的逐级传递,最终使 1/2 O_2 成为 O^{2-},后者再与基质中的 2 个 H^+ 生成 H_2O。这一传递电子的酶体系是由一系列能够可逆地接受和释放 H^+ 和 e^- 的化学物质组成,它们在内膜上有序地排列成相互关联的链状,称为呼吸链(respiratory chain)或电子传递呼吸链(electron transport respiratory chain)。

只传递电子的酶和辅酶称为电子传递体,它们可分为醌类、细胞色素和铁硫蛋白三类化合物;既传递电子又传递质子的酶和辅酶称为递氢体。除泛醌(辅酶 Q,CoQ)和细胞色素 c(cyt c)之外,呼吸链其他成员分别组成了 I、II、III、IV 四个脂类蛋白质复合体,位于线粒体内膜上(表 6-3)。CoQ 是脂溶性的蛋白质,可在脂双层中从膜的一侧向另一侧移动;细胞色素 c 是膜周边蛋白,可在膜表面移动。

表 6-3　线粒体电子传递链组分

复合体	酶活性	分子量/kDa	辅基
I	NADH-CoQ 氧化还原酶	>900	FMN、FeS
II	琥珀酸-CoQ 氧化还原酶	140	FAD、FeS
III	$CoQH_2$-细胞色素 c 氧化还原酶	250	血红素 b、FeS 血红素 c1
IV	细胞色素 c 氧化酶	160	血红素 a、Cu 血红素 a3

2. ATP 合酶复合体催化 ATP 的合成 线粒体内膜内表面的 ATP 合酶复合体是将呼吸链电子传递过程中所释放的能量(质子浓度梯度和电位差)用于生成 ATP 的关键装置(图 6-15)。

(1)头部具有酶活性:头部又称耦联因子 F_1,是由五种亚基组成的 $\alpha_3\beta_3\gamma\delta\epsilon$ 多亚基复合体,分子量 360kDa。纯化的 F_1 可催化 ATP 水解,但其在自然状态下(通过柄部与基片相连)的功能是催化 ATP 合成。α、β、δ 三种亚基较大,α、β 可能是表现活性的主要部分;δ 则与基片膜蛋白相结合,作为 F_0 与 F_1 耦联的门户;γ、ϵ 亚基较小,也与 F_0 相连。F_1 因子可被 F_1 抑制蛋白结合从而抑制 ATP 的合成。

(2)柄部连接头部与基片:柄部又称外周茎,是一种对寡霉素敏感的蛋白质(oligomycin sensitivity conferral protein,OSCP),分子量 18kDa。OSCP 能与寡霉素特异结合并使寡霉素发挥其解耦联作用,从而抑制 ATP 合成。

(3)基片是 H^+ 流向 F_1 的穿膜通道:基片又称耦联因子 F_0,是由至少 4 种多肽组成的疏水蛋白,分子量 70kDa。其亚基类型与组成在不同物种中差别很大。F_0 镶嵌于内膜的脂双层中,不仅起连接

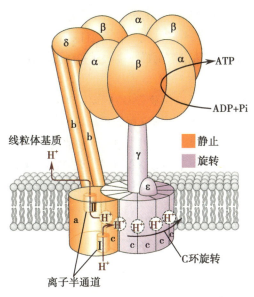

图 6-15　ATP 合酶复合体分子结构示意图
显示其由头部、柄部和基片 3 部分组成。

F_1 与内膜的作用，而且还是 H^+ 流向 F_1 的穿膜通道。

（二）氧化过程伴随着磷酸化的耦联

经糖酵解和三羧酸循环产生的 NADH 和 $FADH_2$ 是两种还原性的电子载体，它们所携带的电子经线粒体内膜上的呼吸链逐级定向传递给 O_2，本身则被氧化（图 6-16）。由于电子传递所产生的质子（H^+）浓度梯度和电位差，其中所蕴藏的能量被 ATP 合酶复合体用来催化 ADP 磷酸化，合成 ATP，这就是氧化磷酸化耦联或氧化磷酸化作用。

正常情况下，氧化水平和磷酸化水平密切耦联。根据对相邻电子载体的氧化还原电位和质子数的测定表明，呼吸链中有 3 个主要部位供质子由基质转运到膜间腔，即 NADH→FMN，细胞色素 b→细胞色素 c 之间，细胞色素 a→O_2 之间。由这些质子在线粒体膜间腔和线粒体基质之间形成的浓度梯度和电位差，足以使 2.5 分子 ADP 磷酸化生成 2.5 分子的 ATP。载氢体 NADH 和 $FADH_2$ 进入呼吸链的部位不同，所形成的 ATP 的量也有差异。1 分子 NADH+H^+ 经过电子传递，释放的能量可以形成 2.5 分子 ATP；而 1 分子 $FADH_2$ 所释放的能量则能够形成 1.5 分子 ATP。

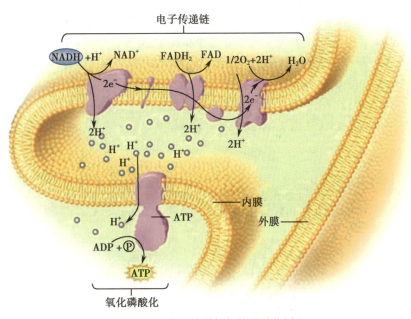

图 6-16　电子传递与氧化磷酸化过程

综上所述，葡萄糖完全氧化所释放的能量主要通过两条途径形成 ATP：①底物水平磷酸化生成 4 分子 ATP，其中在糖酵解和三羧酸循环中分别生成 2 分子 ATP。②氧化磷酸化生成 28 分子 ATP。在葡萄糖的氧化过程中，一共产生 12 对 H，其中的 10 对以 NAD^+ 为载氢体，经氧化磷酸化作用可生成 25 个 ATP 分子，2 对以 FAD 为载氢体进入电子传递链，经氧化磷酸化作用可生成 3 个 ATP 分子，共产生 28 分子 ATP。因此，1 分子葡萄糖完全氧化共可生成 32 分子 ATP，其中仅有 2 分子 ATP 是在线粒体外通过糖酵解形成的。葡萄糖有氧氧化的产能效率大大高出无氧酵解的产能效率。

（三）电子传递时 H^+ 穿膜形成电化学梯度

关于电子传递同磷酸化的耦联机制，目前被广泛接受的是英国化学家 P. Mitchell（1961）提出的化学渗透假说（chemiosmotic coupling hypothesis）。该假说认为氧化磷酸化耦联的基本原理是电子传递中的自由能差造成 H^+ 穿膜传递,暂时转变为横跨线粒体内膜的质子电化学梯度（electrochemical proton gradient）。然后,质子顺梯度回流并释放出能量,驱动结合在内膜上的 ATP 合酶复合体,催化 ADP 磷酸化合成 ATP。这一过程可综述如下:①NADH 或 $FADH_2$ 提供一对电子,经电子传递链,最后为 O_2 所接受;②电子传递链同时起 H^+ 泵的作用,在传递电子的过程中伴随着 H^+ 从线粒体基质到膜间腔的转移;③线粒体内膜对 H^+ 和 OH^- 具有不可透性,所以随着电子传递过程的进行,H^+ 在膜间腔中积累,造成了内膜两侧的质子浓度差,从而保持了一定的势能差;④膜间腔中的 H^+ 有顺浓度梯度返回基质的倾向,能借助势能通过 ATP 酶复合体 F_0 上的质子通道渗透到线粒体基质中,所释放的自由能驱动 ATP 合酶复合体合成 ATP。

经典实验:化学渗透假说的提出

背景知识

20 世纪 50 年代,研究已证明氧化磷酸化的过程涉及电子传递,最后达到分子氧。但是从这些电子传递反应中获得了电子的氧如何转换为 ATP 仍未被阐明。人们推测在电子传递过程中可能会产生一个中间产物驱动 ATP 生成。因此在 20 世纪 50—60 年代,寻找这种带有高能磷酸键的中间产物成为这一领域的中心课题,但遗憾的是并没有发现这类物质的存在;相反,另一些证据显示磷酸化过程与膜有密切的关系,可被破坏膜结构的物质所阻断。鉴于此,P. Mitchell 提出了"跨膜电化学梯度驱动 ATP 形成的能量耦联机制"。

实验内容

化学渗透假说的基本观点是:"跨膜的质子电化学梯度"将电子传递与 ATP 形成耦联起来。Mitchell 提出,电子的转运产生了质子电化学梯度,而质子按势能的跨膜回流驱动了 ATP 的合成。这一假说解释了未能找到所谓的高能"中间"化合物的原因,以及膜的完整性对 ATP 合成的必要性,但这与当时化学界普遍观点不符。在 1961 年发表的论文中,Mitchell 用哲学观点阐述这一革命性假说。生物化学家们普遍接受的观点是代谢是膜转运的原因;而他提出的假说则认为代谢和膜转运互为因果,不仅代谢可以导致膜转运的发生,而且转运也可以启动膜代谢。

发表论文

MITCHELL P. Coupling of phosphorylation to electron and hydrogen transfer by chemiosmotic type of mechanism. Nature, 1961, 191:144-148.

后续影响

Mitchell 的假说被争论了数年,但越来越多的研究逐步证实了该假说。现在,这一理论不仅解释了 ATP 的合成,而且也解释了通过分解 ATP 而驱动物质的跨膜转运这一生物学机制。Mitchell 因此于 1978 年获得了诺贝尔化学奖。

(四) 电化学梯度所包含的能量转换成 ATP 的化学能

ADP 和 Pi 经 ATP 合酶复合体的催化合成 ATP,可是 F_1 因子究竟如何利用 H^+ 的电化学梯度势能使 ADP 和无机磷酸间建立共价键形成 ATP,这仍是一个谜。Paul D. Boyer（1989）提出了结合变构机制（binding-change mechanism）来解释 F_1 因子在 ATP 合成中的作用过程（图 6-17）。他认为当质子穿过 F_1 因子的活性部位时可引起 F_1 颗粒的构象变化,导致底物（ADP 和 Pi）与活性部位的紧密结合和产物（ATP）的释放。在此模型中,合成 ATP 无须能量,而 F_1 构象变化依赖能量供应。所需能量一方面用来使 ATP 同活性部位的结合由紧密状态变为疏松状态,便于释放 ATP;另一方面使 ADP 和 Pi 同活性部位的结合由疏松变为紧密,以利于 ADP 同 Pi 发生反应合成 ATP。Boyer 因此获得了 1997 年的诺贝尔化学奖。

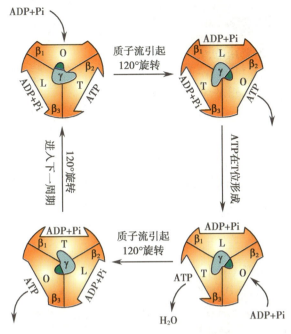

图 6-17　ATP 合成的结合变构机制

氧化磷酸化所需的 ADP 和 Pi 是细胞质输入到线粒体基质中的,而合成的 ATP 则要输往线粒体外。线粒体内膜上有 ADP/ATP 载体,将线粒体基质 ATP 交换为胞质 ADP。

第三节 │ 线粒体与医学

线粒体与细胞的许多生命活动有关,因此维持线粒体的正常结构与功能,对生命体至关重要。在特定条件下,线粒体与疾病发生有密切的关系,一方面,线粒体作为细胞病变的一部分,是疾病在细胞水平上的一种表现形式;另一方面,线粒体可作为疾病发生的主要动因,是疾病发生的关键。

一、生理及疾病过程中的线粒体变化

线粒体作为全身能量代谢的关键调节器,在维持正常生理过程中起着至关重要的作用。例如,在耐力运动后可观察到肌细胞中线粒体质量和活性的增加;在寒冷刺激下,脂肪细胞中线粒体数量及产热蛋白显著增加,从而维持体温;在饥饿条件下,肝脏线粒体可产生酮体,替代葡萄糖作为全身细胞的能量来源。除此之外,随着线粒体代谢模式的改变,产生的各类代谢物可控制转录因子和染色质修饰,从而改变细胞功能。

在衰老过程中,线粒体与各类衰老的标志相关联。衰老细胞中可观察到线粒体氧化磷酸化能力下降、膜电位降低、ROS 产生增加以及 mtDNA 突变的累积。这些线粒体功能障碍可进一步引起机体的衰老过程。

在病理状态下常见线粒体的结构、数量及功能改变。线粒体对外界环境变化很敏感,在有害物质渗入、病毒入侵、辐射等情况下,线粒体可发生肿胀甚至破裂,肿胀后的体积有的比正常体积大 3～4倍;人肝细胞癌变过程中,线粒体嵴的数目逐渐下降而最终成为液泡状线粒体;细胞缺血性损伤时,线粒体会出现结构变异如凝集、肿胀等;帕金森病等神经退行性疾病常见神经元线粒体功能障碍及线粒体自噬受损。一些细胞病变时,可观察到线粒体中累积大量的脂肪或蛋白质,有时可见线粒体基质颗粒大量增加,这些物质的充塞往往影响线粒体功能甚至导致细胞死亡;氰化物、CO 等物质可阻断呼吸链上的电子传递,造成生物氧化中断、细胞死亡(图 6-18)等。在这些情况下,线粒体常作为细胞病变或损伤时最敏感的指标之一,成为分子细胞病理学检查的重要依据。

二、mtDNA 突变与疾病

线粒体含有自身独特的环状 DNA,其 DNA 是裸露的,易发生突变且很少能修复。当突变 mtDNA 进行异常复制时,机体并不能予以识别和阻止。细胞能以加快分裂的方式将突变的线粒体分散到子细胞中,以减轻对细胞的损害,但持续的损害终将导致疾病的发生。这类以线粒体结构和功能缺陷为主要原因的疾病称为线粒体病(mitochondrial disorder)。

线粒体病主要影响神经、肌肉系统,所以有时也统称为线粒体脑肌病(mitochondrial encephalo-myopathy),但不同的疾病,或同一疾病不同的个体常有不同的临床表现。由于受精卵中绝大多数的线粒体都来自卵细胞,由 mtDNA 突变引起的线粒体病在遗传方式上表现出明显的母系遗传特征。利用现代生物学技术可以使线粒体病得到明确诊断。

三、线粒体融合和分裂异常相关的疾病

线粒体融合和分裂异常或者编码线粒体融合和分裂相关蛋白的基因发生突变,就可能导致疾病发生。如参与线粒体分裂的 DRP1 基因突变可导致婴儿出生后大脑发育障碍、视神经萎缩,并伴有其他严重并发症。而介导融合的蛋白 OPA1 和 MFN2 的突变会引起 Kjer 病(常染色体显性视神经萎缩)和 2A 型腓骨肌萎缩症。

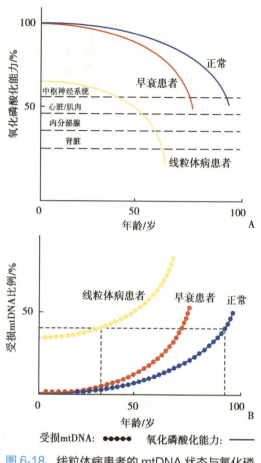

图 6-18　线粒体病患者的 mtDNA 状态与氧化磷酸化能力

受损mtDNA: ●●●●　　氧化磷酸化能力: ——

四、线粒体病的治疗

线粒体病的治疗尚待突破。目前的治疗包括:补充疗法、选择疗法和基因疗法。补充疗法是给患者添加呼吸链所需的辅酶,如辅酶 Q,用于治疗线粒体脑肌病(卡恩斯 - 塞尔综合征,Kearns-Sayre syndrome)、心肌病及其他呼吸链复合物缺陷引起的线粒体病,同时也可缓解与衰老有关的氧化/抗氧化失衡。选择疗法是选用一些能促进细胞排斥突变线粒体的药物进行治疗,以增加细胞中正常线粒体的比例。如连续低剂量使用 ATP 合酶抑制剂氯霉素,促进对缺陷线粒体的排斥。线粒体基因疗法是将正常的线粒体基因转入患者体内以替代缺陷 mtDNA,或通过线粒体基因编辑技术修正缺陷 mtDNA。改善线粒体功能的新药研发及创新疗法将促进线粒体病的临床治疗。

小结

细胞能量的摄取、转换、储存与利用是细胞新陈代谢的中心问题。线粒体是细胞内参与能量代谢的主要细胞器,它由双层单位膜构成,内膜上分布着具有电子传递功能的蛋白质系统和生成 ATP 的 ATP 合酶复合体;线粒体具有相对独立的遗传体系,但又依赖于细胞核遗传体系,所以具有半自主性。线粒体基质进行着复杂的物质代谢,主要特点是脱氢和脱羧。脱下的氢由受氢体携带至线粒体内膜的电子传递链上传递,最后将电子交给氧,而质子则转移至膜间腔,质子在内膜两侧所形成的电化学

本章思维导图

梯度使 ATP 合酶复合体合成 ATP。ATP 分子作为细胞的能量"货币",实现供能与耗能间的能量流通,完成生物合成、肌肉收缩、神经传导、细胞分裂、细胞膜主动运输等各类细胞生命活动。在病理状态下,线粒体的代谢等功能受损,从而导致细胞的结构、功能、行为改变,引发各类疾病。因此,探讨线粒体及细胞的能量代谢已经成为生物学、医学的热点之一。

（杨云龙）

本章目标测试

本章数字资源

第七章 | 细胞骨架与细胞的运动

细胞骨架（cytoskeleton）是指真核细胞胞质中的蛋白质纤维网架体系,它对于细胞的形状维持、细胞的运动、细胞内物质的运输、细胞分裂时染色体的分离和胞质分裂等均起着重要的作用。20世纪50年代,利用电子显微镜首次观察到了微管结构。但是由于以往电镜制样一般采用锇酸或高锰酸钾低温固定细胞,导致细胞骨架的大部分结构遭到了破坏,直到1963年采用戊二醛在室温下固定的方法后,才广泛地观察到各类骨架纤维的存在,真正把它们当作一类细胞器并正式命名为细胞骨架。

细胞骨架的多功能性依赖于三类蛋白质纤维(图7-1),它们分别是微管、微丝及中间纤维。每一种纤维由各自的蛋白质亚单位形成,三类骨架成分既分散地存在于细胞中,又相互联系形成一个完整的骨架体系。该体系是一个高度动态结构,可随着生理条件的改变不断进行组装和去组装,并受各种结合蛋白的调节以及细胞内外各种因素的调控。早期的细胞骨架研究主要是形态观察及细胞内的分布和定位,近年来对细胞骨架的研究已推进到分子水平,骨架蛋白及骨架结合蛋白的结构及功能分析、骨架纤维的动态装配等成为细胞骨架研究的重要内容。早期发现的细胞骨架主要是指存在于细胞质内的微管、微丝和中间纤维,称为细胞质骨架。后来又发现细胞核内也存在着细胞骨架,主要包括核基质、核纤层和染色体骨架等,称为细胞的核骨架,与细胞质骨架共同称为广义的细胞骨架。本章将重点介绍细胞质骨架的结构与功能。

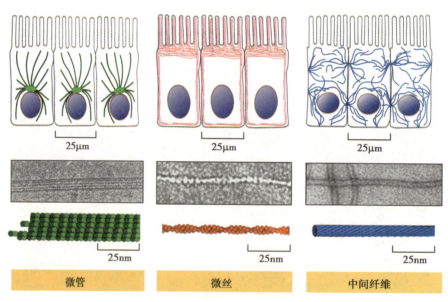

图 7-1 细胞骨架的三种类型

上图:细胞骨架在细胞内分布示意图;中图:电镜下的细胞骨架结构;下图:根据电镜观察结果绘制的细胞骨架结构模式图。

第一节 | 微 管

微管（microtubule）是真核细胞中普遍存在的细胞骨架成分之一,它是由微管蛋白和微管结合蛋白组成的中空圆柱状结构。微管主要存在于细胞质中,控制着膜性细胞器的定位及胞内物质运输。

微管还能与其他蛋白质共同装配成纤毛、鞭毛、基体、中心体、纺锤体等结构,参与细胞形态的维持、细胞运动和细胞分裂等。本节着重介绍微管的结构,并讨论它们的聚合与解聚的调控机制及微管的功能。

一、微管蛋白与微管的结构

微管存在于所有的真核细胞中。微管是直径为 24~26nm 的中空小管(图 7-2),内径约 15nm,壁厚约 5nm。微管以微管蛋白 α、β 异二聚体为基本构件。微管中微管蛋白二聚体头尾相接形成原纤维,再经过原纤维的两端和侧面增加二聚体扩展成为片层,当片层达到 13 根原纤维时即合拢成一段微管,然后新的异二聚体再不断增加到微管的两端使之不断延长。微管具有极性,其两端的增长速度不同,增长速度快的一端为正端(plus end),另一端则为负端(minus end)。微管极性的分布走向与细胞器定位、物质运输方向等微管功能密切相关。

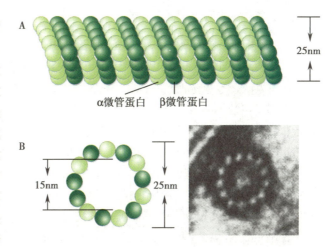

图 7-2　微管的结构

A. 微管结构模式图;B. 微管横切面模型图(左)及其电镜图像(右)。

微管由微管蛋白(也称管蛋白,tubulin)分子组成。微管蛋白的主要成分为 α 微管蛋白(α-tubulin)和 β 微管蛋白(β-tubulin),约占微管总蛋白含量的 80%~95%,近年来人们又发现了微管蛋白家族的第三个成员——γ 微管蛋白,该成员定位于微管组织中心(microtubule organizing center, MTOC),对微管的形成、微管的数量和位置、微管极性的确定及细胞分裂起重要作用。

微管在细胞中有三种不同的存在形式:单管、二联管和三联管(图 7-3)。单管由 13 根原纤维组成,是细胞质中主要的存在形式,分散或成束分布,但不稳定,易受低温、钙离子等因素的影响而发生解聚。二联管由 A、B 两根单管组成,A 管有 13 根原纤维,B 管有 10 根原纤维,与 A 管共用 3 根原纤维,主要分布于纤毛和鞭毛内。三联管由 A、B、C 三根单管组成,A 管有 13 根原纤维,B 管和 C 管均由 10 根原纤维组成,分别与 A 管和 B 管共用 3 根原纤维,主要分布于中心粒及鞭毛和纤毛的基体中。二联管和三联管是比较稳定的微管结构。

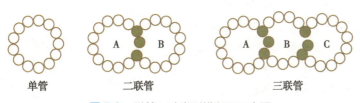

单管　　　　二联管　　　　　　三联管

图 7-3　微管三种类型横断面示意图

二、微管结合蛋白

在细胞内,微管除了含有微管蛋白,还含有一些同微管相结合的辅助蛋白,这些蛋白质总是与微管共存,参与微管的装配,称为微管结合蛋白(microtubule associated protein, MAP),它们不是构成微管壁的基本构件,而是在微管蛋白装配成微管之后,结合在微管表面的辅助蛋白。一般认为,微管结合蛋白由两个区域组成:一个是碱性的微管结合区域,该结构域可与微管结合,可明显加速微管的成核作用;另一个是酸性的突出区域,以横桥的方式与其他骨架纤维相连接。

微管结合蛋白主要包括 MAP-1、MAP-2、tau 和 MAP-4,前三种微管结合蛋白主要存在于神经元中。

MAP-4 在神经元和非神经元细胞中均存在,在进化上具有保守性。

不同的微管结合蛋白在细胞中有不同的分布区域,执行特殊功能。这在神经细胞中表现尤为明显,用特异性微管结合蛋白荧光抗体可显示神经细胞中微管结合蛋白的分布差异:tau 只存在于轴突中,而 MAP-2 则分布于胞体和树突中。

三、微管的装配与动力学

动画

大多数微管都是不稳定的,能够很快地组装或去组装。自发现微管以来,对微管蛋白如何组装成微管提出了一系列理论模型,以描述微管蛋白组装成微管的动力学性质。目前普遍认为,微管的装配主要表现为动态不稳定性(dynamic instability),即增长的微管末端有微管蛋白 -GTP 帽(tubulin-GTP cap),在微管组装期间或组装后 GTP 被水解成 GDP,从而使 GDP-微管蛋白成为微管的主要成分。微管蛋白 -GTP 帽及短小的微管原纤维从微管末端脱落则使微管解聚。

微管的装配过程可分为三个时期:成核期、聚合期和稳定期。成核期(nucleation phase)又称为延迟期(lag phase),在该期 α 和 β 微管蛋白聚合成短的寡聚体(oligomer)结构,即核心形成,接着二聚体在其两端和侧面增加使之扩展成片状带,当片状带加宽至 13 根原纤维时,即合拢成一段微管。由于该期是微管聚合的开始,速度较慢,为微管聚合的限速过程,因此也称为延迟期。聚合期(polymerization phase)又称延长期(elongation phase),该期中细胞内高浓度的游离微管蛋白的聚合速度大于解聚速度,新的二聚体不断加到微管正端,使微管延长,直至游离的微管蛋白减少,解聚速度逐渐增加。在稳定期(steady state phase)又称平衡期(equilibrium phase),胞质中游离的微管蛋白达到临界浓度,微管的组装(聚合)与去组装(解聚)速度相等。

(一)微管装配的起始点是微管组织中心

微管聚合从核心形成位点开始,这些核心形成位点主要是中心体和纤毛的基体,称为微管组织中心(图 7-4)。微管组织中心的主要作用是帮助大多数细胞质微管装配过程中的成核(nucleation),

微管从微管组织中心开始生长是细胞质微管装配的一个独特的性质,即细胞质微管的装配受统一的位点控制。微管的核心形成是微管组装的限速过程。γ 微管蛋白环形复合体(γ-tubulin ring complex,γ-TuRC)可形成一含有 10～13 个 γ 微管蛋白分子的环形结构,与微管具有相同直径。体外研究表明,γ 微管蛋白环形复合体可刺激微管核心形成,并包裹微管负端,阻止微管蛋白的掺入。γ 微管蛋白环形复合体除影响微管的成核作用外,还可能影响微管从中心粒(centriole)上释放。中心粒和中心粒周物质(pericentriolar material)组成的中心体(centrosome)是动物细胞中决定微管形成的一种细胞器。

动画

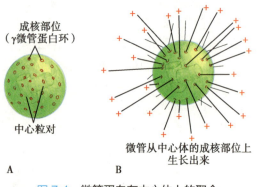

成核部位
(γ微管蛋白环)

中心粒对

微管从中心体的成核部位上生长出来

A   B

图 7-4 微管蛋白在中心体上的聚合
A. 由一对中心粒、无定形蛋白基质以及 γ 微管蛋白共同组成的中心体;B. 中心体与附着其上的微管。

(二)微管的体外装配

在适当的条件下,微管能进行自我装配,其装配受到微管蛋白的浓度、pH 和温度等的影响。微管动态不稳定性行为的发生需要水解 GTP 提供能量,因此,GTP 是调节微管体外组装的主要物质。在影响微管聚合的主要条件中,尤以微管蛋白的浓度及 GTP 的存在最为重要。在体外,只要微管蛋白异二聚体达到一定的临界浓度(约为 1mg/ml),在有 Mg^{2+} 存在(无 Ca^{2+})、适当的 pH(pH 6.9)和温度适宜(37℃)的缓冲液中,异二聚体即聚合形成微管,这一过程需要由 GTP 提供能量。α/β 微管蛋白异二聚体同 GTP 结合后而被激活,导致微管蛋白分子构象变为直线形,从而使异二聚体聚合成微管,而 GTP 则分解为 GDP 和磷酸。当微管蛋白的聚合迅速进行时,微管蛋白分子添加到微管上的速度大于它们所携带的 GTP 的水解速度,因此新生成的微管上都是 GTP-微管蛋白亚基。正因为 GTP-微管蛋白亚基之间结合得比较牢固,结果在微管末端形成一个称为 GTP 帽的结构,它可防止微管的解聚。当微管生长较慢时,GTP 帽中的亚基会在新的携带有 GTP 的亚基结合上来以前,就将它自己的 GTP 水解为 GDP,这样就失去 GTP 帽,携有 GDP 的亚基由于对微管聚合体的结合不紧密而很快从游离端上释放出来,这样微管就开始逐渐缩短。因此,当微管两端的微管蛋白具有 GTP 帽(与 GTP 结合)时,微管继续聚合;而具有 GDP 帽(与 GDP 结合)时,微管则趋向于解聚(图 7-5)。细胞内微管的这两种状态(聚合和解聚)是不断发生的,因为细胞内不断有微管解聚,又不断有新微管的聚合。

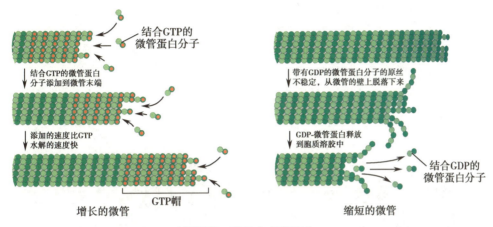

图 7-5　GTP 与微管聚合

微管原纤维中异二聚体亚单位重复排列具有极性,因此细胞内所有由微管构成的结构也具有极性。在一定条件下,微管两个端点的装配速度不同,表现出明显的极性。微管的一端发生 GTP 和微管蛋白的添加,使微管不断延长,称为正端;而在另一端具有 GDP 的微管蛋白发生解聚而使微管缩短,则为负端,微管的这种装配方式被称为踏车运动(treadmilling)。

(三)微管的体内装配

在细胞内微管形成时,γ-TuRC 存在于微管组织中心,γ-TuRC 作为更多 α/β 微管蛋白异二聚体结合上去的核心,就像一颗种子,微管由此生长并延长。α/β 微管蛋白异二聚体结合到 γ-TuRC 上,通过微管蛋白彼此间相互作用而稳定,形成一短的微管。γ-TuRC 像帽子一样覆盖在微管的负端而使微管负端稳定。

(四)很多因素影响微管组装和解聚

造成微管不稳定性的因素有很多,包括 GTP 浓度、压力、温度、pH、离子浓度、微管蛋白临界浓度、药物等。一些药物能够特异性调控微管的聚合和解聚,如紫杉醇(taxol)、秋水仙碱(colchicine)和长春新碱(vincristine)等。紫杉醇能和微管紧密结合防止微管蛋白亚基的解聚,加速微管蛋白的聚合。与紫杉醇作用相反,秋水仙碱能结合和稳定游离的微管蛋白,使它无法聚合成微管,引起微管的解聚。长春新碱则能结合 α/β 微管蛋白异二聚体,抑制它们的聚合作用。

四、微管的功能

(一)微管构成细胞内的网状支架,支持和维持细胞的形态

维持细胞形态是微管的基本功能。微管本身不能收缩,但具有一定的强度,能够抗压和抗弯曲,这种特性给细胞提供了机械支持力。例如在血小板中有一束微管环形排列于血小板膜内侧,维持血小板的圆盘形结构。当血小板暴露于低温中,环形微管消失,血小板则变成不规则的球形;但将血小板再加热时,环形微管重新出现,血小板又恢复为圆盘形结构。因此,环形微管是血小板骨架的主要组成部分,对维持血小板的形状有重要作用。

(二)微管参与中心粒、纤毛和鞭毛的形成

在光学显微镜下,中心体位于细胞核附近,由中心粒和中心粒周围物质共同组成。在电镜下,中

心粒是由 9 组三联体微管围成的一个圆筒状结构,在各种细胞中基本相同。中心体是动物细胞中主要的微管组织中心。在细胞分裂间期,中心体形成胞质微管,构成细胞骨架的主要纤维系统;在 M 期,经过复制的中心体形成纺锤体的两极,指导有丝分裂事件的进行,与纺锤丝的排列和染色体的移动有密切关系。

纤毛(cilium)和鞭毛(flagellum)是细胞表面的特化结构,具有运动功能,用来划动其表面的液体。纤毛和鞭毛在来源和结构上基本相同。所不同的是,就一个细胞而论,纤毛短而多,而鞭毛则长而少。纤毛和鞭毛都是以微管为主要成分,并且有特殊的结构,即"9+2"模式。电镜观察纤毛和鞭毛的横断面可见中央有两条微管,称为中央微管。中央微管的外周包围一层蛋白性质的鞘,称为中央鞘(central sheath)。外周则以 9 组二联管围绕(即"9+2"模式)。二联管两两之间以微管连接蛋白相连。外周二联管和中央鞘之间也有连接,称为放射辐条(radial spoke)。放射辐条由 A 管伸出,近中央鞘一端膨大,称为辐头。A 管上还伸出动力蛋白臂(dynein arm),其头部具有 ATP 酶活性,可为纤毛与鞭毛的运动提供动力(图 7-6)。

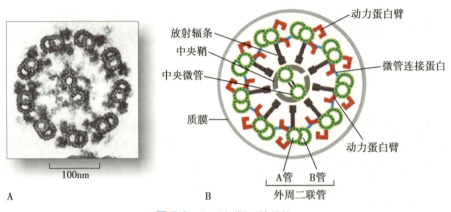

图 7-6　纤毛与鞭毛的结构
A.纤毛横断面电镜照片;B.纤毛结构示意图。

(三) 微管参与染色体的运动,调节细胞分裂

微管是构成有丝分裂器的主要成分,可牵引染色体移动。在有丝分裂前期,染色体的动粒(kinetochore)出现并逐渐成熟,当核膜开始崩解时,微管侵入核区,染色体一端的动粒可捕获从纺锤体极伸出的微管,形成侧位连接,使得染色体沿着单根微管的侧面向极区方向移动。由于极区的微管密集,这种移动使动粒容易捕获更多的微管。这些微管与动粒形成端位连结,并通过在动粒一端的聚合延伸而推动染色体向纺锤体中部移动。同时另一侧姐妹染色单体上的动粒也与来自另一极的微管结合。

(四) 微管参与细胞内物质运输

微管在核的周围分布密集,并向胞质伸展。在线粒体周围也有微管的存在,有的微管直接连到高尔基复合体小泡上;核糖体可系在微管和微丝的交叉点上。因此,细胞内的细胞器移动和胞质中的物质转运都与微管密切相关。例如,神经细胞合成的蛋白质等物质沿神经轴突运送至远端的神经末梢;细胞的分泌颗粒和色素细胞的色素颗粒沿微管运输;线粒体的快速运动也是沿微管进行的。

微管参与细胞内物质运输的功能主要由微管马达蛋白(motor protein)来完成,马达蛋白是指介导细胞内物质沿细胞骨架运输的蛋白(图 7-7)。目前发现有几十种马达蛋白,可分为三大家族:动力蛋白(dynein)、驱动蛋白(kinesin)和肌球蛋白(myosin)家族。其中动力蛋白和驱动蛋白是以微管作为运行轨道,而肌球蛋白则是以肌动蛋白丝作为运行轨道。动力蛋白和驱动蛋白各有两个球状 ATP 结合头部和一个尾部,其头部与微管是以空间结构专一的方式结合的,因此只有当动力蛋白和驱动蛋白以正确的姿势"指向"微管时才能结合上去;而动力蛋白和驱动蛋白的尾部通常是与细胞组分如小泡

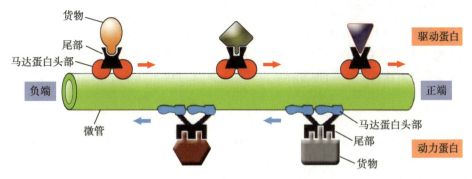

动画

图 7-7 沿微管运输的马达蛋白

或细胞器稳定结合的,这就决定了马达蛋白所运载的"货物"种类。动力蛋白和驱动蛋白的头部是具有 ATP 水解活性的酶(ATP 酶),这一酶解反应所产生的能量可使头部结构发生可循环的构象改变,完成一套与微管结合、解离、再结合的动作,从而使蛋白沿着微管移动。

(五) 微管维持细胞内细胞器的定位和分布

微管及其结合的马达蛋白在真核细胞膜性细胞器的定位上起着重要作用。细胞中线粒体的分布与微管相伴随,游离核糖体附着于微管和微丝的交叉点上,微管使内质网在细胞质中展开分布,使高尔基复合体在细胞中央靠近细胞核而定位于中心体附近。如果用秋水仙碱处理细胞,破坏微管的装配,那么这些细胞器的有序空间分布就会改变,如内质网坍塌,由于内质网与核膜相联系,于是便积聚到核附近;高尔基复合体分解成小的囊泡,分散在细胞质中。当把秋水仙碱去除以后,则细胞器的空间分布重新恢复正常。

(六) 微管参与细胞内信号转导

已证明微管参与 hedgehog、JNK、Wnt、ERK 及 PAK 蛋白激酶信号转导通路。信号分子可直接与微管相互作用或通过马达蛋白和一些支架蛋白来与微管相互作用。微管的信号转导功能具有重要的生物学作用,它与细胞的极化、微管的不稳定动力学行为、微管的稳定性、微管的方向性及微管组织中心的位置均有关。

经典实验:驱动蛋白的分离

研究背景

细胞器的运输及其定位机制是细胞生物学的关键性问题。1982 年,R. Allen 等应用显微摄影技术观察到,在乌贼神经细胞的轴突中,细胞器可沿胞质中的细丝进行移动。随后,通过电子显微镜证实这些细丝是微管,但是与微管结合并参与细胞器运输的马达蛋白的性质不清。当时被发现的唯一的一种微管马达蛋白是轴突动力蛋白(axonemal dynein),而这种微管马达蛋白仅存在于纤毛和鞭毛中。1985 年,R. D. Vale 等分离出了一种新的马达蛋白——驱动蛋白,该蛋白能够驱动细胞器沿着微管移动。

实验内容

先前的体外实验表明,ATP 的存在对微管的运动是必需的,微管的运动可以被 ATP 同型物——腺苷酰亚胺二磷酸(AMP-PNP)所阻断;在 AMP-PNP 存在的情况下,尽管微管的运动被阻断,但细胞器仍然与微管相结合,提示在这种情况下,与细胞器运动相关的马达蛋白也同微管结合。

基于这些知识,为了分离这种未知的马达蛋白,Vale 等在 AMP-PNP 存在的情况下,将微管与从乌贼神经轴突中提取的胞质蛋白共同孵育,首先使这种未知的马达蛋白与微管相结合,然后在该体系中加入 ATP,ATP 的水解则使该蛋白从微管上解离下来。再经过凝胶过滤分析,就得到了一个分子量为 110kDa 的蛋白质。他们用同样方法,还从牛脑中纯化出一种类似的马达蛋白。这种新的蛋白质在酶促动力学和结构方面与先前分离的动力蛋白明显不同,是一个新的微管马达蛋白家族成员,他们将其命名为驱动蛋白(kinesin),在希腊语中"kinesin"意为"移动"(move)。

发表论文

VALE R D, REESE T S, SHEETZ M P. Identification of a novel force-generating protein, kinesin, involved in microtubule-based motility. Cell, 1985, 42(1):39-50.

后续影响

马达蛋白在囊泡转运和细胞器的运动过程中所发挥的作用是细胞生物学的核心问题之一。后续的实验陆续证实,驱动蛋白使囊泡和细胞器沿着微管向微管正端方向移动,而动力蛋白则使囊泡和细胞器向微管的负端移动。马达蛋白除负责囊泡转运和细胞器的运动外,对于有丝分裂过程中染色体的分离和重新分布也具有重要作用。驱动蛋白的发现拓展了人们对基于微管运动的真核细胞运行机制的认识。

第二节 | 微 丝

微丝(microfilament,MF)又称肌动蛋白丝(actin filament),是由肌动蛋白(actin)组成的细丝,普遍存在于真核细胞中。肌动蛋白在肌细胞中占细胞总蛋白的 10%,在非肌细胞中占 1%~5%。它以束状、网状或散在等多种方式有序地存在于细胞质的特定空间位置上,并与微管和中间纤维共同构成细胞骨架,参与细胞形态维持以及细胞运动等生理功能。和微管一样,微丝是不稳定的,但它在细胞中也能形成如肌细胞中的收缩单位一样稳定的结构。

一、肌动蛋白与微丝的结构

微丝的主要成分是肌动蛋白,在电镜下是一种细丝状结构,直径 5~8nm,较微管更为纤细。单条微丝通常比微管短很多,在细胞内的单条微丝并非独立存在,而是形成横向连接的聚合物或束状聚合物。

每一个肌动蛋白分子是由 375 个氨基酸组成的单链多肽,与一分子 ATP 紧密结合。肌动蛋白单体外观呈哑铃形,称为 G 肌动蛋白(球状肌动蛋白)。每个 G 肌动蛋白由两个亚基组成,具有阳离子(Mg^{2+} 和 K^+ 或 Na^+)、ATP(或 ADP)和肌球蛋白结合位点。微丝是由 G 肌动蛋白单体形成的多聚体,也称为 F 肌动蛋白(纤维状肌动蛋白)。肌动蛋白单体具有极性,装配时首尾相接,故微丝也有极性。肌动蛋白聚合形成的微丝和微管一样是极性结构,有两个在结构上不相同的末端,即生长较慢的负端和生长较快的正端(图 7-8)。负端又称为"指向端"(point end),正端又称为"秃端"(barbed end)。

二、微丝结合蛋白及其功能

纯化的肌动蛋白在体外能够聚合形成肌动蛋白纤维,但是这种纤维不具有相互作用的能力,也不能行使某种功能。在显微镜下观察,它们只是杂乱无章地堆积,而不像细胞中的肌动蛋白丝能够组织成束状或薄网状结构。这是由于细胞中存在多种微丝结合蛋白,它们能够将肌动蛋白丝组织形成多种不同的结构,从而执行不同的功能。

目前在肌细胞和非肌细胞中已分离出 100 多种微丝结合蛋白。表 7-1 是常见的几类微丝结合蛋白。微丝结合蛋白主要与微丝的装配及微丝的功能有关。

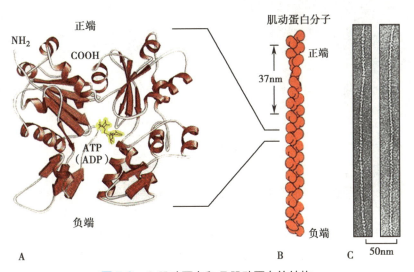

图 7-8　G 肌动蛋白和 F 肌动蛋白的结构

A. G 肌动蛋白三维结构；B. F 肌动蛋白结构模型；C. F 肌动蛋白电镜图。

表 7-1　常见的几类微丝结合蛋白

蛋白质	分子量/kDa	分布
单体隔离蛋白		
抑制蛋白（profilin）	12～15	广泛分布
胸腺素（thymosin）	5	广泛分布
末端阻断蛋白		
β 辅肌动蛋白（β-actinin）	35～37	肾, 骨骼肌
肌动蛋白加帽蛋白（CapZ）	32, 34	肌组织
加帽蛋白（capping protein）	28～31	棘阿米巴原虫
交联蛋白		
细丝蛋白（filamin）	250	平滑肌, 上皮细胞
肌动蛋白结合蛋白（ABP）	250	血小板, 巨噬细胞
半乳糖凝集素（galectin）	23～28	变形虫
成束蛋白		
丝束蛋白（fimbrin）	68	小肠表皮
绒毛蛋白（villin）	95	肠表皮, 卵巢
肌成束蛋白（fascin）	57	海胆卵
α 辅肌动蛋白（α-actinin）	95	肌组织
纤丝切割蛋白		
凝溶胶蛋白（gelsolin）	90	哺乳动物细胞
片段化蛋白/割切蛋白（fragmin/severin）	42	阿米巴虫, 海胆
短杆素（brevin）	93	血浆
肌动蛋白丝解聚蛋白		
丝切蛋白（cofilin）	21	广泛分布
肌动蛋白解聚因子（ADF）	19	广泛分布
蚕食蛋白（depactin）	18	海胆卵

续表

蛋白质	分子量/kDa	分布
膜结合蛋白		
抗肌萎缩蛋白（dystrophin）	427	骨骼肌
黏着斑蛋白（vinculin）	130	广泛分布
膜桥蛋白（ponticulin）	17	盘基网柄菌

（一）单体隔离蛋白

抑制蛋白和胸腺素能够与单体肌动蛋白结合，并且抑制它们的聚合，具有这种作用的蛋白质称为肌动蛋白单体隔离蛋白（monomer-sequestering protein），这种蛋白质在非肌细胞中负责维持高浓度的单体肌动蛋白。在没有单体隔离蛋白的情况下，细胞质中可溶性的肌动蛋白几乎全部组装成肌动蛋白丝。改变细胞质中单体隔离蛋白的浓度或改变它们的活性，就会使细胞质中肌动蛋白单体-聚合体的平衡发生变化，它们的活性和浓度决定着肌动蛋白是趋于聚合还是解聚。

（二）交联蛋白

交联蛋白（cross-linking protein）的主要功能是改变细胞内肌动蛋白丝的三维结构。每一种交联蛋白都有两个或两个以上与肌动蛋白结合的位点，这样，能够使两个或多个肌动蛋白丝产生交联，使细胞内的肌动蛋白丝形成网络结构。有些交联蛋白是杆状的，能够弯曲，由这种交联蛋白形成的网络结构具有相当的弹性，因而能够抵抗机械压力；还有些交联蛋白是球状的，能够促使肌动蛋白成束排列，如微绒毛中的肌动蛋白束就是由球状交联蛋白促成的。

（三）末端阻断蛋白

末端阻断蛋白（end blocking protein）通过与肌动蛋白丝的一端或两端的结合调节肌动蛋白丝的长度。例如，肌动蛋白丝的末端与加帽蛋白结合之后，相当于加上了一个"帽子"，如果一个快速生长的肌动蛋白丝在正端加上了帽子，那其负端就会发生解聚。某些加帽蛋白能够促使新的微丝形成，同时抑制已存在微丝的生长，这样就导致细胞内出现大量较短的微丝。

（四）纤丝切割蛋白

纤丝切割蛋白（filament severing protein）能够与已经存在的肌动蛋白丝结合并将它一分为二。由于这种蛋白质能够控制肌动蛋白丝的长度，因此大大降低了细胞中的黏度。肌动蛋白丝经这类蛋白质作用后产生的新末端能够作为生长点，促进肌动蛋白的装配。纤丝切割蛋白也可作为加帽蛋白封住肌动蛋白丝的末端。

（五）肌动蛋白丝解聚蛋白

肌动蛋白丝解聚蛋白（actin filament depolymerizing protein）主要存在于肌动蛋白丝快速变化的部位，它们与肌动蛋白丝结合，并引起肌动蛋白丝的快速解聚从而生成肌动蛋白单体。

（六）膜结合蛋白

膜结合蛋白（membrane binding protein）是非肌细胞质膜下方产生收缩的机器，参与质膜的剧烈活动（如吞噬作用和胞质分裂）等。两个典型的例子是红细胞膜骨架和细胞的整联蛋白连接，在这两种情况下，肌动蛋白丝通过膜结合蛋白与细胞质膜连接成一个网络结构。

三、微丝的装配机制

在多数非肌细胞中，微丝是一种动态的结构，不断进行聚合和解聚，并与细胞的形态维持及细胞运动有关。

（一）微丝的组装过程分为成核、聚合和稳定三个阶段

体外实验表明，球状肌动蛋白组装成肌动蛋白丝需要 ATP 和一定的盐浓度（主要是 Mg^{2+} 和 K^+），其组装过程也分三个阶段：即成核期、聚合期和稳定期。成核期是微丝组装的限速过程，需要一定的

时间,故又称延迟期,此期球状肌动蛋白开始聚合,其二聚体不稳定,易水解,只有形成三聚体才稳定,即核心形成。一旦核心形成,球状肌动蛋白便迅速地在核心两端聚合,进入聚合期。微丝两端的组装速度不同,正端的组装速度明显快于负端,约为负端的10倍以上。微丝延长到一定时期,肌动蛋白单体掺入微丝的速度与其从微丝上解离的速度达到平衡,此时即进入稳定期,微丝长度基本不变,正端延长长度等于负端缩短长度,并仍在进行着聚合与解聚活动(图7-9)。

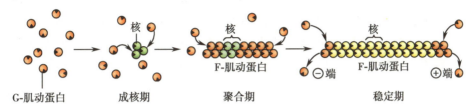

图 7-9 微丝组装的基本过程

(二) 微丝的组装可用踏车模型和非稳态动力学模型来解释

微丝的组装可用踏车模型和非稳态动力学模型来解释。目前认为踏车模型在微丝组装过程中可能起主导作用。微丝可以在任何一端以添加肌动蛋白单体的方式延长,但由于微丝具有极性,新的肌动蛋白单体加到微丝两端的速度不同,速度快的一端为正端,速度慢的一端为负端。在微丝装配时,肌动蛋白单体添加到肌动蛋白丝上的速率正好等于肌动蛋白单体从肌动蛋白丝上解离的速率时,此时微丝净长度没有改变,这种过程称为肌动蛋白的踏车行为(图7-10)。

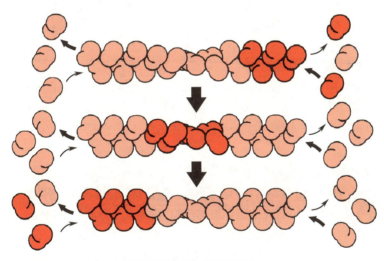

图 7-10 踏车行为模式图
微丝两端聚合加入单体和解聚释放单体的速度达到平衡,微丝长度不变。

裸露的微丝就像不带结合蛋白的微管一样,呈不稳定性,而且两端都可以解聚,在解聚时正端的解聚速度比负端的解聚速度快得多。ATP主要调节微丝组装的聚合期,每一个游离的肌动蛋白单体带有一个紧密结合的ATP,一旦肌动蛋白单体聚合到肌动蛋白丝上它就水解为ADP(就像GTP对于微管一样),肌动蛋白丝中的ATP水解为ADP后,减弱了单体之间的结合力,也就降低了聚合体的稳定性。因此ATP的水解促进了解聚,促进细胞中已形成的微丝发生解聚。

非稳态动力学模型认为,ATP是调节微丝组装的动力学不稳定性行为的主要因素。微丝组装的聚合期通过ATP来调节,一个球状肌动蛋白分子可结合1分子ATP,结合ATP的肌动蛋白(即ATP-肌动蛋白)对纤维状肌动蛋白末端的亲和性高,当ATP-肌动蛋白结合到末端后,肌动蛋白的构象发生改变,ATP水解为ADP和磷酸。ADP-肌动蛋白对纤维末端的亲和性低,容易从末端脱落,使纤维缩短。ATP-肌动蛋白浓度与其聚合速度成正比,当ATP-肌动蛋白呈高浓度时,ATP-肌动蛋白在末端聚合的速度便升高,由于 ADP-肌动蛋白对末端的亲和力小,导致 ADP-肌动蛋白不断从末端解聚脱落,使纤维缩短。因此,就每一根肌动蛋白纤维来说,其长度一般不是固定不变的,而是呈动力学不稳定状态,其长度总在延长与缩短的动态变化之中。

同微管一样,微丝在装配时也有成核作用。所不同的是肌动蛋白丝的成核作用发生在质膜,因而在很多细胞中肌动蛋白丝在质膜下的一层由微丝和各种微丝结合蛋白组成的网状结构往往密度较高,称为细胞皮层(cell cortex)或肌动蛋白皮层(actin cortex)。该结构具有很高的动态性,与肌动蛋白一起为细胞膜提供强度和韧性,并维持细胞的形态。如细胞皮层可推动细胞膜形成细长的微棘(microspike),在神经细胞轴突的末端可形成更长的丝状伪足(filopodia),还可形成片状伪足(lamellipodia)(图 7-11)。

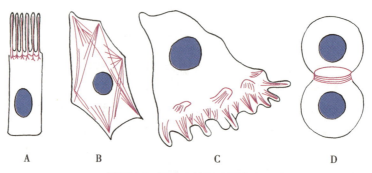

图 7-11　细胞中的肌动蛋白束

A. 微绒毛;B. 细胞质中的收缩束;C. 运动细胞前缘的片状伪足和丝状伪足;D. 细胞分裂时的收缩环。

(三)微丝的组装受多种因素影响

微丝的装配除了受球状肌动蛋白临界浓度的影响,还受 ATP、Ca^{2+}、Na^+、K^+ 浓度和药物的影响。在含有 ADP 和 Ca^{2+} 以及低浓度的 Na^+、K^+ 的溶液中,微丝趋于解聚而形成肌动蛋白单体;而在含有 ATP、Mg^{2+} 和高浓度的 Na^+、K^+ 的溶液中,肌动蛋白单体则趋于装配成微丝。另外,微丝结合蛋白对微丝的组装也有调控作用。

同微管一样,微丝的组装也受某些药物的影响,主要有细胞松弛素 B(cytochalasin B)和鬼笔环肽(phalloidin),它们能够与肌动蛋白特异性结合,影响肌动蛋白单体-多聚体的平衡。

细胞松弛素 B 是第一个用于研究细胞骨架的药物,它是真菌分泌的生物碱。细胞松弛素在细胞内通过与微丝的正端结合从而抑制微丝的聚合。当用细胞松弛素处理活细胞后,肌动蛋白丝消失,细胞的各种活动出现瘫痪,包括细胞的移动、吞噬作用、胞质分裂等。细胞松弛素不能抑制肌肉收缩,这是由于肌纤维中的肌动蛋白丝是稳定的结构,并不存在聚合与解聚的动态平衡。鬼笔环肽是从真菌鬼笔鹅膏(*Amanita phalloides*)分离的毒素,它同细胞松弛素的作用相反,只与聚合的微丝结合,而不与肌动蛋白单体分子结合。鬼笔环肽与聚合的微丝结合后,抑制了微丝的解体,因而破坏了微丝的聚合和解聚的动态平衡。

四、微丝的功能

(一)微丝构成细胞的支架并维持细胞的形态

在细胞中,微丝不能单独发挥作用,必须形成束状或网状结构才能发挥作用。细胞的特化结构如微绒毛(microvillus)和应力纤维(stress fiber)中就含有明显的束状结构的微丝。

微绒毛是位于细胞质膜顶端表面的指状突起(图 7-11)。在微绒毛中,由微丝形成的微丝束构成了微绒毛的骨架,另外还有一些微丝结合蛋白,参与调节微绒毛长度和保持其形状。微绒毛的核心是由 20～30 个同向平行的微丝组成的束状结构,其中有绒毛蛋白和丝束蛋白(fimbrin),它们将微丝连接成束,赋予微绒毛结构刚性。另外还有肌球蛋白-Ⅰ(myosin-Ⅰ)和钙调蛋白(calmodulin),它们在微丝束的侧面与微绒毛膜之间形成横桥连接,提供张力以保持微丝束处于微绒毛的中心位置。小肠吸收上皮细胞的微绒毛丰富,使细胞的吸收面积增大约 20 倍,这有助于增强细胞的吸收功能。

应力纤维也称张力纤维,是真核细胞中广泛存在的由微丝束构成的较为稳定的纤维状结构,在细胞内紧邻质膜下方,常与细胞的长轴大致平行并贯穿细胞的全长。应力纤维的微丝束具有极性,一端与质膜的特定部位相连,另一端插入细胞质中,或与中间纤维结合。应力纤维具有收缩功能,用于维持细胞的形状和赋予细胞韧性和强度,但不能产生运动。

(二)微丝参与细胞运动

许多动物细胞在进行位置移动时多采用变形运动的方式,如变形虫、巨噬细胞和白细胞等,这些细胞含有丰富的微丝,依赖肌动蛋白和微丝结合蛋白的相互作用,可进行变形运动。细胞变形运动的过程大致如下:首先细胞通过肌动蛋白聚合使细胞表面形成突起,如片状伪足或丝状伪足;当片状伪足或丝状伪足接触到合适的表面时,它们就黏附在上面,这时称为整联蛋白的穿膜蛋白就与细胞外基质中的特定分子或与另一细胞表面上的特定分子结合;同时整联蛋白在质膜的胞内侧紧密结合微丝,从而为细胞内部的微丝系统制备了一个牢靠的锚着点;然后细胞通过内部的收缩产生拉力,并利用这一锚着点把细胞体向前牵拉。

(三)微丝参与细胞分裂

在动物细胞有丝分裂末期,继核分裂完成后,在即将分离的两个子细胞之间、在质膜下皮层由微丝与肌球蛋白-Ⅱ形成了腰带样束状结构,称为收缩环(contractile ring)(见图 7-11)。收缩环产生的动力将质膜向内牵拉,使细胞的腰部逐渐缩窄,一分为二,完成胞质的分裂过程,最终把两个子细胞分离开来,从而完成细胞分裂。

(四)微丝参与肌肉收缩

真核细胞中很多与微丝相结合的蛋白都是在肌细胞中首先被发现的,肌细胞的收缩是实现有机体的机械运动和各个脏器生理功能的重要过程。

骨骼肌收缩的基本结构单位——肌节(sarcomere)的主要成分是肌原纤维。电镜下观察可见肌原纤维由粗肌丝(thick myofilament)和细肌丝(thin myofilament)组成。粗肌丝直径约为 10nm,长约 1.5mm,由肌球蛋白(myosin)组成(图 7-12)。细肌丝直径约为 5nm,由肌动蛋白、原肌球蛋白(tropomyosin)和肌钙蛋白(troponin)组成。

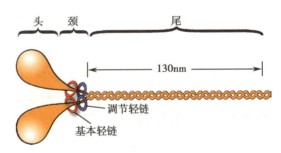

图 7-12　肌球蛋白分子

粗肌丝与细肌丝相互交错,构成肌节。肌细胞的收缩机制可用肌丝滑动模型(sliding filament model)来解释(图 7-13),即肌细胞收缩是粗肌丝与细肌丝之间相互滑动的结果,其分子基础是:位于肌节中央的粗肌丝的肌球蛋白的头部与邻近的细肌丝发生结合,引起一系列的构象变化,触发肌球蛋白头部沿着细肌丝正端"滑动",从而导致肌肉的收缩。

(五)微丝参与细胞内物质运输

微丝在微丝结合蛋白介导下可与微管一起进行细胞内物质运输,例如小泡的运输,通过肌球蛋白-Ⅰ与微丝结合,将小泡沿微丝的负端向正端移动。另外,肌球蛋白-Ⅰ的尾部与质膜结合,利用其头部可将微丝从一个部位运向另一个部位。

(六)微丝参与细胞内信号传递

细胞表面的受体在受到外界信号作用时,可触发质膜下肌动蛋白的结构变化,从而启动细胞内的特定信号转导通路。

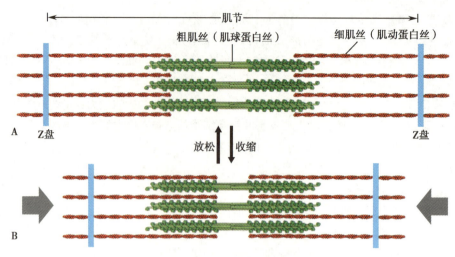

图 7-13 肌肉收缩的肌丝滑动模型

第三节 | 中间纤维

中间纤维（intermediate filament, IF）广泛存在于真核细胞中,最早在平滑肌细胞内被发现。中间纤维是三类细胞骨架纤维中结构最为复杂的一种。细胞在受到浓盐溶液与非离子性去污剂处理后,胞内大部分的细胞骨架消失,而中间纤维却能保留下来,这说明中间纤维在三类细胞骨架纤维中最为坚韧。

一、中间纤维的结构和类型

（一）中间纤维是纤维状蛋白多聚体

中间纤维的直径为 10nm,是一种坚韧、耐久的蛋白质纤维,它相对较为稳定,既不受细胞松弛素的影响也不受秋水仙碱的影响。

中间纤维的单体（亚基）是蛋白质纤维分子,有 50 多种,它们都有共同的结构特点:由头部（N端）、中间的杆状区和尾部（C端）组成。杆状区为 α 螺旋区,内含 4 段高度保守的 α 螺旋结构,它们之间被 3 个短小间隔区隔开,亚基装配时靠 α 螺旋配对形成二聚体。位于杆状区两侧的 N 端的头部和 C 端的尾部通常折叠成球状结构（图 7-14）。

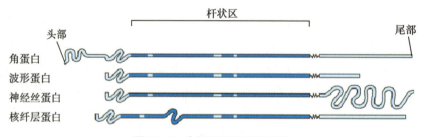

图 7-14 中间纤维的结构模型

虽然 α 螺旋区高度保守,但 N 端的头部和 C 端的尾部都是高度可变的,不同类型中间纤维亚基的头部和尾部的氨基酸组成有很大区别。中间纤维分子量的大小主要取决于尾部,而中间纤维结构变化的关键在于杆状区,它们表现出形成多级螺旋所需的分子结构。

（二）中间纤维蛋白的类型和分布较为复杂

根据其组成氨基酸序列的特征,可将中间纤维分为六种类型（表 7-2）。

角蛋白（keratin）存在于上皮细胞内,可分成两种主要类型:Ⅰ型（酸性）和Ⅱ型（中性/碱性）角蛋

表 7-2　脊椎动物细胞内中间纤维蛋白的主要类型及分布

类型	举例	分子量/kDa	细胞内分布
Ⅰ	酸性角蛋白（acidic keratin）	40～60	上皮细胞
Ⅱ	中性/碱性角蛋白（neutral or basic keratin）	50～70	上皮细胞
Ⅲ	波形蛋白（vimentin）	54	成纤维细胞、白细胞及其他细胞
	结蛋白（desmin）	53	肌细胞
	外周蛋白（peripherin）	57	神经元
	胶质细胞原纤维酸性蛋白（glial fibrillary acidic protein）	51	神经胶质细胞
Ⅳ	神经丝蛋白（neurofilament protein）		
	NF-L	67	神经元
	NF-M	150	神经元
	NF-H	200	神经元
Ⅴ	核纤层蛋白（lamin）		各种类型的细胞
	核纤层蛋白 A	70	
	核纤层蛋白 B	67	
	核纤层蛋白 C	60	
Ⅵ	神经上皮干细胞蛋白（nestin）	200	神经干细胞

白。Ⅲ型中间纤维蛋白包括多种类型,其中波形蛋白存在于间充质来源的细胞;结蛋白是肌细胞特有的,在骨骼肌、心肌和平滑肌中表达;外周蛋白存在于中枢神经系统神经元和外周神经系统感觉神经元中;胶质细胞原纤维酸性蛋白特异分布于神经胶质细胞。Ⅳ型神经丝蛋白主要分布在神经元轴突中。Ⅴ型核纤层蛋白存在于内核膜的核纤层。Ⅵ型神经上皮干细胞蛋白分布于神经干细胞。

二、中间纤维的装配和调节

与肌动蛋白和微管蛋白单体的球状结构不同,中间纤维蛋白单体分子大多数是长丝状,称纤维状蛋白(fibrous protein),由氨基末端的头部、一个中间杆状区域和羧基末端的尾部组成。中间杆状区域由展开的 α 螺旋区组成,α 螺旋区含有纵排的重复组件,称为七位复件(heptad repeat),为具有特色的氨基酸序列。这种七位复件能促进两个平行的中间纤维蛋白单体的 α 螺旋之间形成卷曲螺旋(coiled-coil)二聚体。该二聚体组装完成后,两个超螺旋二聚体以反向平行方式相连,形成四聚体(tetramer)亚单位。二聚体的反向平行排列说明四聚体以及由其形成的更高级别的中间纤维都是非极性结构,也就是说在纤维两端是相同的,在沿着纤维长轴上具有对称性。这一特点使中间纤维明显区别于有极性的微管和微丝。中间纤维组装的最后步骤仍不甚清楚,可能是由四聚体以简单结合反应加到伸长中的中间纤维上;结合反应沿中间纤维长轴排列,按螺旋形式包裹在一起。各种中间纤维蛋白分子的中间杆状区的结构是高度保守的,它们在组装过程中调节纤维之间横向的相互作用;而中间纤维分子的头部与尾部结构区的大小与氨基酸序列有较大差别,但不影响纤维的主轴结构。头部或尾部往往突出于纤维的表面,可以调节中间纤维与其他成分之间的相互作用(图 7-15)。

中间纤维装配的调控机制与其蛋白氨基末端头部结构域内特殊氨基酸如丝氨酸残基的磷酸化相关。目前认为,中间纤维蛋白丝氨酸和苏氨酸残基的磷酸化作用是调节中间纤维动态最常见且有效的方式。最明显的例子是,在有丝分裂时,形成核纤层的蛋白亚单位发生磷酸化,使核纤层完全解体;当分裂完成时,特定的丝氨酸残基发生去磷酸化,使核纤层再形成。

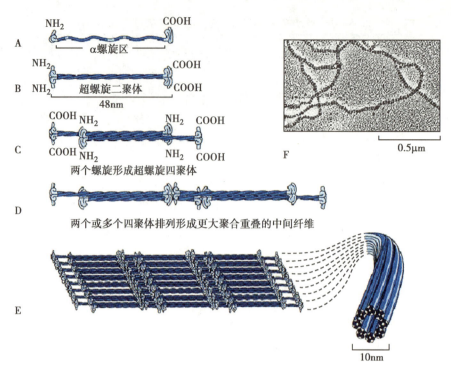

图 7-15 中间纤维的装配模型

A. 中间纤维蛋白单体;B. 超螺旋二聚体;C. 两个超螺旋二聚体交错形成四聚体;D. 两个或多个四聚体组装在一起;E. 八个四聚体装配形成中间纤维;F. 电镜下的中间纤维结构。

三、中间纤维的功能

中间纤维在胞质中形成纤维网络,向外与细胞膜及细胞外基质相连,在胞质中与微管、微丝和细胞器相连,向内与细胞核内的核纤层相连,因此,中间纤维具有多种功能。

(一)中间纤维在细胞内形成一个完整的网状骨架系统

中间纤维向外与质膜和细胞外基质有直接的联系,向内与核膜、核基质联系,贯穿整个细胞,起着广泛的骨架作用,并具有一定的可塑性,对维持细胞质的整体结构和功能具有重要作用,也与细胞核的定位和固定有关。

(二)中间纤维为细胞提供机械强度支持

中间纤维在那些容易受到机械应力的细胞中特别丰富。体外实验证实,中间纤维比微管和微丝更耐受剪切力,在受到较大的剪切力时不易断裂,在维持细胞机械强度方面有重要作用(图 7-16)。

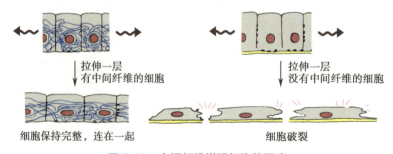

图 7-16 中间纤维增强细胞的强度

(三)中间纤维参与细胞连接

一些器官和皮肤的上皮细胞通过桥粒和半桥粒连接在一起,桥粒介导细胞与细胞之间的黏附,半桥粒介导细胞与细胞外基质之间的黏附。中间纤维与桥粒和半桥粒的结构连接在一起,加之中间纤维还在细胞中形成一个网络,这样既能维持细胞形态,又能提供支持力。

(四) 中间纤维参与细胞内信息传递及物质运输

由于中间纤维向外连接质膜和胞外基质,向内连接核骨架,因此形成一个跨膜的信息通道。中间纤维蛋白在体外与单链 DNA 有高度亲和性,中间纤维有明显的在核周聚集的特点,可能与 DNA 的复制和转录有关。此外,近年来研究发现中间纤维参与 mRNA 的运输,可能与 mRNA 在细胞内的定位及是否翻译有关。

(五) 中间纤维维持细胞核膜稳定

在细胞核的内核膜下面有一层由核纤层蛋白组成的网络,对于细胞核形态的维持具有重要作用,而核纤层蛋白是中间纤维的一种。组成这种网络结构的核纤层蛋白 A 和 C 交联在一起,然后通过核纤层蛋白 B 附着到内核膜上,在内核膜上有核纤层蛋白 B 的受体。

(六) 中间纤维参与细胞分化

微丝和微管的表达在各种细胞中都是相同的,而中间纤维蛋白的表达则具有组织特异性,这说明中间纤维可能与细胞分化密切相关,但其详细机制有待研究。

第四节 ｜ 细胞的运动

细胞有多种运动方式,少数细胞通过纤毛和鞭毛进行运动,如纤毛虫借助纤毛进行移动和摄取食物,精子依靠鞭毛的摆动在液体环境中游动。但绝大多数动物细胞通过爬行的方式在细胞外基质或固体表面上运动。例如,在胚胎发育过程中,动物机体结构的形成是由胚胎期细胞向特定靶部位的迁移和上皮层细胞的协同运动来共同完成的,最典型的例子是神经嵴细胞在胚胎发育过程中从神经管长距离迁移到体内多个部位,形成不同类型的细胞;巨噬细胞和白细胞从血液循环中运动到炎症部位,吞噬并杀伤微生物;成纤维细胞在结缔组织中的迁移有助于创伤组织的修复和重塑;肿瘤细胞的运动会导致原发肿瘤向周围组织的侵袭等。

一、微管与细胞运动

一些细胞通过纤毛和鞭毛进行运动,如精子靠鞭毛的摆动进行游动,动物呼吸道上皮细胞靠纤毛的规律摆动向气道外转运痰液。每根纤毛都以一种高频率的往复拍打的方式运动,如同蝶泳者身躯的波浪式动作(图 7-17A)。鞭毛通常比纤毛长,主要用来推动整个细胞,鞭毛不作拍打运动,而是沿着鞭毛纵轴方向传播规律性的波动,类似正弦曲线传播运动波,从而推动细胞在液体中穿行(图 7-17B)。

纤毛和鞭毛的运动是一种简单的弯曲运动,其运动机制一般用微管滑动模型解释(图 7-18),即:①动力蛋白头部与相邻微管的 B 管接触,促进与动力蛋白结合的 ATP 水解,并释放 ADP 和磷酸,改变了动力蛋白头部的构象,促进头部朝向相邻二联管的正端滑动,使相邻二联管之间产生弯曲力;②新的 ATP 结合,促使动力蛋白头部与相邻 B 管脱离;③ATP 水解,其释放出的能量使动力蛋白头部的角度复原;④带有水解产物的动力蛋白头部与相邻二联管上的另一个位点结合,开始下一个循环。

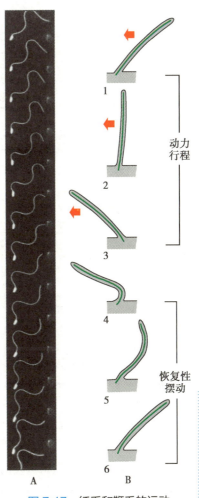

图 7-17　纤毛和鞭毛的运动
A. 一根纤毛的拍打运动;B. 海鞘精子鞭毛的波动。

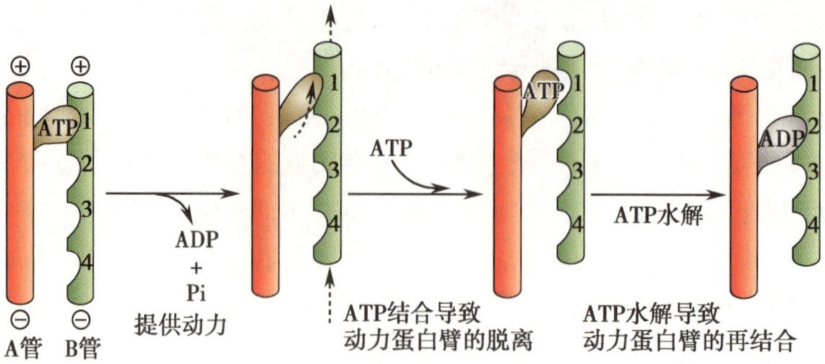

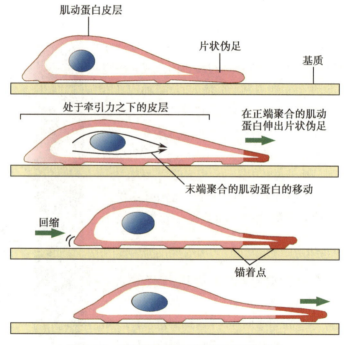

图 7-18 纤毛和鞭毛动力微管的滑动模型

二、微丝与细胞运动

细胞运动是一个高度协同的复杂过程,细胞主要依赖于肌动蛋白和微丝结合蛋白的相互作用进行移动。细胞运动可以分为三个过程(图 7-19):①细胞在它的运动前缘伸出突起,形成伪足;②这些突起附着在其爬行的表面上;③细胞的其余部分通过锚着点上的牵引力将细胞体向前牵拉。

图 7-19 培养的动物细胞爬行过程模式图

所有这三个过程都涉及肌动蛋白丝,但是其具体机制有所不同。

第一步,通过肌动蛋白聚合使细胞表面形成突起。以成纤维细胞为例,细胞在爬行过程中,其前缘伸出薄薄的片状伪足,片状伪足中含有致密的肌动蛋白丝网络,大部分肌动蛋白丝的正端接近细胞质膜;细胞也会伸出纤细而坚挺的丝状伪足,不仅分布在细胞的前缘,也分布在细胞表面的其他部分。丝状伪足宽 $0.1\mu m$,长 $5\sim10\mu m$,由 $10\sim20$ 根松散的肌动蛋白丝纤维束组成,同样正端朝向质膜。发育中神经元的生长锥甚至可以长出 $50\mu m$ 长的丝状伪足,帮助神经元探索周围环境,发现到达目标的正确途径。丝状伪足和片状伪足的形成和回缩的速度都很快。

肌动蛋白丝在细胞前缘的形成和生长是由微丝结合蛋白所介导的,它有助于肌动蛋白在质膜下成核。例如,一种称为肌动蛋白相关蛋白(actin-related protein 2/3,Arp2/3)复合物的微丝结合蛋白能够促进分枝状肌动蛋白丝的形成。Arp2/3 复合物在生长的肌动蛋白丝的负端形成一个核心,肌动蛋白丝由此向正端快速生长。Arp2/3 复合物也能以 70° 角结合在原有的肌动蛋白丝上,促进成核并形成新的肌动蛋白丝,进而形成树枝状的纤维网络。这个纤维网络在伪足前端聚合、在伪足后端解聚,推动细胞前缘向前移动(图 7-20)。

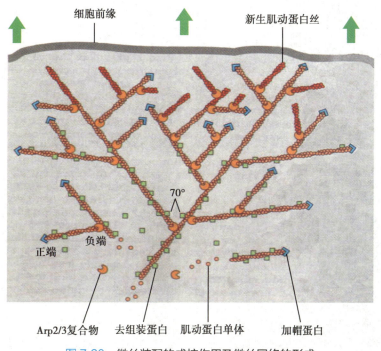

动画

图 7-20　微丝装配的成核作用及微丝网络的形成

第二步,当片状伪足或丝状伪足接触到适当的表面时,它们就黏附在上面,这时称为整联蛋白的穿膜蛋白就与胞外基质中的特定分子或与另一细胞表面上的特定分子结合,这个运动着的细胞就在基质或另一个细胞上面爬行。同时,在爬行细胞膜的内表面,整联蛋白紧密结合肌动蛋白丝,为爬行细胞内部的肌动蛋白丝网络提供牢固的锚着点。

第三步,细胞通过内部的收缩产生拉力,利用锚着点将胞体向前拉动。该过程依赖于肌动蛋白与肌球蛋白的相互作用。但目前尚不清楚这种拉力是如何产生的,仍有待于进一步研究。

三、细胞运动的调节机制

(一) 细胞外信号可以引起细胞骨架的重排

细胞外信号可以调节微丝结合蛋白的活性,使细胞可以通过细胞骨架的重排对外界环境作出应答。许多镶嵌在质膜中的受体蛋白的活化可以引发细胞骨架的重排。所有这些信号均由一类称为 Rho GTP 酶的家族所介导。该家族的成员主要是:Rho、Rac 和 Cdc42。这类蛋白可以在活化的 GTP 结合状态和失活的 GDP 结合状态之间不断转换,从而控制细胞骨架重排。Rho 家族不同成员的激活可通过不同方式影响肌动蛋白丝的排列方式。例如,活化的 Rho 既可以促进肌动蛋白丝聚集成束形成应力纤维,又能促进细胞形成黏着斑;活化的 Rac 可以促进片状伪足和膜褶皱的形成;活化的 Cdc42 可以导致丝状伪足的形成(图 7-21)。

这些结构上的显著变化是 Rho GTP 酶分子与不同的靶蛋白相互作用的结果,包括控制肌动蛋白结构和动力学的蛋白激酶及其辅助蛋白。下面简单介绍引起细胞表面突起形成、细胞黏附及细胞胞体前移的信号转导机制。

1. 肌动蛋白聚合使细胞表面形成突起　Wiskott-Aldrich 综合征蛋白(Wiskott-Aldrich syndrome protein,WASP)是调节细胞运动的关键分子,也是 Rac 和 Cdc42 下游的重要效应分子,Rac 和 Cdc42 通过活化 WASP 家族成员诱导伪足的形成,以及细胞外基质的降解。Arp2/3 复合物和肌动蛋白单体

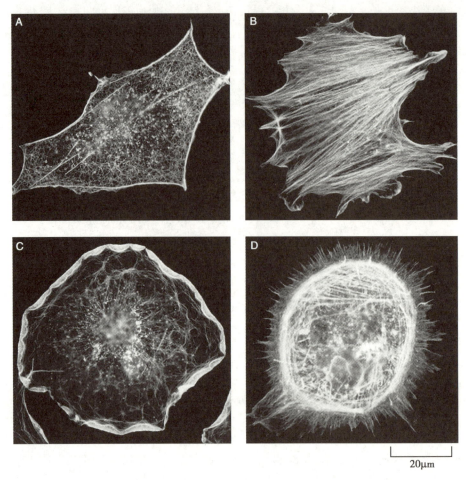

20μm

图 7-21 GTP 结合蛋白的活化对成纤维细胞肌动蛋白丝的组装具有重要作用（肌动蛋白染色）

A. 静止细胞；B. Rho 活化细胞；C. Rac 活化细胞；D. Cdc42 活化细胞。

通过与活化的 WASP 家族分子羧基端结构域相结合，促进肌动蛋白成核。

2. **细胞的黏附** 迁移的细胞前缘与细胞外基质的黏附以及细胞尾缘与细胞外基质的去黏附不断交替，使得细胞向前移动。细胞表面的整联蛋白受体与细胞外基质中特异的配体结合，聚集成簇而形成黏着斑复合体，而整联蛋白受体的胞内区与桩蛋白（paxillin）、黏着斑蛋白（vinculin，纽蛋白）和踝蛋白（talin）等多种肌动蛋白结合蛋白相互作用形成分子桥，并与细胞骨架相连，提供细胞迁移的锚着点。活化的 Rac 和 Cdc42，通过激活 PAK1 激酶磷酸化下游的黏着斑激酶（focal adhesion kinase，FAK），活化的 FAK 作为分子支架招募胞质内桩蛋白、黏着斑蛋白和踝蛋白等，促进黏着斑复合体的形成。

3. **细胞胞体前移** Rho 激活 Rho 相关激酶（Rho-associated kinase，ROCK），ROCK 活化后通过抑制肌球蛋白轻链磷酸酶（myosin light chain phosphatase，MLCP）活性从而增强肌球蛋白轻链磷酸化水平，导致细胞收缩能力增强。Cdc42 的作用与其类似。另外，Rac 会激活 PAK1，活化的 PAK1 通过磷酸化肌球蛋白轻链激酶（myosin light chain kinase，MLCK）使其失活以降低肌球蛋白轻链的磷酸化水平，使细胞收缩力减弱，运动受阻。

（二）细胞外信号可以指导细胞运动的方向

细胞运动需要在特定方向上进行极化（polarization）。细胞分裂以及多细胞结构的形成都依赖于精密调控的细胞极化过程。来自酵母、果蝇和线虫，以及脊椎动物的研究表明，细胞骨架在细胞极化过程中起主导作用，触发极化的许多分子在进化上是保守的。

物理性或化学性的外界环境改变能够引起细胞的极化并使其产生运动。趋化（chemotaxis）是指在可扩散化学因子的调控下，细胞向某个方向的运动。研究最多的例子是中性粒细胞向细菌感染部位的趋化运动。中性粒细胞表面的受体蛋白可以监测到来源于细菌的浓度极低的 N-甲酰化肽（注：只有原核细胞从甲酰甲硫氨酸开始进行蛋白质合成），从而引导中性粒细胞向细菌的方向移动。

吸附在细胞外基质或细胞表面的非扩散性化学因子也可以影响细胞运动的方向。受体被信号激活后，除了可引起方向性的肌动蛋白聚合，还可导致细胞黏附增强。大多数动物细胞的长距离迁移，如神经嵴细胞，依赖于可扩散的和非扩散性的信号因子的协同作用来决定细胞运动的方向。

第五节 │ 细胞骨架与疾病

细胞骨架对细胞的形态维持和改变、细胞内物质运输、细胞的分裂与分化等具有重要作用，它们的异常可引起很多疾病，包括肿瘤、一些神经系统疾病和遗传性疾病等。不同细胞骨架在细胞内的特异性分布可用于对一些疾病进行诊断，也可根据细胞骨架与疾病的关系来设计药物。

一、细胞骨架与肿瘤

在恶性转化的细胞中，细胞常表现为细胞骨架结构的破坏和微管解聚。在肿瘤细胞的浸润转移过程中，某些细胞骨架成分的改变可增加肿瘤细胞的运动能力。在体外培养的肿瘤细胞中，免疫荧光染色显示微管数量减少，微管网络紊乱甚至消失；应力纤维破坏和消失，肌动蛋白发生重组，形成小体，聚集分布在细胞皮层，由于其形状为小球形或不规则，被命名为"肌动蛋白小体""皮层小体"和"面包圈""玫瑰花"小体等。这些细胞骨架成分的改变增加了肿瘤细胞的运动能力。因此，微管和微丝可作为肿瘤化疗药物的作用靶点，如长春新碱、秋水仙碱和细胞松弛素及其衍生物等可以作为有效的肿瘤化疗药物。另外，不同类型的中间纤维严格分布于不同类型的细胞中，而绝大多数肿瘤细胞通常继续表达其来源细胞特征性的中间纤维类型，即便在转移后，仍表达其原发肿瘤细胞中的特定的中间纤维类型。因此，中间纤维的表达类型可用于区分肿瘤细胞的类型及其来源，可用于肿瘤诊断。

二、细胞骨架蛋白与神经系统疾病

许多神经系统疾病与细胞骨架蛋白的异常表达有关，例如，在阿尔茨海默病（Alzheimer's disease，AD，也称老年性痴呆）患者的神经元中，可见到不溶性神经原纤维缠结（neurofibrillary tangle，NFT），主要由高磷酸化状态的 tau 蛋白组成。tau 蛋白是一种微管结合蛋白，过度磷酸化的 tau 蛋白对微管的亲和力降低，从而使微管的稳定性降低。AD 患者的神经元中微管蛋白的数量并无异常，但存在微管聚集缺陷。

在肌萎缩侧索硬化（amyotrophic lateral sclerosis，ALS）和婴儿型脊髓性肌萎缩（infantile spinal muscular atrophy）中，神经原纤维在运动神经元胞体和轴突近端的堆积是其神经元退化的早期表现，随后运动神经元丧失，导致骨骼肌失去神经支配而萎缩，造成瘫痪，最终死亡。

三、细胞骨架与遗传性疾病

一些遗传性疾病的患者常有细胞骨架的异常或细胞骨架蛋白基因的突变。如人类遗传性疾病单纯型大疱性表皮松解症（epidermolysis bullosa simplex），就是由于表皮细胞层表达的角蛋白基因突变而破坏了表皮细胞的角蛋白中间纤维网络，导致表皮细胞对机械损伤非常敏感，轻微的挤压就可使突变的细胞破坏，使患者的皮肤起疱。在人类或小鼠中，凡带有这种突变基因的个体都变得很脆弱，常常死于机械创伤。

纤毛不动综合征是一种由纤毛结构缺陷引起的常染色体隐性遗传病。据统计，纤毛不动综合征占男性不育因素的 1.14%。除了会导致男性不育，纤毛不动综合征还伴随下列疾病：慢性支气管炎、支气管扩张、慢性鼻窦炎、中耳炎、内脏反位等。纤毛不动综合征最常见的病理变化是动力蛋白臂异常,其次为放射辐条和中心微管异常,甚至有的患者纤毛或鞭毛无中心微管或无轴丝。

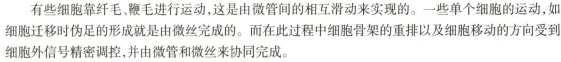

小结

　　细胞骨架是指真核细胞胞质中的蛋白质纤维网架体系。通常所说的细胞骨架主要是指存在于细胞质内的微管、微丝和中间纤维,称为细胞质骨架。后来又发现细胞核内也存在着细胞骨架,主要包括核基质、核纤层和染色体骨架等,与细胞质骨架共同称为广义的细胞骨架。

　　微管是由微管蛋白和微管结合蛋白组成的中空圆柱状结构。微管是一种动态结构,主要存在于细胞质中,控制着膜性细胞器的定位及胞内物质运输。微管还能与其他蛋白质共同装配成纤毛、鞭毛、基体、中心体、纺锤体等结构,参与细胞形态的维持、细胞运动和细胞分裂等。

　　微丝是由肌动蛋白组成的细丝,它以束状、网状或散在等多种方式有序地存在于细胞质的特定空间位置上。微丝是一种动态结构,可与多种微丝结合蛋白相结合,参与细胞形态维持、细胞的运动、肌肉收缩和细胞质的分裂等活动。

　　中间纤维是三类细胞骨架纤维中结构最为复杂的一种,可分为六种类型。中间纤维在细胞内形成一个完整的网状骨架系统,为细胞提供机械强度支持。中间纤维还与细胞连接以及细胞内信息传递及物质运输、细胞分化有关。

　　有些细胞靠纤毛、鞭毛进行运动,这是由微管间的相互滑动来实现的。一些单个细胞的运动,如细胞迁移时伪足的形成就是由微丝完成的。而在此过程中细胞骨架的重排以及细胞移动的方向受到细胞外信号精密调控,并由微管和微丝来协同完成。

　　细胞骨架的异常可引起很多疾病,包括肿瘤、一些神经系统疾病和遗传性疾病等。不同细胞骨架成分在细胞内的特异性分布可用于一些疾病的诊断,也可根据细胞骨架与疾病的关系来设计药物。

(赵伟东)

本章思维导图

本章目标测试

第八章 | 细胞核

细胞核是真核细胞内最大、最重要的结构,它使核内物质稳定在一定区域,建立遗传物质稳定的活动环境。细胞核是遗传信息储存、复制和转录的场所,遗传信息指导细胞内蛋白质合成,从而调控细胞增殖、生长、分化、衰老和死亡,所以细胞核是细胞生命活动的指挥控制中心。

真核细胞中,除哺乳动物的成熟红细胞和高等植物韧皮部的成熟筛管等少数细胞之外,都含有细胞核。一般来说,细胞失去细胞核后,由于不能执行正常的生理功能,将导致细胞死亡。

细胞核的形态与细胞的形态有一定的关系。在圆形、卵圆形、多边形的细胞中,细胞核的形态一般为圆球形;在柱形、梭形的细胞中,则呈椭圆形;在细长的肌细胞中呈杆状;但也有少数细胞的细胞核呈不规则状,如白细胞的细胞核呈马蹄形或多叶形。在一些异常细胞如肿瘤细胞中,常可见畸形核。

细胞核的大小为细胞总体积的 10% 左右,但在不同生物及不同生理状态下有所差异,高等动物细胞核的直径一般为 5～10μm,高等植物细胞核的直径一般为 5～20μm。常用细胞核与细胞质的体积比,即核质比(nuclear-cytoplasmic ratio)来表示细胞核的相对大小,核质比大表示核相对较大,核质比小则表示核相对较小。

$$核质比 = \frac{细胞核的体积}{细胞体积 - 细胞核体积}$$

大多数细胞为单核,但也有双核和多核的,如肝细胞、肾小管细胞和软骨细胞有双核,而破骨细胞的核可达几百个。细胞核通常位于细胞的中央,但也可因细胞中分泌颗粒的形成或包含物的推挤而发生位移。在含有分泌颗粒的腺细胞中,核多偏于细胞的一端。

细胞核的形态结构在细胞周期中变化很大,分裂间期的细胞核称为间期核,只有在间期才能看到完整的细胞核。间期核由核膜、染色质、核仁和核基质(核骨架)等构成(图 8-1)。此外,核内还有一些大型蛋白质复合体,在细胞特殊的分化阶段或生理条件下组装形成或改变大小,如卡哈尔(Cajal)小体、应激颗粒等。细胞进入分裂期后,核膜裂解、核仁消失、核的各种组分重新分配,无法看到完整的细胞核。

A

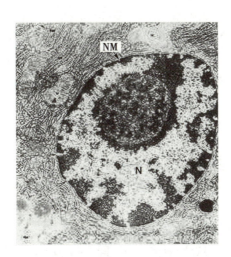

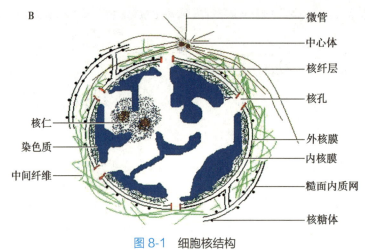

图 8-1　细胞核结构

A. 大鼠胰腺细胞核电镜照片（N：细胞核；NM：核膜）；B. 间期细胞核结构模式图。

第一节 ｜ 核 膜

核膜（nuclear membrane）又称核被膜（nuclear envelope），是将细胞核内物质包围起来的双层膜结构。

一、核膜的化学组成

核膜的化学成分主要包括蛋白质和脂类，以及少量的核酸。

核膜中的蛋白质约占 65%～75%，电泳分析发现核膜中含有 20 多种蛋白质，包括组蛋白、基因调节蛋白、DNA 和 RNA 聚合酶、RNA 酶等。

核膜中含有的酶类与内质网极为相似，如核膜中也含有内质网标志酶葡萄糖-6-磷酸酶。此外，内质网与核膜均含有与电子传递有关的酶类，如 NADH-细胞色素 c 还原酶、NADH-细胞色素 b_5 还原酶、细胞色素 P_{450} 等，只是含量有所差异。

核膜中含有的脂类也与内质网相似，两者均含有卵磷脂和磷脂酰乙醇胺，以及胆固醇、甘油三酯等，但其含量不同。核膜中不饱和脂肪酸含量较低，而胆固醇和甘油三酯的含量较高。

核膜与内质网化学成分的相似性和特异性表明，核膜与内质网既存在密切的联系也具有自身结构特点。

二、核膜的结构

在电镜下，核膜由内外核膜、核周隙、核孔复合体和核纤层等结构组成（图 8-2）。因内、外核膜的组成成分和结构都有差异，因此核膜是不对称的双层膜结构。

（一）外核膜与糙面内质网相连续

外核膜（outer nuclear membrane）为核膜中面向胞质的一层膜，在形态和生化性质上与糙面内质网膜相近，并且与糙面内质网膜相连，其外表面常附着核糖体。外核膜与细胞质相邻的表面可见中间纤维、微管形成的细胞骨架，对细胞核起机械支撑作用。

（二）内核膜表面光滑包围核质

内核膜（inner nuclear membrane）与外核膜平行排列，其表面无核糖体附着。与核质相邻的核膜内表面附有一层纤维层，称为核纤层，对内核膜起支持作用。

（三）核周隙为内、外核膜之间的缓冲区

内、外核膜在核孔的位置互相融合，两层核膜之间宽约 20～40nm 的腔隙称为核周隙（perinuclear

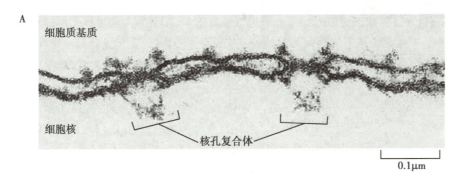

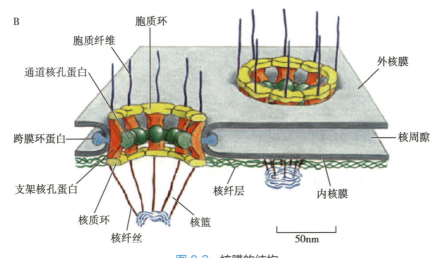

图 8-2 核膜的结构

A. 核膜的电镜照片；B. 核膜的结构示意图（主要展示核孔复合体的结构模型）。

space）。核周隙与糙面内质网腔相通，内含有多种蛋白质和酶类。内、外核膜在生化性质及功能上具有较大差异，因此，核周隙是内、外核膜之间的缓冲区。

（四）核孔复合体是由多种蛋白质构成的复合结构

在内、外核膜的融合之处形成环状开口，称为核孔（nuclear pore）。核孔的数目、疏密程度和分布形式随细胞种类和生理状态不同而有很大的变化，一般来说，动物细胞的核孔数多于植物细胞；代谢不活跃的细胞中核孔数较少，例如晚期有核红细胞与淋巴细胞的核孔数为 1～3 个 /μm^2；但在 RNA 转运速度高、蛋白质合成旺盛的细胞中核孔数目较多，例如在肝、肾等高度分化但代谢活跃的细胞中，核孔数为 12～20 个 /μm^2。

核孔并非单纯由内、外两层核膜融合形成的简单孔洞，而是由多种蛋白质以特定方式排列形成的复合结构，称为核孔复合体（nuclear pore complex，NPC）（图 8-3），其排布在核膜平面上呈八边形对称

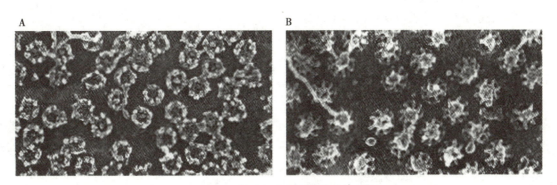

图 8-3 核孔复合体结构电镜照片

A. 核孔复合体胞质面的结构；B. 核孔复合体核质面的结构。

动画

NOTES

171

结构,在贯穿内、外核膜和核周隙的切面上形成管道。这个"管道"由多种核孔蛋白(nucleoporin)按照有序的组织方式组装而成。虽然某些组装的方式还存在争议,但是借助冷冻电镜断层成像、生化重组、质谱技术以及计算机建模等技术,人们已经能够在接近原子水平上对人类、酵母和藻类等的 NPC复合结构进行解析。

　　免疫电镜研究表明,核孔复合体中央部分呈中空圆管状,构成"管壁"的核孔蛋白在核内侧和胞质侧看起来是相同的,其在核膜上对称分布。生化研究分析显示,核孔蛋白是真核细胞核孔复合体的主要构成成分,其在进化上是保守的,从酵母到脊椎动物都是相似的。

　　中央部分的"管壁"由 8 个复合体组装而成,每个复合体由至少 30 多种核孔蛋白构成。但研究也发现,同一种属的每个细胞的核孔复合体在核孔蛋白的种类和数目上也有差别,即一个细胞可以有多种类型的核孔复合体。根据在核孔复合体中央部分的大致定位,可以将组成该部分的核孔蛋白分为三类:①跨膜环蛋白(transmembrane ring protein):跨越核膜并将核孔复合体固定在核膜上的蛋白,其代表性的 gp210 蛋白是第一个被鉴定出来的核孔复合体蛋白,位于核膜的"孔膜区",在锚定核孔复合体的结构上起重要作用。②支架核孔蛋白(scaffold nucleoporin):形成层状的环状结构蛋白。一些支架核孔蛋白是膜弯曲蛋白,可以稳定核膜被穿透处尖锐的膜曲率。③通道核孔蛋白(channel nucleoporin):除了能将蛋白质固定在特定位置的折叠结构域,许多通道核孔蛋白包含了广泛的无序区域。中间的孔洞充满了大量包含苯丙氨酸-甘氨酸重复序列的无序结构域缠绕的网状结构,阻止了大分子的被动扩散,其最具代表性的蛋白是 Nup62,对核孔复合体行使主动运输的功能非常重要。

　　除了上述核孔蛋白组成的比较坚硬的内外对称的中央部分,在核孔的胞质侧和核质侧分别有由外周核孔蛋白(coat nucleoporin)构成的胞质环和核质环,组成核孔复合体的胞质侧和核质侧的出口部分。胞质环是位于核孔复合体结构边缘胞质面一侧的环状结构,其上对称分布 8 条短纤维,并伸向细胞质。核质环是位于核孔复合体结构边缘核质面一侧的孔环状结构,其环上也对称分布 8 条长约100nm 的纤维伸向核内,纤维末端汇聚成一个由 8 个颗粒组成的直径约 60nm 的小环,形似捕鱼笼结构,称核篮(nuclear basket)。组成胞质纤维、核篮的蛋白质也是一类核孔蛋白。胞质环和胞质纤维、核质环和核篮这两个核孔复合体的非对称部分,由组成中央部分的核孔蛋白连接形成一个整体。

(五) 核纤层是紧贴内核膜的纤维蛋白网

　　核纤层(nuclear lamina)是位于内核膜内侧与染色质之间的一层由高电子密度纤维蛋白质组成的网络片层结构(图 8-4)。核纤层厚度通常为20～100nm,不同种类细胞的核纤层厚度变异较大。在分裂期,核纤层对核膜的破裂和重建起调节作用。

　　核纤层的主要化学成分是核纤层蛋白(lamin)。在哺乳类细胞中,核纤层是由 3 种属于中间纤维性质的多肽组成,分别称为核纤层蛋白 A、B(包括 B1和 B2)、C。

　　克隆并分析编码核纤层蛋白的 mRNA,从序列分析中推论核纤层蛋白具有中间纤维蛋白的 α 螺旋区同源的氨基酸顺序。核纤层蛋白 A 和核纤层蛋白 C 是由同一基因编码的不同的加工产物。两种蛋白质之间仅在—COOH 末端不同,它们都有一段由 350 个氨基酸残基组成的多肽序列,该序列与中间纤维蛋白的 α 螺旋区约有 28% 的氨基酸相同。而核纤层蛋白与波形蛋白之间在同源区域则

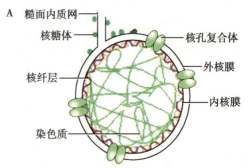

A
糙面内质网
核糖体
核纤层
染色质
核孔复合体
外核膜
内核膜

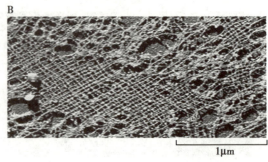

B

1μm

图 8-4　核纤层的分布与超微结构
A. 核纤层分布示意图;B. 核纤层的超微结构。

有 70% 的氨基酸相同,其同源性高于不同的中间纤维蛋白之间的同源程度。因此,核纤层蛋白实际上是一种中间纤维蛋白。

核纤层与核膜、核孔复合体及染色质在结构和功能上有密切的联系(图 8-5)。

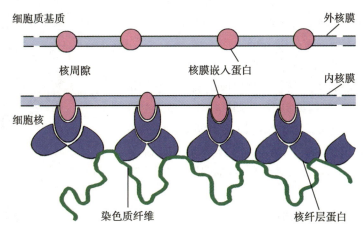

图 8-5　核纤层与内核膜、染色质之间的关系

1. **核纤层在细胞核中起支架作用**　用高盐溶液、非离子去污剂和核酸酶去除大部分核物质,只有核孔复合体与核纤层存留,但仍能维持核的轮廓。此外,核纤层与核骨架及穿过核膜的中间纤维相连,使胞质骨架和核骨架形成一连续网络结构。

2. **核纤层与核膜的崩解和重建密切相关**　真核细胞在细胞分裂过程中核膜经历崩解与重建的变化,内核膜下的核纤层也经历解聚与聚合的变化。生化分析表明,核纤层蛋白 A、B、C 均有亲膜结合作用,其中以核纤层蛋白 B 与核膜的结合力最强。同时,在内核膜上有核纤层蛋白 B 受体,可为核纤层蛋白 B 提供结合位点,从而把核膜固定在核纤层上。

细胞分裂前期,核纤层蛋白磷酸化,核纤层可逆性去组装,发生解聚,使核膜破裂。此过程中核纤层蛋白 A 与核纤层蛋白 C 分散到细胞质中,核纤层蛋白 B 因与核膜结合力强,解聚后即与核膜小泡结合,这些小泡在细胞分裂末期是核膜重建的基础。

细胞分裂末期,核纤层蛋白发生去磷酸化,核纤层蛋白又重新在细胞核的周围聚集,核膜再次形成。说明核纤层蛋白的磷酸化与去磷酸化在细胞的有丝分裂过程中与核膜的崩解与重建密切相关。

3. **核纤层与染色质凝集成染色体相关**　核纤层蛋白可与染色质上的一些特殊位点相结合,为染色质提供了结构支架。细胞分裂间期,染色质与核纤层紧密结合,因此不能螺旋化成染色体;而在细胞有丝分裂前期,随着核纤层蛋白的解聚,染色质与核纤层蛋白的结合丧失,染色质逐渐凝集成染色体。把核纤层蛋白 A 抗体注入分裂期细胞,抑制核纤层蛋白的重新聚合时,会阻断分裂末期染色体解旋成染色质,使染色体停留在凝集状态。说明核纤层对细胞分裂结束后染色质、细胞核的形成非常重要。

核纤层与染色质的相互作用有助于维持和稳定间期染色质高度有序的结构,而高度有序的染色质结构对于基因表达的调控非常重要。

4. **核纤层参与 DNA 的复制**　利用爪蟾卵母细胞核重建体系的研究发现,重建的没有核纤层的细胞核,虽然细胞核里具有 DNA 复制过程所需要的蛋白质和酶,但却不能进行 DNA 的复制,这表明只有染色质而无完整的核膜时是不能复制 DNA 的,提示核纤层参与了 DNA 的复制。

三、核膜的功能

核膜作为细胞核与细胞质的界膜,在稳定核的形态和成分、控制核质之间的物质交换、参与生物大分子的合成及细胞分裂等方面起着十分重要的作用。

(一) 核膜为基因表达提供了时空隔离屏障

原核细胞因缺乏核膜,遗传物质 DNA 分子是分布于细胞质中的,RNA 转录及蛋白质合成也均发生于细胞质,在 RNA 3′端转录尚未结束时,其 5′端即已被核糖体结合,并开始进行蛋白质的合成,致使 RNA 转录物在进行翻译以前,因时间及空间的缺乏,不能有效地被剪切、修饰。

真核细胞中,核膜将核物质与细胞质物质限定在各自特定的区域,使 DNA 复制、RNA 转录及蛋白质合成在时空上相互分隔进行,建立了遗传物质稳定的活动环境。真核生物的基因结构复杂,转录后需要经过复杂的加工,所以核膜的出现保证了 RNA 转录后先进行加工、修饰,才能输入细胞质中,进而指导和参与蛋白质的合成,使遗传信息的表达调控过程更加精确、高效(图 8-6)。

(二) 核膜参与蛋白质的合成

外核膜的表面附着核糖体,可进行蛋白质的合成。免疫电镜技术证实抗体的形成首先出现在核膜的外层。外膜附着的核糖体还能合成少量膜蛋白。

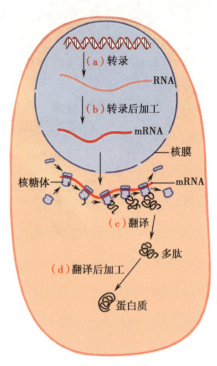

图 8-6 核膜的区域化作用

(三) 核孔复合体控制着核质之间的物质交换

核孔复合体作为被动扩散的亲水通道,其有效直径为 9～10nm,有的可达 12.5nm。水分子、某些离子及一些小分子,如单糖、氨基酸、核苷酸等,可以自由穿梭于核质之间。对于大多数大分子物质而言,其核质转运则需经核孔复合体进行主动运输,这种主动运输具有高度选择性,主要表现在三个方面:①核孔复合体的直径是可调节的,主动运输的功能直径为 10～20nm,最大可达 26nm。②核孔复合体的主动运输是信号识别与载体介导的过程,需消耗能量。③核孔复合体的主动运输兼有核输入和核输出两种功能。它要把 DNA 复制、RNA 转录所需的各种酶及组蛋白、核糖体蛋白和核质蛋白等经核孔复合体运进细胞核,又要把细胞核内装配好的核糖体大、小亚基和经转录加工后的 RNA 经核孔复合体转运到细胞质。

1. **亲核蛋白的核输入** 在细胞质中游离核糖体上合成、经核孔转运进入细胞核发挥作用的蛋白质称为亲核蛋白(karyophilic protein),如核糖体蛋白、组蛋白、DNA 聚合酶、RNA 聚合酶等。

核质蛋白(nucleoplasmin)是一种亲核蛋白,可与组蛋白 H2A、H2B 结合,协助核小体的装配。核质蛋白由 5 个单体组成,具有头尾两个不同的结构域。用蛋白水解酶可把核质蛋白切成头、尾两部分,用放射性核素标记后,将完整的核质蛋白,以及它的头、尾片段分别注射到爪蟾卵母细胞的细胞质中,检测发现完整的核质蛋白和其尾部片段均可以在核内出现,而头部却仍停留在细胞质中。接着用尾部包裹直径为 20nm 的胶体金颗粒注射到细胞质中,虽然它的直径已远超核孔复合体的有效直径,但电镜下仍可看到胶体金颗粒通过核孔进入核内。运输过程中的核孔复合体直径可从 9nm 扩大到 26nm,说明核孔复合体中央亲水性通道的大小是可调节的,蛋白质的核输入有选择性(图 8-7)。

对亲核蛋白的序列分析发现,这些蛋白一般都有一段特殊的氨基酸信号序列,这些信号序列起到 "定向" 和 "定位" 的作用,从而保证蛋白质通过核孔复合体向核内输入,这段特殊的氨基酸信号序列被命名为核定位序列(nuclear localization sequence,NLS)或核定位信号(nuclear localization signal,NLS)。含有 NLS 的蛋白质才能进入核内。大量的研究发现 NLS 是含 4～8 个氨基酸的短肽序列。不同亲核蛋白上的 NLS 不同,但都富含带正电荷的赖氨酸和精氨酸,通常还有脯氨酸。与信号肽不同,NLS 可以位于亲核蛋白的任何部位,指导亲核蛋白完成核输入后不被切除。这一特点有利于细胞分裂完成后亲核蛋白在子细胞中能重新输入细胞核。

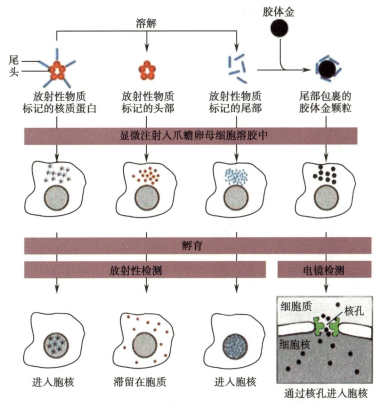

图 8-7　核质蛋白有选择性地通过核孔复合体的实验

大量研究表明,仅有 NLS 的蛋白质自身不能通过核孔复合体,它必须与 NLS 受体结合才可通过核孔复合体,这种受体称为输入蛋白(importin)。输入蛋白可能的作用是将被转运的亲核蛋白与核孔复合体运输装置之间衔接起来,将细胞质中的亲核蛋白经核孔复合体转运到核内。

目前确定的输入蛋白有核输入受体 α、核输入受体 β 和 Ran(一种 GTP 结合蛋白)等。在它们的参与下,亲核蛋白的入核转运分为以下几个步骤(图 8-8):①亲核蛋白的 NLS 识别核输入受体 α 后与核输入受体 α/β 异二聚体结合,形成转运复合物;②在核输入受体 β 的介导下,转运复合物与核孔复合体的胞质纤维结合;③转运复合物在核孔复合体中由胞质面向核质面移动;④转运复合物在核质面与 Ran-GTP 结合,从而解离复合物,释放亲核蛋白;⑤受体亚基与结合的 Ran-GTP 返回细胞质,Ran-GTP 水解成 Ran-GDP 并与核输入受体 β 解离,Ran-GDP 返回核内,再转换成 Ran-GTP。

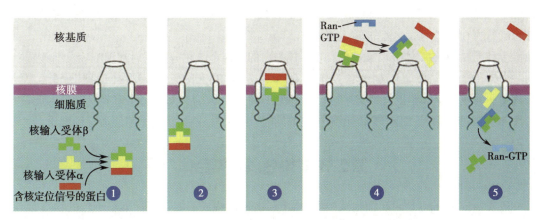

图 8-8　亲核蛋白通过核孔复合体转运入核的过程

经典实验：核定位信号的发现

背景知识

　　细胞核作为一个独特的生化区域，需要一种蛋白分配机制来确保核质间蛋白质的正确运输，以维持细胞核的生化特性，使核质之间实现区域化分隔。20世纪70年代的研究表明小分子物质可以通过扩散方式迅速通过核膜，而大多数蛋白质则不能。这提示进入核内的蛋白质很可能被特异性识别，并被选择性地从胞质中转运入核。早前 Günter Blobel 等发现了由一小段氨基酸组成的信号序列可引导蛋白质定位于内质网。那核内蛋白质是否也由类似信号序列来引导其入核转运呢？1984年，A. Smith 及其同事对这一问题进行了深入探讨，发现了核定位信号的存在。

实验内容

　　他们选用猿猴空泡病毒40（SV40病毒）的T抗原作为研究核定位信号的蛋白模型。T抗原常分布于被 SV40 病毒感染的宿主细胞核内。研究发现在啮齿动物及猴子的细胞内，T抗原的赖氨酸（Lys）-128 无论是突变为苏氨酸（Thr）还是天冬酰胺（Asn），均可阻止 T 抗原在核内聚集，表明赖氨酸（Lys）-128 位于核定位信号内。Smith 及其同事用两种方法验证了这一假说。

　　首先研究了去除 T 抗原的不同区域对其亚细胞定位的影响。发现去除 T 抗原的第 1～126 位氨基酸或第 136～C 端的氨基酸后，T 抗原仍聚集于细胞核；而去除第 127～132 位氨基酸后，T 抗原则滞留于胞质中。说明第 127～132 位氨基酸序列是其核定位所必需的。

　　同时将 T 抗原的第 127～132 位氨基酸序列与胞质蛋白如半乳糖苷酶融合，发现这些胞质蛋白聚集在了细胞核中。由此证实 T 抗原的该段氨基酸序列是引导蛋白入核的必要条件。

发表论文

KALDERON D，ROBERTS B L，RICHARDSON W D，et al. A short amino acid sequence able to specify nuclear location. Cell，1984，39（3 Pt 2）：499-509.

后续影响

　　SV40 病毒 T 抗原核定位信号的发现为其他亲核蛋白相似序列的研究提供了基础，也为亲核蛋白入核转运机制的研究提供了至关重要的帮助。

---

　　2. RNA 及核糖体亚基的核输出　核孔复合体不仅要把亲核蛋白输入核内，还要把新形成的核糖体大小亚基、mRNA 和 tRNA 等输出到细胞质。将小分子 RNA（tRNA 或 5S rRNA）包裹着直径为 20nm 的胶体金颗粒注入蛙卵母细胞的细胞核中，发现它们可以迅速地从细胞核进入细胞质；反之将它们注入蛙卵母细胞的细胞质中，它们则会停留在细胞质内。说明核孔复合体除了有亲核蛋白输入信号的受体，还有识别 RNA 分子的受体，这些受体称输出蛋白（exportin）。核孔复合体存在这些受体时，就能向细胞质中转运 RNA 或与 RNA 结合的蛋白质。细胞核中的 RNA 一般要经过转录后加工、修饰为成熟的 RNA 分子后才能被转运出核。

　　将包裹了 RNA 的胶体金颗粒及包裹了亲核蛋白的胶体金颗粒分别注射到细胞核及细胞质中，观察同一个核孔复合体，可见上述物质的双向运输，即包裹了 RNA 的胶体金颗粒向细胞质转运，而包裹了亲核蛋白的胶体金颗粒则向细胞核转运。由此证实，核孔复合体对大分子和颗粒物质的运输具有双向性，即将某些物质由细胞质转运至细胞核的同时，也将另一些物质由细胞核运至细胞质。

第二节 ｜ 染色质与染色体

　　染色质（chromatin）是间期细胞核中由 DNA 和组蛋白构成的能被碱性染料着色的物质，是遗传信息的载体。在细胞分裂间期，染色质呈细丝状，形态不规则，弥散在细胞核内；当细胞进入分裂期时，染色质高度螺旋、折叠而缩短变粗，最终凝集形成条状的染色体（chromosome），以保证遗传物质

DNA 能够被准确地分配到两个子代细胞中。因此,染色质和染色体是细胞核内同一物质在细胞周期不同时相的不同表现形态。

一、染色质的组成成分

染色质和染色体的组成成分主要是 DNA 和组蛋白,此外还含有非组蛋白及少量的 RNA。DNA 和组蛋白是染色质的稳定成分,两者的比率接近 1:1。非组蛋白的含量变动较大,常随着细胞生理状态的不同而改变。

(一) DNA 是遗传信息的载体

DNA 分子是由数目巨大的腺嘌呤(A)、鸟嘌呤(G)、胞嘧啶(C)和胸腺嘧啶(T)四种脱氧核糖核苷酸通过 3′,5′-磷酸二酯键聚合而成的生物大分子。DNA 分子呈双螺旋结构,其两条链的核苷酸序列按碱基互补对原则排列,即 A 对 T,G 对 C。真核细胞中每条未复制的染色体均含有一条线性 DNA 分子。一个真核细胞单倍染色体组中所含的全部遗传信息称为一个基因组(genome)。

DNA 的主要功能是携带和传递遗传信息,并通过转录形成的 RNA 来指导蛋白质合成。

真核细胞中染色质 DNA 序列根据其在基因组中分子组成的差异分为单一序列和重复序列两大类型,重复序列又分为中度重复序列和高度重复序列。

单一序列(unique sequence)又称单拷贝序列(single-copy sequence),在基因组中一般只有单一拷贝或少数几个拷贝。一般为具有编码功能的基因。真核生物大多数编码蛋白质(酶)的结构基因属这种形式。

中度重复序列(moderately repetitive sequence)的重复次数为 $10^1 \sim 10^5$,序列长度由几百到几千个碱基对(bp)不等。中度重复序列多数是不编码蛋白的序列,构成基因内和基因间的间隔序列,在基因调控中起重要作用,涉及 DNA 复制、RNA 转录及转录后加工等方面。在中度重复序列中,有一些是有编码功能的基因,如 rRNA 基因,tRNA 基因,组蛋白的基因、核糖体蛋白的基因等。

高度重复序列(highly repetitive sequence)的长度较短,一般为几个至几十个碱基对,但重复拷贝数超过 10^5,分布在染色体的端粒、着丝粒区。它们有些散在分布,另一些则串联重复,均不能转录,主要是构成结构基因的间隔,维系染色体结构,还可能与减数分裂中同源染色体联会有关。

一条功能性的染色质 DNA 分子必须能进行自我复制,得到两个完全相同的 DNA 分子,并将其平均分配到子细胞中,保证遗传信息的稳定传递。要达到这个目的,染色质 DNA 必须包含三类不同的功能序列(图 8-9):复制源序列、着丝粒序列及端粒序列。①复制源序列(replication origin sequence):是 DNA 进行复制的起始点。对于真核细胞来说,多个复制源序列可被成串激活,该序列处的 DNA 双

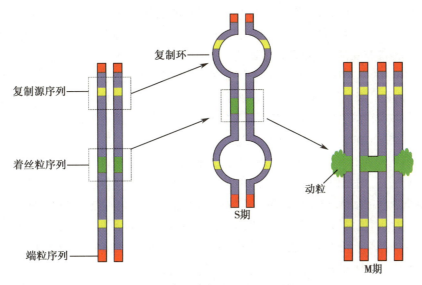

图 8-9　染色体稳定遗传的三种功能序列示意图

链解旋并打开,形成复制叉。根据不同来源的复制源序列分析,发现所有的复制源序列 DNA 均有一段 11～14bp 的同源性很高的富含 AT 的保守序列,该序列及其上下游各 200bp 左右的区域是维持复制源功能所必需的。②着丝粒序列(centromere sequence):是真核生物在细胞分裂时,两个姐妹染色单体连接的区域,根据不同来源的着丝粒序列分析,发现其共同特点是有两个彼此相邻的核心区,一个是 80～90bp 的 AT 区,另一个是含有 11 个高度保守的碱基序列,即 -TGATTTCCGAA-,功能是形成着丝粒。在细胞分裂时,两个姐妹染色单体从着丝粒分离,保证均等分配两个子代染色单体。通过着丝粒序列缺失损伤实验或插入突变实验,发现一旦这两个核心区发生损伤或突变,着丝粒序列即丧失其功能。③端粒序列(telomere sequence):存在于真核生物染色体的末端,在序列组成上十分相似,为一段在进化中高度保守的串联重复序列。双链中一条 3′ 端为富含 TG 的序列,互补链为富含 CA 的序列。端粒序列在维持 DNA 分子两末端复制的完整性与染色体的稳定性方面发挥重要作用。采用分子克隆技术把真核细胞染色体的复制源序列、着丝粒序列、端粒序列分别克隆,并把它们相互拼接在一起构造成人工染色体,可用于科学研究。

(二) 组蛋白是真核细胞染色质中的基本结构蛋白

组蛋白(histone)是真核细胞染色质的基本结构蛋白质。组蛋白富含带正电荷的精氨酸和赖氨酸等碱性氨基酸,等电点一般在 10.0 以上,属碱性蛋白质。用聚丙烯酰胺凝胶电泳可将组蛋白分离成 5 种,即 H1、H2A、H2B、H3、H4(表 8-1)。根据在分布与功能上的差异,这 5 种组蛋白可分为核小体组蛋白和连接组蛋白。

表 8-1　组蛋白的分类及特性

种类	赖氨酸/精氨酸	残基数	分子量/Da	存在部位及结构作用
H1	29.00	215	23 000	存在于连接线上,锁定核小体及参与高一层次的包装
H2A	1.22	129	14 500	存在于核心颗粒,形成核小体
H2B	2.66	125	13 774	存在于核心颗粒,形成核小体
H3	0.77	135	15 324	存在于核心颗粒,形成核小体
H4	0.79	102	11 822	存在于核心颗粒,形成核小体

动画

核小体组蛋白(nucleosomal histone)包括 H2A、H2B、H3、H4 四种,分子量较小,这类组蛋白之间有相互作用形成聚合体的趋势,从而可将 DNA 卷曲形成核小体。核小体组蛋白在进化上高度保守,无种属及组织特异性,其中 H3 和 H4 是已知蛋白质中最为保守的,不同种属间这两种蛋白的一级结构高度相似,例如牛和豌豆的 H4 组蛋白的 102 个氨基酸残基中仅有 2 个不同,海星与小牛胸腺的 H4 组蛋白仅有 1 个氨基酸不同,这一特点表明 H3 和 H4 的功能几乎涉及它们所有的氨基酸,以致其分子中任何氨基酸的改变都将对细胞产生影响。

H1 组蛋白由 215 个氨基酸残基组成,分子量较大,为连接组蛋白。H1 组蛋白在构成核小体时起连接作用,与染色质高级结构的构建有关。H1 组蛋白在进化中不如核小体组蛋白保守,有一定的种属特异性和组织特异性。在哺乳类细胞中,H1 约有六种密切相关的亚型,氨基酸顺序稍有不同。在成熟的鱼类和鸟类的红细胞中,H1 被 H5 取代。

组蛋白在细胞周期的 S 期与 DNA 同时合成。组蛋白在胞质中合成后即转移到核内,与 DNA 结合,装配形成核小体。组蛋白带正电荷,与 DNA 结合可抑制 DNA 复制与 RNA 转录。但一些组蛋白的修饰可影响染色质的活性,这些修饰包括乙酰化、磷酸化和甲基化。当组蛋白某些氨基酸乙酰化或磷酸化后,则可改变组蛋白的电荷性质,降低组蛋白与 DNA 的结合,使 DNA 解旋,从而有利于复制和转录的进行。而甲基化则可增强组蛋白与 DNA 的相互作用,降低 DNA 的转录活性。

(三) 非组蛋白能从多方面影响染色质的结构和功能

非组蛋白(nonhistone protein,NHP)是指细胞核中除组蛋白以外所有蛋白质的总称,为一类带负电荷的酸性蛋白质,富含天冬氨酸、谷氨酸等。非组蛋白数量远少于组蛋白,但其种类多且功能多样,用双向凝胶电泳可得到 500 多种不同组分,分子量一般为 15~100kDa,包括染色体骨架蛋白、调节蛋白及参与核酸代谢和染色质化学修饰的相关酶类。

非组蛋白有种属和组织特异性,在整个细胞周期都能合成,其含量常随细胞的类型及生理病理状态不同而变化,一般功能活跃细胞的染色质中非组蛋白的含量高于不活跃细胞的染色质。

非组蛋白的组分中含有启动蛋白、DNA 聚合酶、引物酶等,它们以复合物形式结合在某段 DNA 分子上,启动和推进 DNA 分子的复制。有些非组蛋白是转录活动的调控因子,与基因的选择性表达有关。非组蛋白作用于一段特异 DNA 序列上,能特异地解除组蛋白对 DNA 的抑制作用,以调控有关基因的转录。在染色质结构的"袢环"模型中,组蛋白把 DNA 双链分子装配成核小体串珠结构,非组蛋白则帮助 DNA 分子进一步盘曲折叠,DNA 袢环停泊在非组蛋白组成的支架上,构建成染色质的高级结构。

二、常染色质与异染色质

根据间期核中染色质螺旋化程度以及功能状态的不同,可将染色质分为常染色质(euchromatin)和异染色质(heterochromatin)。

(一) 常染色质是处于功能活跃呈伸展状态的染色质纤维

常染色质是指间期核中处于伸展状态,螺旋化程度低,用碱性染料染色时着色浅而均匀的染色质。常染色质大部分位于间期核的中央,一部分介于异染色质之间。在核仁相随染色质中也有一部分常染色质,往往以袢环的形式伸入核仁内。在细胞分裂期,常染色质位于染色体的臂上。构成常染色质的 DNA 主要是单一序列和中度重复序列(如组蛋白基因和核糖体蛋白基因),常染色质具有转录活性,是正常情况下经常处于功能活性状态的染色质,但并非常染色质的所有基因都具有转录活性,处于常染色质状态只是基因转录的必要条件。

(二) 异染色质是处于功能惰性呈凝缩状态的染色质纤维

异染色质是指间期核中,螺旋化程度高,处于凝缩状态,用碱性染料染色时着色较深的染色质,一般位于核的边缘或围绕在核仁的周围,是转录不活跃或者无转录活性的染色质。

异染色质可分为组成性异染色质(constitutive heterochromatin)和兼性异染色质(facultative heterochromatin)两类。组成性异染色质又称"恒定性异染色质",是异染色质的主要类型。在各种类型细胞的细胞周期中(除复制期外)都呈凝缩状态,由高度重复序列构成,在分裂中期染色体上常位于染色体的着丝粒区、端粒区、次缢痕等部位;具有显著的遗传惰性,不转录也不编码蛋白质;在复制行为上,较常染色质早聚缩、晚复制。将培养的细胞进行细胞周期同步化处理,在 S 期掺入 ^{3}H 胸腺嘧啶的实验证明,组成性异染色质多在 S 期的晚期复制,而常染色质多在 S 期的早、中期复制。另外,研究人员在衰老的人二倍体成纤维细胞中,DAPI 染色观察到以浓缩的异染色质为中心的特征性多层结构,并证实这种组成性异染色质聚集现象与细胞衰老相关。

兼性异染色质在生物体的某些细胞类型或一定发育阶段处于凝缩失活状态,而在其他时期则松展为常染色质。兼性异染色质的总量随不同细胞类型而变化,一般胚胎细胞中含量少,而高度分化的细胞中含量较多,这就说明随着细胞分化,较多的基因渐次以聚缩状态关闭。因此,染色质的聚缩可能是关闭基因活性的一种途径。例如,人类女性卵母细胞和胚胎发育早期,两条 X 染色体均为常染色质;至胚胎发育的第 16~18 天,体细胞将随机保持一条 X 染色体有转录活性,呈常染色质状态,而另一条 X 染色体则失去转录活性,成为异染色质。在间期核中失活的 X 染色体呈异固缩状态,形成直径约 1μm 的浓染小体,紧贴核膜内缘,称为 X 染色质或 X 小体。X 染色质检查可用于性别和性染色质异常鉴定。

三、染色质组装形成染色体

20 世纪 70 年代以前,染色质一直被认为是由组蛋白包裹在 DNA 外,形成类似"铅笔"状的结构。

1974 年经 R. D. Kornberg 等对染色质进行酶切降解研究及电镜观察后,人们对于染色质的结构才有了进一步的认识。现已知道,染色质的基本结构单位为核小体,核小体在串联的基础上,进一步折叠、压缩形成高级结构,最终组装成染色体。

(一) 核小体为染色质的基本结构单位

组成染色质的基本结构单位是核小体(nucleosome)。每个核小体包含 200bp 左右的 DNA、8 个组蛋白分子组成的八聚体及一分子组蛋白 H1。八聚体是由四种组蛋白 H2A、H2B、H3 和 H4 各两分子组成,两个 H3、H4 二聚体相互结合形成四聚体,位于核心颗粒中央,两个 H2A、H2B 二聚体分别位于四聚体两侧。146bp 的 DNA 分子在八聚体上缠绕 1.75 圈,形成核小体的核心颗粒。两个相邻的核小体之间以连接 DNA(linker DNA)分子相连,典型长度约 60bp,其长度变异较大,随细胞类型不同而不同,其上结合一个组蛋白分子 H1,组蛋白 H1 锁定核小体 DNA 的进出端,起稳定核小体的作用。多个核小体形成一条念珠状的纤维,直径约为 10nm(图 8-10)。

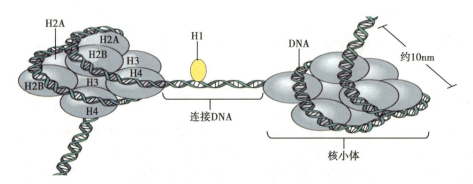

图 8-10　核小体结构图解

组蛋白与 DNA 之间的相互作用主要是结构性的,基本不依赖核苷酸的特异序列。实验表明,核小体具有自装配的性质。

(二) 核小体进一步螺旋形成螺线管

由直径 10nm 的核小体串珠结构进行螺旋盘绕,每 6 个核小体螺旋一周,形成外径 30nm、内径 10nm 的中空螺线管(solenoid),组蛋白 H1 位于螺线管内部,是螺线管形成和稳定的关键因素。螺线管为染色质的二级结构(图 8-11)。在电镜下观察发现,大多数染色质以直径为 30nm 的染色质纤维形式存在。

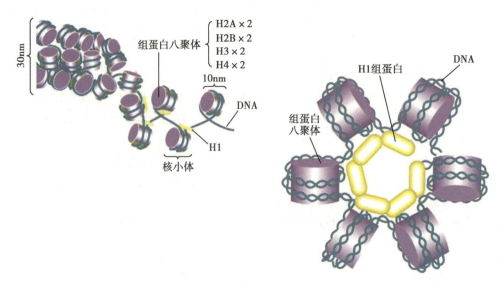

图 8-11　螺线管结构图解

(三) 螺线管进一步包装成染色体

关于 DNA 如何组装成染色体,在一级及二级结构上已有直接实验证据,并被大多数科学家认可。但从 30nm 的螺线管如何进一步组装成染色体的过程尚存在争议,目前主要有多级螺旋模型(multiple coiling model)及骨架-放射环结构模型(scaffold-radial loop structure model)得到较为广泛的接受。

1. **染色体多级螺旋模型**　在该模型中,由螺线管进一步螺旋盘绕,形成直径为 400nm 的圆筒状结构,称为超螺线管(supersolenoid),这是染色质组装的三级结构。超螺线管再进一步螺旋、折叠形成染色质的四级结构——染色单体。

根据多级螺旋模型,当 DNA 分子缠绕在直径 10nm 的核小体核心颗粒上时,长度被压缩 7 倍;直径 10nm 的核小体形成螺线管后,DNA 分子长度又被压缩 6 倍;而当螺线管盘绕形成超螺线管时,DNA 分子长度被压缩约 40 倍;超螺线管再度折叠、缠绕形成染色单体后,DNA 分子长度又将被压缩 5 倍。因此,在染色质的组装过程中,DNA 分子在经过核小体、螺线管、超螺线管到染色单体四级连续螺旋、折叠后,其长度共压缩了 8 400 倍(图 8-12)。

2. **染色体骨架-放射环结构模型**　该模型认为螺线管以后的高级结构,是由 30nm 螺线管纤维折叠成的袢环构成的,螺线管一端与由非组蛋白构成的染色体支架某一点结合,另一端向周围呈环状迂回后又返回到与其相邻近的点,形成一个个袢环围绕在支架的周围。每个 DNA 袢环长度约 21μm,包含 315 个核小体。每 18 个袢环呈放射状平面排列,结合在核骨架上形成微带(miniband),再由微带沿纵轴纵向排列构成染色单体(图 8-13)。

骨架-放射环结构模型最早是由 U. K. Laemmli 等(1977)根据大量的实验结果提出的。他们用 2mol/L 的 NaCl 溶液加肝素处理 HeLa 细胞分裂中期染色体,以去除组蛋白及大部分非组蛋白。电镜下观察染色体铺展标本,看到由非组蛋白构成的染色体骨架,两条染色单体的骨架相连于着丝粒区。由骨架的一点伸展出许多直径 30nm 的染色质纤维构成的侧环,若用 EDTA 进行处理,染色质纤维发生解螺旋,形成直径为 10nm 的纤维。此外,实验观察发现,两栖类卵母细胞的灯刷染色体和昆虫的多线染色体,都含有一系列的袢环结构域(loop domain),提示袢环结构可能是染色体高级结构的普遍特征。

骨架-放射环结构模型较好地解释了电镜下观察到的 10nm 及 30nm 纤维产生的结构形态,同时也说明了染色质中非组蛋白的作用。而且,袢环结构可能是保证 DNA 分子

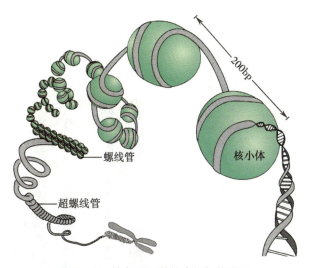

图 8-12　染色质组装的多级螺旋模型

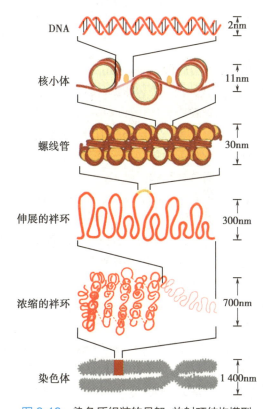

图 8-13　染色质组装的骨架-放射环结构模型

动画

NOTES

多点复制的高效性和准确性的结构基础,也是 DNA 分子中基因活动的区域性和相对独立性的结构基础。

四、染色体的形态结构

在细胞有丝分裂中期,因染色质高度凝集成染色体,此时染色体形态、结构特征明显,可作为染色体一般形态和结构的标准,常用于染色体研究及染色体病的诊断检查。

(一) 着丝粒将两条姐妹染色单体相连

每一中期染色体都是由两条相同的染色单体构成的,两条单体之间在着丝粒部位相连,互称为姐妹染色单体(sister chromatid)。

在中期染色体的两姐妹染色单体连接处,存在一个向内凹陷、浅染的缢痕,称主缢痕(primary constriction)或初级缢痕。着丝粒(centromere)位于主缢痕内两条姐妹染色单体相连处的中心部位。该结构由高度重复序列的异染色质组成,并将染色单体分为两个臂。着丝粒可作为一个重要标志在染色体鉴别中起作用,中期染色体可根据着丝粒的位置,分为四种类型(图 8-14)。

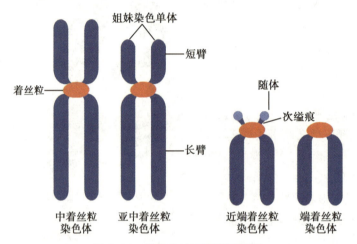

图 8-14　染色体的四种类型图解

中着丝粒染色体(metacentric chromosome):着丝粒位于或靠近染色体中央,如将染色体全长分为 8 等份,则着丝粒位于染色体纵(长)轴的 1/2～5/8 之间,将染色体分成大致相等的两臂。

亚中着丝粒染色体(submetacentric chromosome):着丝粒位于染色体纵轴的 5/8～7/8 之间,将染色体分成长短不等的短臂(p)和长臂(q)。

近端着丝粒染色体(acrocentric chromosome):着丝粒靠近染色体的一端,位于染色体纵轴的 7/8 至近末端之间,短臂很短。

端着丝粒染色体(telocentric chromosome):着丝粒位于染色体的一端,形成的染色体只有一个臂。在人类正常染色体中没有端着丝粒染色体,但在肿瘤细胞中可以见到。

(二) 着丝粒-动粒复合体介导纺锤丝与染色体的结合

动粒(kinetochore)是由多种蛋白质组成的存在于着丝粒两侧的圆盘状结构。每一中期染色体含有两个动粒,是细胞分裂时纺锤丝微管附着的部位,与细胞分裂过程中染色体的运动密切相关。在细胞分裂后期,微管牵引着两条染色单体向细胞两极移动,动粒起着核心作用,控制着微管的装配和染色体的移动。

着丝粒-动粒复合体(centromere-kinetochore complex)是由着丝粒与动粒共同组成的一种复合结构,两者的结构成分相互穿插,在功能上紧密联系,共同介导纺锤丝与染色体的结合。它包括三种结构域:动粒域(kinetochore domain)、中心域(central domain)及位于中心域内表面的配对域(pairing domain)(图 8-15)。

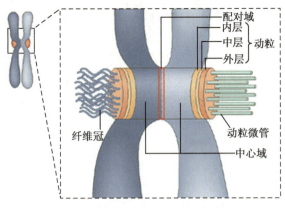

图 8-15 着丝粒-动粒复合体结构示意图

动粒域位于着丝粒的外表面,包括外、中、内三层式板状结构的动粒和围绕在动粒外层的纤维冠。动粒外层电子密度中等,厚约 30~40nm,是纺锤丝微管连接的位点;中层电子密度最低,呈半透明状,无特定的结构,厚约 15~60nm;内层电子密度高,厚约 15~40nm,与着丝粒中心域相联系。在没有动粒微管存在时,外层表面还可见覆盖着一层由动力蛋白构成的纤维冠(fibrous corona),是支配染色体运动和分离的重要结构。动粒域主要含有与动粒结构、功能相关的蛋白质,常为进化上高度保守的着丝粒蛋白(centromere protein,CENP)以及一些与染色体运动相关的微管蛋白、钙调蛋白(CaM)、动力蛋白等。

中心域位于动粒域的内侧,是着丝粒区的主体,由富含重复 DNA 序列的异染色质组成,能抗低渗膨胀和核酸酶消化。中心域对着丝粒-动粒复合体结构的形成和正常功能活性的维持有重要作用。

配对域在中心域内表面,是分裂中期姐妹染色单体相互作用的位点。该结构域分布有两类重要蛋白,即内着丝粒蛋白(inner centromere protein,INCENP)及染色单体连接蛋白(chromatid linking protein,CLIP)。在细胞分裂期,这些蛋白与姐妹染色单体的配对、分离有密切关系,伴随着染色单体之间分离的发生,INCENP 可迁移到纺锤体赤道区域,而 CLIP 则会逐渐消失。

着丝粒-动粒复合体的三种结构域在组成及功能上虽有区别,但当细胞进入有丝分裂时,它们彼此间需要相互配合、共同作用,才能确保有丝分裂过程中染色体与纺锤体的整合,为染色体的有序配对及分离提供了结构基础。

(三)次缢痕是某些染色体臂上的凹陷缩窄区

有些染色体的长、短臂上可见凹陷缩窄区,称为次缢痕(secondary constriction),是染色体上除主缢痕外的浅染缢缩部位,为某些染色体所特有的形态特征。次缢痕在染色体上的数目、位置及大小通常较恒定,可作为染色体鉴定的一种常用标记。

(四)随体是位于染色体末端的球状结构

人类近端着丝粒染色体短臂的末端,可见球状结构,称为随体(satellite)。随体通过染色体臂上凹陷缩窄的次缢痕与染色体主体部分相连。随体主要由异染色质组成,含高度重复序列,其形态、大小在染色体上是恒定的,是识别染色体的重要形态特征之一。有随体的染色体的次缢痕部位含有多拷贝 rRNA 基因(5S rRNA 除外),是具有组织形成核仁能力的染色质区,与核仁的形成有关,此区称为核仁组织区(nucleolus organizing region,NOR)。

(五)端粒是染色体末端的特化部分

在染色体两臂的末端由高度重复序列和端粒蛋白构成的结构,称为端粒(telomere)(图 8-16),其中端粒 DNA 是富含 GC 的高度重复序列,进化上高度保守。端粒蛋白属于非组蛋白,可使端粒免受酶或化学试剂的降解。研究表明端粒的存在对维持染色体结构的稳定性具有重要意义。它在染色体的两端形成保护性的帽结构,使 DNA 免受核酸酶和其他不稳定因素的破坏和影响,使染色体的末端不会与其他染色体的末端融合,保持染色体的结构完整。而当染色体发生断裂导致端粒丢失后,染色体的断端可以彼此粘连相接,形成异常染色体。

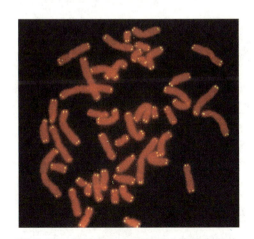

图 8-16 原位杂交实验显示人类染色体末端的端粒(以含有 TTAGG 序列的 DNA 作为探针)

0804

动画

研究发现,端粒与细胞的衰老、死亡和寿命有密切关系。在正常的细胞周期中,染色体每复制一次,端粒的 DNA 序列核苷酸就会丢失 50～100bp,当端粒缩短到一定的程度,就预示着细胞的衰老将会发生。肿瘤细胞能够无限增殖,被认为与其中存在的端粒酶的活性相关,该酶由蛋白质和与端粒 DNA 互补的 RNA 组成,它能以自身的 RNA 为模板合成端粒 DNA。大多数正常体细胞的端粒酶是失活的,但干细胞和肿瘤细胞的端粒酶却可以始终保持活性。在端粒酶的作用下,肿瘤细胞可不断地合成端粒以补充丢失的端粒片段,从而不会发生像正常细胞一样的衰老。

第三节 | 核 仁

核仁是真核细胞间期核中出现的结构,在细胞分裂期表现出周期性的消失和重建。核仁的形状、大小、数目依生物的种类、细胞的形状和生理状态而异。每个细胞核一般有 1～2 个核仁,但也有多个的。蛋白质合成旺盛、生长活跃的细胞,如分泌细胞、卵母细胞中的核仁较大,其体积可达细胞核的 25%;蛋白质合成不活跃的细胞,如精子和肌细胞、休眠的植物细胞,其核仁不明显。核仁主要是rRNA 合成、加工和核糖体亚基的装配场所。

一、核仁的主要成分

研究表明核仁含有三种主要成分:蛋白质、RNA 和 DNA。但这三种成分的含量依细胞类型和生理状态而异。

从离体核仁的分析得知,核仁的蛋白质占核仁干重的 80% 左右,包括核糖体蛋白、组蛋白、非组蛋白等多种蛋白质。核仁中存在许多参与核仁生理功能的酶类,例如碱性磷酸酶、核苷酸酶、ATP 酶、RNA 聚合酶、RNA 酶、DNA 酶和 DNA 聚合酶等。

核仁中的 RNA 含量大约占核仁干重的 10%,变动范围为 3%～13%。RNA 转录及蛋白质合成旺盛的细胞,其核仁中的 RNA 含量高。核仁的 RNA 常与蛋白质结合成核糖核蛋白。核仁中含有约 8% 的 DNA,存在于核仁结合染色质(nucleolar associated chromatin)当中。核仁结合染色质是指在电镜下所观察到的包围或深入到核仁的染色质,其中有部分染色质片段含有核糖体 DNA(rDNA)序列,被称为核仁染色质(nucleolar chromatin)。核仁还含有微量脂类,含水量较核内其他组分少。

二、核仁的结构

光镜下,核仁通常是匀质的球体,具有较强的折光性,容易被某些碱性或酸性染料着色。电镜下,核仁是裸露无膜的纤维网状结构。核仁的超微结构包括 3 个不完全分隔的部分,即纤维中心(fibrillar center,FC)、致密纤维组分(dense fibrillar component,DFC)和颗粒组分(granular component,GC)(图 8-17)。

(一) 纤维中心是分布有 rRNA 编码基因的染色质区

纤维中心由直径 10nm 的纤维组成,位于核仁中央部位的浅染低电子密度区,包埋在颗粒组分的内部,是 rRNA 的编码基因 rDNA 的存在部位。rDNA 实际上是从核仁染色体上伸展出的 DNA 襻环,襻环上的 rRNA 编码基因成串排列,通过转录产生 rRNA,组织形成核仁,因此称为核仁组织者(nucleolar organizer)。rRNA 编码基因通常分布在几条不同的染色体上,人类细胞的 rRNA 编码基因分布于第 13、14、15、21 和 22 号 5 对染色体的次缢痕部位,因此,在人类二倍体的细胞中,就有 10 条染色体上分布有 rRNA 编码基因,他们共同构成的区域称为核仁组织区(图 8-18),含有核仁组织区的染色体称为核仁组织染色体(nucleolar-organizing chromosome)。

(二) 致密纤维组分由处于不同转录阶段的 rRNA 分子和相关蛋白构成

致密纤维组分是位于核仁浅染区周围的高电子密度区,染色深,呈环形或半月形分布。电镜下可见该区域由紧密排列的细纤维丝组成,直径一般为 4～10nm,长度约 20～40nm,主要含有正在转录的 rRNA 分子、核糖体蛋白及某些特异性的 RNA 结合蛋白,构成核仁的海绵状网架。用 RNA 酶及蛋白

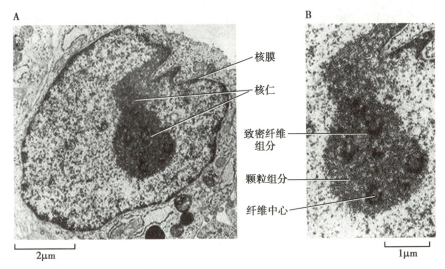

A　　　　　　　　　　　　　　　**B**

核膜

核仁

致密纤维组分

颗粒组分

纤维中心

2μm　　　　　　　　　　1μm

图 8-17　人成纤维细胞核电镜照片
A. 完整的细胞核；B. 核仁。

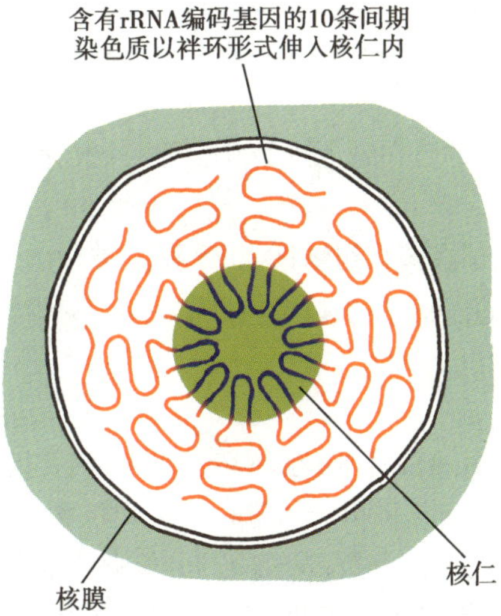

含有rRNA编码基因的10条间期
染色质以袢环形式伸入核仁内

核膜　　　　　　　　　　核仁

图 8-18　人 10 条染色质的 rDNA 袢环
伸入核仁组织区示意图

酶可将该区域的纤维丝消化。

（三）颗粒组分由处于不同加工及成熟阶段的核糖体亚基前体构成

颗粒组分是电子密度较大的颗粒，直径为 15～20nm，密布于纤维骨架之间，或围绕在纤维组分的外侧。该区域是 rRNA 编码基因转录产物进一步加工、成熟的部位。颗粒组分主要由 rRNA 和蛋白质组成，为处于不同加工及成熟阶段的核糖体亚基前体。

上述三种组分存在于核仁基质中。核仁基质为核仁区一些无定形的蛋白质性液体物质，电子密度低。因核仁基质与核基质互相连通，所以有学者认为核仁基质与核基质是同一物质。

三、核仁的功能

核仁是 rRNA 合成、加工和装配核糖体亚基的重要场所，除 5S rRNA 外，真核生物的所有 rRNA 都在核仁内合成。在 RNA 聚合酶等多种酶的参与下，核仁中的 rDNA 开始转录成 rRNA，初级产物是纤维状，而后是颗粒状，最后完全成熟形成核糖体亚基，由核仁转运至细胞质。

（一）核仁是 rRNA 基因转录和加工的场所

真核生物中的 18S、5.8S 和 28S rRNA 基因组成一个转录单位，在核仁组织区呈串状重复排列。已知在所有的细胞中均含有多拷贝编码 rRNA 的基因。

根据对两栖类卵母细胞和其他细胞中具有转录活性的 rRNA 基因的电镜观察，发现它们都有共同的形态特征，即核仁的核心部分由长的 DNA 纤维组成，新生的 RNA 链从 DNA 长轴两侧垂直伸展出来，而且是从一端到另一端有规律地增长，构成箭头状，似圣诞树的结构外形（图 8-19）。沿 DNA 长纤维有一系列重复的箭头状结构单位。每个结构单位中的 DNA 纤维是一个 rRNA 的基因，因而每个箭头状结构代表一个 rRNA 基因转录单位。在两个箭头状的结构之间存在着不被转录的间隔 DNA。不同生物的间隔 DNA 片段长度不同，人的间隔片段长约 30 000bp。

在 RNA 聚合酶Ⅰ的作用下，rRNA 基因进行转录，形成 45S rRNA 分子。从 45S rRNA 剪切为 18S、

NOTES

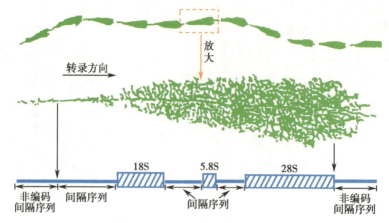

图 8-19　rRNA 基因转录示意图

5.8S 和 28S 三种 rRNA,是一个多步骤、复杂加工的过程。通过 ^{3}H 标记尿嘧啶和放线菌素 D 研究 HeLa 细胞前 rRNA 合成时发现:当 HeLa 细胞同 ^{3}H 标记尿嘧啶共培养 25 分钟后,被标记 rRNA 的沉降系数是 45S,加入放线菌素 D 阻断 RNA 的合成后,标记的 45S rRNA 首先转变成 32S rRNA,随着培养时间的延长,逐渐出现被标记的 28S、18S 的 rRNA。根据这一研究结果推测 rRNA 的加工过程为: 45S rRNA 裂解为 41S、32S、20S 等中间产物。20S 很快裂解为 18S rRNA,32S 进一步剪切为 28S 和 5.8S rRNA。

虽然 18S、5.8S 和 28S rRNA 基因在所有真核生物中都是相同的且在染色体上组成同一个转录单位,但是不同生物中的转录起点和间隔区的长短并不完全相同。

真核细胞核糖体中 5S rRNA(含有 120 个核苷酸)基因不定位在核仁组织区,如人类的 5S rRNA 基因定位在 1 号染色体上,5S rRNA 是由 RNA 聚合酶Ⅲ所转录的,转录后被运至核仁中,参与核糖体大亚基的装配。

(二) 核仁是核糖体亚基装配的场所

核糖体大、小亚基的组装是在核仁内进行的。如图 8-20 所示,45S rRNA 前体转录出来以后,很快与进入核仁的蛋白质结合,组成 80S 的核糖核蛋白(RNP)颗粒。以 RNP 方式进行加工,即一边转录一边进行核糖体亚基的组装。根据对带有放射性标记的核仁组分的分析,发现大部分核糖体蛋白质参与了 45S rRNA 的包装,在加工过程中,80S 的大 RNP 颗粒逐渐失去一些 RNA 和蛋白质,然后剪切形成两种大小不同的核糖体亚基。28S rRNA、5.8S rRNA、5S rRNA 与蛋白质一起装配成核糖体 60S

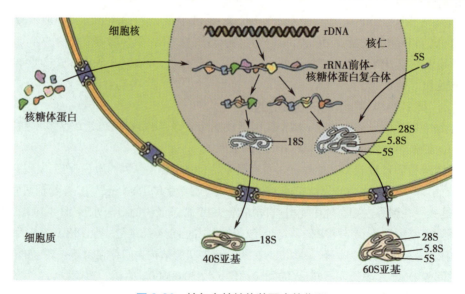

图 8-20　核仁在核糖体装配中的作用

的大亚基。18S rRNA 与蛋白质共同构成核糖体 40S 的小亚基。大、小亚基形成后,经核孔进入细胞质,进一步装配为成熟的核糖体。

放射性脉冲标记和示踪实验表明,在 30 分钟内,核糖体小亚基在核仁中首先成熟,并很快通过核孔进入细胞质中,而核糖体大亚基的组装约需 1 小时,所以核仁中核糖体的大亚基比小亚基多。加工下来的蛋白质和小的 RNA 分子存留在核仁中,可能起着催化核糖体构建的作用。

一般认为,核糖体的成熟只发生在其亚基被转移到细胞质以后,这样有利于阻止有功能的核糖体与细胞核内加工不完全的核内异质 RNA(heterogeneous nuclear RNA,hnRNA)分子结合,避免 mRNA 前体提前在核内进行翻译,这一特点对保证真核细胞的转录、翻译控制在不同时空中进行有重要的意义。

四、核仁周期

动画

核仁随细胞的周期性变化而变化,在细胞分裂前期消失,分裂末期又重新出现。这种周期性变化与核仁组织区的活动有关。在有丝分裂前期,染色质凝集,伸入核仁组织区的 rDNA 袢环缠绕、回缩到相应的染色体次缢痕处,rRNA 合成停止,核仁的各种结构成分分散于核基质中,核仁逐渐缩小,最后消失。所以在分裂中期和后期的细胞中见不到核仁。当细胞进入分裂末期时,已到达细胞两极的染色体逐渐解旋成染色质,核仁组织区的 rDNA 袢环呈伸展状态,并开始重新合成 rRNA,核仁的致密纤维组分和颗粒组分开始生成,核仁又重新出现。在核仁的周期性变化中,rRNA 基因的活性表达是核仁重建的必要条件,而原有的核仁组分可能起一定的协助作用。

五、核仁应激

核仁应激是细胞内重要的应激响应机制,是指核仁在细胞受到内外部压力或刺激时出现的一系列反应和变化。其特征是多种细胞损伤引起核仁结构和功能的异常,最终导致 p53 或其他应激信号通路的激活和细胞行为的改变。核仁应激在形态学上的变化主要包括核仁大小、形状和数量的变化,以及核仁内部结构的重排和重组。这些形态学上的变化往往与核仁的功能调节和细胞内环境的应激响应密切相关。

核仁应激的诱因十分广泛,包括源自细胞内外的压力、损伤、氧化应激、病原体感染或药物作用等。核仁应激所导致的结果主要表现在细胞的功能和代谢水平上。细胞可能调整蛋白质合成的速率和方式,以适应外界环境的变化。此外,核仁应激也可能影响细胞周期的调控,进而影响细胞的增殖和分化。

第四节 ｜ 核基质

1974 年,R. Berezney 和 D. S. Coffey 等将分离纯化的大鼠肝细胞核用非离子去垢剂、核酸酶消化,并用高盐缓冲液处理,抽提核膜、染色质和核仁后,发现核内仍保留一个以纤维蛋白成分为主的网架结构,遂命名为核基质(nuclear matrix)(图 8-21)。因为它的基本形态与细胞质骨架相似,同时与细胞质骨架体系存在一定的联系,所以也称其为核骨架(nuclear skeleton)。但对核骨架或核基质概念的理解,目前有两种看法:广义的概念是核骨架由核纤层、核孔复合体、残存的核仁和一个不溶的网络状结构(即核基质)组成。狭义的概念是指核基质。

一、核基质的组成成分与形态结构

电镜下观察,核基质是一个以纤维蛋白成分为主的纤维网架结构,分布在整个细胞核内。这些网架结构是由粗细不均、直径为 3～30nm 的纤维组成。纤维单体的直径约 3～4nm,较粗的纤维是单体纤维的聚合体。

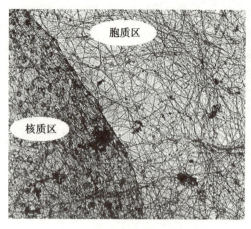

图 8-21　核基质的透射电镜图像

将小鼠成纤维细胞首先用去垢剂、高盐处理，然后用核酸酶和低盐处理去除染色质镶嵌的 DNA 后，在电镜下可见其核基质主要由纤维状基质构成。

核基质的主要成分是蛋白质，其含量达 90% 以上，另有少量的 RNA。RNA 含量虽少，但对于维持核基质三维网络结构的完整性是必需的。在制备核基质过程中，若用 RNA 酶进行消化处理，则所获得的核基质上的网状颗粒结构变得稀疏，且核基质纤维的三维空间结构有很大的改变，这说明 RNA 在核基质纤维网络的形成中可能起连接作用。由于在核基质纤维上结合有一定数量的 RNP 颗粒，因此，有学者提出核基质的结构组分是以蛋白质为主的 RNP 复合物。

组成核基质的蛋白质成分较为复杂，它与细胞质骨架如微管、微丝不同，主要由专一的蛋白质成分组成，而且核基质蛋白在不同细胞类型和不同生理状态下存在明显差异，同时也与提取核基质成分时采用的方法、步骤及盐溶液有关。

双向电泳显示，核基质蛋白多达 200 余种，可分为两类：一类是核基质蛋白（nuclear matrix protein，NMP），分子量为 40～60kDa，多数是纤维蛋白，也含有硫蛋白，是各种类型细胞所共有的；另一类是功能性的核基质结合蛋白（nuclear matrix associated protein，NMAP），与细胞类型、细胞状态、分化程度有关。

核基质复杂多样的生物学功能除了靠核基质本身的蛋白质完成，更重要的是通过多种核基质结合蛋白的共同参与。

二、核基质的功能

近年的研究表明，核基质可能参与 DNA 复制、基因表达、hnRNA 加工、染色体 DNA 有序包装和构建等生命活动。

（一）核基质参与 DNA 复制

1. 核基质上锚泊 DNA 复制复合体　实验表明 DNA 袢环与 DNA 复制有关的酶和因子锚定在核基质上形成 DNA 复制复合体（DNA replication complex），进行 DNA 复制。实验证明，DNA 聚合酶在核基质上可能具有特定的结合位点，DNA 聚合酶通过结合于核基质上而被激活。有学者认为从 DNA 链合成的起始到合成的终止，整个过程是在核基质上进行的。核基质可能是 DNA 复制的空间支架。

在复制时 DNA 复制起始点结合在核基质上，同时还观察到新合成的 DNA 会随着复制时间的延长而逐渐从核基质移向 DNA 环。所以，DNA 复制时，DNA 就像从一个固定的复制复合体中释放出来。

2. 核基质上结合新合成的 DNA　D. S. Coffey（1980）和 R. Berezney（1981）等分别以体外培养的 NIH3T3 成纤维细胞、大鼠再生肝细胞为材料，用氚标记胸腺嘧啶核苷（[3]H-TdR）进行脉冲标记，发现标记后 30 分钟内，90% 的放射性掺入集中在与核基质结合的 DNA 上。这表明，新合成的 DNA 先结合在核基质上。S. J. McCready（1980）的实验，以 HeLa 细胞为材料，也证实新合成的 DNA 是结合在核基质上的。他们认为，一个袢环中可能有几个复制起始点。只有起始点结合到核基质时，DNA 合成才能开始。电镜放射自显影的实验也指出了 DNA 复制的位点结合于核基质上。通过研究表明，DNA 袢环是通过其特定位点结合在核基质上的。该特定位点的核苷酸序列被称为核基质结合序列（matrix-attached region，MAR），该序列富含 AT，它通过与核基质相互作用，调节基因的复制与转录等。

3. 核基质上 DNA 的复制效率提高　最初的 DNA 复制模式认为，可溶性的 DNA 聚合酶结合于 DNA 复制起始点后，沿模板移动合成新 DNA。实际上高度纯化的 DNA 在离体进行 DNA 复制时，DNA 的复制效率极低且复制错误多，而在含有核基质组分的非洲爪蟾卵母细胞提取物的非细胞系统中进行 DNA 复制，其 DNA 复制效率很高，表明核基质可能为 DNA 精确而高效的复制提供良好的空间支架。

(二) 核基质参与基因转录和加工

1. 核基质与基因转录活性密切相关　D. A. Jackson 等（1981）用 ^{3}H- 尿嘧啶核苷脉冲标记 HeLa 细胞，发现 95% 以上新合成的 RNA 存在于核基质上，说明 RNA 是在核基质上进行合成的。

B. Volgestin 等（1983）利用雌激素刺激鸡输卵管细胞中卵清蛋白基因的表达，发现只有活跃转录的卵清蛋白基因才结合于核基质上，而不转录的 β- 珠蛋白基因不结合。D. Hentzen 等（1984）却报道了成红细胞中正在转录的 β- 珠蛋白基因结合于核基质上。上述实验表明，具有转录活性的基因结合在核基质上，只有与核基质结合的基因才能进行转录。

2. 核基质参与 RNA 的加工修饰　核基质与 hnRNA 的加工过程也有密切的联系。hnRNA 加工常以 RNP 复合物的形态进行，用核糖核酸酶处理 RNP 复合物，剩余的蛋白质能组装成核基质样的纤维网络，由此推测，核基质参与了 RNA 转录后的加工修饰。

E. M. Ciejek（1982）等以小鸡输卵管细胞为材料，在 −20℃低温条件下（降低内源核糖核酸酶活性）分离出核基质，发现所有的卵清蛋白和卵黏蛋白 mRNA 的前体都仅存在于核基质中。有学者则具体指出 hnRNA 上的 poly A 区可能就是 hnRNA 在核基质中的附着点。

(三) 核基质参与染色体构建

染色质组装的骨架 - 放射环结构模型中，由 30nm 螺线管纤维折叠而成的祥环锚定在核基质上，每 18 个祥环呈放射状排列结合在核基质上构成微带，再由微带沿着核基质形成的轴心支架构成染色单体。根据这个模型，说明核基质可能对于间期核内 DNA 有规律的空间构型起着维系和支架的作用，它们参与 DNA 超螺旋化的稳定过程。

(四) 核基质与细胞分化相关

核基质的发达状况与核内 RNA 合成能力、细胞分化程度密切相关。分化程度高的细胞中 RNA 合成能力强，核基质也很发达。核基质结构和功能的改变，可导致基因选择性转录活性的变化，引起细胞分化。

与正常细胞相比，肿瘤细胞中核基质的结构及组成存在异常，许多癌基因可结合于核基质上，核基质上也存在某些致癌物作用的位点。

第五节 ｜ 细胞核的功能

细胞核是细胞遗传物质储存、复制、传递及核糖体大小亚基组装的场所，在维持遗传稳定性及细胞代谢、生长、分化、增殖等生命活动中起着控制中心的作用。

一、遗传信息的贮存和复制

物种要得以延续，子代必须从亲代获得所有控制个体发生、发育及各种性状的遗传信息，而遗传信息是通过 DNA 复制、生殖细胞或体细胞分裂传递给子代的。

(一) DNA 复制是在多个复制起点上进行的半保留复制

真核生物中，染色体为 DNA 分子的载体，每条染色体为一个 DNA 分子，每个 DNA 分子上有多个复制起点。含有起点的复制单位称为复制子（replicon）。复制从复制起点开始，双向进行，在起点两侧分别形成一个复制叉（replication fork）（图 8-22）。在进行 DNA 复制时，多个复制子可同时从起始点进行双向复制，一个复制起点的两个复制叉向两侧推进，最终将与另一起始点的复制叉相连，电镜下观察到的复制子呈一个个气泡状结构（图 8-23）。

当亲代 DNA 上的所有复制子都会合连接成两条连续的子代 DNA 时，复制得以完成。复制后的两个 DNA 分子的碱基与复制前的相同，而且每一个 DNA 分子都含有一条旧链和一条新合成的链，因此 DNA 的复制是半保留复制（semiconservative replication）（图 8-24）。

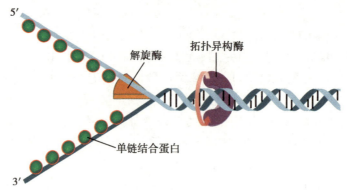

图 8-22　复制叉形成示意图

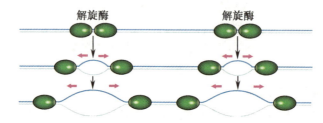

图 8-23　DNA 的双向及多起点复制示意图

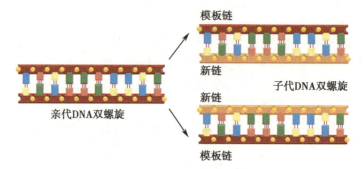

图 8-24　DNA 的半保留复制示意图

(二) DNA 复制为半不连续性复制

由于 DNA 聚合酶催化合成 DNA 链的方向只能是 5′→3′,使 DNA 链的 3′ 端加脱氧核糖核苷酸,所以新合成的 DNA 链只能沿 5′→3′ 的方向进行。

而 DNA 双链的方向一条为 5′→3′,另一条为 3′→5′,彼此反向平行。在以 3′→5′ 方向为模板的链上,子链合成的方向与复制叉推进的方向一致,DNA 是沿 5′→3′ 方向连续复制的,速度较快,称为前导链(leading strand);而以 5′→3′ 链方向为模板合成的互补链,其合成方向为 3′→5′,与复制叉推进的方向相反,因而需要引物(primer)的帮助,即需要一个长约 10bp 的 RNA 序列以提供 DNA 聚合酶所需的 3′ 端,每一引物只能始动合成一个 100～200bp 的 DNA 片段,称为冈崎片段(Okazaki fragment),因此在 5′→3′ 方向的模板链上,DNA 的复制是不连续的。当一个个冈崎片段合成后,引物被去除,在 DNA 连接酶(DNA ligase)的作用下,补上一段 DNA。所以,这一条 DNA 链合成较慢,称为后随链(lagging strand)。因此,DNA 的复制又是半不连续复制(semidiscontinuous replication) (图 8-25)。

(三) 端粒酶能够保持 DNA 复制时染色体末端的完整性

端粒是由端粒酶合成的,端粒酶是由 RNA 和逆转录酶组成的复合结构。RNA 长 159bp,含一个 CAACCCCAA 序列,能为端粒 DNA 的合成提供模板,合成的方向是 5′→3′。在 DNA 复制终末时,由于 DNA 双链中后随链所进行的 DNA 合成是不连续的,DNA 聚合酶催化的 DNA 合成不能进行到该链的 3′

端,致使其末端最后一段序列不能进行复制,所形成的 DNA 新链 5′ 端将缺失一段 DNA。端粒酶通过与该链末端的端粒序列识别并结合,以自身 RNA 作为模板,利用其逆转录酶活性,对 DNA 3′ 端富含 G 的链进行延长,通过回折,对新链 DNA 5′ 端加以补齐,从而避免了 DNA 链随着多轮复制的进行而造成染色体末端基因的丢失,从而保证了 DNA 合成的完整性(图 8-26)。

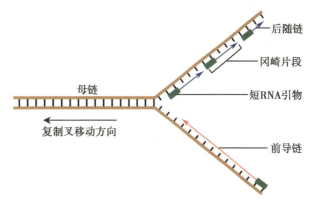

图 8-25　DNA 复制的半不连续性示意图

DNA 的碱基顺序蕴藏着生物体基础的遗传信息,这种碱基顺序在细胞分裂时准确、完整地保留,从亲代传递给子代。因此每一个 DNA 分子在复制时,所产生的两个新生 DNA 链的碱基顺序与亲代一致,才能保证遗传信息的稳定和准确,避免变异或遗传疾病的发生。

二、遗传信息的转录

转录(transcription)是将遗传信息从 DNA 传递给 RNA 分子的过程,是细胞合成蛋白质所必需的重要环节。真核细胞 RNA 转录及其后的加工、剪接、转运都是在细胞核各组分相互配合、共同作用下完成的。

由 RNA 聚合酶Ⅰ转录的 rRNA 分子,在核仁部位和 5S rRNA 以及与从胞质中转运入核的核糖体蛋白结合形成核糖核蛋白颗粒,并在核仁内加工、成熟,以核糖体大、小亚基的形式转运出核;由 RNA 聚合酶Ⅱ转录的核内异质 RNA(heterogeneous nuclear RNA,hnRNA), 首先在核内进行 5′ 端加帽、3′ 端加多聚 A 尾以及剪接等加工过程,然后形成成熟的 mRNA,由 DNA 转录的 mRNA 前体只有在核内经转录后加工修饰成为成熟的 mRNA 分子才能被转运出核;5S rRNA 和 tRNA 的转录则均由 RNA 聚合酶Ⅲ催化,在核内合成(详见第九章)。

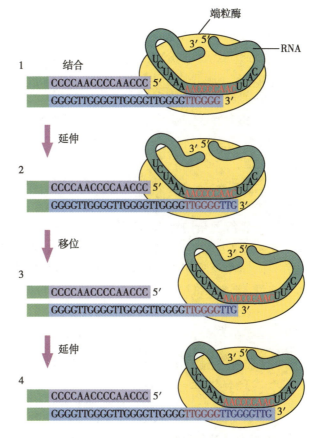

图 8-26　端粒酶的作用

端粒酶通过其 RNA 序列识别染色体富含 G 的末端,并与之结合。在端粒酶作用下,延长染色体 DNA 的 3′ 末端,随着端粒酶在染色体末端的移动,3′ 末端被进一步延长。

第六节 ｜ 细胞核与疾病

细胞核是细胞生命活动的控制枢纽,细胞核的结构和功能受损,将导致严重的后果,常会引起异常的细胞生长、增殖、分化等,从而导致疾病的产生。

一、细胞核结构异常与疾病

细胞核内遗传物质改变将导致遗传病,根据遗传物质改变的不同,可分为染色体病和基因病。染色体异常可以表现为染色体的数目异常,也可表现为染色体的结构异常。由染色体数目和结构异常所引起的疾病称染色体病(chromosomal disease)。常见的染色体病有 21- 三体综合征、先天性睾丸发育不全等。由于染色体病往往涉及许多基因,所以常表现为复杂的综合征。而由基因突变引起的疾病称为基因病,包括单基因病、多基因病。常见的单基因病有:短指、遗传性舞蹈症、先天性聋哑、白化病、色盲、血友病等。而 1 型糖尿病、哮喘、冠心病、原发性高血压、精神分裂症等则属于多基因病。还有一些疾病,与细胞核形态结构的改变密切相关。

(一) 肿瘤细胞核异常

与正常细胞相比,肿瘤细胞增殖、生长旺盛,代谢活动活跃,其细胞核的形态结构有很多的异常。在肿瘤细胞中,细胞核通常较大,核质比增高。核的形状表现为:拉长、边缘呈锯齿状、凹陷、长芽、分叶及弯月形等畸形。在骨髓瘤细胞中,甚至出现仅细胞核分裂但细胞质不分裂而形成的双核细胞(四倍体)。

肿瘤细胞的核膜增厚且呈不规则状,可出现小泡、小囊状突起。核孔的数目在肿瘤细胞中往往增加。肿瘤细胞核仁大而数目较多,常规染色的肿瘤细胞中核仁深染。这是由于这些核仁的形态变化反映了肿瘤细胞活跃的 RNA 代谢的变化。

恶性肿瘤细胞的组蛋白磷酸化程度升高,磷酸化可以改变组蛋白中赖氨酸所带的电荷,减少组蛋白与 DNA 的结合,从而有利于转录的进行。

肿瘤细胞的染色质沿核的周边分布并呈粗颗粒或团块状,分布不均匀。当染色质形成染色体时,可出现正常或异常的有丝分裂象。肿瘤组织的有丝分裂象数目一般是增多的,据此可诊断某些类型的恶性肿瘤。

染色体异常被认为是肿瘤的特征之一,很多的肿瘤细胞都有染色体畸变。染色体的变化是肿瘤早期诊断的客观指标,在医学上具有一定的意义。

(二) 核纤层蛋白异常与早衰

在人类早老症患者的表皮细胞中,电镜观察发现核纤层增厚的现象。核纤层不仅能稳定核膜结构,而且与异染色质组装、基因的转录以及 DNA 复制等密切相关。当编码核纤层的基因发生突变,可以直接引起细胞核纤层的损伤,造成细胞衰老,也将引发机体一系列与衰老相关的退行性病变。核纤层蛋白 A 及其结合蛋白的突变将影响核膜蛋白的定位和功能,或影响基因组的稳定性,导致早老的发生。人类早老症患者核纤层蛋白 A 合成障碍,有毒性的核纤层蛋白 A 前体累积,人类正常衰老细胞中同样存在核纤层蛋白 A 减少。

二、核转运异常与疾病

雄激素受体(androgen receptor, AR)在男性第二性征的发育及前列腺的生长过程中起着重要的作用,其核定位对个体正常的生理状态非常重要。在胞质中核输入受体 α 识别 AR 上的核定位信号(NLS),并与其结合,然后再与核输入受体 β 结合,AR- 核输入受体 α- 核输入受体 β 复合体通过核孔复合体进入细胞核,然后将 AR 释放。AR 或 AR 的 NLS 位点的突变(如 Lys630、Lys632、Lys633)会严重影响 AR 与核输入受体 α 的结合,导致 AR 不能正常入核。AR 或者 AR 的 NLS 位点的突变体造成的 AR 异常,其亚细胞定位明显与前列腺癌以及雄激素不敏感综合征相关。

三、端粒异常与疾病

研究发现高血压患者内皮细胞中端粒长度存在异常。对体外高血压动物模型研究发现,血管平滑肌细胞的端粒消耗加速,由此可能对血管平滑肌细胞增殖与凋亡失衡产生影响。遗传学研究发现编码端粒酶组分的相关基因发生突变会导致再生障碍性贫血、先天性角化不良和特发性肺纤维化等疾病的产生。2 型糖尿病患者的白细胞中也出现端粒长度缩短的现象,因此有学者推测一些与年龄老化相关疾病(如高血压、糖尿病、动脉粥样硬化和恶性肿瘤等)的发生机制可能与年龄增加导致的端粒磨损加速、长度缩短相关,端粒的这些异常增加了疾病等位基因杂合性丢失的概率及染色体基因型的不稳定性,使发病风险升高。

小结

　　细胞核是真核细胞内最大、最重要的结构,是细胞生命活动的控制中心。间期细胞核主要由核膜、染色质、核仁及核基质(核骨架)构成。

　　核膜作为界膜将细胞区分为细胞核与细胞质两个彼此独立又相互联系的功能区,从而使基因的转录和翻译过程在时空上分开。核孔复合体是核质之间物质运输和信息交流的通道。核纤层是附着在内核膜下由核纤层蛋白组成的纤维蛋白网,与核膜及染色质在结构和功能上有密切的联系。

　　染色质是由 DNA、组蛋白、非组蛋白及少量 RNA 组成的核酸蛋白质复合结构。按其螺旋化程度及功能状态的不同分为常染色质和异染色质两类,异染色质又分为组成性异染色质和兼性异染色质。

　　核小体为染色质的基本结构单位。核小体进一步螺旋形成 30nm 染色质纤维,染色质经过多级折叠、包装后可形成染色体。

　　在细胞分裂中期染色体形态、结构特征最为明显,具有两条染色单体,主要结构包括染色体臂、着丝粒与动粒、次缢痕、随体和端粒。

　　人体染色体有中着丝粒、亚中着丝粒、近端着丝粒三种类型。

　　核仁主要由蛋白质与 rRNA 组成。电镜下的核仁结构由纤维中心、致密纤维组分、颗粒组分三个不完全分隔的部分构成。核仁是一种高度动态的结构,经历着周期性的变化,核仁的形成与核仁组织染色体上存在的含有 rRNA 基因的核仁组织区有关。核仁的主要功能是合成除 5S rRNA 之外的所有rRNA 及装配核糖体大、小亚基。

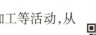
本章思维导图

　　核基质为间期核内由非组蛋白组成的纤维网架结构,核基质与 DNA 复制、基因表达及染色体构建有着密切的关系。

　　细胞核是遗传信息的贮存场所,核内进行基因复制、转录和转录出的初级产物的加工等活动,从而控制细胞代谢、生长、繁殖和分化。

　　细胞核的结构或功能受损,可导致多种疾病的发生。

(项　荣)

本章目标测试

第九章 | 细胞内遗传信息的传递及调控

遗传信息（即基因信息）通过转录（transcription）从 DNA 传递到 RNA，再通过翻译（translation）从 RNA 传递到蛋白质的过程，是遗传信息传递的基本过程，被称为"中心法则"。随着科学研究的不断深入，"中心法则"被不断补充和完善，加深了人们对遗传信息传递过程的认识。遗传信息传递的结果，是合成细胞执行特定功能的蛋白质，该过程受到严密和精确的调控，其中任何环节出现异常均可导致疾病发生。

第一节 | 基因及其结构

一、基因及其信息流向

（一）基因是 DNA 分子中含有特定遗传信息的核苷酸序列

细胞的生物学性状是由其遗传物质所携带的遗传信息决定的，绝大多数的遗传物质是 DNA，少数噬菌体和病毒的遗传物质是 RNA。构成 DNA 遗传信息的物质基础是 DNA 序列中的核苷酸排列顺序，不同生物细胞中 DNA 所载有的遗传信息大小不一，基因数目不同。

基因（gene）是细胞内遗传物质的最小功能单位，是负载特定遗传信息的 DNA 片段。在原核细胞中，一个基因就是 DNA 分子的一个片段；但在真核细胞中，一个基因可以是 DNA 分子的一个片段或是若干片段的组合。基因的编码产物为各种 RNA 和蛋白质。为了区分调控途径中的成员和被调控的基因，一般将基因分为结构基因（structural gene）和调节基因（regulatory gene）。结构基因是指编码非调控因子的任何蛋白质和 RNA 的基因，其表达产物如结构蛋白、酶、rRNA 和 tRNA 等；而调节基因则通过编码蛋白质或 RNA 来调节其他基因的表达。

基因组（genome）是指细胞或生物体的一套完整的单倍体遗传物质，是所有染色体上全部基因和基因间的 DNA 的总和，它含有一个生物体进行各种生命活动所需要的全部遗传信息。真核细胞的基因组存在编码区与非编码区，其复杂程度高、信息量庞大。人类基因组约有 3.0×10^9 bp，约有 2 万～3 万个基因。

（二）中心法则揭示了基因的信息流向

基因是遗传信息的储存形式。在细胞内，遗传信息的流向一般是 DNA→RNA→蛋白质。首先以 DNA 作为模板合成 RNA，然后 RNA 指导特定蛋白质的合成，此过程称为基因表达（gene expression）。基因表达的终产物是蛋白质（也可以是 RNA）。遗传信息从 DNA 到 RNA 再到蛋白质的流动，称为遗传信息传递的中心法则（central dogma）（图 9-1）。中心法则包括：①复制（replication）：即遗传信息由亲代 DNA 通过半保留复制传递给子代 DNA；②转录：即以 DNA 为模板合成 RNA 的过程；③翻译：即以 RNA（mRNA）为模板指导蛋白质合成的过程。后来还发现了逆转录现象，逆转录酶能催化以 RNA 为模板合成 DNA，从而证明遗传信息亦可反向传递，即

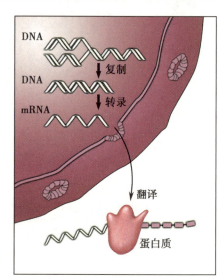

图 9-1 中心法则示意图

从 RNA→DNA；另外，一些 RNA 病毒可以 RNA 为模板复制出新的 RNA，这些现象都是对中心法则的有益补充。

在遗传信息传递过程中，负责翻译为蛋白质的 RNA 像信使一样携带着来自 DNA 的遗传信息到胞质核糖体指导合成蛋白质，因而称为信使 RNA（messenger RNA，mRNA）。除 mRNA 外，核糖体 RNA（ribosomal RNA，rRNA）和转运 RNA（transfer RNA，tRNA）都是基因表达的终产物，它们不能被翻译成蛋白质，但为蛋白质合成所需要。细胞中还有一些小分子 RNA 在遗传信息的传递及调控中起重要作用。

二、基因的结构及特点

（一）原核细胞的基因结构较为简单

大多数原核细胞中只有一个 DNA 分子，即一条染色体。原核细胞基因组 DNA 的绝大部分可编码蛋白质，只有小部分不转录，为非编码区。在原核细胞中，功能相关的结构基因串联排列，受上游共同调控区的控制，同时转录和翻译，最终形成功能相关的几种蛋白质。

位于结构基因上游的是启动子（promoter）序列，它是 RNA 聚合酶识别和结合的部位，可以控制在同一条 DNA 上紧密连接的一个或几个基因的转录。原核生物的启动子大约长 55bp，其中包含转录的起始点和 RNA 聚合酶的识别部位及结合部位。转录起始点是 DNA 模板链上开始进行转录的位点，以"+1"标识。在 DNA 模板上，从转录起始点开始顺着转录方向的区域称为下游；从转录起始点逆着转录方向的区域称为上游。RNA 聚合酶的识别部位是 RNA 聚合酶的 σ 因子识别 DNA 的部位，约有 6 个碱基对，其中心位于上游 –35bp 处，所以称为 –35 区，其共有序列是 5′-TTGACA-3′。RNA 聚合酶的结合部位是指 DNA 上与 RNA 聚合酶核心酶紧密结合的序列，其长度大约为 7bp，其中心位于起始点上游的 –10bp 处，因此将此部位称为 –10 区，其共有序列为 5′-TATAAT-3′，又称为普里布诺框（Pribnow box）。普里布诺框中的 DNA 双链容易解开，利于 RNA 聚合酶进入而促进转录起始。

原核细胞结构基因序列是连续的（没有内含子成分），在转录后不需要剪切和加工。

（二）真核细胞基因是不连续的断裂基因

与原核细胞相比，真核细胞的基因结构更复杂。首先，基因序列由编码区（coding region）和非编码区（non-coding region）组成，编码区（编码序列）是不连续的，被非编码区（非编码序列）所隔断，因此真核细胞基因也称为断裂基因（split gene）。其次，在真核基因组中存在许多重复序列，有些碱基序列反复出现，可达百万次以上。此外，真核细胞基因大小相差悬殊，如人血红蛋白 β-珠蛋白基因全长约 1 700bp，而 *DMD*（Duchenne muscular dystrophy，进行性假肥大性肌营养不良）基因全长可达 2 300kb。真核细胞基因结构的复杂性赋予了真核生物更为精细的功能。

1. 真核细胞基因由多个功能区域组成　真核基因一般是由若干内含子和外显子构成的不连续镶嵌结构的基因。除内含子和外显子之外，完整的基因还包括位于编码区上游的启动子和基因末端的终止子。

（1）外显子和内含子：真核细胞基因中编码序列常常被非编码序列隔断，转录后需加工切去非编码序列成为成熟的 RNA，然后才能进行蛋白质的合成。通常人们把基因内部能够被转录，并能指导蛋白质合成的编码序列称为外显子（exon），把在基因内部能够被转录，但不能指导蛋白质合成的非编码序列称为内含子（intron）。一个断裂基因可由若干个外显子和若干个内含子组成，基因中的外显子与内含子间隔排列，其转录的终产物为 mRNA。

内含子的 5′ 端多以 GT 开始，3′ 端多以 AG 结束，称 GT-AG 法则，是普遍存在于真核细胞基因中的 RNA 剪接识别信号。在 RNA 剪接加工后形成的成熟 mRNA 的 5′ 端和 3′ 端，各有一段由 30 个到数百个核苷酸组成的非翻译区（untranslated region，UTR）。

（2）启动子：启动子是基因上游的 DNA 序列，是控制转录的关键部位。启动子中含有特征性的核心序列，真核生物典型的启动子是由 TATA 盒及其上游的 CAAT 盒和/或 GC 盒组成。

在转录起始位点上游 -25~-35bp 区段有 7~10 个碱基以 TATA 为核心序列,称为 TATA 盒(TATA box)。这一部位是 RNA 聚合酶及其他蛋白质因子的结合位点,与转录起始的准确定位有关。若 TATA 盒缺失,转录合成的 RNA 可产生不同的 5′ 端。位于 TATA 盒的上游,距转录起始点 -70~-80bp 区含有 CCAAT 序列,在 -80~-110bp 区含有 GGGCGG 序列,这两段保守序列分别称 CAAT 盒(CAAT box)和 GC 盒(GC box),目前统称为上游启动子序列(upstream promoter sequence,UPS)或上游启动子元件(upstream promoter element,UPE),它们是许多转录因子的结合位点。CAAT 盒和 GC 盒是基因有效转录所必需的 DNA 序列,主要控制转录的起始频率,基本不参与起始位点的确定。

(3)终止子:终止子(terminator)是存在于基因末端具有转录终止功能的特定 DNA 序列。转录后形成发夹结构,使 RNA 聚合酶从模板上脱离,终止转录。

2. 基因家族是真核细胞中一组来源相同、功能相关的基因 真核细胞基因结构最显著的特征之一是存在许多基因家族(gene family)。基因家族是真核细胞基因组中来源相同、结构相似、功能相关的一组基因,由一个祖先基因经重复和变异而形成。按照在基因组中的分布不同,基因家族可分为两类,一类是基因家族成员成簇存在,串联排列于特殊的染色体区段上,形成基因簇(gene cluster),它们可同时转录,合成功能相关或相同的产物,如组蛋白、rRNA 基因家族;另一类是基因家族成员分散存在,广泛分布于整个染色体,甚至可存在于不同染色体上,如干扰素、珠蛋白等基因家族。

在基因家族中,有些成员不能产生有功能的基因产物,称为假基因(pseudogene),它们或是不能转录,或是转录后生成无功能的基因产物。假基因在核苷酸序列上与有功能的基因相似,它们可能来自同一祖先基因,只是在进化过程中某些成员的核苷酸序列中发生缺失、倒位、点突变而成为无功能的假基因。

3. 真核基因组中含有大量的 DNA 重复序列 在真核细胞基因组中,编码蛋白质的基因一般只有一个或几个拷贝,这称为单一序列(unique sequence)。除此之外,基因组中还含有大量的功能未知、有多个拷贝的 DNA 重复序列(repetitive sequence)。在动物细胞中,多达一半的 DNA 由 DNA 重复序列组成。根据重复程度的不同,将其分为以下两种。

(1)中度重复序列:中度重复序列(moderately repetitive sequence)由相对较短的序列组成,重复次数为 10^1~10^5。一般认为,中度重复序列属非编码序列,散在分布于基因组中,与基因调控有关。如人类 Alu 家族(Alu family)是人类基因组中含量最丰富的中度重复序列,占人类基因组的 3%~6%,长 300bp,Alu 家族成员约有 30 万个,因每个 Alu 序列中隐含一个限制性内切酶 Alu I 的识别序列 AGCT 而得名。Alu 序列的功能可能与转录调节、hnRNA 加工有关。

某些编码功能性 RNA 或蛋白质的基因在基因组中的重复次数也达几十到几百次,它们串联排列于基因组的一定区域,如 rRNA 基因和 tRNA 基因等,从严格意义上讲,它们也属于中度重复序列。

(2)高度重复序列:高度重复序列(highly repetitive sequence)由非常短的序列(一般小于 100bp)组成,其在基因组中的重复次数在 10^5 以上,一般组成长的串联重复序列,常成簇分布于染色体着丝粒区及染色体的端部,如卫星 DNA。高度重复序列在哺乳动物基因组中的比例一般小于 10%,可能与基因表达调控及染色体结构维持有关,具体功能尚不清楚。

经典实验:内含子的发现

研究背景

在分子克隆技术出现之前,人们对真核细胞 mRNA 的合成知之甚少,但已知真核细胞 mRNA 的合成过程比细菌复杂得多。真核细胞 mRNA 的合成似乎不仅包括转录,还包括对初始转录产物的加工和修饰过程。当时推测,真核细胞可能首先在细胞核中产生一个较长的 mRNA 初始转录产物,接着被切割形成较小的 mRNA,并被输送到细胞质中。在当时,人们认为这个切割过程包括去除初始转录产物的 5′ 末端和 3′ 末端部分的序列。根据这个观点,

mRNA 被包含在较长的初始转录产物中,并且编码 mRNA 的 DNA 序列应该是没有间断的。直至 RNA 剪接的发现,这一对真核细胞 mRNA 的认识才得以彻底改变。P. A. Sharp 和 R. J. Roberts 两个研究小组于 1977 年分别独立地发现了剪接现象。

实验内容

Sharp 和 Roberts 两个研究小组都利用腺病毒 2 来研究人细胞中 mRNA 的合成过程。腺病毒 2 的优点是可以作为一个比宿主细胞更为简单的研究模型。病毒 DNA 可直接从病毒颗粒中分离出来,同时,编码病毒结构蛋白的 mRNA 含量丰富,可直接从感染细胞中纯化得到。Sharp 把实验重点放在病毒结构多肽 hexon 的编码 mRNA 上。为了分析 hexon mRNA 序列在病毒基因组中的位置,他们将纯化的 hexon mRNA 与腺病毒 DNA 进行杂交,并利用电镜来观察杂交分子。结果显示,hexon mRNA 的主体序列能够与含有 hexon 基因的腺病毒 DNA 形成杂交分子。出乎意料的是,hexon mRNA 的 5′ 末端序列不能与编码 hexon mRNA 主体的 DNA 序列的邻近序列杂交。这表明 hexon mRNA 的 5′ 端可能来源于病毒基因组的其他位置。hexon mRNA 与 hexon 基因上游 DNA 片段的杂交实验证实了这种可能性。实验中 mRNA-DNA 杂交体形成了一个复杂的环状结构,hexon mRNA 的主体与先前证实的 hexon DNA 序列形成一长的杂交区域,令人惊奇的发现是 hexon mRNA 的 5′ 末端与 hexon DNA 上游 3 个短序列发生了杂交。在电镜下可以看到 3 个大的单链 DNA 环,这些 DNA 环将 3 个短序列彼此分隔开,也将 3 个短序列与编码 hexon mRNA 主体的 DNA 序列分隔开来(图 9-2)。由此可见,hexon mRNA 的 5′ 末端序列由病毒基因组的 3 个独立区域转录而来,是从一个长的初始转录产物中被剪接到 hexon mRNA 主体上的。

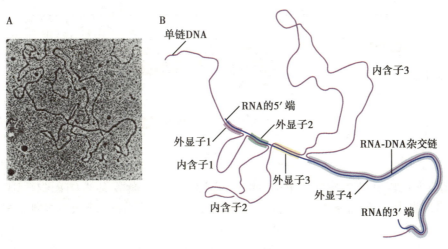

图 9-2　内含子的发现
A. 电镜图片;B. 根据电镜结果绘制的模式图。

发表论文

BERGET S M, MOORE C, SHARP P A. Spliced segments at the 5′ terminus of adenovirus 2 late mRNA. Proc Natl Acad Sci U S A, 1977, 74(8): 3171-3175.

CHOW L T, GELINAS R E, BROKER T R, et al. An amazing sequence arrangement at the 5′ends of adenovirus 2 messenger RNA. Cell, 1977, 12(1): 1-8.

后续影响

腺病毒 mRNA 的剪接现象被发现之后,相继进行了一系列关于细胞 mRNA 前体剪接的类似实验,结果显示真核基因存在一种此前未曾预料到的结构,即真核基因的编码序列不是连续的,而是被内含子所间隔。细胞通过对初级转录产物的剪接去除内含子。现已清楚,真核细胞基因组中存在大量的内含子,内含子在进化过程以及基因表达调控过程中的作用一直是生命科学研究的热点。剪接现象的发现也推动了对这种以前未曾认识到的 RNA 加工机制的研究。这方面的研究不仅阐明了新的基因表达调控机制,也揭示了 RNA 的催化活性,为早期进化是以自我复制的 RNA 为基础的这一假说提供了重要证据。总之,腺病毒 mRNA 剪接现象的发现对细胞生物学及分子生物学的多个领域产生了重大影响。

第二节 | 基因转录和转录后加工

一、基因转录的一般特点

基因转录是遗传信息从 DNA 流向 RNA 的过程,即将 DNA 上的核苷酸序列转变为 RNA 上核苷酸序列的过程。

DNA 链是基因转录的模板。在双链 DNA 中,作为转录模板的链称为模板链(template strand)或反义链(antisense strand),即与 mRNA 互补的 DNA 链;与模板链互补的另一条链称为编码链(coding strand)或有意义链(sense strand),该链与转录产物的序列相同,只是在转录中将 DNA 中的 T 变为 RNA 中的 U。模板链并非总在同一单链上,如图 9-3 所示,在 DNA 双链的某一区段,以其中一条单链为模板,而在另一区段,以其相对应的互补链为模板。这种 DNA 链的选择性转录也称为不对称转录(asymmetrical transcription)。

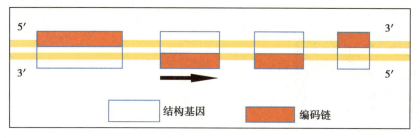

图 9-3　不对称转录

转录的本质是以 DNA 链中的模板链为模板,以四种核苷三磷酸 ATP、GTP、CTP、UTP 为原料,在 RNA 聚合酶作用下,遵循碱基互补配对原则合成 RNA 的过程。RNA 合成的方向是 5′→3′,生成的 RNA 链与模板链反向平行,游离的 NTP 只能连接到 RNA 链的 3′—OH 端。RNA 合成不需要引物。在真核细胞中,转录生成的 RNA 是初级转录产物,必须经过不同方式的加工和修饰才具有生物活性。

二、真核细胞的基因转录和转录后加工

真核细胞基因转录要比原核细胞复杂得多。真核细胞基因转录形成初级转录产物的基本过程可分为转录的起始、延长和终止,转录形成的 RNA 前体分子通常需要经过复杂的加工修饰过程才能成为成熟的功能形式。

与原核细胞只有一种 RNA 聚合酶负责全部的 mRNA、rRNA、tRNA 合成不同的是,真核细胞含有多种 RNA 聚合酶(表 9-1),它们专一地转录不同基因而生成不同的产物。下面介绍真核细胞各种 RNA 的合成和加工。

(一)真核细胞 mRNA 成熟前经历首尾加工和中间剪接

1. mRNA 的初级转录物是 hnRNA　mRNA 是 RNA 中唯一具有编码蛋白质功能的 RNA,其前体是编码基因在 RNA 聚合酶 II 催化下转录形成的。由于 mRNA 前体的大小各不相同,被称为核内异质 RNA(heterogeneous nuclear RNA,hnRNA),hnRNA 需经过剪切修饰才能成为成熟的 mRNA。

表 9-1　真核细胞的 RNA 聚合酶

种类	细胞内定位	转录的基因
RNA 聚合酶 I	核仁	5.8S rRNA,18S rRNA 和 28S rRNA
RNA 聚合酶 II	核质	所有编码蛋白的基因,snoRNA 和某些 snRNA
RNA 聚合酶 III	核质	tRNA,5S rRNA,某些 snRNA 和其他小 RNA

RNA 聚合酶 II 启动转录时,需要一些称为转录因子(transcription factor,TF)的蛋白质参与,才能形成具有活性的转录复合物。这些参与构成 RNA 聚合酶 II 转录起始复合物的转录因子称为通用转录因子(general transcription factor),是 RNA 聚合酶 II 启动转录所必需的。通用转录因子有 TFⅡA、TFⅡB、TFⅡD、TFⅡE、TFⅡF、TFⅡH,它们在真核生物进化中高度保守。

在基因转录起始的过程中,RNA 聚合酶 II 的定位因子是 TFⅡD。TFⅡD 由 TATA 结合蛋白(TATA-binding protein,TBP)和 11 种 TBP 结合因子(TBP-associated factor)组成。TBP 先结合到启动子的 TATA 盒,然后 TFⅡB 与 TBP 结合,TFⅡB 也能与 DNA 结合。TFⅡA 虽然不是必需的,但它能稳定已与 DNA 结合的 TFⅡB-TBP 复合体,并且在 TBP 与不具有特征序列的启动子结合(这种结合较弱)时发挥重要作用。TFⅡB-TBP 复合体再与由 RNA 聚合酶 II 和 TFⅡF 组成的复合体结合。TFⅡF 的作用是通过 RNA 聚合酶 II 与 TFⅡB 相互作用,降低 RNA 聚合酶 II 与 DNA 非特异部位的结合,协助 RNA 聚合酶 II 靶向结合启动子。最后 TFⅡE 和 TFⅡH 加入,形成闭合复合体,完成转录起始复合物的装配。TFⅡH 具有解旋酶活性,能使转录起始点附近的 DNA 双螺旋解开,使闭合复合体成为开放复合体,启动转录(图 9-4)。当合成一段 60~70bp 的 RNA 后,TFⅡE 和 TFⅡH 释放,RNA 聚合酶 II 进入转录延长期。一旦 RNA 合成结束,转录即终止。有关真核生物转录终止的机制目前尚不清楚。

2. 成熟的 mRNA 是 hnRNA 经过戴帽、加尾和剪接后形成的　转录形成的前体 RNA 需经过加工过程成为成熟的 mRNA,才能进入细胞质进行蛋白质合成。加工过程包括戴帽、加尾和剪接(图 9-5)。

(1)5′末端加上"帽子"结构——戴帽:戴帽(capping)是指对 hnRNA 5′端进行化学修饰,即首先在 mRNA 前体 5′端开始的第一个核苷酸上接上一个三磷酸鸟嘌呤,然后在甲基化酶的作用下,在鸟嘌呤第 7 位的氮上进行甲基化,形成一个 7-甲基三磷酸鸟苷(m⁷Gppp)的帽子结构,同时在原来第一个核苷酸的 2′-O 上也进行甲基化,因此,一个帽带有两个甲基。新生 mRNA 的长度达 25~30bp 时,就开始进行戴帽修饰。mRNA 戴帽的作用,一是能封闭 mRNA 5′端,使其不再加接核苷酸,同时也防止转运时被核酸酶水解,增强 mRNA 的稳定性;二是帽子结构能被核糖体小亚基识别,有利于 mRNA 翻译的准确性。

(2)3′末端加上"尾"结构——加尾:加尾(tailing)是指对 mRNA 前体 3′端的修饰过程,即在腺苷酸聚合酶的作

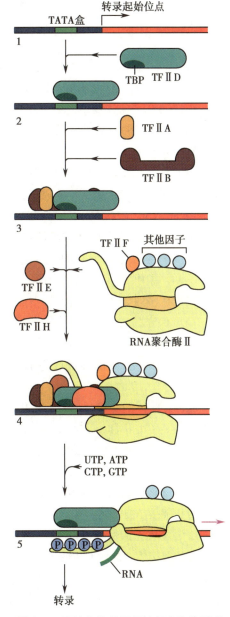

图 9-4　真核生物转录起始复合物的形成

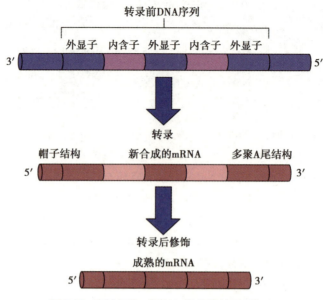

图 9-5　真核细胞 mRNA 前体的转录后加工

用下，在 3′ 端加上由 200～250 个腺苷酸组成的多聚腺苷酸（poly A）的尾巴。加尾一方面可使 mRNA 3′ 端稳定，防止被核酸酶水解，另一方面有利于 mRNA 由细胞核到细胞质的转运。

决定 mRNA 前体加尾的信号序列存在于 mRNA 3′ 端，即在发生多聚腺苷酸化位点的上游 10～30bp 处存在一高度保守的六核苷酸序列（在哺乳动物中为 AAUAAA），在多聚腺苷酸化位点的下游常存在富含 G 和 U 的序列。这些序列可被含有腺苷酸聚合酶的复合物所识别，进行加尾。

（3）剪接：基因转录过程是以一段连续的 DNA 序列为模板进行的，而初级转录产物包含内含子和外显子序列，在 mRNA 的成熟过程中，需切除 hnRNA 中的内含子，形成由连续编码序列组成的成熟 mRNA。剪接（splicing）就是将 RNA 前体中内含子切除，将外显子拼接的过程。对真核生物外显子与内含子相邻序列研究发现，初级转录产物中的内含子常以 GU 开始，以 AG 结束，被认为是真核生物基因特有的剪接信号，也称剪接点。几乎所有真核生物基因的内含子均遵循这一 GU-AG 规则，表明这类内含子存在着共同的剪接机制。完成 hnRNA 剪接需要有三个必需的序列：5′GU 序列、3′AG 序列和分支点（branch site）。分支点位于内含子 3′ 端上游约 30 个碱基处，为一高度保守的 A，在 3′ 剪接位点的识别中起重要作用。剪接点 GU 或 AG 的突变可以阻止剪接的发生。例如，人类 β- 珠蛋白生成障碍性贫血可能就是由于 β- 珠蛋白 hnRNA 的内含子剪切点顺序发生改变，不能形成成熟的 β- 珠蛋白 mRNA，因而不能合成正常的血红蛋白，从而导致疾病。

mRNA 前体的剪接是通过剪接体（spliceosome）完成的。剪接体大小为 60S，由数种核小核糖核蛋白颗粒（small nuclear ribonucleoprotein particle，snRNP）组成。snRNP 由细胞核中存在的一类小核RNA（small nuclear RNA，snRNA）和一些蛋白质组成，常见的 snRNA 有 U1、U2、U4、U5 和 U6，除 U6 snRNA 由 RNA 聚合酶Ⅲ转录外，其他 snRNA 均由 RNA 聚合酶Ⅱ催化合成。剪接过程见图 9-6，首先 U1 snRNP 结合到具有 5′ 帽结构的 hnRNA 内含子 5′ 剪接点，随后 U2 snRNP 结合到内含子分支点，这一过程需要 ATP 供能。接着 U4、U5、U6 snRNP 以复合体的形式与先期已经结合于 mRNA 前体的 U1、U2 装配成无活性的剪接体；再通过内部重排，将 U4 排出剪接体，从而使无活性的剪接体转变为有活性的剪接体。此后发生两步反应：第一步，分支点上的核苷酸 A 接近 5′ 剪接点，内含子与 5′ 外显子从此处被断开，切断的内含子 5′ 端与核苷酸 A 共价连接形成套索状（lariat）结构。第二步，5′ 外显子上的 3′—OH 端与 3′ 外显子的起始部位结合，并切割 3′ 剪接点，3′ 和 5′ 端外显子彼此连接，剪接体各组分和套索状结构脱离，剪接完成。

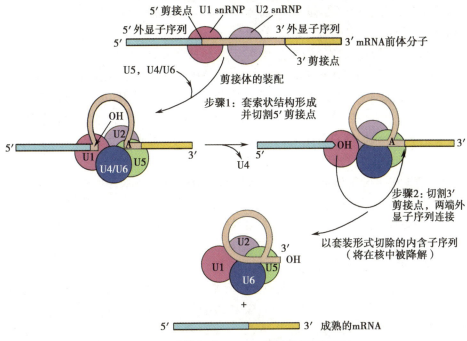

图 9-6　真核细胞 mRNA 前体的剪接过程

（二）核仁 DNA 编码的 rRNA 都来源于一个前体的合成后加工

真核细胞的 rRNA 基因串联排列于特定的核仁染色质区段,为多拷贝基因,人体每个单倍体基因组上包含 200 个 rRNA 基因拷贝,每个基因之间由不转录的间隔 DNA 分隔,这种间隔长度在不同种属生物间差别较大。每个基因由 3 个外显子和 2 个内含子组成,3 个外显子依次为编码 18S rRNA、5.8S rRNA、28S rRNA 的前体序列,共同组成一个转录单位。在 RNA 聚合酶 I 催化下转录形成原始 rRNA 前体——45S rRNA,最终剪切为 28S、18S 和 5.8S rRNA(图 9-7)。有关 45S rRNA 前体的加工过程及其与核糖体大、小亚基形成的关系,已在第八章中详细叙述。

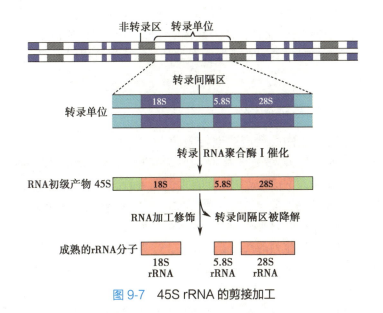

图 9-7　45S rRNA 的剪接加工

rRNA 前体的另一种加工形式是甲基化,主要发生在核糖的 2′ 羟基,这种化学修饰有利于前体 rRNA 的有效裂解。

有研究表明,rRNA 的剪接不需要任何蛋白质参与即可发生,进行的是自身剪接。1982 年 T. Cech

等发现在四膜虫细胞的 rRNA 剪接过程中,前体 rRNA 释放出一种能催化寡核苷酸底物剪接的短链 RNA(L19RNA),即为一种具有酶活性的核酶(ribozyme)。

(三) 新合成的 tRNA 只有经过加工修饰后才能成为有活性的分子

tRNA 是一类小分子量的 RNA,真核细胞中有 50~60 种,它们能够识别 mRNA 中的密码子并携带相应的氨基酸进行蛋白质合成。真核细胞含有多个编码 tRNA 的基因,人体细胞中有 1 300 个拷贝,成簇存在并被间隔区分开,在 RNA 聚合酶Ⅲ的作用下被转录为 tRNA 前体。tRNA 前体基因转录需要两种转录因子——TFⅢB 和 TFⅢC,它们与 tRNA 基因转录起始点下游 +10~+60bp 中的两个特殊区段结合形成复合物,该复合物与 RNA 聚合酶Ⅲ结合,启动 tRNA 基因的转录。

真核生物 tRNA 前体约有 100nt,这种新转录生成的 tRNA 前体一般无生物活性,需要进行剪接和碱基修饰才能形成成熟的 tRNA。

1. **tRNA 前体的剪接**　在 RNA 酶作用下,tRNA 前体的 5′ 末端和相当于反密码环的区域分别被切除一定长度的核苷酸链,再由连接酶催化拼接形成成熟的 tRNA。

2. **tRNA 前体的化学修饰**　成熟的 tRNA 中有许多稀有碱基(rare base),它们常通过化学修饰而来,这些化学反应包括:①甲基化反应:在甲基化酶催化下,某些嘌呤生成甲基嘌呤;②还原反应:尿嘧啶还原为双氢尿嘧啶;③核苷内的转位反应:尿嘧啶核苷转变为假尿嘧啶核苷;④脱氨基反应:部分腺苷酸脱氨基成为次黄嘌呤核苷酸。

3. **3′ 末端加上 CCA**　在核苷酸转移酶的作用下,3′ 末端除去个别碱基,换上 tRNA 统一的 CCA—OH 末端,形成 tRNA 的氨基酸臂结构。

(四) 5S rRNA 由核仁外基因编码

5S rRNA 是一类特殊的 rRNA,由核仁外的 5S rDNA 基因编码,为串联排列的多拷贝基因,由 RNA 聚合酶Ⅲ转录产生。由于 5S rDNA 中无内含子,所以转录产生的 5S rRNA 无须剪切加工,即可转运至核仁中,直接参与核糖体大亚基的组装。

第三节 ｜ 蛋白质的生物合成

翻译是遗传信息传递的重要环节,该过程需要 300 多种生物大分子参与,其中包括核糖体、mRNA、tRNA 及多种蛋白质因子。mRNA 作为翻译的模板,决定蛋白质的氨基酸顺序;tRNA 作为运输工具,携带氨基酸准确进入指定位置;rRNA 与多种蛋白质组成核糖体,作为蛋白质合成的装配机器。

一、遗传信息翻译的基本原理

(一) mRNA 携带指导蛋白质合成的遗传密码

RNA 和蛋白质的结构不同,无法通过碱基互补配对的方式将遗传信息从 RNA 传递给蛋白质。而且组成蛋白质的氨基酸有 20 种,组成 RNA 的碱基只有 4 种,无法实现相互之间的一一对应。那么 RNA 与蛋白质间的信息传递如何进行呢? 现已确定,mRNA 链上从 5′ 端到 3′ 端每 3 个相邻的核苷酸可以决定一个特定的氨基酸,这种核苷酸三联体被称为密码子(codon)。除了 5′ 端和 3′ 端的非翻译区,整个 mRNA 链即由串联排列的密码子组成,这样,就把 mRNA 的碱基排列顺序称作遗传密码(genetic code),它们决定蛋白质合成过程中氨基酸的排列顺序。核苷酸有 4 种,每 3 个为一组,共可组成 64 种密码子(表 9-2)。

遗传密码有如下特点:①通用性(universality):从原核生物到真核生物,遗传密码在几乎所有生物体中都是通用的,即一个特定的密码子在任何生物体中均编码同一种氨基酸。但也有例外,动物细胞线粒体和植物细胞叶绿体所使用的密码子有少数与通用密码子不同(详见第六章)。②简并性(degeneracy):密码子有 64 种,其中 UAA、UAG、UGA 为终止密码,不决定氨基酸,其余 61 个密码子都

表 9-2　遗传密码表

第一碱基 (5′端)	第二碱基				第三碱基 (3′端)
	U	C	A	G	
U	UUU 苯丙氨酸	UCU 丝氨酸	UAU 酪氨酸	UGU 半胱氨酸	U
	UUC 苯丙氨酸	UCC 丝氨酸	UAC 酪氨酸	UGC 半胱氨酸	C
	UUA 亮氨酸	UCA 丝氨酸	UAA 终止	UGA 终止	A
	UUG 亮氨酸	UCG 丝氨酸	UAG 终止	UGG 色氨酸	G
C	CUU 亮氨酸	CCU 脯氨酸	CAU 组氨酸	CGU 精氨酸	U
	CUC 亮氨酸	CCC 脯氨酸	CAC 组氨酸	CGC 精氨酸	C
	CUA 亮氨酸	CCA 脯氨酸	CAA 谷氨酰胺	CGA 精氨酸	A
	CUG 亮氨酸	CCG 脯氨酸	CAG 谷氨酰胺	CGG 精氨酸	G
A	AUU 异亮氨酸	ACU 苏氨酸	AAU 天冬酰胺	AGU 丝氨酸	U
	AUC 异亮氨酸	ACC 苏氨酸	AAC 天冬酰胺	AGC 丝氨酸	C
	AUA 异亮氨酸	ACA 苏氨酸	AAA 赖氨酸	AGA 精氨酸	A
	AUG 甲硫氨酸	ACG 苏氨酸	AAG 赖氨酸	AGG 精氨酸	G
G	GUU 缬氨酸	GCU 丙氨酸	GAU 天冬氨酸	GGU 甘氨酸	U
	GUC 缬氨酸	GCC 丙氨酸	GAC 天冬氨酸	GGC 甘氨酸	C
	GUA 缬氨酸	GCA 丙氨酸	GAA 谷氨酸	GGA 甘氨酸	A
	GUG 缬氨酸	GCG 丙氨酸	GAG 谷氨酸	GGG 甘氨酸	G

编码氨基酸,而氨基酸只有 20 种,所以必然出现多个密码子决定同一氨基酸的情况,这种现象叫作遗传密码的简并性。③连续性(commaless):mRNA 的密码子之间没有间隔,在翻译过程中,遗传密码被连续阅读。④方向性(directionality):密码子的阅读方向都是从 5′→3′,因此起始密码子总是位于 mRNA 的 5′ 端,终止密码子则位于 3′ 端,翻译过程从 mRNA 的 5′→3′ 方向进行。

(二) tRNA 既能识别 mRNA 上的密码子又能携带特定的氨基酸

在翻译过程中,mRNA 的碱基序列决定了蛋白质的氨基酸序列,但 mRNA 碱基与氨基酸之间没有特定的化学识别作用,两者之间的相互对应是通过另一类核酸分子 tRNA 实现的。tRNA 既能识别 mRNA 上的密码子,又能携带特定的氨基酸,因而被称为蛋白质合成的接合器(adaptor)(图 9-8)。

tRNA 结构的主要特点是 3′ 端的 CCA 序列,活化后的氨基酸通过 CCA 序列上的—OH 与 tRNA 结合。tRNA 携带特定氨基酸的过程由氨酰 tRNA 合成酶催化完成,第一步是氨基酸的活化,即氨基

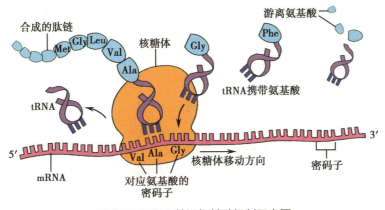

图 9-8　tRNA 转运氨基酸机制示意图

动画

酸与 ATP 在氨酰 tRNA 合成酶作用下形成氨酰-AMP;第二步是氨基酸与 tRNA 的连接,即活化氨基酸的氨酰基被转移至 tRNA 上形成氨酰 tRNA(aminoacyl tRNA)并释放 AMP。

tRNA 的另一个重要结构部位是位于反密码环中的三联核苷酸,在蛋白质合成中能通过碱基互补配对识别 mRNA 上的密码子,这种存在于 tRNA 中的三联核苷酸被称为反密码子(anticodon)。不同的 tRNA 有不同的反密码子,反密码子与密码子之间的正确识别是遗传信息正确传递的保证。

密码子和反密码子配对具有摆动性(wobble)的特点。一般来讲,密码子的前两位碱基在和反密码子配对时,严格遵循碱基互补配对原则,而第三位碱基的配对具有一定的灵活性,即反密码子的第三个碱基(5' 碱基)可与密码子第三位上的不同碱基配对。例如,携带丙氨酸的 tRNA 反密码子为 3'-CGC-5',它既可以和密码子 5'-GCG-3' 配对,也可以和 5'-GCU-3' 配对。

二、蛋白质合成的场所——核糖体

核糖体(ribosome)也称核蛋白体,是合成蛋白质的机器,其功能是按照 mRNA 的指令由氨基酸合成蛋白质。核糖体存在于几乎所有的细胞内,线粒体中也含有核糖体。

(一) 核糖体是由 rRNA 和蛋白质组成的大分子复合物

生物体含有两种基本类型的核糖体,一类是原核细胞的 70S 核糖体;另一类是真核细胞的 80S 核糖体(真核细胞线粒体内的核糖体近于 70S)。两种核糖体均由大、小两个亚基组成。核糖体大、小亚基在细胞内一般以游离状态存在,只有当小亚基与 mRNA 结合后,大亚基才与小亚基结合,形成完整的核糖体。

在 70S 核糖体中,小亚基为 30S,由 16S rRNA 和 21 种蛋白质组成;大亚基为 50S,由 23S rRNA、5S rRNA 和 34 种蛋白质组成。在 80S 核糖体中,小亚基为 40S,由 18S rRNA 和 33 种蛋白质组成;大亚基为 60S,由 28S rRNA、5.8S rRNA 和 5S rRNA 及 49 种蛋白质组成(表 9-3)。RNA 约占核糖体的 60%,蛋白质约占 40%。核糖体中的 RNA 主要构成核糖体的骨架,将蛋白质串联起来,并决定蛋白质的定位。

表 9-3　原核细胞与真核细胞核糖体成分的比较

比较内容	原核生物	真核生物
完整核糖体	70S	80S
核糖体大亚基	50S	60S
组成大亚基的 rRNA	23S,含 2 900 个核苷酸 5S,含 120 个核苷酸	28S,含 4 700 个核苷酸 5.8S,含 160 个核苷酸 5S,含 120 个核苷酸
组成大亚基的蛋白质	34 种	约 49 种
核糖体小亚基	30S	40S
组成小亚基的 rRNA	16S,含 1 540 个核苷酸	18S,含 1 900 个核苷酸
组成小亚基的蛋白质	21 种	约 33 种

电镜下,核糖体呈颗粒状,直径约为 15~25nm,图 9-9 显示了根据电镜负染色结果绘制的核糖体立体结构模型。

(二) 核糖体是蛋白质合成的场所

在原核细胞中,除少数核糖体附着在质膜外,大部分核糖体以游离形式存在。在真核细胞中,很多核糖体附着在内质网膜的外表面,形成糙面内质网,还有一部分核糖体以游离形式分布在细胞质中。呈游离状态的核糖体称为游离核糖体,附着在膜上的核糖体称为附着核糖体,两者的结构与功能

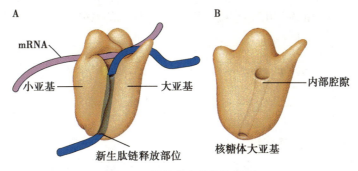

图 9-9　核糖体立体结构模型

基本相同,不同点在于所合成的蛋白质种类不同,游离核糖体主要合成细胞的基础性蛋白,附着核糖体主要合成细胞的分泌蛋白和膜蛋白。

核糖体上存在多个与多肽链形成密切相关的活性部位(图 9-10),主要有如下几个部位。

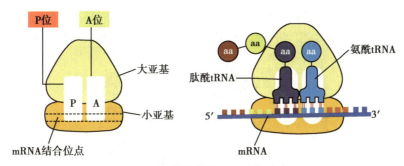

图 9-10　核糖体的主要功能位点

1. **mRNA 结合位点**　原核生物 30S 小亚基具有专一识别和选择 mRNA 起始位点的性质。30S 小亚基通过其 16S rRNA 的 3′ 端与 mRNA 5′ 端起始密码子上游碱基配对结合。原核生物 mRNA 5′ 端起始密码子的上游有一个富含嘌呤碱基的 SD 序列(Shine-Dalgarno sequence)5′-AGGAGGU-3′,与 30S 小亚基上 16S rRNA 3′ 端富含嘧啶碱基的序列 5′-CACCUCCUUA-3′ 互补,可指导 mRNA 的起始密码子正确定位在 30S 小亚基的 P 位,因此 SD 序列又称为核糖体结合位点(ribosome binding site,RBS)。在真核生物中,核糖体上有专一位点或因子识别 mRNA 的帽子结构,使 mRNA 与核糖体结合。

2. **P 位**(peptidyl site)　是肽酰 tRNA 结合的位置。它大部分位于小亚基,小部分位于大亚基,是结合起始肽酰 tRNA 并向 A 位给出肽链延长末端氨基酸的位置。

3. **A 位**(aminoacyl site)　是氨酰 tRNA 结合的位置。它大部分位于大亚基而小部分位于小亚基,是结合一个新进入的氨酰 tRNA 的位置。

4. **转肽酶活性部位**　转肽酶(transpeptidase)活性部位位于 P 位和 A 位的连接处,作用是在肽链延长时催化进入核糖体的氨基酸之间形成肽键。

5. **参与蛋白质合成的因子的结合部位**　如结合起始因子(initiation factor,IF)、延长因子(elongation factor,EF)和终止因子或释放因子(release factor,RF)的部位。

三、蛋白质合成及合成后的加工修饰

蛋白质的合成可分为以下阶段:氨基酸的活化、多肽链合成的起始、肽链的延长、肽链的终止和释放。新合成的蛋白质通常还要经过复杂多样的加工修饰才能形成具有特定功能的成熟蛋白质。真核生物此过程比较复杂,下面以原核生物为代表进行介绍,并指出真核生物与其的不同之处。

(一) 氨基酸活化是蛋白质合成的预备阶段

氨基酸在合成肽链前需活化以获得能量。在氨酰 tRNA 合成酶作用下,利用 ATP 提供能量,氨基

酸的羧基与 tRNA 3′ 端的 CCA—OH 缩合成氨酰 tRNA。生成的氨酰 tRNA 中酯酰键含较高能量,可用于肽链合成。其总反应式为:

$$氨基酸 + tRNA + ATP \longrightarrow 氨酰\ tRNA + AMP + PPi$$

氨酰 tRNA 合成酶分布在胞质中,既能识别特异的氨基酸,又能辨认携带该氨基酸的特异 tRNA,这是保证遗传信息准确翻译的关键之一。

(二) 起始阶段形成起始复合物

起始阶段指核糖体大、小亚基,mRNA 和起始氨酰 tRNA 装配为起始复合物的过程。起始氨酰 tRNA 在原核细胞是甲酰甲硫氨酰 tRNA(fMet-tRNA^{fMet}),在真核细胞是甲硫氨酰 tRNA(Met-tRNA^{Met})。

在大肠埃希菌中,翻译起始复合物的形成过程为:①在起始因子 IF1 和 IF3 作用下,核糖体 30S 小亚基附着于 mRNA 起始信号部位(SD 序列),形成 IF1-IF3-30S 亚基-mRNA 复合物;②在 IF2 作用下,fMet-tRNA^{fMet} 与 mRNA 的起始密码子配对结合,形成 30S 前起始复合物,即 IF1-IF2-IF3-30S 亚基-mRNA-fMet-tRNA^{fMet} 复合物;③50S 亚基与上述 30S 前起始复合物结合,同时 IF1、IF2 和 IF3 脱落,形成 70S 起始复合物,即 30S 亚基-mRNA-50S 亚基-mRNA-fMet-tRNA^{fmet} 复合物。此时 fMet-tRNA^{fMet} 占据 50S 亚基的 P 位,而 A 位留空等待对应 mRNA 第二个密码子的相应氨酰 tRNA 进入(图 9-11)。

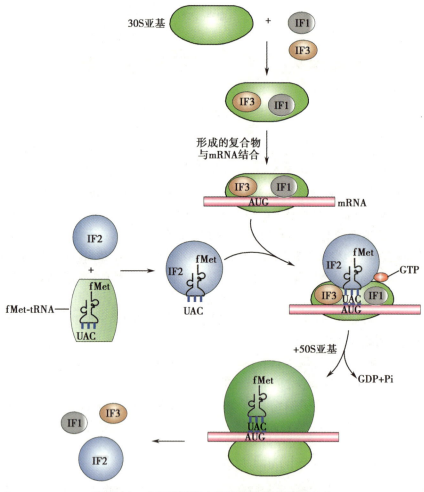

图 9-11　大肠埃希菌中翻译起始复合物的形成

真核细胞的翻译起始因子被称为 eIF(e 代表真核细胞)。某些 eIF 参与了 40S 小亚基与 mRNA 5′ 端帽子结构的结合。在起始复合物形成后,40S 小亚基在 mRNA 上扫描直到发现起始密码子 AUG,然后 eIF 被释放,60S 大亚基结合到起始复合物上,启动蛋白质的合成。此外,mRNA 3′ 端尾部的 poly A

可以促进起始复合物的形成,提高翻译效率。

(三)肽链延长是多因子参与的核糖体循环过程

起始复合物形成后,根据 mRNA 上密码子序列的指导,各种氨酰 tRNA 依次结合到核糖体上使肽链从 N 端向 C 端逐渐延长。该过程在核糖体上连续循环进行,又被称为核糖体循环(ribosome circulation)。核糖体循环包括进位(registration)、成肽(peptide bond formation)、转位(translocation)三个步骤(图9-12),每经过一个循环肽链增加一个氨基酸残基。

1. **进位** 起始复合物形成时,根据 A 位上 mRNA 的密码子,延长因子 EF-Tu 与 GTP、氨酰 tRNA 形成三元复合物——氨酰 tRNA-EF-Tu-GTP,使特异的氨酰 tRNA 进入 A 位。延长因子 EF-Ts 也参与进位过程,调控 EF-Tu-GTP 的循环再利用。

2. **成肽** 进位后,P 位和 A 位上各结合了一个氨酰 tRNA,在核糖体大亚基转肽酶的作用下,P 位上氨基酸的 α-COOH 与 A 位氨基酸的 α-NH$_2$ 形成肽键,使 P 位氨基酸连接到 A 位氨基酸的氨基上,这就是成肽。成肽后,A 位上形成了一个二肽酰 tRNA。P 位上的 tRNA 随之从核糖体上脱落,使 P 位空出。

3. **转位** P 位空出后,在延长因子 EF-G 的作用下,核糖体沿 mRNA 5' 端向 3' 端移动一个密码子距离,结果使肽酰 tRNA 由 A 位移到 P 位,空出的 A 位可接受新的氨酰 tRNA。

肽链上每增加一个氨基酸残基,即重复上述进位、成肽、转位的步骤,直至肽链合成终止。

真核细胞的肽链延长过程与原核细胞大致相同,仅在参与的因子方面有所区别。如真核细胞的延长因子有 3 种,分别为 eEF1α、eEF1$\beta\gamma$ 和 eEF2;转位时所需因子为 eEF2。

(四)肽链合成终止过程包括三个步骤

随着核糖体向 mRNA 3' 端的移动,当 mRNA 的终止密码子进入 A 位时,没有任何 tRNA 能与之识别,只有释放因子(RF)识别这种信号。原核细胞有 3 种 RF,RF1 识别 UAA 和 UAG,RF2 识别 UAA 和 UGA,RF3 结合 GTP 并促进 RF1、RF2 与核糖体结合。

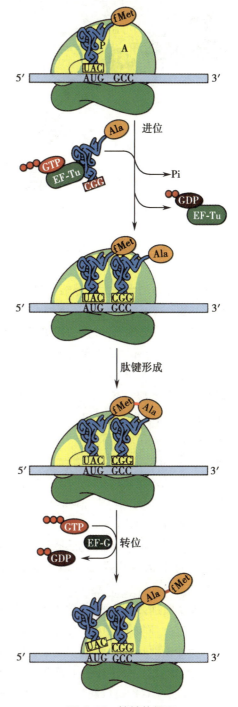

图 9-12　核糖体循环

1. **终止密码的辨认** 当 A 位上出现终止密码时,RF1 或 RF2 识别并结合到 A 位上。

2. **肽链和 mRNA 等释出** RF 的结合使核糖体上转肽酶构象改变而产生水解酶活性,水解 P 位上 tRNA 与肽链间的酯键,肽链脱落。tRNA、RF、mRNA 也随后从核糖体上释出。

3. **核糖体大、小亚基解聚** 在 IF3 作用下,大、小亚基解聚,重新进入新循环。

真核细胞终止过程与原核细胞相似,但其释放因子为 eRF1,它可识别 3 种终止密码子。

在肽链合成过程中,第一个核糖体向 mRNA 的 3' 端逐步移动,空出 mRNA 的翻译起始部位;因此 mRNA 又可结合第二个、第三个甚至更多核糖体,直至翻译活动终止。这样,多个核糖体结合到一个 mRNA 上成串排列,是肽链合成的功能单位,称为多聚核糖体(polyribosome)(图9-13)。多聚核糖

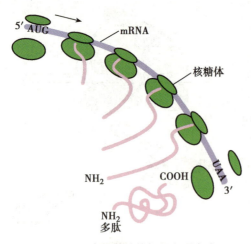

图 9-13　多聚核糖体与蛋白质合成

体上的每个核糖体都独立合成一条多肽链,因此一条 mRNA 链可同时合成多条相同的多肽链,大大提高了翻译效率。

(五) 蛋白质合成后的加工修饰包括一级结构的修饰和高级结构的修饰

新生多肽链一般不具有生物活性,需经过化学修饰和加工处理,才能形成具有天然构象和生物活性的功能蛋白。

1. 一级结构的修饰改变了多肽链氨基酸的性质和组成　新生多肽链一级结构的修饰通常能改变多肽链氨基酸的性质和组成,为空间结构的形成提供基础。

(1) 肽链氨基端的修饰:原核生物和真核生物分别以 N-甲酰甲硫氨酸和甲硫氨酸起始肽链合成,但成熟蛋白质大多不以二者作为氨基端的起始氨基酸。在肽链合成终止,甚至在合成进行的同时,甲酰基经脱甲酰基酶水解而被除去,甲硫氨酸或者氨基端的一些氨基酸残基由氨肽酶水解,包括除去信号肽序列。

(2) 共价修饰:许多蛋白质可以发生不同类型化学基团的共价修饰,如磷酸化、糖基化、甲基化、乙酰化、羟基化和二硫键形成等,这些修饰可改变蛋白质的活性状态。

磷酸化多发生在丝氨酸、苏氨酸和酪氨酸残基上,由蛋白激酶催化;许多质膜蛋白和分泌蛋白的丝氨酸或苏氨酸羟基上存在糖基化修饰;胶原蛋白前体的脯氨酸和赖氨酸羟基化形成羟脯氨酸和羟赖氨酸;多肽中的二硫键是在肽链合成后通过两个半胱氨酸的巯基氧化形成的。

(3) 多肽链的水解修饰:有些活性蛋白是由其无活性的前体蛋白水解而来的,如蛋白酶原水解后转变为蛋白酶。真核细胞的一个 mRNA 一般对应一条多肽链,但少数情况下一个 mRNA 翻译后的多肽链还可通过水解产生不同的蛋白质或多肽,如哺乳动物阿黑皮素原(pro-opiomelanocortin,POMC)可水解产生 β-促脂解素(β-lipotropin,β-LT)、促肾上腺皮质激素(ACTH)、β-内啡肽(β-endorphin)及促黑激素(α-melanotropin)。

2. 高级结构的修饰包括亚基聚合、多肽折叠和辅基连接　有许多蛋白由两个以上亚基构成,各亚基需通过非共价键聚合成多聚体才能表现出完整的生物活性,如由两条 α 链和两条 β 链所组成的人血红蛋白。

新生肽链必须折叠成天然空间构象才能成为有活性的功能蛋白。蛋白质一级结构是其空间结构形成的基础,同时也需要其他的酶、蛋白质辅助才能完成折叠过程。分子伴侣(molecular chaperone)是一类能识别肽链的非天然结构并能促进蛋白质正确折叠的酶或蛋白分子,它本身并不参与最终装配产物的组成。分子伴侣主要有两类:①蛋白因子:如热激蛋白(heat shock protein,Hsp)、伴侣蛋白(chaperonin),它们可以和部分折叠或没有折叠的蛋白质结合,使其免遭其他酶的水解并促进蛋白质折叠成正确的空间结构。②酶:如蛋白质二硫键异构酶(protein disulfide isomerase,PDI),可以识别和水解非正确配对的二硫键;肽-脯氨酸顺反异构酶(peptidylprolyl cis-trans isomerase,PPIase)能促进多肽链中肽酰脯氨酸肽键的顺反异构体之间的转换。

有些蛋白是带辅基的酶,合成后需要结合相应辅基才能成为有活性的功能蛋白。

四、蛋白质的降解

细胞内蛋白质处于不断合成与降解的动态平衡。细胞内的蛋白质不断地被降解和被新合成的蛋白质取代。蛋白质的降解在细胞生理活动中发挥着重要作用,如果蛋白质降解的速率和位点出现异常,就会影响细胞的正常功能并导致疾病。蛋白质的降解途径主要有两个:泛素-蛋白酶体途径(ubiquitin-proteasome system)和溶酶体途径。

(一) 蛋白质通过泛素-蛋白酶体途径被降解

泛素-蛋白酶体途径是细胞内蛋白质选择性降解的重要途径。泛素是一种含有 76 个氨基酸的小肽,广泛存在于不同组织和机体中而被命名为泛素(ubiquitin)。泛素可以与待降解的蛋白质共价结合,并且一个蛋白质可以结合多个泛素分子,这种现象称为多泛素化(polyubiquitination),蛋白质的多泛素化是启动蛋白质降解的信号。催化泛素化的酶主要有 3 种:泛素活化酶(E1)、泛素结合酶(E2)、泛素蛋白连接酶(E3)。E1 激活泛素分子,此过程需要 ATP 供能;激活的泛素分子被运送到 E2 上;E3 能同时结合 E2-泛素和被降解的蛋白质,催化泛素从 E2 转移到被降解蛋白的赖氨酸上。如此循环反复,在结合了一定数量(一般认为至少 5 个)的泛素分子后,被降解的蛋白质被运送到蛋白酶体(proteasome)中进行降解(图 9-14)。蛋白酶体是一个 26S 蛋白复合体,在胞核和胞质中均有分布,负责降解泛素化的蛋白质,主要是一些异常蛋白和短寿命蛋白。蛋白酶体本身不具备选择蛋白质的能力,只有被泛素化的蛋白才能被蛋白酶体识别、降解。

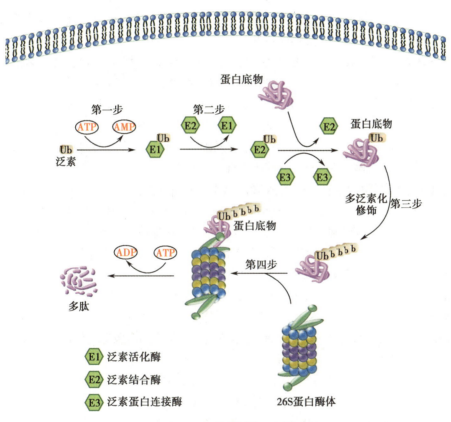

图 9-14　蛋白质降解的泛素化反应

(二) 蛋白质在溶酶体通过 ATP 非依赖方式被降解

溶酶体含多种酸性水解酶,可以直接分解蛋白质。与蛋白酶体消耗 ATP 的降解方式不同,溶酶体降解途径不需要 ATP 提供能量。蛋白质经自噬形成自噬体或经内吞作用进入细胞后,通过溶酶体消化,分解为小分子氨基酸。溶酶体降解途径通常是一条非特异性的蛋白质降解系统,真核细胞的膜蛋白、长寿命蛋白和一部分短寿命蛋白都在溶酶体中降解。蛋白质在溶酶体中被降解后可通过溶酶体膜的载体蛋白运送至胞质,为合成新的蛋白质提供原料。

第四节 | 基因表达的调控

遗传信息由 DNA 转录为 RNA,再由 RNA 翻译为蛋白质,通常称为基因的表达,其实质是通过基因的转录和翻译,产生具有特异生物学功能的蛋白质或 RNA,赋予细胞或个体功能或形态表型。基因表达受到严密和精确的调控,以适应环境、维持生长和发育的需要。基因表达的调控可发生在遗传信息传递的各个阶段,一般表现为正性调控(positive regulation)和负性调控(negative regulation),前者使基因表达量增加,后者则使基因表达量减少。在介绍基因表达的调控之前,首先了解一下基因表达的特点。

一、基因表达的一般特点

同一个体的所有细胞都具有相同的基因组,携带个体生存、发育、活动和繁殖所需要的全部遗传信息。但基因组的遗传信息(基因)不是同时全部都表达出来的,而是以时空特异性的方式有序表达。

(一) 基因表达具有时间性和空间性

基因表达具有严格的时间和空间特异性,这是由基因的启动子等调控序列与调节蛋白相互作用决定的。

例如,病原体侵入宿主后呈现一定的感染阶段,随感染阶段的发展,有些基因开启,有些基因关闭。按照功能需要,某一特定基因表达严格按照一定的时间顺序发生,这称为基因表达的时间特异性(temporal specificity)。多细胞生物从受精卵到组织、器官形成的不同发育阶段,不同基因严格按照自己特定的时间顺序开启或关闭,表现为分化、发育阶段一致的时间性,也称为阶段特异性(stage specificity)。

在个体某一发育、生长阶段,同一基因产物在不同组织器官中的表达多少是不一样的。同一基因产物在个体的不同组织或器官中差异表达,这就是基因表达的空间特异性(spatial specificity)。不同组织细胞中不仅表达的基因数量不相同,而且基因表达的强度和种类也各不相同,这就是基因表达的组织特异性(tissue specificity)。例如,肝细胞中涉及编码鸟氨酸循环酶类的基因表达水平高于其他组织细胞,甚至某些酶(如精氨酸酶)为肝脏所特有。

(二) 基因表达有组成性表达和可诱导/阻遏表达两种方式

1. 组成性表达　组成性表达(constitutive expression)是指不太受环境变动而变化的一类基因表达。其中某些基因表达产物是细胞或生物体整个生命过程中都持续需要且必不可少的,这类基因称为管家基因(housekeeping gene),这些基因大多是在生物体的不同组织细胞中都持续表达。组成性基因表达也不是一成不变的,其表达强弱也受一定机制的调控。

2. 适应性表达　适应性表达(adaptive expression)指环境的变化容易使表达水平变动的一类基因表达。应环境条件变化基因表达水平增高的现象称为诱导(induction),这类基因被称为可诱导基因(inducible gene);相反,随环境条件变化而基因表达水平降低的现象称为阻遏(repression),相应的基因被称为可阻遏基因(repressible gene)。

改变基因表达的情况以适应环境,在自然界普遍存在,并且对个体存活和正常生理功能的执行至关重要。例如,与适宜温度下生活的动物相比较,在冷或热环境下适应生活的动物,其肝脏的基因表达谱及合成的蛋白质图谱就有明显的不同;长期摄取不同的食物,体内合成代谢相关酶类的表达情况也会有所不同。

二、真核基因的表达调控

原核生物大多数基因的表达调控是通过操纵子(operon,由结构基因和表达调控元件组成)机制实现的,而真核细胞的基因表达调控要比原核细胞复杂得多。在真核细胞,由于核膜的存在,基因的转录与蛋白质的翻译分别在细胞内不同的区域进行。真核细胞基因表达调控可以在转录水平、RNA加工水平、RNA 转运水平、mRNA 降解水平、翻译水平和蛋白质活性水平上进行(图 9-15)。对大多数基因而言,转录是最重要的控制点。此外,在某些细胞中,DNA 水平的变化如染色质上基因拷贝数的变化、DNA 重排、DNA 甲基化等也会影响基因的表达,这将在第十五章中介绍。

(一) 转录水平调控是真核细胞基因表达的主要控制点

转录水平调控主要是对基因表达转录起始的调节。真核细胞基因具有复杂的调控区,它包括启

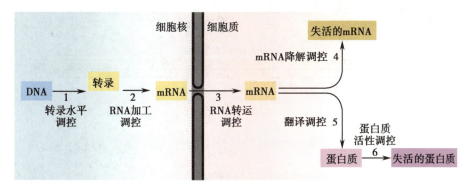

图 9-15　真核基因表达调控的途径

动子区和其他能调节基因表达的转录因子和调节蛋白的结合位点。影响基因表达的各种因子通过与 DNA 调控区的结合而增强或抑制基因的表达。图 9-16 显示了真核细胞基因表达调控区的一般结构。真核细胞的基因表达调节蛋白有些是特异性的 DNA 结合蛋白,能够和 DNA 调控序列直接结合;还有一些虽然不能直接与 DNA 结合,但它们可通过与其他基因表达调节蛋白的相互作用调控基因转录。通常将基因表达调节蛋白称作反式作用因子(trans-acting factor),将它们所识别的 DNA 序列称作顺式作用元件(cis-acting element)。顺式作用元件是对基因表达有调节活性的 DNA 序列,其活性只影响与其自身同处在一个 DNA 分子上的基因,这种 DNA 序列一般不编码蛋白质,多位于基因旁侧或内含子中。基因表达的调节是通过反式作用因子与顺式作用元件相互作用而实现的。

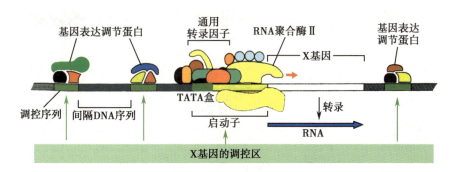

图 9-16　真核细胞基因表达调控区示意图

1. 顺式作用元件是能够调控基因表达的特殊 DNA 序列　根据顺式作用元件在基因组中的位置、对转录活性影响的性质及发挥作用的方式,可将真核基因的顺式作用元件分为启动子、增强子(enhancer)和沉默子(silencer)。

启动子是决定细胞基因转录起始、能被 RNA 聚合酶所识别并结合的特异性 DNA 序列,是基因准确和有效地进行转录所必需的结构(详见本章第一节)。

增强子是一种能增强真核细胞某些启动子功能的调节序列,不具有启动子的功能,但能增强或提高启动子的活性。增强子在 DNA 双链中没有 5′ 与 3′ 固定的方向性,作用不受序列方向性的限制。增强子在所调控基因的上游或下游均可发挥作用,但大多位于上游;下游内含子中,乃至下游最后一个外显子以外的序列也可含有增强子。增强子在距离启动子相对较远(距启动子数千至数万个碱基对长度)时也能发挥作用。增强子一般有组织或细胞特异性,但对启动子的影响无严格的专一性。基因重组实验证明,同一增强子可影响不同类型的启动子,真核生物增强子也可影响原核生物的启动子(图 9-17)。

在顺式作用元件中还存在一种与增强子作用相反的沉默子。沉默子是基因表达的负性调控元件。当特异蛋白因子与其结合时,对基因转录起阻遏作用。目前对这种在基因转录降低或关闭中起作用的序列研究还不多,但从已有的例子来看,沉默子的作用可不受序列方向的影响,能远距离发挥作用,并可对异源基因的表达起作用。

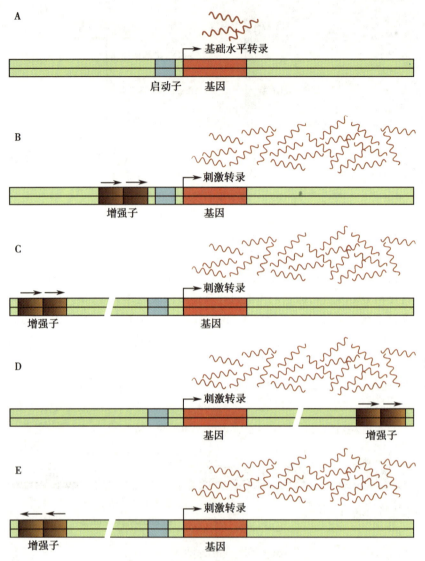

图 9-17 增强子作用模式示意图

没有增强子存在时,基因转录维持在较低的基础水平(A)。当有增强子存在时,可以使转录水平升高:增强子可以紧邻启动子上游(B);也可以位于转录起始位点的上游或下游几千个碱基对长度处(C 和 D);与转录方向相反的增强子也可刺激转录(E)。

2. 反式作用因子通过顺式作用元件调控基因的表达 真核基因表达的调节蛋白又称转录调节因子或转录因子。绝大多数转录因子由它的编码基因表达后,通过与特异的顺式作用元件识别、结合(即 DNA-蛋白质相互作用)反式激活另一基因的表达。RNA 聚合酶和转录因子就是反式作用因子。能直接结合 DNA 序列的反式作用因子较少,但不同的反式作用因子之间可以相互作用,因而目前认为多数转录因子是通过蛋白质-蛋白质间的相互作用与 DNA 序列相关联并影响转录效率的,转录因子与 DNA 或转录因子之间的结合都会引起 DNA 构象变化,从而调节转录。

在结构上,转录因子一般包含如下不同区域:①DNA 结合域(DNA-binding domain):多由 60~100 个氨基酸残基构成的几个亚区组成。②转录激活域(transcription activating domain):常由 30~100 个氨基酸残基组成,该结构域包含富含酸性氨基酸、富含谷氨酰胺、富含脯氨酸等不同种类。那些不与 DNA 直接结合的转录因子没有 DNA 结合域,但能通过转录激活域直接或间接作用于转录复合体而影响转录效率。③连接区:即连接上述两个结构域的部分。

与 DNA 结合的转录因子大多以二聚体形式起作用,其 DNA 结合域常见有以下几种:①锌指结构(zinc finger):是最常见的 DNA 结合域,由约 23 个氨基酸残基组成,其中的半胱氨酸和组氨酸通过配位键与锌原子结合,这样形成一个以锌原子为中心的"指"状结构,称为锌指结构(图 9-18)。锌指结构的 N 端形成 β 片层,C 端形成 α 螺旋,α 螺旋能够与 DNA 大沟相结合。一个转录因子中常常含有多个串联重复的锌指结构,如与 GC 盒结合的转录因子 SP1 中就含有 3 个重复的锌指结构,这些锌指结构中的 3 个 α 螺旋恰好等于 DNA 大沟的一圈。②螺旋-转角-螺旋(helix-turn-helix,HTH):如图 9-19A 所示,这类结构域通常由 3 个 α 螺旋结构组成,其中一个螺旋与 DNA 大沟结合,另两个螺旋则位于其上面起稳固作用。例如,真核细胞中的同源异形结构域(homeodomain)蛋白中就含有 HTH 结构域。③螺旋-环-螺旋(helix-loop-helix,HLH):这类结构至少有两个 α 螺旋,螺旋间由短肽段形成的环连接,两个具有 HLH 结构的转录因子以二聚体形式相连,两个较长的 α 螺旋刚好能够嵌入 DNA 的大沟(图 9-19B)。例如,参与肌细胞生成的转录因子 MyoD 蛋白就含有 HLH 结构域。④亮氨酸拉链(leucine zipper):该结构的特点是蛋白质的肽链上每隔 6 个氨基酸就有一个亮氨酸残基,结果导致这些亮氨酸残基都在 α 螺旋的同一个方向出现,两个这样的 α 螺旋肽链单体就能通过亮氨酸残基以疏水键结合形成二聚体。该二聚体另一端的肽段形成的"Y"形结构(富含碱性氨基酸残基)与 DNA 大沟结合(图 9-19C)。在肝、小肠上皮、脂肪细胞和某些神经细胞中有称为 C/EBP(CCAAT/enhancer binding protein)的一类蛋白质能够与 CAAT 盒结合,其特征就是能形成具有亮氨酸拉链的二聚体结构。

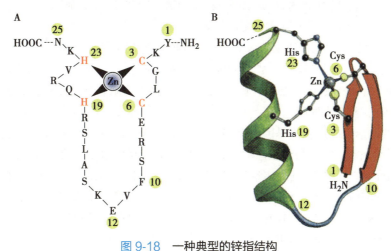

图 9-18　一种典型的锌指结构

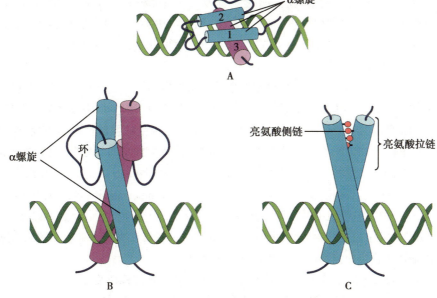

图 9-19　几种其他常见的反式作用因子 DNA 结合域

A. 螺旋-转角-螺旋;B. 螺旋-环-螺旋;C. 亮氨酸拉链。

总之,反式作用因子能够通过识别启动子、启动子附近或增强子等顺式作用元件中的特异靶序列并与之结合(即蛋白质-DNA 相互作用),以及通过蛋白质-蛋白质的相互作用,最终影响 RNA 聚合酶活性,从而对基因表达发挥正性或负性调控作用。通常把发挥正调控作用的反式作用因子称为转录激活蛋白(activator)。

3. 真核细胞的阻遏蛋白 真核细胞中除存在发挥正性调控作用的转录激活蛋白之外,还有一类阻遏蛋白(repressor,也称抑制子)通过与特定的 DNA 序列结合而抑制转录,参与真核细胞基因表达的负性调控。在真核阻遏蛋白中,某些阻遏蛋白通过干扰其他转录因子与 DNA 的结合发挥抑制作用,例如,在转录起始位点附近结合的阻遏蛋白可以阻止 RNA 聚合酶或通用转录因子与启动子的相互作用;另一些阻遏蛋白则通过与转录激活蛋白竞争结合 DNA 的调控序列发挥作用,这些阻遏蛋白含有和激活蛋白相同的 DNA 结合域,但是阻遏蛋白没有转录激活域,无法激活转录。这类阻遏蛋白抑制基因转录的实质是:通过阻止激活蛋白与启动子或增强子的结合,抑制转录。

另一类阻遏蛋白,称为活性阻遏蛋白(active repressor),与那些仅仅干扰激活蛋白结合的阻遏蛋白不同,它们虽然也有 DNA 结合域,但主要靠功能结构域通过蛋白质-蛋白质的相互作用来抑制转录。例如,果蝇的 Krüppel 蛋白即为活性阻遏蛋白,它除了含有一个能够与 DNA 结合的锌指结构域,还存在一个独立的抑制结构域。Krüppel 蛋白与 DNA 结合后,依赖其抑制结构域与特定的转录激活蛋白、中介蛋白或通用转录因子相互作用而抑制转录。

阻遏蛋白对基因转录的调控作用扩展了人们对真核细胞基因表达调控机制的认识。阻遏蛋白一个重要的功能可能是抑制组织特异性基因在不适当细胞中的表达。例如,免疫球蛋白基因的增强子中含有阻遏蛋白的结合位点,该位点与阻遏蛋白的结合有助于抑制非淋巴细胞中免疫球蛋白的表达,确保免疫球蛋白的组织特异性表达。

4. 染色质通过结构重塑调控基因的转录 染色质是高度有序的紧密结构,限制了转录因子对 DNA 的接近和结合,控制着真核细胞基因的转录。转录激活首先需要将致密压缩的染色质/核小体舒展开,具有酶活性的功能蛋白复合体参与该过程,通过调整核小体结构,中和组蛋白碱性氨基酸残基上的正电荷来减弱组蛋白与 DNA(携负电荷)间的结合,从而降低相邻核小体间的聚集,促进转录因子的进入,最终激活基因转录。这种染色质结构的动态变化过程通常称为染色质重塑(chromatin remodeling)。目前认为引起染色质重塑的方式主要有以下有两种(图 9-20)。

(1)依赖 ATP 的物理性调控:即利用 ATP 水解释放的能量,使组蛋白和 DNA 的构象发生局部改变。该过程主要通过依赖 ATP 的染色质重塑复合体或染色质重塑子(remodeler)来完成,这些复合体是一种以 ATP 酶为催化中心的多种蛋白亚基复合体,如 SWI/SNF 复合体,能够被 DNA 结合的转录激活蛋白(activator)或抑制子招募至启动子部位,借 ATP 水解的能量移动核小体的位置使 DNA 序列暴露或被掩盖,而参与基因表达调控。

(2)组蛋白共价化学修饰:作为染色质组成成分的组蛋白的结构是动态变化的,这些变化影响了染色质结构的构型,从而调节基因的表达。组蛋白结构的改变源于组蛋白中被修饰的氨基酸。

核小体的核心组蛋白(H2A、H2B、H3 和 H4)是一类小分子量的强碱性蛋白,它们均由球状结构域(外周被 146bp 的 DNA 包绕)和位于蛋白 N 端并从核小体表面伸出的组蛋白"尾巴"组成。组蛋白特别是 H3 和 H4 尾部的氨基酸残基能够被化学修饰,包括乙酰化(acetylation)、甲基化(methylation)、磷酸化(phosphorylation)、泛素化(ubiquitination)、类泛素修饰(sumoylation)、多聚 ADP-核糖基化[poly(ADP-ribosyl)ation]等。组蛋白中被修饰氨基酸的种类、位置和修饰类型以及各种修饰在时间、空间上的组合与生物学功能的关系被称为组蛋白密码(histone code),它决定了染色质转录活跃或沉默的状态。图 9-21 描述了组蛋白修饰的一般概念和常见标记。

组蛋白修饰导致转录激活或沉默的机制与其引起的染色质结构改变密切相关。组蛋白 N 端尾部的氨基酸修饰直接影响了核小体的结构,进而影响转录起始复合体同启动子部位 DNA 的结合。在此以组蛋白常见的修饰方式——乙酰化为例,说明组蛋白修饰影响基因转录的机制。组蛋白乙酰化

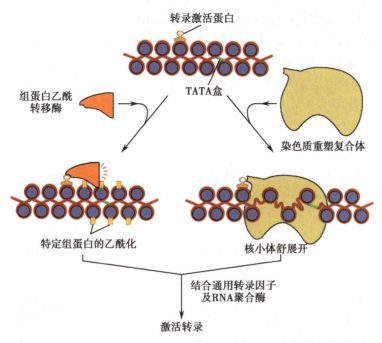

图 9-20 真核细胞中转录激活蛋白通过影响局部染色质的结构而激活转录
显示了通过组蛋白共价化学修饰和染色质重塑复合体两种方式引起局部染色质结构改变。

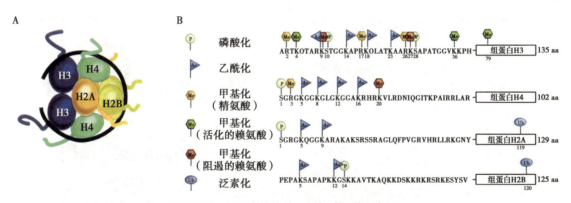

图 9-21 组蛋白修饰的一般概念和常见标记
A. 组蛋白核心八聚体被 DNA 盘绕,N 端无结构的组蛋白尾部从核小体上伸出。B. 组蛋白尾部氨基酸残基的修饰位点:组蛋白 N 端的尾部囊括了已知共价修饰位点的大部分,修饰也可发生在球状结构域。一般地,活化标签包括乙酰化、精氨酸甲基化,以及一些赖氨酸甲基化,如 H3K4 和 H3K36 等;球状结构域的 H3K79 甲基化具有转录抑制功能,常见抑制标签包括 H3K9、H3K27 和 H4K20 等的甲基化。

多发生于 H3 和 H4 的赖氨酸残基。在组蛋白乙酰转移酶(histone acetyltransferase,HAT)作用下,将组蛋白 N 端尾部的赖氨酸加上乙酰基,称为组蛋白乙酰化。组蛋白 N 端的赖氨酸残基乙酰化会消除组蛋白的正电荷,降低组蛋白和 DNA 之间的亲和力,使得 RNA 聚合酶和通用转录因子容易进入启动子区域。因此,在大多数情况下,组蛋白乙酰化有利于基因转录。低乙酰化的组蛋白通常位于非转录活性的常染色质区域或异染色质区域。一些组蛋白可以快速地乙酰化,然后又去乙酰化,使得组蛋白结合基因的表达受到精确调控。组蛋白的去乙酰化由组蛋白去乙酰化酶(histone deacetylase,HDAC)催化完成。组蛋白去乙酰化一般抑制转录,其具体机制是:基因激活因子结合于特定上游激活序列(UAS)并招募组蛋白乙酰转移酶,催化附近的组蛋白乙酰化,促进转录激活;而结合于上游抑制序列(URS)的转录抑制因子则招募组蛋白去乙酰化酶,催化附近的组蛋白去乙酰化,抑制转录。

5. **DNA 甲基化修饰程度影响基因表达水平** 真核 DNA 中的胞嘧啶碱基约有 5% 被甲基化修饰为 5-甲基胞嘧啶。胞嘧啶碱基的甲基化修饰常发生在基因上游调控序列的 CpG（岛）富含区。处于活性染色质区、呈现转录激活状态的基因的 CpG 序列一般是低甲基化的；而不表达或处于低表达水平的基因的 CpG 序列则是高甲基化的。DNA 胞嘧啶的甲基化与去甲基化修饰是一个动态的过程，在真核基因的表达调控中发挥重要作用。DNA 甲基化酶（DNA methylase，DNMT）催化甲基与胞嘧啶的共价结合，而去甲基化酶（demethylase）则负责去除 5-甲基胞嘧啶上的甲基。

6. **非编码 RNA 能够调节基因转录** 除转录调节蛋白以外，一些非编码 RNA，如 miRNA 等小 RNA 或长链非编码 RNA 也能调控基因的转录。相对于长链非编码 RNA，人们对小 RNA 的作用机制有较多的认识。在第二章中已经介绍过 miRNA 在 RNA 干扰中的作用机制，在此简述 miRNA 在调节基因转录中的作用。在发挥转录抑制作用时，miRNA 与另一种蛋白质复合体——RITS（RNA-induced transcriptional silencing）复合体结合，解离后的一条 miRNA 链将 RITS 复合体引导至同源基因处（很可能是通过碱基配对结合于正在转录的 mRNA 上），然后，RITS 复合体募集组蛋白甲基化酶，使组蛋白 H3K9 发生甲基化，导致异染色质形成，最终抑制基因的转录（图 9-22）。

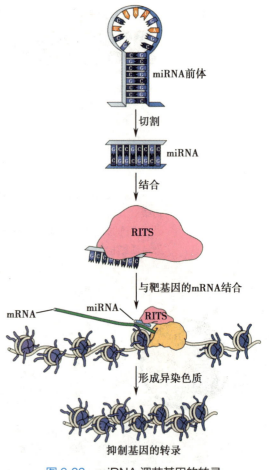

图 9-22　miRNA 调节基因的转录

（二）RNA 加工水平调控的主要途径是剪接

内含子隔断外显子是真核细胞基因结构的重要特点。多数真核细胞的 mRNA 前体经剪接去除内含子后仅形成一种成熟的 mRNA，经过翻译生成一条相应的多肽链，这种 RNA 剪接方式称为常规剪接（constitutive splicing）。但许多高等真核细胞的 mRNA 前体不止含有一个内含子，在特定条件下，剪接发生在两个内含子之间，即某个内含子的 5′ 端与另一个内含子的 3′ 端进行剪接时，就会删除这两个内含子及其中间的全部外显子或内含子，这称为 RNA 可变剪接（alternative splicing）（详见第十五章）。由此，一个基因的 mRNA 前体经过可变剪接可以产生多种不同的蛋白质，或形成一组相似的蛋白质家族。

mRNA 前体的剪接由被称为剪接体的核酸-蛋白质复合物完成，该复合物主要包括 snRNA 及富含丝氨酸和精氨酸的相关蛋白。剪接首先是剪接体识别 mRNA 前体剪接位点，剪接位点的选择受许多顺式作用元件和反式作用因子的调控。反式作用因子可以通过识别正性或负性的顺式作用元件对不同的剪接位点进行选择。此外，剪接体中的剪接因子也参与了对选择性剪接的调控。

（三）真核细胞基因表达的翻译水平调控与起始因子磷酸化密切相关

真核细胞翻译水平调节点主要在翻译起始阶段和延长阶段，尤其是起始阶段。如起始因子活性的调节、Met-tRNA^{met} 与核糖体小亚基结合的调节、mRNA 与小亚基结合的调节等。蛋白质合成速率的快速变化很大程度上取决于起始水平，通过磷酸化调节起始因子活性对起始阶段有重要的控制作用。如由特异蛋白激酶催化的 eIF-2α 亚单位的磷酸化可以阻碍 eIF 的正常运行，从而抑制蛋白质合成的起始。在病毒感染的细胞中，细胞抗病毒机制之一即通过双链 RNA（double-stranded RNA，dsRNA）激活一种蛋白激酶，使 eIF-2α 磷酸化，从而抑制蛋白质合成的起始。

此外,mRNA 的 5′UTR(非翻译区)与 3′UTR 在翻译过程中能够相互依赖、协同作用,提高翻译效率。一些蛋白质能够识别 mRNA 的 3′UTR,通过干扰 3′ 端 poly A 尾与 5′ 端帽的联络而减少翻译的启动。

(四)液-液相分离参与基因表达调控过程

液-液相分离(liquid-liquid phase separation)在遗传信息的转录、RNA 加工及翻译过程中也发挥了重要作用。活细胞中,相分离的结果是形成无膜细胞器,也称为生物分子凝聚体,如核仁、核内的转录工厂、剪接体等。相分离可以特异性地将生物分子(蛋白质或核酸)浓缩到隔室中,或提供一个独特的环境来调节生物过程,其在染色体凝聚、转录、剪接和翻译等中均具有重要作用。相分离的扰乱与疾病的发生密切相关,如 HOXD13、HOXA13 等转录因子由结构固定的蛋白结构域和不形成固定三级结构的内在无序序列(intrinsically disordered protein region,IDR)共同组成,这些蛋白在 IDR 介导下参与液-液相分离的形成,因而其 IDR 区域编码序列的突变会导致相关生物分子凝聚体的异常,特异性地改变了后续的转录程序,导致发育畸形等疾病。

第五节 │ 基因的信息传递与医学

遗传信息传递过程中任何环节出现异常均会导致基因表达的异常,引起疾病的发生。转录因子突变或基因修饰改变在不同层面影响基因的正常表达,从而引发疾病;蛋白质降解异常与肿瘤、神经退行性疾病、心血管疾病、代谢性疾病的发生发展密切相关。

一、基因表达调控异常与疾病

基因表达调控是高度有序的多级调控过程,其紊乱严重影响基因的正常表达,从而引发疾病。

转录因子突变与疾病的发生密切相关。转录因子在真核细胞基因表达调控中起重要作用,其本身结构与功能的改变,将使细胞或个体功能有较大缺陷。研究表明,有 30 多种疾病与转录因子有关。例如,转录因子 TBX5 显性突变可引起心手综合征(Holt-Oram syndrome,HOS),表现为拇指异常,心脏的房间隔缺损、室间隔缺损及复合畸形;转录因子 PAX3 显性突变会导致 Waardenburg 综合征Ⅰ型(WS1),引起宽鼻梁、内眦侧移、着色异常(如睫毛和头发变白、虹膜异色),并有耳蜗性失聪等临床表现;转录因子 NKX2-1 突变后,表现出中枢神经、甲状腺及肺功能等多方面的复杂症状,如小头畸形、基底神经节畸形、肌张力减退、共济失调、手足徐动症、发育迟缓和肺功能紊乱等;锌指类转录因子 GATA3 突变后的临床表现为血甲状旁腺激素水平降低、感觉神经性耳聋和肾脏发育不良。

二、蛋白质降解异常与疾病

蛋白质是执行生命活动的基本分子,细胞中的蛋白质不断地处于合成、降解的代谢更新过程中。在正常代谢条件下,蛋白质的合成和降解有精确的调节而处于动态平衡。内源性的蛋白质都有一定的寿命,最终都会被降解。如果蛋白质的降解出现异常,就会影响细胞的多种功能,从而引起疾病的发生。在此以肿瘤和神经退行性疾病为例,说明蛋白质与疾病的关系。

1. **蛋白质降解异常与肿瘤** 在后续章节中将介绍泛素介导的蛋白质降解途径在细胞周期、DNA修复、细胞凋亡中起重要作用,当泛素介导的蛋白质降解途径出现异常时,则有可能导致肿瘤的发生。例如,细胞周期的正常进行需要细胞周期蛋白和其他蛋白质的降解,细胞周期蛋白 cyclin A 稳定存在于 S 期和 G_2 期,细胞通过 M 期需要 cyclin A 的降解,若 cyclin A 不被降解则会导致细胞周期停止在 M 期的中期,从而使染色体不正常分离,诱发肿瘤形成。p53 基因是细胞生长周期中的负调节因子,参与细胞周期、DNA 修复、细胞分化、细胞凋亡等重要的生物学过程,其表达水平和活性受到严格的控制,如果 p53 蛋白降解异常,则会导致肿瘤的发生。研究表明,10% 的肿瘤中负责降解 p53 的泛素连接酶 Mdm2 的表达异常升高。有研究指出,抑制 26S 蛋白酶体的活性,可以选择性抑制肿瘤细胞的增殖。

2. **蛋白质降解异常与神经退行性疾病** 大多数神经退行性疾病与细胞内或细胞外错误折叠蛋

白不能被有效降解和清除有关。例如,阿尔茨海默病(Alzheimer's disease,AD)的主要病理改变是神经细胞内神经原纤维缠结(NFT)的形成及细胞外 β 淀粉样蛋白(Aβ)老年斑(SP)的沉积。泛素-蛋白酶体系统能及时降解错误折叠和修饰的蛋白,使细胞尤其是神经细胞内的蛋白质处于稳定状态,其功能障碍将使细胞内异常蛋白聚积、毒性代谢产物 Aβ 无法及时清除,从而导致 NFT 和 SP。缠结和斑块的不断聚集又会抑制蛋白酶体的降解活性,由此恶性循环,不断促进 AD 的发生发展。朊蛋白导致的疾病,如人的克-雅病,以及由含异常扩展多聚谷氨酰胺片段蛋白聚集引起的疾病,如亨廷顿病(Huntington disease),都发现与泛素-蛋白酶体途径介导的蛋白降解异常有关。因此,泛素-蛋白酶体在神经退行性疾病中的作用越来越受到关注。

小结

基因是 DNA 中含有特定遗传信息的核苷酸序列,是遗传信息的贮藏形式。遗传信息的流向一般是 DNA→RNA→蛋白质,这被称为中心法则。真核生物基因一般是由内含子和外显子构成的不连续镶嵌结构的基因。除内含子和外显子之外,完整的基因还包括位于编码区上游的启动子和基因末端的终止子。真核细胞基因组还存在许多功能未知、有多个拷贝的 DNA 重复序列。

转录是遗传信息从 DNA 流向 RNA 的过程,其本质是以 DNA 双螺旋链中模板链为模板,以四种核苷三磷酸为原料,在 RNA 聚合酶作用下,遵循碱基互补配对原则合成 RNA 的过程。真核细胞基因转录形成初级转录产物的基本过程分为转录的起始、延长和终止,转录形成的 RNA 前体通常需要经过复杂的加工修饰过程才能成为成熟的功能形式。真核细胞含有多种 RNA 聚合酶,其中 RNA 聚合酶Ⅱ负责 mRNA 的转录。mRNA 的初级转录物是 hnRNA,需经过加工过程才能成为成熟的 mRNA。mRNA 加工过程包括 5′ 末端加上 "帽子" 结构、3′ 末端加上 "尾" 结构和剪接。剪接是将 RNA 前体中内含子切除,将外显子拼接的过程。RNA 聚合酶Ⅰ转录形成原始 rRNA 前体——45S rRNA,最终被剪切为 28S、18S 和 5.8S rRNA。真核细胞含有多个编码 tRNA 的基因,由 RNA 聚合酶Ⅲ转录产生 tRNA 前体,tRNA 前体需要进行剪接和碱基修饰才能成为成熟的 tRNA。

翻译是 mRNA 指导蛋白质合成的过程。mRNA 作为翻译的模板,决定蛋白质的氨基酸顺序;tRNA 作为运输工具,携带氨基酸准确进入指定位置;rRNA 与多种蛋白质组成核糖体,作为蛋白质合成的机器。mRNA 链的 3 个相邻碱基可以决定一个特定的氨基酸,这种核苷酸三联体被称为密码子,mRNA 上的碱基排列顺序称作遗传密码。蛋白质合成可分为四个阶段:氨基酸的活化、多肽链合成的起始、肽链的延长、肽链的终止和释放。新生多肽链一般不具有生物活性,需经过化学修饰和加工处理,才能成为具有天然构象和生物活性的功能蛋白。体内蛋白质处于不断合成与降解的动态平衡,蛋白质的降解途径主要包括泛素-蛋白酶体途径和溶酶体途径。

基因的表达受到严密和精确的调控。真核细胞基因表达调控可以发生在转录水平、RNA 加工水平、RNA 转运水平、mRNA 降解水平、翻译水平和蛋白质活性水平。通常将基因表达调节蛋白称作反式作用因子,将它们识别的 DNA 序列称作顺式作用元件,反式作用因子通过顺式作用元件调控基因的表达。顺式作用元件包括启动子、增强子和沉默子。转录因子的结构一般包含 DNA 结合域和转录激活域,螺旋-转角-螺旋、锌指结构、亮氨酸拉链是常见的 DNA 结合域。除发挥正性调控作用的转录激活蛋白外,真核细胞中还有一类阻遏蛋白,通过与特定的 DNA 序列结合参与基因表达的负性调控。染色质结构的动态变化过程通常称为染色质重塑,也是基因表达调控的重要方式之一。除转录调节蛋白外,一些非编码 RNA 也能调节基因的转录。在真核细胞中,一个基因的 mRNA 前体经过可变剪接可产生多种不同的蛋白质,这是 RNA 加工水平的调控方式。真核细胞基因表达的翻译水平调控与起始因子磷酸化密切相关。

基因信息传递过程任何环节出现异常均会导致基因表达异常和疾病发生。

(陈 苏)

本章思维导图

本章目标测试

NOTES

第三篇
细胞的社会性

第十章 | 细胞连接与细胞黏附

机体的形态建成既是细胞分裂、分化的结果,也是细胞通过表面分子相互识别和黏着的结果。在胚胎发育进程中,细胞分裂、分化后迁移到预定区;同一组织内的细胞间,通过特殊连接形成一个整体;不同组织间,通过细胞识别、黏着形成连接机制,从而进一步形成各种器官乃至系统,最终形成完整的有机体。细胞之间、细胞与细胞外基质之间通过细胞表面特殊的黏附分子彼此识别和黏着;通过相邻细胞表面的特殊连接装置以加强彼此间的机械联系,保障功能协调。这些相互作用是组织形成、定位、生存及稳态维持的重要保证。细胞连接(cell junction)与细胞黏附(cell adhesion)是细胞间发生关联的结构基础和基本方式,体现细胞的社会性。

第一节 | 细胞连接

在人和多细胞动物体内,除结缔组织和血液外,各种组织的细胞之间都通过膜表面蛋白形成细胞连接,以加强细胞间的机械联系和维持组织结构的完整性、协调性;有一些细胞通过细胞膜上的特殊蛋白与细胞外基质结合在一起。这种细胞表面与其他细胞或细胞外基质结合的特化区称为细胞连接。细胞连接是相邻细胞之间协同作用的重要结构基础,根据其结构和功能特点可分为三大类,即封闭连接(occluding junction)、锚定连接(anchoring junction)和通讯连接(communicating junction)(表10-1,图10-1)。

表 10-1　细胞连接的类型

功能分类	结构分类	主要特征	主要分布
封闭连接	紧密连接	相邻细胞膜形成封闭索	上皮细胞、脑毛细血管内皮细胞
锚定连接	黏着连接	肌动蛋白丝参与的锚定连接	
	黏着带	细胞-细胞连接	上皮细胞
	黏着斑	细胞-细胞外基质连接	上皮细胞基底面
	桥粒连接	中间纤维参与的锚定连接	
	桥粒	细胞-细胞连接	心肌细胞、上皮细胞
	半桥粒	细胞-细胞外基质连接	上皮细胞基底面
通讯连接	间隙连接	由连接子介导细胞通讯连接	大多数动物组织细胞
	化学突触	神经细胞突触通讯连接	神经元和神经-肌细胞间

一、紧密连接

1. 紧密连接的概念　人和其他脊椎动物体内的封闭连接只有一种,称为紧密连接(tight junction)。广泛分布于各种上皮细胞,如消化道上皮、膀胱上皮、睾丸生精小管生精上皮的支持细胞基部和腺体的上皮细胞管腔面的顶端侧面区域。此外,脑毛细血管内皮细胞之间也存在紧密连接结构。透射电镜显示,在紧密连接处,两个相邻细胞质膜以断续的点状结构连在一起,点状接触部位细胞间隙消失,非点状接触处尚有 10～15nm 的细胞间隙。冷冻断裂复型技术显示,紧密连接区域是一种"焊接线"

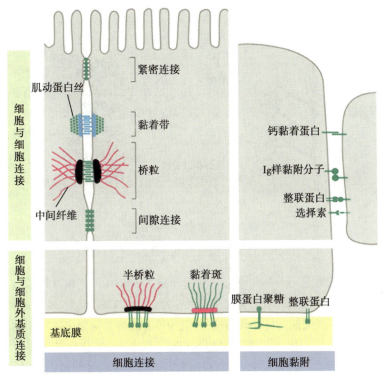

图 10-1　细胞连接、细胞黏附和细胞外基质

样的带状网络(图 10-2A)。焊接线又称嵴线,扫描电镜显示,两个相邻细胞膜上的嵴线由成串排列的特殊穿膜蛋白质颗粒构成(图 10-2B),这种在相邻细胞膜上形成的特征性结构称为封闭索(sealing strand),封闭索相互交错成网状结构,呈带状环绕每个上皮细胞的顶部,将相邻细胞紧密连接在一起,封闭细胞间隙(图 10-3A)。

2. 参与紧密连接的分子　现已证明有 40 余种蛋白质参与了紧密连接的形成与功能。这些蛋白质主要是穿膜蛋白和胞质外周蛋白(cytoplasmic peripheral protein)。从紧密连接嵴线中至少确定了两

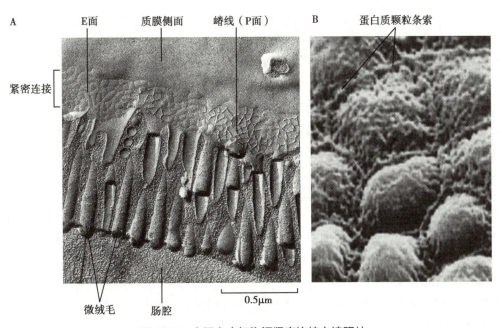

图 10-2　小肠上皮细胞间紧密连接电镜照片

A. 冷冻断裂复型电镜照片,示细胞微绒毛和细胞紧密连接区;B. 扫描电镜照片,示蛋白质颗粒条索。
E 面(exoplasmic face)是靠近细胞外基质的半层膜;P 面(protoplasmic face)是靠近细胞质的半层膜。

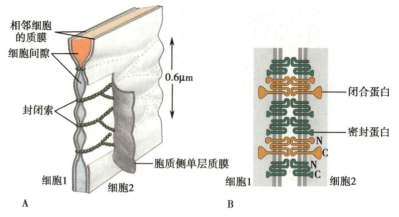

图 10-3 紧密连接模式图

A. 相邻质膜上蛋白颗粒连成的封闭索;B. 紧密连接中的两种穿膜蛋白。

类穿膜蛋白:一类称为闭合蛋白(occludin),是一种分子量为 65kDa 的 4 次穿膜蛋白;另一类称为密封蛋白(claudin),也是一种 4 次穿膜蛋白,分子量较小,为 20～27kDa(至少 24 种此类蛋白得以鉴定)。两类穿膜蛋白的 C 末端和 N 末端均伸向细胞质,C 末端具有能与其他紧密连接蛋白结合的区域,通过与其他紧密连接蛋白的相互作用,参与紧密连接的形成(图 10-3B)。胞质外周蛋白有多种,包括 PDZ 蛋白、ZO 家族、PATJ、PAR-3 和 PAR-6 等,它们帮助穿膜蛋白与细胞骨架相连,还能将蛋白激酶、磷酸酶、小 GTP 酶和转录因子等调节蛋白募集到紧密连接处发生作用。

3. **紧密连接的生物学功能** 紧密连接有以下两个功能。

(1)封闭细胞之间的细胞间隙,防止外源性物质通过细胞间隙进入组织,保证组织内环境的稳定。例如,小肠上皮细胞的紧密连接结构,对肠腔内物质起着阻隔作用。脑毛细血管内皮以及睾丸支持细胞之间的紧密连接构成了血脑屏障(blood-brain barrier)和血睾屏障(blood-testis barrier),保护脑和睾丸组织免于异物的侵入。

(2)形成上皮细胞质膜蛋白与膜脂分子侧向扩散的屏障,从而维持上皮细胞的极性。例如,小肠上皮细胞游离面质膜上含有大量吸收葡萄糖分子的协同运输载体,完成 Na^+ 驱动的葡萄糖同向转运;而基底面含有执行被动运输的葡萄糖转运载体,将葡萄糖转运到细胞外液,从而完成葡萄糖的吸收和转运功能。正是由于紧密连接限制了膜蛋白和膜脂分子的流动性,从而保证了小肠上皮细胞物质运转的方向性。

4. **紧密连接与医学** 已发现在活动期的炎症性肠病,紧密连接的完整性被破坏,ZO-1 和闭锁蛋白以及闭合蛋白-1 和闭合蛋白-2 的表达均下降,破坏了紧密连接的完整性,导致肠腔内的细菌、抗原进入肠黏膜固有层,并激发异常的免疫应答。低糖皮质激素治疗多发性硬化症,主要是通过保持闭合蛋白-1、5 以及闭锁蛋白的表达水平,维持紧密连接的完整性,增强血脑屏障的功能来实现的。

二、锚定连接

锚定连接是一类由细胞骨架纤维参与、存在于细胞间或细胞与细胞外基质之间的连接结构。锚定连接广泛分布于人和动物各种组织中,在上皮、心肌和子宫颈等需要承受机械力的组织中分布尤为丰富。其主要作用是形成能够抵抗机械张力的牢固黏合,参与组织器官形态和功能的维持,以及细胞的迁移和发育、分化过程。

根据参与连接的细胞骨架纤维类型的不同,锚定连接可分为两大类:一类是肌动蛋白丝参与的锚定连接,称为黏着连接(adhering junction),其中,细胞与细胞之间的黏着连接称为黏着带(adhesion belt);细胞与细胞外基质间的黏着连接称为黏着斑(focal adhesion)。另一类是中间纤维参与的锚定连接,称为桥粒连接(desmosome junction),其中,细胞与细胞之间的连接称为桥粒(desmosome);

细胞与细胞外基质间的连接称为半桥粒（hemidesmosome）。

锚定连接主要由胞内锚定蛋白（intracellular anchor protein）和穿膜黏着蛋白（transmembrane adhesion protein）构成。胞内锚定蛋白在细胞质面一端与特定的细胞骨架成分（肌动蛋白丝或中间纤维）相连，另一端与穿膜黏着蛋白连接；穿膜黏着蛋白是一类细胞黏附分子，其胞内部分与胞内锚定蛋白相连，胞外部分与相邻细胞特异的穿膜黏着蛋白或细胞外基质蛋白相连（图 10-4）。

图 10-4 锚定连接的两类蛋白示意图

（一）黏着连接是由肌动蛋白丝参与的锚定连接

1. 黏着带

（1）黏着带的概念及结构特点：黏着带位于上皮细胞紧密连接下方，是相邻细胞之间形成的连续带状结构（图 10-5A）。透射电镜显示，在黏着带处相邻细胞质膜之间的间隙约 15～30nm，间隙两侧的质膜通过伸出的穿膜黏着蛋白相互黏合（图 10-5B）。参与形成黏着带的穿膜黏着蛋白称为钙黏着蛋白（cadherin），是一类 Ca^{2+} 依赖性细胞黏附分子（见本章第二节）。钙黏着蛋白在质膜中形成同源二聚体，相邻细胞的钙黏着蛋白胞外结构形成胞间横桥相连，其胞内区域通过锚定蛋白与肌动蛋白丝相连，从而使细胞间的连接与胞内的微丝束网络连接在一起，细胞间牵拉的张力通过微丝束网络得以缓解。胞内锚定蛋白包括 α、β、γ 联蛋白（catenin），黏着斑蛋白（vinculin，纽蛋白），斑珠蛋白（plakoglobin）和 α 辅肌动蛋白（α-actinin）等，它们形成复杂的多分子复合体，起锚定肌动蛋白丝的作用。

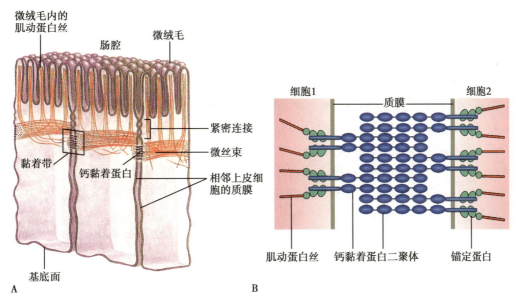

图 10-5 小肠上皮细胞间黏着带结构模式图
A. 黏着带示意图；B. 黏着带的组成结构模式图。

（2）黏着带的功能：①黏着带在维持细胞形态和组织器官完整性方面具有重要作用，特别是为上皮细胞和心肌细胞提供了抵抗机械张力的牢固黏合。②发育中影响形态发生。由于微丝束具有收缩功能，在胚胎发育过程中黏着带可以使上皮细胞内陷形成管状或泡状原基，从而对形态发生起重要作用。

2. 黏着斑

（1）黏着斑的概念及结构特点：黏着斑位于上皮细胞基底部，是细胞通过局部黏附与细胞外基质之间形成的黏着连接。参与黏着斑连接的穿膜黏着蛋白是整联蛋白，其胞外区与细胞外基质（主要是纤连蛋白与胶原）成分相连，胞内部分通过锚定蛋白与肌动蛋白丝相连，从而介导细胞与细胞外基质的黏着（图 10-6）。黏着斑部位的锚定蛋白有：踝蛋白（talin）、α 辅肌动蛋白、纽蛋白（vinculin）和桩蛋白（paxillin）等。由于整联蛋白是纤连蛋白的受体，因此，细胞通过整联蛋白与细胞外基质之间的连接是受体与配体之间的识别和结合。

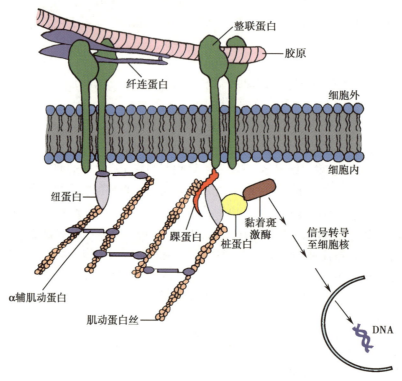

图 10-6　黏着斑的结构与功能

（2）黏着斑的生物学功能：①参与肌细胞与肌腱的连接。黏着斑在肌细胞与肌腱（主要是胶原）形成的连接中很常见。②体外培养细胞常通过黏着斑贴附在培养基质上，它的形成与解离对于细胞的铺展和迁移具有重要意义。③黏着斑还参与细胞信号转导，整联蛋白的胞内部分与蛋白激酶，如黏着斑激酶（focal adhesion kinase，FAK）结合，当整联蛋白与胞外配体结合后可以激活这些激酶，引起连锁反应，促进与细胞生长和增殖相关基因的转录。

（二）桥粒连接是由中间纤维参与的锚定连接

桥粒连接广泛分布于承受机械力的组织中，如皮肤、心肌、食管、膀胱、子宫和阴道等处的上皮细胞之间，为其提供机械支持力，维持组织完整性。根据其分布位置不同，可以分为桥粒和半桥粒两种。

1. 桥粒

（1）桥粒的概念及结构特点：桥粒位于上皮细胞黏着带的下方，是相邻细胞间的一种斑点状的锚定连接结构，结构中含有桥粒斑（desmosomal plaque）。电镜下，桥粒连接处相邻细胞质膜之间的间隙约 20～30nm，质膜的胞质侧各有一致密的胞质斑（cytoplasmic plaque），称为桥粒斑。其直径约 0.5μm，是由多种胞内锚定蛋白包括桥粒斑珠蛋白和桥粒斑蛋白（desmoplakin）构成的复合物，是中间纤维附着的部位，许多成束的中间纤维伸向桥粒斑，被更细的纤维系牢在胞质斑上，然后折返形成袢状结构。在不同类型细胞中附着的中间纤维也不同，如上皮细胞中主要是角蛋白丝（keratin filament），心肌细胞中则为结蛋白丝（desmin filament）。桥粒质膜处的穿膜黏着蛋白为桥粒黏蛋白（desmoglein）和桥粒胶蛋白（desmocollin），均属于钙黏着蛋白家族。其胞内部分与桥粒斑相连，胞外部分与相邻细胞的穿膜黏着蛋白相连，通过依赖 Ca^{2+} 的黏附机制将两个相邻细胞连接在一起（图 10-7）。相邻细胞中的中间纤维通过桥粒斑和穿膜黏着蛋白构成了贯穿整个组织的整体网架，增强了细胞抵抗外界压力与张力的机械强度。

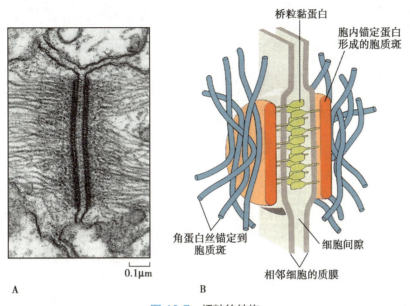

图 10-7　桥粒的结构
A. 桥粒的电镜照片；B. 桥粒结构模式图。

（2）桥粒的功能及稳定性：桥粒是一种坚韧、牢固的细胞连接结构，对上皮细胞结构的维持非常重要。胰蛋白酶、胶原酶、透明质酸酶和 Ca^{2+} 螯合剂（如乙二胺四乙酸）等均能够破坏桥粒结构。

（3）桥粒与医学：一些皮肤病与桥粒结构的破坏有关。临床上一种自身免疫病——天疱疮（pemphigus），就是由于患者体内产生了抗桥粒穿膜黏着蛋白抗体，破坏了桥粒结构，导致上皮细胞桥粒连接丧失，组织液通过细胞间隙进入表皮，引起严重的皮肤水疱病。家族性良性天疱疮（Hailey-Hailey 病）与桥粒斑组分的细胞内化、分子被破坏及桥粒数量减少密切相关。

2. 半桥粒

（1）半桥粒的概念及结构特点：半桥粒是上皮细胞基底面与基膜之间的连接结构，因其结构仅为桥粒的一半而得名。形态上与桥粒类似，但功能与化学组成不同。半桥粒的胞质斑是由一种被称为网蛋白（plectin）的胞内锚定蛋白组成的，可与细胞内的中间纤维相连。半桥粒部位的穿膜黏着蛋白是整联蛋白（$\alpha_6\beta_4$）或穿膜蛋白 BP180，它通过一种特殊的层粘连蛋白（锚定纤维）与基膜相连，从而将细胞与基膜牢固地铆在一起。整联蛋白也从细胞外基质向胞内转导信号，影响着上皮细胞的形状和活性（图 10-8）。

（2）半桥粒的功能：半桥粒的主要功能是把上皮细胞与其下方的基底膜连接在一起，防止机械力造成的上皮与其下方的组织剥离。

（3）半桥粒与医学：一种自身免疫病——大疱性类天疱疮（bullous pemphigoid），是由于患者体内产生的抗体破坏了半桥粒结构，导致表皮基底层细胞脱离基膜，组织液渗入表皮下空间，引起严重的表皮下水疱。层粘连蛋白和整联蛋白 α_6 或 β_4 基因的突变均可引起大疱性表皮松解症（epidermolysis bullosa），其症状与大疱性类天疱疮相似。

三、通讯连接

生物体大多数组织相邻细胞膜上存在特殊的连接方式，以实现细胞间电信号和化学信号的通讯联

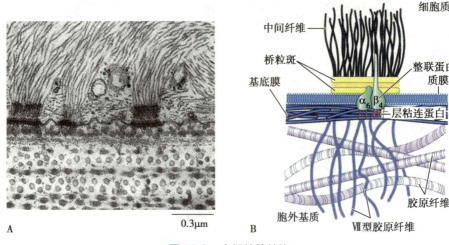

图 10-8　半桥粒的结构
A. 半桥粒结构照片；B. 半桥粒结构模式图。

系，从而完成群体细胞间的合作和协调，这种连接形式称为通讯连接。通讯连接除了具有机械的细胞连接作用，还可在细胞间形成代谢耦联或电耦联。在动物组织细胞间通讯主要由间隙连接（gap junction）介导。存在于神经元之间或神经元与效应细胞之间的化学突触（chemical synapse）也属于通讯连接。

（一）间隙连接是人和动物组织中普遍存在的一种细胞连接方式

1. 间隙连接的结构特点　间隙连接是指相邻细胞间的连接子相对接形成微小的通道，使细胞相连接起来的方式。除骨骼肌细胞及血细胞外，几乎所有的动物组织细胞都利用间隙连接进行通讯联系。透射电镜显示，间隙连接部位相邻细胞膜之间有 2～4nm 的缝隙，因而间隙连接也称缝隙连接。间隙连接的基本结构单位是连接子（connexon）。每个连接子长为 7.5nm，外径为 6nm，由 6 个相同或相似的穿膜连接蛋白——连接子蛋白（connexin，Cx）环绕而成，形成直径为 1.5～2.0nm 的亲水性通道。相邻质膜上的两个连接子相对接而连在一起，通过中央通道使相邻细胞质连通。冷冻蚀刻技术显示，许多间隙连接单位往往集结在一起呈斑块状，不同细胞、不同区域内单位面积内的数量不等，可含有几个到数百个连接子（图 10-9）。

目前已经从不同动物或不同组织中鉴定出 20 余种不同的连接子蛋白，它们属于同一类蛋白家族，尽管不同的连接子蛋白分子量差异较大，但都具有 4 个保守的 α 螺旋穿膜区。一个连接子可以由相同的连接子蛋白构成同源连接子，也可以由不同的连接子蛋白构成异源连接子。异源连接子在通透性、导电率和可调性方面是不同的，它们的分布具有组织细胞特异性。如心肌细胞的连接子蛋白是 Cx43，心脏电传导系统细胞的连接子蛋白是 Cx40，当这两种连接子蛋白形成间隙连接时，连接子之间便没有通透功能，从而保证了心脏器官不同类型细胞功能的相对独立。

2. 间隙连接的生物学功能　间隙连接的主要功能是介导细胞通讯。间隙连接介导的细胞通讯方式有两种：代谢耦联（metabolic coupling）和电耦联（electric coupling）。

（1）代谢耦联：是指小分子量（小于 1kDa）代谢物和信号分子，在相邻细胞间通过间隙连接的传递。在相邻细胞间，通过连接子形成的亲水性通道，允许如无机离子、单糖、氨基酸、核苷酸、维生素、cAMP 和三磷酸肌醇（IP_3）等小分子物质从一个细胞迅速进入另一个细胞，从而使细胞可以共享这些重要的物质，协调细胞群体的功能活动，这种功能在胚胎发育早期特别重要。在血液循环建立以前，同一发育区的细胞通过代谢耦联使物质平均分配，以控制细胞的分化。当细胞分化时，细胞与其周围组织解耦联，但每个细胞群中的细胞仍相互耦联，以保持发育行为一致。

间隙连接的通透性是可调节的。当细胞受损时，大量钙离子进入，导致间隙连接关闭；间隙连接的通透性还受胞外化学信号的调节，例如胰高血糖素作用于肝细胞时，使肝细胞内 cAMP 浓度增高，激活了依赖于 cAMP 的蛋白激酶，蛋白激酶又使间隙连接蛋白磷酸化，导致其构象发生改变，从而使

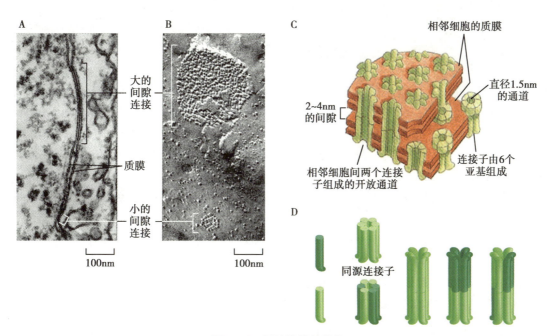

图 10-9　间隙连接的结构

A. 质膜横切面显示间隙连接；B. 质膜冷冻蚀刻显示间隙连接成片分布区域；C. 间隙连接三维结构示意图；
D. 连接子蛋白与连接子。

间隙连接通透性增加,使 cAMP 可以迅速从一个细胞扩散到周围的肝细胞,最终使肝细胞共同对胰高血糖素的刺激作出应答反应。

（2）电耦联:也称离子耦联（ionic coupling）,其连接子是一种离子通道,带电的离子能通过间隙连接到达相邻细胞,使电信号从一个细胞传递到另一个细胞。在兴奋性组织的细胞之间,广泛存在电耦联现象。如电耦联使心肌细胞同步收缩和舒张,若这种连接破坏,电耦联消失,则心脏停止跳动;成年动物中,仅少数平滑肌受神经支配,大多数平滑肌细胞的兴奋传导主要靠间隙连接,小肠平滑肌细胞通过电耦联,使收缩和蠕动同步化。

（3）加强相邻细胞的机械连接:间隙连接中相邻细胞膜内连接子颗粒的相互融合,加强了相邻细胞的机械连接。

3. 间隙连接与医学　间隙连接是胚胎发育中为细胞间耦联提供信号物质的通路,从而为某一特定细胞提供它的"位置信息",并根据细胞所处位置影响其分化,间隙连接的破坏可导致发育缺陷。肿瘤细胞之间的间隙连接显著减少或消失,间隙连接蛋白如 Cx43 的表达下降。

（二）突触也是一种细胞通讯连接方式

神经元之间或神经元与效应细胞（如肌细胞）之间通过突触（synapse）完成神经冲动的传递。突触可分为电突触（electronic synapse）和化学突触。电突触是指细胞间形成间隙连接,电冲动可直接通过间隙连接从突触前向突触后传导（图 10-10）,速度快且传导方向精确。而化学突触的突触前和突触后细胞膜之间存在 20nm 宽的间隙,使电信号不能通过,因此信号传递时,要经过将电信号转变为化学信号,再将化学信号转变为电信号的过程。化学突触信号传递时,神经冲动传递到轴突末端,引起神经递质小泡释放神经递质,然后神经递质作用于突触后细胞,引起新的神经冲动。这种信号传递速度不及电突触。电突触对于某些无脊椎动物和鱼类进行快速准确的逃避反射有十分重要的意义。

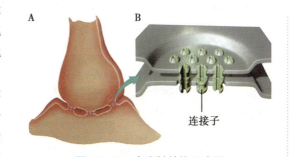

图 10-10　电突触结构示意图

A. 电突触结构示意图；B. 电突触的间隙连接示意图。

第二节 | 细胞黏附

在个体发育过程中,无论是受精,还是胚泡植入、形态发生、组织器官的形成以及成体结构与功能的维持,都离不开细胞的识别与黏附。在胚胎发育过程中,具有相同表面特性的细胞特异性识别并黏附在一起形成内、中、外三个不同的胚层;同样,细胞的识别与黏附使具有相同表面特性的细胞聚集在一起形成组织和器官。通常将这种在细胞识别的基础上,同类细胞发生聚集形成细胞团或组织的过程称为细胞黏附(cell adhesion)。

细胞黏附通过细胞表面特定的细胞黏附分子(cell adhesion molecule,CAM)介导细胞与细胞之间、细胞与细胞外基质之间的彼此黏着。

黏附分子的类型:目前已发现的细胞黏附分子达百余种,根据其分子结构与功能特性,可分为四大类——钙黏着蛋白(cadherin)、选择素(selectin)、免疫球蛋白超家族(Ig superfamily,IgSF)和整联蛋白家族(integrin family)。细胞黏附分子多数需要依赖于二价阳离子 Ca^{2+} 或 Mg^{2+} 才起作用,这些分子介导的细胞识别与黏附还能在细胞骨架的参与下,形成桥粒、半桥粒、黏着带以及黏着斑等锚定连接结构(表 10-2)。

表 10-2　细胞表面主要黏附分子家族

黏附分子类型	主要成员	Ca^{2+}/Mg^{2+} 依赖性	在胞内相连的细胞骨架成分	参与的细胞连接
介导细胞与细胞黏着				
钙黏着蛋白	E、N、P-钙黏着蛋白	+	肌动蛋白丝	黏着带
	桥粒-钙黏着蛋白	+	中间纤维	桥粒
选择素	P 选择素	+		–
免疫球蛋白超家族	神经细胞黏附分子	–		–
白细胞整联蛋白	$\alpha_1\beta_2$	+	肌动蛋白丝	–
介导细胞-细胞外基质黏着				
整联蛋白	20 多种 αβ 异二聚体	+	肌动蛋白丝	黏着斑
	$\alpha_6\beta_4$	+	中间纤维	半桥粒
质膜蛋白聚糖	多配体蛋白聚糖		肌动蛋白丝	–

黏附分子的结构特点:细胞黏附分子均为穿膜糖蛋白,由三部分组成。①胞外区:较长,肽链的 N 端部分带有糖链,是与配体识别的部位;②穿膜区:多为一次穿膜的 α 螺旋;③胞质区:肽链的 C 端部分,一般较小,可与质膜下的细胞骨架成分或与胞内的信号转导蛋白结合。

细胞黏附分子介导细胞识别与黏附的方式(图 10-11):①同亲型结合(homophilic binding):即相邻细胞表面的同种黏附分子间的相互识别与黏附,钙黏着蛋白主要以这种方式介导细胞黏附;②异亲型结合(heterophilic binding):即两相邻细胞表面的不同种黏附分子间的相互识别与黏附,选择素和整联蛋白主要以这种方式介导细胞黏附;③连接分子依赖性结合(linker-dependent binding):即相邻细胞黏附分子通过连接分子中介才能相互识别与黏着。

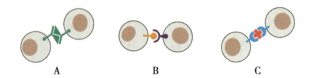

图 10-11　细胞间黏附的三种方式
A.同亲型结合;B.异亲型结合;C.连接分子依赖性结合。

一、钙黏着蛋白家族

钙黏着蛋白是一类依赖于 Ca^{2+} 的同亲型细胞黏附分子,在胚胎发育中的细胞识别、迁移和组织分化以及成体组织器官的构成中起重要作用。钙黏着蛋白是一个很大的糖蛋白家族,不同类型的细胞以及发育不同阶段,细胞表面的钙黏着蛋白的种类和数量均有所不同。目前已在人类中发现了约200种钙黏着蛋白成员,不同的钙黏着蛋白都有其特定的组织分布,常根据其最初发现的组织类型命名,如上皮组织中的钙黏着蛋白称 E- 钙黏着蛋白(epithelial cadherin,E-cadherin);神经组织中的钙黏着蛋白称 N- 钙黏着蛋白(neural cadherin,N-cadherin);胎盘、乳腺和表皮中的钙黏着蛋白称 P- 钙黏着蛋白(placental cadherin,P-cadherin);血管内皮细胞中的钙黏着蛋白称 VE- 钙黏着蛋白(vascular endothelial cadherin,VE-cadherin)(表 10-3)。上述几种最常见的钙黏着蛋白称为典型钙黏着蛋白(classical cadherin),具有细胞黏着和信号转导功能,其胞内或胞外结构域在序列组成上高度相似。此外还有一些非典型钙黏着蛋白,在结构序列组成上差异较大,主要功能是介导细胞黏着,如桥粒中的钙黏着蛋白。

表 10-3　钙黏着蛋白家族成员

名称	主要分布	与细胞连接关系	在小鼠中失活后的表型
E- 钙黏着蛋白	上皮细胞	黏着连接	胚泡细胞不能聚集在一起,死于胚泡时期
N- 钙黏着蛋白	神经、心脏、骨骼肌及成纤维细胞	黏着连接及化学突触	因心脏缺陷而死于胚胎时期
P- 钙黏着蛋白	胎盘、表皮	黏着连接	乳腺异常发育
VE- 钙黏着蛋白	血管内皮细胞	黏着连接	血管异常发育(由于内皮细胞凋亡)

1. 钙黏着蛋白分子的结构特点　钙黏着蛋白分子典型结构为单次穿膜糖蛋白,由 700～750 个氨基酸残基组成,在质膜中常以同源二聚体的形式存在,依靠 Ca^{2+} 与相邻细胞的钙黏着蛋白分子结合。

钙黏着蛋白分子胞外区约由 110 个氨基酸残基组成,常折叠成 5 个重复结构域,Ca^{2+} 结合在重复结构域之间,可将胞外区锁定在一起形成棒状结构,赋予钙黏着蛋白刚性和强度。Ca^{2+} 结合越多,钙黏着蛋白刚性越强。如果去除 Ca^{2+},胞外区就变得松软塌落,不能相互黏附(图 10-12),故在细胞培养时常用阳离子螯合剂 EDTA 破坏 Ca^{2+} 或 Mg^{2+} 依赖性细胞黏附。钙黏着蛋白的胞内部分是高度保守的区域,可以通过胞内衔接蛋白即联蛋白(α-catenin 或 β-catenin)与肌动蛋白丝连接;钙黏着蛋白胞内部分还与胞内信号蛋白(β-catenin 或 p120-catenin)相连,介导信号向细胞内转导,以调整细胞的功能活动。

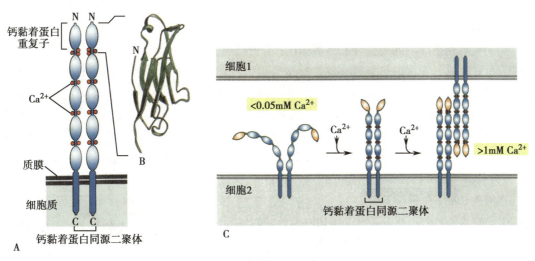

图 10-12　钙黏着蛋白的结构与功能

A. 经典钙黏着蛋白;B. 钙黏着蛋白重复子的三维结构;C. Ca^{2+} 对钙黏着蛋白的影响。

2. 钙黏着蛋白的功能

（1）介导细胞与细胞之间的同亲型细胞黏附：在胚胎和成人组织中，同类细胞需要具备自我标识与彼此黏附的特性，这一特性主要是由钙黏着蛋白分子在特定组织上的选择性表达所决定的。

如 E-钙黏着蛋白就是保持上皮细胞相互黏合的主要细胞黏附分子，如果将编码 E-钙黏着蛋白的 DNA 转染至不表达钙黏着蛋白也无黏附作用的一种成纤维细胞（L cell），可使这种成纤维细胞之间发生 Ca^{2+} 依赖性的同亲型细胞黏附，表现出上皮细胞样聚集，并且膜蛋白出现极性分布。

（2）在个体发育过程中影响细胞的分化，参与组织器官的形成：在个体发育过程中，细胞通过调控钙黏着蛋白表达的种类与数量而决定胚胎细胞间的相互作用（黏附、分离、迁移、再黏附），影响细胞的分化，参与组织器官的形成。

如 E-钙黏着蛋白在胚胎发育进入 8 细胞卵裂时期就开始表达，使松散的分裂球细胞紧密黏附；在外胚层发育形成神经管时，神经管细胞停止表达 E-钙黏着蛋白，转而表达 N-钙黏着蛋白；而当神经嵴细胞从神经管迁移出来时，神经嵴细胞则很少表达 N-钙黏着蛋白，转而主要表达钙黏着蛋白-7；当神经嵴细胞迁移至神经节并分化成神经元时，又重新表达 N-钙黏着蛋白。近年来在神经系统发现一个独特的钙黏着蛋白家族，称为原钙黏着蛋白（protocadherin），它们携带介导突触连接分子的密码，对于神经元识别靶细胞并建立正确的突触联系起重要作用。

上皮细胞转化为间质细胞或间质细胞转化为上皮细胞是一个受控的可逆过程，称为上皮-间质转化（epithelial-mesenchymal transition，EMT），是细胞转分化的一种方式。其分子机制是 E-钙黏着蛋白的表达与否。细胞表达 E-钙黏着蛋白后，分散的间质细胞会聚集在一起形成上皮组织；不表达 E-钙黏着蛋白的上皮细胞则从上皮组织迁移出来形成游离的间质细胞。E-钙黏着蛋白的表达受多种转录调控因子如 Snail、Slug、Twist 等的负调控作用。这种上皮-间质转化在胚胎发育、器官的细胞更新和再生等过程中均发挥重要的生理作用。

（3）参与细胞之间稳定的特化连接结构：参与锚定连接。

在黏着连接中，钙黏着蛋白胞内区通过胞内锚定蛋白 α 和 β 联蛋白与肌动蛋白丝相连，形成细胞之间牢固连接的黏着带（图 10-13）；在桥粒结构中，钙黏着蛋白家族的桥粒黏蛋白和桥粒胶蛋白的胞内区通过胞质斑与中间纤维相连形成牢固的连接结构。另外，一些钙黏着蛋白在锚定连接中发挥向细胞内传递信号的作用。如 VE-钙黏着蛋白不仅参与内皮细胞间的黏附，还作为血管内皮生长因子的辅助受体，参与维持内皮细胞存活信号的传递。

3. 钙黏着蛋白与疾病

（1）钙黏着蛋白功能的丧失在恶性肿瘤的扩散中起重要作用：缺失 E-钙黏着蛋白可导致上皮性肿瘤的发生。在上皮癌的研究中，很多种癌组织细胞表面的 E-钙黏着蛋白减少或消失，导致癌细胞容易从肿瘤组织中脱落，成为癌细胞侵袭与转移的前提。因而有学者将 E-钙黏着蛋白视为细胞转移抑制分子，表达 E-钙黏着蛋白越多，细胞转移越少，因此，人为升高恶性肿瘤细胞中钙黏着蛋白的表达时，其在动物体内的生长能力降低。

（2）钙黏着蛋白的表达与器官纤维化有关：钙黏着蛋白的表达与 EMT 相关，而医学上脏器纤维化病变也与 EMT 有关，例如与肾纤维化病变直接相关的肾间质成纤维细胞绝大多数由上皮细胞经 EMT 而来。

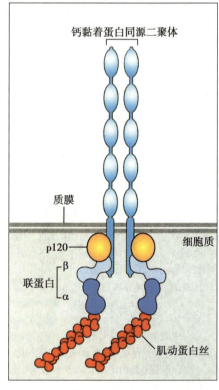

图 10-13 钙黏着蛋白通过胞内锚定蛋白与肌动蛋白丝结合

二、选择素

选择素是一类依赖于 Ca^{2+} 的异亲型细胞黏附分子,它们能特异性地识别并结合其他细胞表面寡糖链中的特定糖基,主要介导白细胞与血管内皮细胞或血小板的识别和黏附,在炎症反应和免疫反应中起重要作用。选择素家族包括三种成员:L 选择素(leukocyte selectin)最早在淋巴细胞上作为归巢受体被发现,后来发现在各种白细胞上都表达;P 选择素(platelet selectin)主要在血小板和内皮细胞上表达;E 选择素(endothelial selectin)表达于活化的内皮细胞表面。

1. 选择素的分子结构特点 选择素是单次穿膜糖蛋白,其胞外区由三大结构域组成:即 N 末端的 C 型凝集素(C lectin)样结构域、表皮生长因子(epithelial growth factor,EGF)样结构域以及补体调节蛋白(complement control protein,CCP)结构域。其中 N 末端的 C 型凝集素样结构域是识别特异糖基,参与细胞之间选择性黏附的活性部位;EGF 样和 CCP 结构域具有加强分子间黏附的作用(图 10-14)。

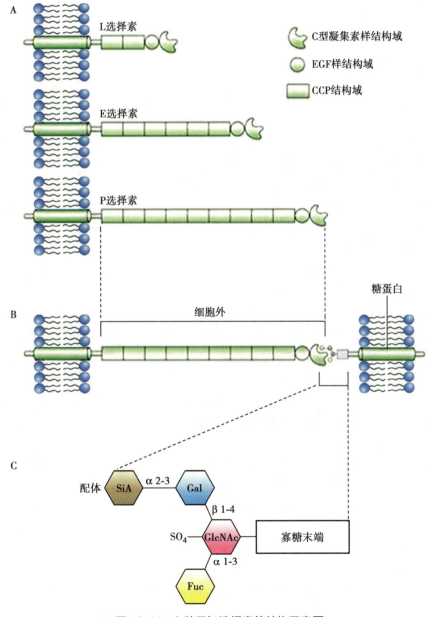

图 10-14 **3 种已知选择素的结构示意图**
A. 示 3 种选择素的结构;B. 这 3 种选择素都能够识别糖蛋白寡糖链末端的糖基配体并与之结合;C. 示糖基配体的详细结构。

选择素分子的胞内区可通过锚定蛋白与细胞内肌动蛋白丝结合。所有选择素均可识别和结合一类特定的糖基。

2. 选择素的生物学功能　主要功能是参与白细胞与血管内皮细胞或血小板的识别与黏着,帮助白细胞从血液进入炎症部位。

在炎症发生部位,血管内皮表达 E 选择素,与白细胞和血小板上的寡糖链识别,由于选择素与白细胞表面的特异寡糖链亲和力较小,加上血流速度的影响,白细胞在炎症部位的血管中黏附、分离,再黏附、再分离,呈现滚动方式运动,随后激活了自身整联蛋白,后者可识别血管内皮细胞表达的血管细胞黏附分子(VCAM),使白细胞紧密黏附于血管内皮,并使白细胞经内皮细胞间隙迁移至组织(图 10-15)。白细胞以这种机制富集到炎症发生的部位。

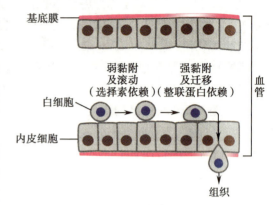

图 10-15　选择素及整联蛋白介导白细胞迁移

三、免疫球蛋白超家族

免疫球蛋白超家族(immunoglobin superfamily,IgSF)是一类分子结构中含有类似免疫球蛋白结构域、不依赖 Ca^{2+} 的细胞黏附分子。这类分子的胞外区由一个或多个免疫球蛋白(Ig)样结构域组成。每一个 Ig 样结构域都是由 90～110 个氨基酸残基形成的紧密折叠结构,其间有二硫键相连接。IgSF 成员复杂,其中有的介导同亲型细胞黏附,如各种神经细胞黏附分子(neural cell adhesion molecule,N-CAM,NCAM)及血小板内皮细胞黏附分子(platelet endothelial cell adhesion molecule,PE-CAM,PECAM);有的介导异亲型细胞黏附,如细胞间黏附分子(intercelluar adhesion molecule,I-CAM,ICAM)及血管细胞黏附分子(vascular cell adhesion molecule,V-CAM,VCAM)等。

1. IgSF 黏附分子的功能

(1)IgSF 成员通过同亲型细胞黏附机制参与神经细胞黏附:表达于神经细胞的 IgSF 黏附分子成员由单一基因编码,由于 mRNA 的选择性剪接及糖基化的不同,形成了 20 余种不同的 NCAM,其配体也为 NCAM。所有 NCAM 的胞外区都有 5 个 Ig 样结构域,它们通过同亲型黏附机制与相邻细胞同类分子结合黏附在一起,与神经系统的发育、轴突的生长和再生以及突触的形成密切相关(图 10-16)。抑郁症、孤独症、记忆和认知障碍均与 NCAM 的表达下调相关,NCAM 的基因突变可引起智力发育迟缓和其他神经系统病变。除神经组织外,NCAM 也可在肌肉和胰腺等其他组织中表达。

(2)IgSF 成员通过异亲型细胞黏附机制参与血管内皮细胞与白细胞的黏附:例如,表达于血管内皮细胞的 IgSF 成员 VCAM-1,可识别白细胞表面的 $\alpha_4\beta_1$ 整联蛋白,介导白细胞在内皮表面的滚动和黏附。

(3)IgSF 成员参与免疫细胞的识别与黏附:大多数 IgSF 黏附分子介导淋巴细胞和免疫应答所需细胞(巨噬细胞、其他淋巴细胞和靶细胞)之间的特异相互作用。IgSF 成员 ICAM-1 分布于体内不同组织。ICAM-1 表达于 T 细胞、单核细胞和中性粒细胞,在淋巴细胞抗原识别、细胞毒作用发挥以及淋巴细胞招募过程中发挥重要功能。内皮细胞表达的 ICAM-1 可识别白细胞表面的整联蛋白分子(如LFA-1、MAC-1),使其能够黏附于内皮细胞,这对于白细胞在免疫监视、炎症反应和免疫应答过程中渗入组织至关重要。

(4)IgSF 成员参与血小板和内皮的识别与黏附:PECAM-1 主要表达于血小板和内皮细胞,可以同亲型和异亲型黏附方式与其他黏附分子结合,在血小板对血管内皮细胞的紧密黏附中起主要作用。

2. IgSF 黏附分子与医学

(1)神经及神经发育:NCAM-L1(神经细胞黏附分子-L1)是 IgSF 黏附分子成员,主要在神经细胞

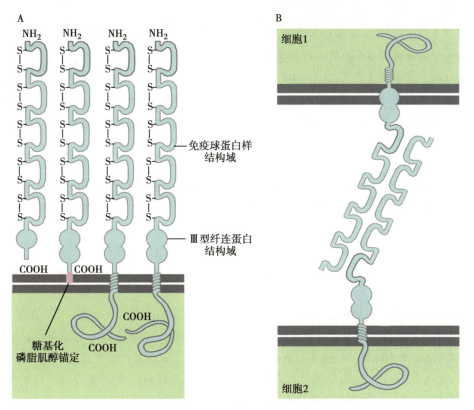

图 10-16　神经细胞黏附分子的结构

A. 4 种神经细胞黏附分子免疫球蛋白样结构域,每个结构域在环末端形成二硫键;B. 同亲型细胞黏附。

中表达,与神经细胞之间的黏附以及相互作用有关。胎儿酒精综合征(fetal alcohol syndrome,FAS)研究揭示了神经发育过程中 NCAM-L1 的重要作用,在一定的酒精浓度下,酒精可与 NCAM-L1 结合,致使胚胎小脑细胞之间丧失相互识别和黏附的能力,因此母亲妊娠期大量饮酒的新生儿出现精神异常和颜面畸形。遗传疾病 NCAM-L1 基因突变个体与 FAS 的个体具有相似表型。

（2）免疫排斥反应:ICAM、VCAM 和 PECAM 在免疫排斥反应中起重要作用。例如,ICAM-1 介导了肿瘤细胞与白细胞的黏附;肿瘤细胞 ICAM-1 的表达降低可能与肿瘤细胞逃逸免疫监视有关;在 ICAM-1 缺失的小鼠中出现炎症反应缺陷。

四、整联蛋白家族

整联蛋白(integrin)是一类普遍存在于脊椎动物细胞表面,依赖于 Ca^{2+} 或 Mg^{2+} 的异亲型细胞黏附分子,介导细胞与细胞外基质之间以及细胞与细胞之间的相互识别和黏附,具有联系细胞外部作用因素与细胞内部结构(细胞骨架)的功能。

经典实验:整联蛋白的发现

研究背景

细胞与细胞外基质黏附作用的分子基础一直受到细胞生物学家的关注。20 世纪 70 年代末到 80 年代初,包括 R. O. Hynes 实验室在内的一些研究工作发现,在细胞骨架的应力纤维(stress fiber)与细胞外基质中的纤连蛋白之间存在一种物理性的连接,并发现有多个细胞骨架蛋白(包括黏着斑蛋白和踝蛋白)参与其中,但是连接细胞与细胞外基质的关键性穿膜蛋白尚不清楚。

A. F. Horwitz 和 C. Buck 等利用自制的抗体筛选出参与细胞和细胞外基质黏附的候选穿

膜蛋白——140kDa 大小的穿膜糖蛋白复合体。免疫荧光和免疫电镜检测发现这些糖蛋白定位于细胞与细胞外基质的黏附部位。另有研究表明 140kDa 糖蛋白复合体与纤连蛋白结合,参与细胞黏附。这些结果提示,这个 140kDa 的糖蛋白复合体很可能是介导细胞与细胞外基质黏附的关键性穿膜蛋白。但该糖蛋白复合体的编码基因及其蛋白结构特征均不清楚。Hynes 实验室人员利用抗体杂交技术,筛选到了这种糖蛋白复合体的编码基因,并对其进行了进一步的鉴定。

实验内容

他们应用可以在大肠埃希菌中转录和翻译真核细胞 cDNA 插入片段的 λ 噬菌体表达载体,利用鸡胚成纤维细胞的 mRNA 构建出 cDNA 文库。这个 cDNA 文库包含约 100 000 个独立的 cDNA 插入片段,可以充分代表在鸡胚成纤维细胞内表达的所有 mRNA。然后,利用 140kDa 糖蛋白复合体的抗体去筛选这个文库,获得了若干携带特定 cDNA 插入片段的噬菌体重组体。抗体杂交反应显示,这些克隆(噬菌体重组体)所表达的蛋白可以与 140kDa 糖蛋白复合体的抗体结合。

接下来的问题是确定噬菌体重组体中的 cDNA 是否确实编码了 140kDa 糖蛋白复合体中的某种蛋白成分。他们利用筛选出的噬菌体克隆来表达蛋白,并将表达后的蛋白注射给兔子,进行免疫,使之产生特异性的抗体。免疫印迹实验显示,该抗体可以识别筛选到的噬菌体重组体中的 cDNA 所编码的蛋白,并能识别鸡胚成纤维细胞上 140kDa 糖蛋白复合体中的某种蛋白;此外,利用该抗体对细胞进行免疫荧光检测发现,阳性染色部位均位于应力纤维与细胞外基质相连的部位,这与用原来的 140kDa 糖蛋白复合体的抗体进行染色的结果相似。因此,免疫印迹和免疫荧光的结果都说明,筛选得到的 cDNA 克隆编码了 140kDa 糖蛋白复合物中的某种蛋白。

接着,他们对该段 cDNA 进行测序,并由此推断其编码的氨基酸序列,发现该段 cDNA 编码了一个由 803 个氨基酸组成的蛋白质。此蛋白包含一个位于氨基端的信号序列,以及一个位于羧基端的由 23 个疏水氨基酸构成的跨膜 α 螺旋。对氨基酸序列的进一步分析显示,该蛋白可能存在一个短的胞内结构域和一个长的含有多个糖基化位点的胞外结构域,这些都符合推测的穿膜糖蛋白的结构。

发表论文

TAMKUN J W, DESIMONE D W, FONDA D, et al. Structure of integrin, a glycoprotein involved in the transmembrane linkage between fibronectin and actin. Cell, 1986, 46(2):271-282.

后续影响

Hynes 和他的同事由此得出结论,即克隆得到了一种将细胞外基质的纤连蛋白同细胞骨架连接在一起的穿膜蛋白的编码基因。他们将这种蛋白命名为整联蛋白,"以表明它能够作为一种与细胞膜整合的复合体,参与细胞外基质和细胞骨架间的穿膜联系"。

对整联蛋白基因的克隆推动了对构成细胞连接的分子基础的认识。在黏着斑处,整联蛋白将细胞外基质和肌动蛋白丝连接起来。此外,整联蛋白还介导了上皮细胞通过半桥粒与细胞外基质的黏附(整联蛋白在半桥粒处将细胞外基质与细胞的中间纤维连接起来)。因此,正如 Hynes 和他的同事所展示的,整联蛋白在细胞-细胞外基质的黏附过程中发挥着广泛的作用。后续研究表明,整联蛋白也在细胞的信号转导过程中发挥重要作用,通过将细胞外的信号传递至细胞内,调控细胞的运动、增殖和存活等。因此,整联蛋白的发现不但拓展了人们对细胞-细胞外基质黏附的认识,也提出了一种崭新的细胞行为的调控机制。

1. 整联蛋白的分子特点 整联蛋白是由 α 和 β 两个亚基组成的异二聚体,两个亚基均为穿膜蛋白。已鉴定出 24 种不同的 α 亚基和 9 种不同的 β 亚基,它们相互组合形成不同的整联蛋白。

整联蛋白 α 和 β 亚基均由胞外区、跨膜区和胞内区三个部分组成。由 α 和 β 亚基胞外区组成的球状头部区是整联蛋白分子与配体的结合部位；胞内区很短，只含有 30~50 个氨基酸，可通过胞内的一些连接蛋白（踝蛋白、α 辅肌动蛋白、细丝蛋白、黏着斑蛋白等）与细胞内的肌动蛋白丝等细胞骨架成分相互作用（图 10-17）。整联蛋白的胞外区可以通过自身结构域与纤连蛋白、层粘连蛋白、胶原等含有 Arg-Gly-Asp（RGD）三肽序列的细胞外基质成分结合，从而介导细胞与细胞外基质的黏附。不同细胞表达的整联蛋白在组成上不尽相同。不仅同一种整联蛋白可以与一种以上的不同配体相结合，而且同一种配体也可以与多种不同的整联蛋白相结合（表 10-4）。

2. 整联蛋白的生物学功能

（1）整联蛋白介导细胞与胞外基质间的连接（锚定连接）和相互作用：由 β_1 亚基组成的整联蛋白为细胞外基质蛋白的受体，其胞外区具有与大多数细胞外基质蛋白，如蛋白聚糖、纤连蛋白、层粘连蛋白等含有 RGD 三肽序列结合的位点，因此可以使细胞黏着于细胞外基质上。整联蛋白与其配体结合的亲和性不高，但整联蛋白在细胞表面的数量较多，这种低亲和性有

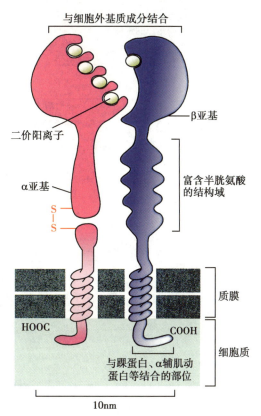

利于细胞调节其与细胞外基质成分结合的牢固程度与可逆性结合。因此，细胞可通过膜上这类受体（β_1 亚基）与细胞外基质成分黏附、分离、再黏附、再分离，从而进行迁移。

图 10-17　整联蛋白的结构

表 10-4　常见的几种整联蛋白及其配体

整联蛋白的亚单位组成	主要的细胞分布	配体
$\alpha_1\beta_1$	多种细胞	胶原，层粘连蛋白
$\alpha_2\beta_1$	多种细胞	胶原，层粘连蛋白
$\alpha_4\beta_1$	造血细胞	纤连蛋白，VCAM-1
$\alpha_5\beta_1$	成纤维细胞	纤连蛋白
$\alpha_L\beta_2$	T 淋巴细胞	ICAM-1，ICAM-2
$\alpha_M\beta_2$	单核细胞	血纤维蛋白原，ICAM-1
$\alpha_{IIb}\beta_3$	血小板	血纤维蛋白原，纤连蛋白
$\alpha_6\beta_4$	上皮细胞	层粘连蛋白

（2）整联蛋白也介导细胞间相互作用：在一些细胞表面有与整联蛋白结合的特异性配体（如 IgSF 成员），可以介导细胞间的反应。如由 β_2 亚基组成的整联蛋白能使白细胞在感染部位的血管内皮细胞上黏附，白细胞由此得以迁移出血管进入炎症部位。β_3 亚基组成的整联蛋白见于血小板和其他类型的细胞，可以介导血小板的黏附，参与凝血过程。

（3）整联蛋白在信号传递中发挥重要作用：整联蛋白与其配体结合后聚集成簇，不但借以形成稳定、牢固的结合，也可启动信号转导，调节细胞的行为，如细胞的迁移、增殖、分化、存活和凋亡等基本生命活动。整联蛋白参与的信号传递方向有"由内向外"（inside out）及"由外向内"（outside in）两种形式（图 10-18）。

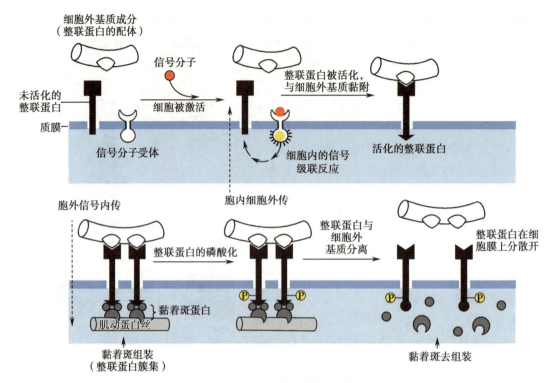

图 10-18　整联蛋白在信号转导中发挥重要作用

　　整联蛋白往往以无活性的形式存在于细胞表面,当细胞内事件启动胞内信号传递后,激活整联蛋白,使其胞内结构域发生构型改变,继而诱导胞外结构域发生构型变化,从而增强整联蛋白与其他胞外配体的结合能力,最后介导细胞黏附。这种由细胞内信号启动,通过改变细胞本身的功能状态,将胞内信号由整联蛋白胞内区传递到细胞外,促进整联蛋白与配体结合的方式称为"由内向外"的信号转导。某些蛋白,如肌动蛋白结合蛋白和黏着斑激酶(focal adhesion kinase,FAK)等胞内蛋白,能直接与整联蛋白胞内区结合,通过磷酸化或去磷酸化作用调节整联蛋白的活性,影响其功能。"由内向外"的信号转导主要控制细胞黏附力,对于血小板和白细胞介导的黏附反应是非常重要的。

　　整联蛋白还可作为受体介导信号从细胞外环境向细胞内的转导,这种方式称为"由外向内"的信号转导。例如,细胞在体外培养时,大多数正常细胞必须贴附在细胞外基质上才能生长,如果细胞不能贴附在细胞外基质上就会停止分裂直至死亡,这种现象称作锚定依赖性生长。其原因是它们的整联蛋白不能与细胞外基质配体相互作用,致使无法向细胞内传递存活信号。目前研究表明,这种整联蛋白介导的"由外向内"的信号转导通路依赖细胞内酪氨酸激酶——FAK。整联蛋白与配体结合可使整联蛋白发生簇集,导致 FAK 自主磷酸化而与 Src 激酶结合,FAK/Src 复合体使多个下游分子磷酸化,活化 FAK-MAPK 和 FAK-PI3K 等通路,直接或间接传递信号,调控细胞增殖、黏附与伸展、迁移等多种细胞功能。

　　3. 整联蛋白与医学　整联蛋白胞外区可以通过自身结构域识别含有 RGD 的三肽序列配体。体外实验证实,含有 RGD 序列的人工合成肽可以竞争性阻断细胞与纤连蛋白的结合,使培养的细胞不能贴壁生长。据估计大约半数的整联蛋白含有结合 RGD 的结构域。RGD 序列的发现开辟了以受体-配体相互作用为基础的新的治疗疾病的手段。

　　血栓的形成是造成心脏病发作的病因之一。血凝块的形成始于血小板的凝聚,血小板特异的整联蛋白 $\alpha_{IIb}\beta_3$ 与血浆中含有 RGD 序列的纤维蛋白原结合,介导了血小板的凝聚(图 10-19)。动物实验表明,含有 RGD 序列的人工合成肽可以竞争性地阻止血小板整联蛋白与血浆中纤维蛋白原结合,从而预防血凝块的形成。这一发现使人们设计出一种新的非肽类抗凝血药物(如替罗非班),它们类

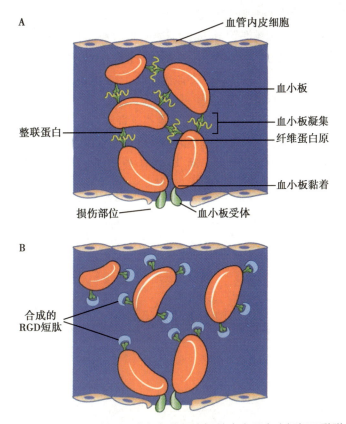

图 10-19 血小板整联蛋白与纤维蛋白原结合介导血小板相互黏附
A. 血小板整联蛋白活化后与纤维蛋白原结合形成血凝块;B. 用合成的
RGD 短肽抑制血小板凝聚。

似于 RGD 结构,但只与血小板整联蛋白结合。此外,一种直接抗整联蛋白的特异性抗体,能阻止接受血管外科手术的患者形成血凝块。

整联蛋白有望成为疾病治疗的靶点。目前已有以整联蛋白 $\alpha_{IIb}\beta_3$ 为靶点的治疗不稳定型心绞痛的抗体药物进入临床应用,它们均属于抗血小板聚集药物。

小结

多细胞生物相邻细胞之间或细胞与细胞外基质之间在质膜上存在的蛋白质连接结构称为细胞连接。细胞连接可分为封闭连接、锚定连接和通讯连接三种类型。其中以紧密连接为代表的封闭连接通过相邻质膜上的穿膜蛋白将细胞紧密连接在一起,封闭上皮细胞间隙,阻止细胞外物通过细胞间隙进入组织,同时还隔离了膜蛋白和膜脂分子的侧向扩散,维持上皮细胞的极性。锚定连接分为两大类:一类是与肌动蛋白丝相关联的黏着连接,在相邻细胞之间形成黏着带,在细胞与细胞外基质间形成黏着斑;另一类是由中间纤维参与的连接,在相邻细胞之间形成桥粒,在细胞与细胞外基质间形成半桥粒。它们把相邻细胞或细胞与细胞外基质连接在一起,形成抵抗机械张力的牢固连接,并在组织器官的形成和细胞的迁移等过程中发挥重要作用。通讯连接在相邻细胞膜上存在特殊的结构或通道,以实现细胞间电信号和化学信号的通讯联系,从而完成群体细胞间的合作和协调。其中间隙连接在细胞之间的代谢耦联和信号传递过程中起重要作用,在电兴奋性细胞之间还可以通过化学突触传递冲动信号。

位于细胞表面的黏附分子介导细胞之间或细胞与细胞外基质之间的黏附。黏附分子主要有四大类:钙黏着蛋白、选择素、免疫球蛋白超家族及整联蛋白家族。钙黏着蛋白是一类依赖于 Ca^{2+} 的同亲

本章思维导图

本章目标测试

型细胞黏附分子,对胚胎发育中的细胞识别、迁移和组织分化以及组织器官的构筑起重要作用。选择素是一类依赖于 Ca^{2+} 的异亲型细胞黏附分子,它们能特异识别其他细胞表面寡糖链中的特定糖基,主要参与白细胞与血管内皮细胞或血小板的识别和暂时性黏附,帮助白细胞、血小板从血液进入炎症部位。免疫球蛋白超家族是分子结构中含有类似免疫球蛋白结构域、不依赖 Ca^{2+} 的细胞黏附分子,大多介导淋巴细胞和免疫应答所需细胞之间的黏附,而 NCAM 和 NCAM-L1 则介导非免疫细胞的黏附,在神经系统发育中有重要作用。整联蛋白普遍存在于脊椎动物细胞表面,依赖于 Ca^{2+} 或 Mg^{2+} 的异亲型细胞黏附分子,它介导细胞与细胞外基质之间或细胞与细胞之间的相互识别和黏附,同时整联蛋白还具有信号双向转导作用,调节细胞的运动、增殖、生长、生存、凋亡等重要生命活动。

(周　洪)

本章数字资源

第十一章 | 细胞微环境及其与细胞的相互作用

1978 年, R. Schofield 提出了"微环境"(microenvironment)假说,用来描述支持干细胞生长的生理性微环境。细胞微环境是由相邻细胞和非细胞成分共同构成的局部区域,它参与维持细胞所在组织结构的有序性和稳定性,调控细胞的功能活动。细胞微环境以动态平衡即微环境稳态(microenvironmental homeostasis)的方式保持细胞正常的生命活动。微环境成分的异常变化,与肿瘤的发生发展、组织器官的纤维化等许多病理过程有关,已成为细胞生物学和医学领域的研究热点和前沿。

第一节 | 细胞微环境的组成

细胞微环境主要由不同类型的细胞成分、细胞外基质、细胞外调节因子和液体物质组成,不仅对细胞起支持、保护、连接和营养作用,而且与细胞的增殖、分化、黏附、迁移和代谢等基本生命活动密切相关。细胞与微环境稳态的失衡会诱发多种疾病。

一、微环境的细胞成分

细胞微环境中的细胞成分在不同类型的组织中有所不同。在肿瘤细胞微环境中存在大量的间质细胞(mesenchymal cell),包括炎症细胞、内皮细胞、脂肪细胞、肿瘤相关成纤维细胞等。间质细胞与肿瘤细胞相互作用,为促进肿瘤细胞生长、侵袭以及逃避机体免疫系统的攻击提供了必要的条件。部分间质细胞通过分泌多种细胞因子,促进肿瘤的转移和定植,并可参与抗原呈递。

二、细胞外基质

细胞外基质(extracellular matrix, ECM)是细胞微环境的核心组分,由细胞合成并分泌到细胞外空间,主要是由蛋白和多糖或蛋白聚糖构成的精密有序的三维网状结构。ECM 可以存在于细胞之间的间质性基质;也可以存在于内皮细胞和上皮细胞的基膜或基底膜。

动画

ECM 位于细胞的周围,是细胞赖以生存的微环境。细胞通过 ECM 行使多种功能,使细胞与细胞、细胞与基膜之间紧密联系,构成各种组织与器官。首先, ECM 中的生物大分子所构成的三维网状结构,为细胞和组织提供结构支持、保护、营养作用。其次, ECM 可以通过黏附受体进行信号转导,并可以结合、储存、释放生长因子和其他生物活性分子,从而参与细胞的基本生命活动。例如,在血管组织中, ECM 不仅作为结构物质支持血管的形成,也是血管生成促进因子和抑制因子的储存场所。ECM 中的生物活性分子在蛋白酶的作用下被激活或释放,作用于内皮细胞或微环境中的其他细胞。

细胞外基质的结构和功能异常与组织器官纤维化、肿瘤恶变浸润以及组织创伤修复等病理过程有关。

三、细胞外调节因子

信号分子和细胞因子是细胞微环境中重要的细胞外调节因子。激素、神经递质等体内的信号分子,可通过与细胞受体结合,在细胞间和细胞内传递信息。根据信号分子的溶解性,可将其分为亲水性和亲脂性两类。细胞因子是一类由免疫细胞(如单核细胞、巨噬细胞、T 细胞、B 细胞、NK 细胞等)和内皮细胞、表皮细胞、成纤维细胞等分泌的具有生物学活性的蛋白信号分子,它们通过与特异受体

NOTES

239

结合而调节细胞行为(如免疫应答、增殖分化、损伤修复等)。在肿瘤微环境中,细胞因子诱发的信号通路异常可导致肿瘤的发生、发展及转移。

细胞外调节因子除了有生物化学的多样性和特异性,还具有生物物理学的多样性,包括分子结构的力学特性、微环境剪切流(shear flow)等。

第二节 | 细胞外基质的主要组成成分

细胞外基质是目前了解较清楚的细胞微环境的重要组成成分。构成细胞外基质的大分子种类繁多,大致可分为三类:①糖胺聚糖与蛋白聚糖;②胶原与弹性蛋白;③非胶原糖蛋白:纤连蛋白和层粘连蛋白(图 11-1)。

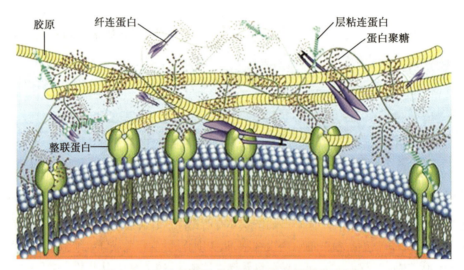

图 11-1 细胞外基质成分及其细胞表面受体示意图

从结构表现形式上看,细胞外基质主要由凝胶样基质和纤维网架构成。糖胺聚糖与蛋白聚糖构成凝胶样基质,纤维网架由起结构作用的胶原和弹性蛋白,以及起黏着作用的纤连蛋白和层粘连蛋白构成。

细胞外基质的含量因组织种类不同而异,上皮组织、肌组织及脑与脊髓中的细胞外基质含量较少,而结缔组织中细胞外基质含量最高。细胞外基质的组分及组装形式由所产生的细胞决定,并与组织的特殊功能需要相适应。例如,角膜的细胞外基质为透明柔软的片层,肌腱则坚韧如绳索。细胞外基质不仅静态地发挥支持、连接、保水、保护等物理作用,而且动态地对细胞行为产生影响。

一、糖胺聚糖与蛋白聚糖

糖胺聚糖(glycosaminoglycan,GAG)与蛋白聚糖(proteoglycan,PG)是高分子量的含糖化合物,它们构成细胞外高度亲水性的凝胶,赋予组织良好的弹性和抗压性。

(一) 糖胺聚糖是由重复的二糖单位构成的直链多糖

糖胺聚糖是由重复的二糖单位构成的直链多糖,过去称为黏多糖(mucopolysaccharide)。其二糖单位之一是氨基己糖(N-乙酰氨基葡萄糖或 N-乙酰氨基半乳糖),故又称氨基聚糖;二糖单位中另一个糖残基多为糖醛酸(葡萄糖醛酸或艾杜糖醛酸)。因糖残基上通常带有硫酸集团或羧基,因此糖胺聚糖带有大量负电荷(图 11-2)。

根据糖残基的性质、连接方式、硫酸化数量和存在的部位,糖胺聚糖可分为六种:①透明质酸(hyaluronic acid,HA);②硫酸软骨素(chondroitin sulfate,CS);③硫酸皮肤素(dermatan sulfate,DS);

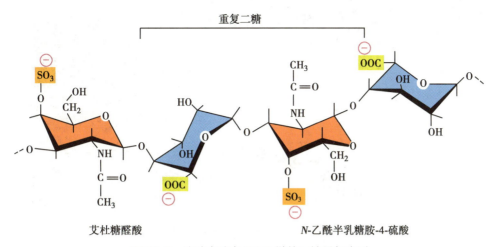

图 11-2　硫酸皮肤素 GAG 链的二糖重复序列

④硫酸乙酰肝素（heparan sulfate，HS）；⑤肝素（heparin）；⑥硫酸角质素（keratan sulfate，KS）。其结构、特性及分布见表 11-1。

表 11-1　糖胺聚糖的分子特性及组织分布

糖胺聚糖	重复二糖单位	组织分布
透明质酸	D-葡萄糖醛酸，N-乙酰氨基葡萄糖	结缔组织、皮肤、软骨、滑液、玻璃体
硫酸软骨素	D-葡萄糖醛酸，N-乙酰氨基半乳糖	软骨、角膜、骨、皮肤、动脉
硫酸皮肤素	L-葡萄糖醛酸或艾杜糖醛酸*，N-乙酰氨基半乳糖	皮肤、血管、心瓣膜、韧带
硫酸乙酰肝素	D-葡萄糖醛酸或艾杜糖醛酸*，N-乙酰氨基葡萄糖	肺、动脉、细胞表面
肝素	D-葡萄糖醛酸或艾杜糖醛酸*，N-乙酰氨基葡萄糖	肺、肝、皮肤、肥大细胞
硫酸角质素	D-半乳糖，N-乙酰氨基葡萄糖	软骨、角膜、椎间盘

注：* 艾杜糖醛酸是由差向异构酶催化糖链中的 D-葡萄糖醛酸进行差向异构化而生成的。

透明质酸是糖胺聚糖中结构最简单的一种，整个分子由葡萄糖醛酸和 N-乙酰氨基葡萄糖二糖单位重复排列构成，不发生硫酸化。二糖单位有 5 000～25 000 个不等。由于透明质酸分子表面糖醛酸的羧基带有大量的负电荷，其相斥作用使整个分子伸展膨胀；其表面的大量亲水基团可结合大量水分子，使基质等渗性水肿，因而即使浓度很低，也能形成黏稠的胶体。如果没有约束，一个透明质酸分子可以占据 1 000 倍于其自身分子的空间。当处于有限空间时可产生膨胀压，赋予组织良好的弹性和抗压性。

透明质酸是一种重要的糖胺聚糖，在胚胎发育早期和组织创伤修复时，细胞大量分泌透明质酸，促进细胞迁移和增殖。透明质酸可被透明质酸酶（hyaluronidase）降解调控。

（二）蛋白聚糖是由糖胺聚糖和核心蛋白共价结合形成的高分子量复合物

1. **蛋白聚糖的分子结构**　蛋白聚糖是由糖胺聚糖（除透明质酸外）与核心蛋白（core protein）共价结合形成的高分子量复合物，是一种含糖量极高的糖蛋白（含糖量可达分子总重量的 90%～95%）。核心蛋白为单链多肽，一条核心蛋白分子上可以连接 1～100 条以上相同或者不同的糖胺聚糖（糖链较短，一般在 300 个糖基以下），形成蛋白聚糖单体。若干个蛋白聚糖单体通过连接蛋白（linker protein）以非共价键与透明质酸结合形成蛋白聚糖聚合体。

软骨中的蛋白聚糖聚合体是已知的巨大分子之一，它的糖胺聚糖为硫酸软骨素和硫酸角质素，每个聚合体的分子量高达数百万，长达几微米。这些蛋白聚糖赋予软骨凝胶样特性和抗变形能力（图 11-3）。

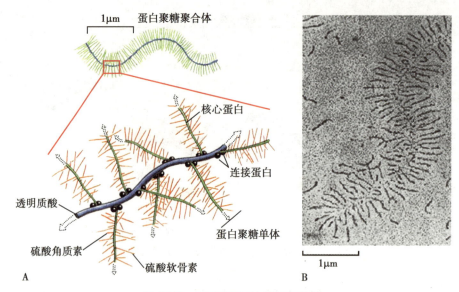

图 11-3　细胞外基质中的蛋白聚糖
A. 细胞外基质中的蛋白聚糖聚合体;B. 软骨中的蛋白聚糖电镜照片。

2. 蛋白聚糖的合成与装配　蛋白聚糖的核心蛋白肽链在糙面内质网核糖体上合成,多糖侧链装配到核心蛋白上是在高尔基复合体中进行的。在装配时,首先是一个专一的连接四糖——木糖-半乳糖-半乳糖-葡萄糖醛酸(Xyl-Gal-Gal-GlcUA)与核心蛋白的丝氨酸残基共价结合,在丝氨酸所处的肽链部位形成专一的可被识别的构象。然后在糖基转移酶(glycosyltransferase)的作用下,一个个糖基依次添加上去,形成了糖胺聚糖糖链(图 11-4)。

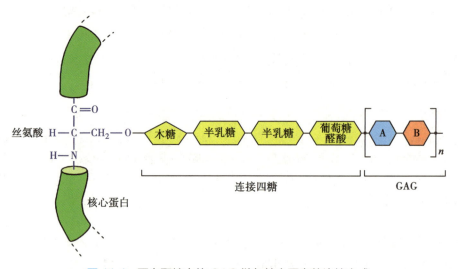

图 11-4　蛋白聚糖中的 GAG 链与核心蛋白的连接方式
专一的连接四糖首先与核心蛋白的丝氨酸共价连接,GAG 链的其余部分主要由重复的
二糖单位组成。

蛋白聚糖的一个显著特点是其多态性。核心蛋白可以含有不同的氨基酸序列,以及长度和成分不同的多糖链。每种蛋白聚糖都有其特有的结构,其功能由各自的核心蛋白和糖胺聚糖所决定(表 11-2)。

蛋白聚糖并不都是细胞外基质成分,有的也是质膜的整合成分,如成纤维细胞和上皮细胞表面的黏结蛋白聚糖(syndecan),其核心蛋白以穿膜糖蛋白的方式嵌入质膜的脂双层中,胞外区连有硫酸软骨素和硫酸乙酰肝素 GAG 糖链,可以与细胞外基质的胶原、纤连蛋白以及信号分子结合,胞内区肽段

表 11-2　几种常见的蛋白聚糖

名称	核心蛋白分子量/Da	GAG 链类型	GAG 链数目	分布	功能
蛋白聚糖聚合体（aggrecan）	210 000	硫酸软骨素+硫酸角质素	约 130	软骨	机械支持；与透明质酸形成大的聚合体
β-蛋白聚糖（betaglycan）	36 000	硫酸软骨素/硫酸皮肤素	1	细胞表面和胞外基质	结合 TGF-β
饰胶蛋白聚糖（decorin）	40 000	硫酸软骨素/硫酸皮肤素	1	结缔组织	与 I 型胶原原纤维和 TGF-β 结合
串珠蛋白聚糖（perlecan）	600 000	硫酸乙酰肝素	2～15	基膜	在基膜中起过滤和结构作用
丝甘蛋白聚糖（serglycin）	20 000	硫酸软骨素/硫酸皮肤素	10～15	血白细胞中的分泌泡	协助包装和贮存分泌分子
黏结蛋白聚糖 1（syndecan-1）	32 000	硫酸软骨素+硫酸乙酰肝素	1～3	成纤维细胞和上皮细胞表面	细胞黏合；结合 FGF

可与膜下细胞骨架及细胞皮层内的信号蛋白分子相互作用,既可介导细胞与细胞外基质结合,又可使细胞内外信息相通(图 11-5)。

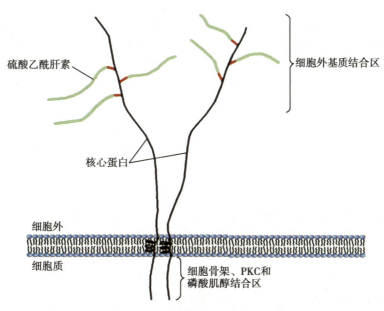

图 11-5　黏结蛋白聚糖 4 的结构示意图

各种黏结蛋白聚糖的胞外区不同,但穿膜区和胞内区均相同。胞内区除和肌动蛋白丝相连外,尚可结合调节分子,在信号转导过程中发挥作用。PKC:蛋白激酶 C。

(三) 糖胺聚糖与蛋白聚糖的功能

糖胺聚糖和蛋白聚糖普遍存在于各种组织中,在结缔组织中含量最高。其功能主要有以下几个方面。

1. 使组织具有弹性和抗压性　糖胺聚糖和蛋白聚糖构成了细胞外高度水合的凝胶状基质,使组织具有渗透压和膨胀压,有抗张、反弹、抗机械压力的缓冲作用。如软骨中的蛋白聚糖聚合体,赋予软骨良好的弹性和抗压性。

2. 对物质转运有选择渗透性　由于糖基的高度亲水性和负电性,糖链挺直交错,构成高度水化孔胶样物,孔的大小和电荷密度可调节对分子及细胞的通透性,具有分子筛的作用,可选择性渗透水、离子和各种营养性小分子、代谢物、激素、维生素和细胞因子等。肾小球基膜中的硫酸软骨素蛋白聚糖对于原尿的生成具有筛滤作用。

3. 角膜中的蛋白聚糖具有透光性 角膜中主要含硫酸软骨素和硫酸角质素,由于高度硫酸化,基质脱水变得致密,阻止血管的形成,使角膜柔软并具有透光性,同时角质化具有保护作用。

4. 糖胺聚糖有抗凝作用 肝素蛋白聚糖常以单体形式存在,由靠近血管的肥大细胞分泌产生,并贮存于肥大细胞的颗粒中,当受到刺激时被释放入血液,与抗凝血酶相结合,抑制凝血因子的作用,具有抗凝功能。

5. 细胞表面的蛋白聚糖有传递信息的作用 在成纤维细胞和表皮细胞质膜内的黏结蛋白聚糖1(syndecan-1),其胞外区硫酸乙酰肝素蛋白聚糖可与多种细胞外基质蛋白、生长因子等信号分子结合,将细胞外信号传递到细胞内引起细胞内生物学效应。

6. 糖胺聚糖和蛋白聚糖与组织老化有关 糖胺聚糖和蛋白聚糖的种类和数量随年龄而变化,与发育过程中组织的功能相适应。透明质酸和硫酸软骨素具有很好的保水性。在3个月胎儿的皮肤中,透明质酸和硫酸软骨素的含量是成人的20倍,随着年龄的增长,含量逐渐减少,一部分逐渐被硫酸皮肤素取代。关节软骨中的蛋白聚糖随年龄增长而减少,同时硫酸软骨素逐渐被硫酸角质素取代。糖胺聚糖和蛋白聚糖变化与衰老有关。随着个体的衰老,蛋白聚糖中糖链比重下降,导致组织的保水性及弹性减弱;糖胺聚糖的众多阴离子可结合 Ca^{2+},在组织的钙化,尤其是骨盐的沉积中起重要作用。

(四)糖胺聚糖和蛋白聚糖与疾病

糖胺聚糖和蛋白聚糖的合成及代谢异常与许多疾病有关。基因突变引起的先天性缺乏降解糖胺聚糖的酶(如糖苷酶或硫酸酯酶)可导致糖胺聚糖或蛋白聚糖及其降解中间产物在体内一定部位堆积,造成黏多糖贮积症(mucopolysaccharidosis),如 Hunter 综合征。

动脉粥样硬化患者血管内皮细胞表面硫酸乙酰肝素和硫酸软骨素含量下降,硫酸皮肤素蛋白聚糖含量升高,使其易与低密度脂蛋白结合,导致脂类沉积。

间质瘤、乳腺癌、神经胶质瘤等肿瘤细胞合成和分泌的透明质酸和硫酸软骨素增多,透明质酸形成的含水凝胶有利于细胞的增殖和迁移,并抑制细胞分化;硫酸软骨素可促进乳腺癌的生长。

二、胶原与弹性蛋白

(一)胶原是细胞外基质中的骨架结构

胶原(collagen)是体内高度特化的纤维蛋白家族,是人体内含量最丰富的蛋白质,约占人体蛋白质总量的25%以上。它遍布于体内各种器官和组织,在结缔组织中尤为丰富,是细胞外基质的框架结构。胶原由成纤维细胞、软骨细胞、成骨细胞以及某些上皮细胞合成并分泌到细胞外。

1. 胶原的分子结构 典型的胶原分子呈纤维状,是由3条α多肽链盘绕而成的3股螺旋结构,长300nm,直径1.5nm,称为原胶原(tropocollagen)。每条α肽链的氨基酸组成和排列独特,含有丰富的甘氨酸(Gly)和脯氨酸(Pro),其中甘氨酸含量占1/3,脯氨酸及羟脯氨酸(Hyp)约占1/4。α肽链中的氨基酸组成规律的Gly-X-Y三肽重复顺序,X和Y可以是任一种氨基酸,但X常为脯氨酸,Y常为羟脯氨酸或羟赖氨酸(Hyl)。由于三肽重复顺序中甘氨酸的分子量最小,使肽链卷曲成规律的α螺旋结构,而肽链的羟基化和糖基化使肽链互相交联,形成稳定的3α螺旋结构。

2. 胶原的类型 α链是原胶原的基本亚单位,人基因组中已报道有42个编码α链的基因,每种α链由一种基因编码,各种基因产物以不同的方式组合成不同类型的胶原。每型胶原由3条相同或不同的α链构成,例如I型胶原是异源三聚体,由2条 $\alpha_1(I)$ 和1条 $\alpha_2(I)$ 构成;而II型胶原和III型胶原是分别由3条 $\alpha_1(II)$ 和3条 $\alpha_1(III)$ 链组成的同源三聚体。理论上42种α链可以组合成数千种类型的胶原分子,但目前只发现27种。其基因突变往往导致3股螺旋的形成障碍。胶原在体内分布具有一定的组织特异性,常见的胶原及其组织分布见表11-3。

表 11-3　胶原主要类型及其特性

类型	分子式	聚合形式	组织分布	突变表型
I	$[\alpha_1(I)]_2[\alpha_2(I)]$	纤维	皮肤、肌腱、骨、韧带、角膜等	严重的骨缺陷和断裂
II	$[\alpha_1(II)]_3$	纤维	软骨、脊索、玻璃体等	软骨缺陷、矮小症状
III	$[\alpha_1(III)]_3$	纤维	皮肤、血管、体内器官	皮肤易破、关节松软、血管易破
V	$[\alpha_1(V)]_2[\alpha_2(V)]$	纤维(结合 I 型胶原)	与 I 型胶原共分布	皮肤易破、关节松软、血管易破
XI	$\alpha_1(XI)\alpha_2(XI)\alpha_3(XI)$	纤维(结合 II 型胶原)	与 II 型胶原共分布	近视、失明
IX	$\alpha_1(IX)\alpha_2(IX)\alpha_3(IX)$	与 II 型胶原侧面结合	软骨	骨关节炎
IV	$[\alpha_1(IV)]_2[\alpha_2(IV)]$	片层状(形成网络)	基膜	肾小球肾炎、耳聋
VII	$[\alpha_1(VII)]_3$	锚定纤维	复层鳞状上皮下方	皮肤起疱
XVII	$[\alpha_1(XVII)]_3$	非纤维状	半桥粒	皮肤起疱
XVIII	$[\alpha_1(XVIII)]_3$	非纤维状	血管基膜	近视、视网膜脱离、脑积水

注：分子式一栏中罗马数字代表胶原类型，α_1、α_2、α_3 分别代表肽链类型，中括号外的数字代表肽链数目。

3. 胶原的合成装配与降解　胶原的合成与组装始于内质网，在高尔基复合体中进行修饰，在细胞外组装成胶原纤维。

（1）胶原在细胞内的合成：胶原合成时，首先在附着于糙面内质网的核糖体上合成前 α 链（pro-α-chain）。前 α 链不仅含有内质网信号肽，而且在 N 端和 C 端还各含有一段不含 Gly-X-Y 序列的前肽（prepeptide）。新合成的前 α 链进入内质网腔后信号肽被切除，肽链中的脯氨酸和赖氨酸被羟基化为羟脯氨酸和羟赖氨酸，其中一些羟赖氨酸残基被部分糖基化修饰（其完全糖基化修饰在高尔基复合体中完成）。随后 3 条前 α 链的 C 端前肽借二硫键形成链间交联，使 3 条前 α 链对其排列，并从 C 端向 N 端聚合形成 3 股螺旋结构。这种带前肽的 3 股螺旋胶原分子称为前胶原（procollagen），其两端的前肽部分保持非螺旋卷曲。然后，前胶原分子进入高尔基复合体，经过进一步糖基化修饰后包装入分泌小泡，分泌至胞外。

（2）胶原在细胞外的装配：在细胞外，前胶原在两种 Zn^{2+} 依赖性的前胶原 N-蛋白酶和前胶原 C-蛋白酶的作用下，水解去除两端的前肽，在两端各保留一段非螺旋的端肽区（telopeptide region），形成原胶原。随后原胶原在细胞外基质中呈阶梯式有序排列并发生侧向交联，自组装形成直径 10～300nm，长 150nm 至数微米的胶原原纤维（collagen fibril）。电镜下胶原原纤维具有典型的 67nm 明暗相间的周期性条纹，是由相邻原胶原分子按 1/4 长度（约 67nm）交错平行排列，前后分子首尾相隔 35nm 的距离规则排列所致。在细胞外基质中，胶原原纤维常聚集成束，成为直径约 0.5～3.0μm 甚至更粗的、光镜下可见的胶原纤维（collagen fiber）（图 11-6）。

IV 型胶原与 I、II、III 型胶原不同，在 α 链中不含规则的 Gly-X-Y 三肽重复序列，因此不形成 α 螺旋结构；分泌到细胞外基质的前胶原的前肽不被切除；在装配成高级结构时，两个前胶原分子的羧基端头对头相接形成二聚体，多个二聚体再交联成网络，构成基膜的骨架结构。IV 型胶原与层粘连蛋白、硫酸乙酰肝素蛋白聚糖等组装成基膜。

（3）胶原的降解：一般情况下胶原更新转换较慢。但在创伤修复或炎症反应初期，胶原转换率加快，并伴有胶原类型的转变。胶原分子可被胶原酶（collagenase）降解，一些酶类如蛋白酶、纤溶酶等可以活化胶原酶，胶原酶的活化与抑制对于调节胶原的转换率至关重要。结缔组织可以合成胶原酶抑制剂；激素可调节胶原酶的合成和降解，如糖皮质激素可以诱导胶原酶的合成，雌二醇和孕酮抑制子宫胶原的降解。

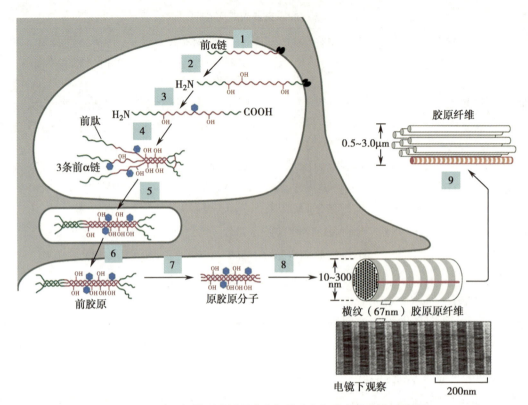

图 11-6 胶原纤维形成过程中在细胞内和细胞外的变化示意图

1. 合成前 α 链；2. 脯氨酸和赖氨酸进行羟基化；3. 羟赖氨酸糖基化；4. 3 条前 α 链的自组装；5. 前胶原
3 股螺旋的形成；6. 分泌；7. 切除前肽；8. 组装成胶原原纤维；9. 胶原原纤维聚集成胶原纤维。

4. 胶原的功能

（1）胶原在不同组织中行使不同的功能：哺乳动物皮肤中的胶原编织成网，分布于皮下结缔组织
中，具有抗衡来自不同方向张力的作用。肌腱起着连接肌肉和骨的作用，在肌腱中的胶原纤维沿着肌
腱的长轴平行排列，与承受拉力的方向一致，使肌腱具有很强的韧性，能够承受巨大的拉力。在骨、角
膜和横膈肌腱中，胶原纤维形成胶合板样多层结构，角膜形成有序的胶合板样多片层结构使角膜既
透明又具有一定强度。Ⅲ型胶原形成微细的纤维网包绕在腺泡、骨骼肌和平滑肌细胞周围。Ⅳ型胶
原以三维网络形式构成各种上皮细胞基膜的网架结构。胶原通过与细胞外基质中各种成分结合，将
细胞外基质组织起来，与细胞表面受体结合，连成组织和器官。

（2）胶原与细胞的增殖和分化有关：人体内的细胞绝大多数属于贴附依赖性细胞，即只有在细胞
外基质上贴附铺展，才能使细胞进入增殖周期。胶原作为细胞贴附的重要基质成分具有刺激细胞增
殖的作用。胶原还具有诱导细胞分化的作用。如具有多向分化潜能的干细胞，在Ⅳ型胶原和层粘连
蛋白上分化为呈片层极性排列的上皮细胞；在Ⅰ型胶原和纤连蛋白上分化为结缔组织的成纤维细胞；
在Ⅱ型胶原及软骨粘连蛋白上则分化为软骨细胞。

（3）哺乳动物在发育的不同阶段表达不同类型的胶原：在胎儿皮肤中含有大量的Ⅲ型胶原，随着
发育的进程，Ⅲ型胶原逐渐被Ⅰ型胶原取代。正常人皮肤中以Ⅰ型胶原为主。皮肤在损伤后的修复阶
段，Ⅲ型胶原含量显著增高。成熟的组织胶原较稳定，半衰期长，如骨板中胶原分子的半衰期可长达
10 年。随着年龄增长，胶原分子交联增多，胶原纤维结构逐渐变得紧密，从而导致皮肤、血管及组织
变得僵硬，是衰老的重要特征。

5. 胶原与疾病　由胶原的含量、结构、类型或代谢异常而导致的疾病称为胶原病（collagen
disease）。胶原表达过度或分布和比例异常，可造成肝、肺、皮肤病理性纤维化。恶性肿瘤细胞的浸润
及转移，与它们能够分泌产生针对Ⅳ型胶原的专一性水解酶密切相关；基因突变引起胶原分子结构改

变,将导致遗传性胶原病。

（1）维生素 C 缺乏症：在胶原合成过程中,前 α 链的羟基化是肽链间互相交联形成稳定的 3α 螺旋结构的必需条件,该过程需脯氨酰 3 羟化酶和脯氨酰 4 羟化酶的催化,二者均以维生素 C 为辅助因子。当人体内维生素 C 缺乏时,可导致胶原前 α 链的羟基化反应不充分,不能形成稳定的 3 股螺旋结构,随即在细胞内被降解;而原先存在于基质及血管中的正常胶原逐渐丧失,结果导致组织中胶原的缺乏,引起血管、肌腱、皮肤等脆性增加,皮下牙龈易出血及牙齿松动等症状,称为维生素 C 缺乏症。

（2）遗传性胶原病：胶原在体内分布广泛,基因突变引起胶原分子表达异常或胶原装配异常将导致遗传性胶原病。如成骨不全（osteogenesis imperfecta）是由于编码Ⅰ型胶原 α₁（Ⅰ）或 α₂（Ⅰ）的基因突变,使Ⅰ型胶原合成障碍,导致骨骼发育不良,畸形,四肢短小,骨质疏松易骨折,重者早年夭折;Ⅱ型胶原基因突变可引起软骨异常,导致关节畸形、身材矮小;埃勒斯-当洛综合征（Ehlers-Danlos syndrome）是一种由胶原基因突变引起的遗传性疾病,由于缺乏一种切除前肽的酶,导致前胶原不能正常组装为高度有序的纤维,造成骨骼和肌腱缺乏刚性,关节活动过度,皮肤、肌腱、血管变脆等症状。

（3）免疫性胶原病：胶原可引起免疫性疾病。天然或变性的胶原分子,均可引起免疫反应。正常情况下,人体对自身胶原结构组织具有免疫耐受性,如果机体丧失对自身胶原结构的免疫耐受,即可产生自身免疫性胶原组织损伤,导致类风湿关节炎及慢性肾炎等。

（二）弹性蛋白是构成细胞外基质弹性纤维网络的主要成分

人体一些器官组织在执行生理功能过程中,既需要强度也需要弹性,在受到外力牵拉后可迅速恢复原状,如皮肤、血管和肺组织等,由弹性蛋白形成的弹性纤维网络就赋予组织这种特性。

弹性蛋白（elastin）是弹性纤维（elastic fiber）的主要成分,是高度疏水的非糖基化纤维蛋白,约含 750 个氨基酸残基,富含甘氨酸和脯氨酸,但很少羟化,不含羟赖氨酸,无糖基化修饰。由于肽链中不含 Gly-X-Y 的三肽重复序列,无法形成规则的 3 股螺旋,而呈无规则的卷曲。弹性蛋白的肽链是由两种类型短肽交替排列构成的,一种是疏水性短肽,赋予分子弹性;另一种短肽为富含丙氨酸和赖氨酸残基的 α 螺旋短肽,负责在相邻分子间形成交联。

弹性蛋白在细胞中合成后,以原弹性蛋白（tropo-elastin）的形式分泌到细胞外,通过赖氨酸残基之间的交联装配成弹性纤维网。弹性蛋白的无规则卷曲及高度交联使弹性纤维网具有极高的伸展能力,可以像橡皮条一样伸展与回缩(图 11-7)。弹性蛋白的降解主要由弹性蛋白酶（elastase）催化。

弹性纤维并非单纯由弹性蛋白构成,在弹性蛋白的表面还包绕着一层由糖蛋白构成的微原纤维（microfibril）。微原纤维直径约为 10nm,是由一些不同的糖蛋白构成,其中一种较大的糖蛋白是原纤维蛋白（fibrillin）,是保持弹性纤维完整性必需的成分。它的基因发生突变可导致一种称为马方综合征（Marfan syndrome）的遗传性疾病。病变累及富含弹性纤维的组织,患者可出现骨骼及关节畸形,身材异常瘦长,严重者容易发生主动脉破裂。

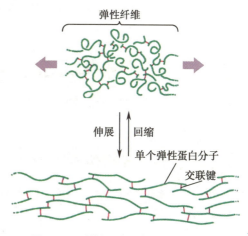

图 11-7　弹性蛋白网络的伸展与回缩

弹性蛋白是动脉中含量最高的细胞外基质蛋白质,占主动脉干重的 50%。弹性蛋白基因的突变可导致动脉壁平滑肌细胞过度增殖而引起动脉狭窄。弹性蛋白与无弹性的胶原互相交织,可维持皮肤的韧性,并可防止组织和皮肤过度伸展和撕裂。随着年龄的增长,胶原的交联度越来越大,韧性越来越低,皮肤等组织中弹性蛋白生成减少,降解增强,结果是老年人的骨和关节灵活度下降,皮肤弹性降低起皱。

三、细胞外基质中的非胶原糖蛋白

在细胞外基质中除了胶原和弹性蛋白两类主要的纤维蛋白,还含有另一类重要的蛋白成分——非胶原糖蛋白。已经在细胞外基质中发现了数十种,它们都是多功能大分子,目前对其结构与功能了解最多的是纤连蛋白和层粘连蛋白。

(一)纤连蛋白广泛存在于机体组织中

纤连蛋白(fibronectin,FN)是细胞外基质中发现最早的非胶原糖蛋白,广泛存在于人和动物组织中,是一类含糖的高分子量非胶原糖蛋白,含糖 4.5%～9.5%,其糖含量因组织不同和分化状态不同而有差异。纤连蛋白有两种存在形式:一种是可溶性的血浆纤连蛋白(plasma fibronectin),主要存在于血浆及各种体液中,由肝实质细胞分泌产生,少部分产生于血管内皮细胞;另一种是不溶性的细胞纤连蛋白,主要存在于细胞外基质、基膜及细胞表面,主要由间质细胞分泌产生。

1. 纤连蛋白的分子结构 各种纤连蛋白均由相似的亚单位(分子量为 220～250kDa)组成。例如,血浆纤连蛋白是由两条相似的肽链形成的二聚体(dimer),两条肽链在 C 端借二硫键交联形成 V 字形。细胞纤连蛋白为由二聚体交联后形成的多聚体。

目前在人体中已鉴定的纤连蛋白亚单位有 20 种以上,它们是由同一基因编码的产物,转录后由于拼接上的不同而形成多种异型分子,具有不同的生物学功能。不同组织来源的纤连蛋白亚单位在结构上稍有区别,每条肽链约含 2 450 个氨基酸残基,构成线性排列的 5～6 个杆状的功能区,各功能区之间的短肽连接部位可折屈,并对蛋白酶敏感(图 11-8),不同的杆状功能区上含有不同的大分子结合位点,可分别与不同的生物大分子或细胞表面受体结合,如可与 I、II、IV 型胶原、肝素、凝血因子、纤维蛋白(fibrin),以及细胞表面受体如整联蛋白等结合。

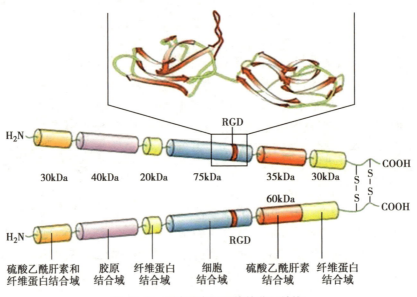

图 11-8　纤连蛋白二聚体的分子结构

纤连蛋白肽链中的某些特殊的短肽序列,如 Arg-Gly-Asp(RGD)三肽是细胞表面各种纤连蛋白受体识别并结合的最小结构单位。如果该结构区发生突变或缺失,则会导致纤连蛋白与细胞的黏附活性显著下降。一些含有 RGD 序列的短肽,可与纤连蛋白竞争结合细胞膜上的纤连蛋白受体,因此,这种短肽序列具有抑制细胞同纤连蛋白结合的作用。但 RGD 序列并不是纤连蛋白所独有的,许多细胞外基质蛋白都含有这种序列。此序列可被细胞表面受体中的整联蛋白所识别。

纤连蛋白的细胞表面受体是整联蛋白家族成员,是一种高分子量的穿膜糖蛋白,是由 α、β 两种亚基(多肽链)组成的异源二聚体,介导与其他细胞表面或细胞外基质间的黏附(详见第十章)。

2. 纤连蛋白的功能 纤连蛋白与细胞的形状、黏着、迁移、增殖、分化以及创伤修复、肿瘤转移等均有密切关系。

（1）介导细胞与细胞外基质间的黏着：纤连蛋白分子的多结构域以及其排列的特点，使得它可以同时与细胞外基质中多种生物大分子结合并介导细胞与细胞外基质、细胞之间的相互黏着，调节细胞的形状和细胞骨架的装配，促进细胞的铺展，加速细胞的增殖与分化。

（2）纤连蛋白与细胞的迁移：细胞的迁移依赖于细胞的黏附与去黏附以及细胞骨架的组装与去组装。在黏着斑处纤连蛋白受体通过纤连蛋白介导细胞与胞外基质黏附。细胞通过黏着斑的形成与解离，影响细胞骨架的组装与去组装，促进细胞的迁移运动。例如，胚胎发育早期神经管形成时，神经嵴细胞从神经管的背侧迁移到胚胎特定区域，分化成神经节、色素细胞等不同类型的细胞。如果注射纤连蛋白受体的抗体或含 RGD 序列的短肽，就会阻断细胞的迁移。

（3）纤连蛋白在组织创伤修复中的作用：血浆中的纤连蛋白能促进血液凝固和创伤面的修复。组织创伤修复过程中，在伤口血浆纤连蛋白能与血浆纤维蛋白结合，吸引成纤维细胞、平滑肌细胞和内皮细胞向伤口迁移，形成肉芽组织，然后形成瘢痕，同时还可以刺激上皮细胞增生，使创面修复。

3. 纤连蛋白与疾病 血浆纤连蛋白主要来自肝实质细胞，少量来自血管内皮细胞，当肝坏死、严重肝炎、肝硬化、弥漫性肝癌时，血浆纤连蛋白显著降低。

纤连蛋白与肾小球肾炎发生有关。在肾小球基膜中含有大量纤连蛋白，DNA、金黄色葡萄球菌、链球菌、胶原、纤维蛋白的降解产物可以直接或以免疫复合物的形式与纤连蛋白结合而沉积在肾小球基膜上，引起肾小球肾炎。而血浆纤连蛋白可与上述降解产物和免疫复合物结合，被肝库普弗细胞（Kupffer cell）和脾巨噬细胞表面受体识别而被清除，对肾脏起保护作用。

在创伤愈合过程中，组织局部的纤连蛋白过度表达，可导致瘢痕过度形成。

由于恶性肿瘤细胞表面的纤连蛋白受体异常，细胞黏着能力下降，使细胞容易分散和转移。

（二）层粘连蛋白是基膜的主要成分

层粘连蛋白（laminin，LN）是胚胎发育过程中出现最早的细胞外基质成分和基膜的主要结构组分。层粘连蛋白是黏合糖蛋白，含糖量可达 15%～28%。在成体中，它存在于上皮细胞和内皮细胞基底部，还存在于肌细胞和脂肪细胞周围。在不同种属及组织中存在多种层粘连蛋白异型分子，它们结构复杂，功能多样，除了构成基膜的片层网状结构，还参与细胞的分化、黏附、迁移和增殖。

1. 层粘连蛋白的分子结构 层粘连蛋白是一种高分子量糖蛋白，分子量为 820～850kDa，70nm 长。层粘连蛋白是由 α、β、γ 三条不同的多肽链组成的异三聚体：由一条重链（α 链）和两条轻链（β、γ 链）借二硫键交联而成，外形呈不对称十字形构型，有三条短臂和一条长臂。三条短臂各由三条肽链的 N 端序列构成。每一短臂上都有相间排列的两个或三个球形结构域和短杆区；长臂杆状区域由 3 条肽链的近 C 端序列共同构成，其中 α 链 C 端肽链序列高度卷曲形成一个较大的球状结构，此为肝素结合的部位（图 11-9）。层粘连蛋白分子中存在多个不同的结构域，可与IV型胶原、硫酸乙酰肝素、肝素、脑苷脂和神经节苷脂等细胞外基质组分结合，还可通过自身的 RGD 三肽序列与细胞膜上的整联蛋白结合。

层粘连蛋白分子主要由附着在基膜上的上皮细胞和内皮细胞以及被基膜包绕的肌细胞等分泌产生，分子中至少有 8 个与细胞结合的位点，可分别与上皮细胞、内皮细胞、成纤维细胞、神经元、神经胶质细胞以及肿瘤细胞等结合。

层粘连蛋白是一个大的蛋白质家族，已鉴定出 5 种 α 链（$\alpha_1 \sim \alpha_5$）、4 种 β 链（$\beta_1 \sim \beta_4$）和 3 种 γ 链（$\gamma_1 \sim \gamma_3$），分别构成 15 种层粘连蛋白异型分子（laminin 1～laminin 15），每种分子分布有组织特异性，在不同的组织类型和不同的发育阶段，有不同分子结构的层粘连蛋白表达。

2. 层粘连蛋白的功能 层粘连蛋白是基膜的主要组分，在基膜基本框架的构建和组装中起关键作用。层粘连蛋白分子上有被许多细胞表面层粘连蛋白受体识别与结合的 RGD 三肽序列，使

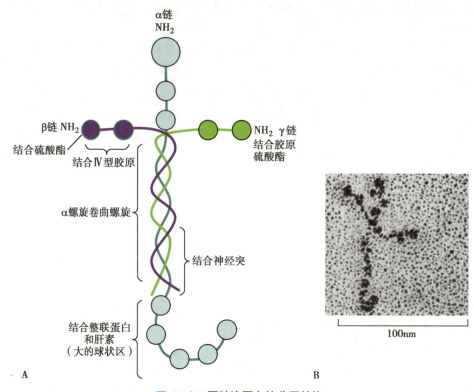

α链
NH₂

β链 NH₂

结合硫酸酯

结合Ⅳ型胶原

NH₂ γ链
结合胶原
硫酸酯

α螺旋卷曲螺旋

结合神经突

结合整联蛋白
和肝素
（大的球状区）

A

B

100nm

图 11-9　层粘连蛋白的分子结构
A. 层粘连蛋白的分子结构模式图；B. 电镜照片。

细胞黏附固定在基膜上，促进细胞的生长并使细胞铺展而保持一定的形态。层粘连蛋白通过与细胞间的相互作用，可直接或间接控制细胞的活动，如细胞的黏附、迁移、分化、增殖或凋亡以及基因表达。

层粘连蛋白在早期胚胎中对于保持细胞间的黏附、细胞的极性及分化具有重要意义。层粘连蛋白还有助于神经元在体外存活，并可在缺乏神经生长因子的情况下，促进中枢及外周神经元轴突的生长。

3. 层粘连蛋白与疾病　层粘连蛋白在体内的合成及降解异常与许多疾病有关，如糖尿病伴发广泛的基膜改变，糖尿病肾病的肾小球基膜中层粘连蛋白的含量明显降低。

一些疾病与层粘连蛋白的自身免疫反应有关，如由链球菌感染所致的肾小球肾炎患者血中出现抗层粘连蛋白的抗体，使肾小球基膜受损；在扩张型心肌病与心肌炎患者血清中也检测到抗层粘连蛋白的抗体。

四、细胞外基质的特化结构——基膜

基膜（basal lamina，basement membrane）也称基底膜，是细胞外基质的特化结构形式，为一种柔软、坚韧的网膜结构，厚约 40~120nm，存在于多种组织之中。基膜以不同的形式存在于不同的组织结构之中。在各种上皮及内皮组织，基膜位于细胞基底部，是细胞基部的支撑垫。在肌肉、脂肪等组织，基膜包绕在细胞周围，将细胞与结缔组织隔离。在肾小球中，基膜介于两层细胞（内皮细胞和足细胞）之间，是滤过膜的主要结构。

（一）基膜的组成成分

构成基膜的绝大多数细胞外基质组分是由位于基膜上的上皮细胞和下方的结缔组织细胞合成并分泌的。不同组织器官的基膜，甚至同一基膜的不同区域，其组成成分也有所不同。但各种基膜都含有Ⅳ型胶原、层粘连蛋白、巢蛋白及串珠蛋白聚糖四种蛋白成分（图 11-10）。

1. Ⅳ型胶原　是构成基膜框架结构的主要成分。Ⅳ型胶原分子长 400nm，被非螺旋片段隔断

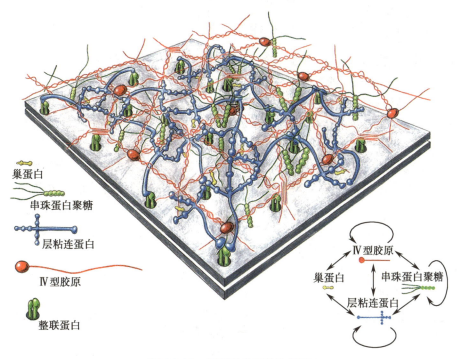

图 11-10　基膜的分子结构模型

20 多处,为Ⅳ型胶原分子提供了可折屈的部位。各Ⅳ型胶原分子通过 C 端球状头部之间的非共价键相互作用,以及 N 端非球状尾部之间的共价交联,形成了构成基膜基本框架的二维网络结构。

2. **层粘连蛋白**　是基膜中的主要蛋白质成分,由 α、β、γ 三条肽链构成非对称型十字结构。蛋白之间通过长臂和短臂的臂端相连,自我装配成二维纤维网络结构,并进而通过巢蛋白与Ⅳ型胶原二维网络相连接。细胞质膜中的整联蛋白为其受体。由于层粘连蛋白具有多个不同的功能结构域,既能与Ⅳ型胶原结合,也能与细胞表面受体结合,从而将细胞与基膜紧密结合在一起。

3. **巢蛋白**(entactin,nidogen)　又称哑铃蛋白,其分子呈哑铃状,具有 3 个球区,其 G3 区与层粘连蛋白结合;G2 区与Ⅳ型胶原结合,在基膜中形成Ⅳ型胶原纤维网络与层粘连蛋白纤维网络之间的连桥,同时协助细胞外基质中其他成分的结合,在基膜的组装中起着重要的作用。

4. **串珠蛋白聚糖**(perlecan)　是基膜中最丰富的蛋白聚糖之一,它包含一个巨大的多结构域核心蛋白质(分子量约 400kDa),分子上结合 2~15 条特异性的硫酸乙酰肝素链。它可与多种细胞外基质成分(Ⅳ型胶原、层粘连蛋白、纤连蛋白等)以及细胞表面分子交联结合,构成基膜的网络结构。

(二)基膜的生物学功能

基膜不仅对上皮组织起结构支撑作用,而且在上皮组织和结缔组织之间起结构连接作用,同时还调节分子通透性以及作为细胞运动的选择性通透屏障。如在表皮细胞层下的基膜可阻止结缔组织中的成纤维细胞进入表皮,而允许参与免疫作用的白细胞(巨噬细胞、淋巴细胞)穿过基膜进入表皮内;基膜对分子的通透具有高度选择性,如肾小球基膜在原尿形成过程中可以阻挡血液中细胞及蛋白质的透过,起选择性筛滤作用。此外,细胞的形态、极性,质膜上蛋白质的分布,细胞的存活、增殖、分化、迁移等许多生命活动现象,均与基膜有着非常密切的关系。

第三节 | 细胞微环境与细胞间的相互作用

机体的组织是由细胞与细胞微环境组成的有机整体,两者相互依存,相互影响,共同决定着组织的结构与功能。细胞微环境与细胞间的相互作用主要包括细胞外基质与细胞间的相互作用、细胞与细胞间的相互作用。

一、细胞外基质与细胞间的相互作用

一方面,细胞通过控制基质成分的合成和降解决定细胞外基质的组成;另一方面,细胞外基质对细胞的各种生命活动有着重要的影响。

(一)细胞外基质对细胞生物学行为的影响

细胞外基质除与细胞一起构建组织,具有支持、连接细胞和保护作用外,还对细胞的结构与功能有着重要的影响。

1. 细胞外基质影响细胞的形态结构 细胞的形态往往与其特定的生存环境密切相关。同一种细胞在不同环境中具有不同的形态。体外实验表明,几乎所有组织的细胞在脱离组织、处于单个游离悬浮状态时均会呈圆球状。同一种细胞在不同的细胞外基质上黏附和铺展时,可表现出不同的形态。如上皮细胞只有黏附在基膜上才能显示其极性,并通过细胞连接成为柱状上皮;成纤维细胞在天然的细胞外基质中呈扁平多突状,而在I型胶原凝胶中则呈梭形。

细胞外基质对细胞形态的决定作用主要是通过与细胞表面受体结合,影响细胞骨架成分呈不同方式的组装和排列来实现的。

2. 细胞外基质影响细胞的生存与死亡 大多数类型的细胞需要黏附在一定的细胞外基质上才能存活。例如,上皮细胞和内皮细胞一旦脱离了细胞外基质就会发生凋亡。这种细胞失去基质、缺少黏附而导致凋亡的现象称为失巢凋亡(anoikis)。这主要是由于细胞脱离细胞外基质后,细胞骨架松散而致线粒体释放细胞色素 c,从而活化 caspase 凋亡途径而导致细胞凋亡。当细胞通过整联蛋白黏附于细胞外基质上,可启动细胞存活相关的信号转导途径,维持细胞的存活。

3. 细胞外基质调节细胞的增殖 体外培养细胞实验证实,大多数细胞只有在一定的细胞外基质上黏附并铺展,才能使细胞增殖周期运行,这种现象称为贴壁依赖性生长(anchorage dependent growth)。细胞的这种特性是由于细胞黏附在基质上时,可通过整联蛋白介导传递 MAPK 途径等多种生存和增殖信号到细胞内,最终影响细胞增殖相关基因的表达。

4. 细胞外基质参与细胞分化的调控 细胞外基质的多种组分可通过与细胞表面受体特异性结合,从而触发细胞内信号传递的某些连锁反应,影响核基因的表达,调控细胞的分化。特定的细胞外基质可使某些类型的细胞撤离细胞周期而进入细胞分化状态,如内皮细胞在胶原基质上培养时进行增殖,而在层粘连蛋白基质上则停止增殖进行分化,形成毛细血管样结构;乳腺上皮细胞在基质胶上培养时,不但具有腺管样形态,而且分泌酪蛋白等乳汁成分。酪蛋白基因的表达,是由于层粘连蛋白与细胞表面的 $\alpha_3\beta_1$ 整联蛋白作用后,活化了一定的信号转导系统而启动的。

5. 细胞外基质影响细胞的迁移 无论在个体发育过程还是在成体组织再生及创伤修复过程中都伴随着活跃的细胞迁移。在细胞迁移过程中,细胞发生黏附与去黏附、细胞骨架组装与去组装等,都离不开细胞外基质的影响。细胞通过基膜迁移时,需要基质成分的局部降解,胶原酶等基质金属蛋白酶在这一过程中通过分解局部的基质成分,促进细胞的迁移。这种情况可发生在白细胞穿过血管基膜迁移至炎症或创伤部位,也可发生在肿瘤细胞浸润和转移过程。

(二)细胞对细胞外基质的影响

1. 细胞外基质是由其所在组织的细胞分泌的 各种组织的细胞外基质都是由该组织的细胞(包括实质细胞和间质细胞)合成和分泌的,其成分、含量和存在形式不同。同一个体的不同组织、处于不同发育阶段的同一组织,所产生的细胞外基质也有所不同。例如,胚胎结缔组织的细胞外基质主要产生III型胶原、透明质酸和弹性蛋白;而成年结缔组织中成纤维细胞产生的细胞外基质以I型胶原、纤连蛋白等为主要成分。组织的功能状态不同,细胞外基质的成分也有所差异。

2. 细胞外基质成分的降解也是由细胞分泌的蛋白水解酶催化的 细胞外基质的降解,源于细胞分泌的基质金属蛋白酶(matrix metalloproteinase,MMP)和丝氨酸蛋白酶家族的联合作用。基质金属蛋白酶家族是一类 Zn^{2+} 和 Ca^{2+} 依赖的蛋白酶,迄今已鉴定了 20 多种 MMP,如胶原酶、明胶酶、基质溶解素、弹性蛋白酶等。其中的胶原酶具有高度特异性,可以切割蛋白质上的特异性位点,从而既可以保证基质结构的完整性,又为细胞迁移开辟道路。

细胞还可分泌基质金属蛋白酶和丝氨酸蛋白酶的抑制剂,控制蛋白酶的作用程度和范围。细胞对细胞外基质成分降解的控制和调节对创伤修复、组织重构以及细胞的迁移都有重要作用。

二、微环境中细胞与细胞间的相互作用

在细胞微环境中,细胞与细胞之间的相互作用(cell-cell interaction)对多细胞生物个体的发育和分化,以及维持细胞的正常生命活动起到至关重要的作用。微环境中细胞间相互作用的机制主要是:①相邻细胞分泌的旁分泌因子(paracrine factor)对细胞的作用;②细胞膜并置在一起的近分泌相互作用(juxtacrine interaction);③相邻细胞分泌的外泌体对细胞的调控。

处于微环境中的细胞还可接受来自远距离的经血液运输物质的调控,如激素的调控,以及器官之间的互作调控(如脑-肠轴、骨-脑轴及肝-骨轴等)。

第四节 | 细胞微环境异常与疾病

在正常生理条件下,细胞微环境依赖其中各种组分共同作用的动态平衡而维持稳态。然而,当受到其他组织或来源因素特别是病理因素(如激素、生长因子、免疫因子、化学物质、生物致病因子及免疫细胞等)的影响时,细胞微环境的稳态将被打破。如果微环境中各种成分的平衡状态被打破后不能重新建立新的平衡,也即微环境失衡,将导致细胞行为发生改变,诱发疾病。

一、细胞微环境异常与肿瘤的发生发展

除基因突变等基因组不稳定性之外,肿瘤的发生发展与肿瘤细胞生存的微环境密切相关。肿瘤微环境中的细胞和基质成分的异常也是肿瘤发生的重要因素。图 11-11 显示了肿瘤细胞赖以生存的复杂的微环境系统:①成纤维细胞是肿瘤微环境中主要的基质细胞。肿瘤邻近的成纤维细胞活化,成为肿瘤相关成纤维细胞(tumor-associated fibroblast),它是实体肿瘤(如乳腺癌、大肠癌、胰腺癌)中最丰富的细胞成分,可产生大量的生长因子和细胞因子,影响肿瘤细胞的行为,也是蛋白水解酶的主要来源,后者通过降解细胞外基质直接影响肿瘤迁移。②肿瘤微环境中存在大量的巨噬细胞,它被肿瘤细胞募集到其周围,成为肿瘤相关巨噬细胞(tumor-associated macrophage)。与正常巨噬细胞相比,肿瘤相关巨噬细胞产生细胞因子和组织蛋白酶等的能力更强,对促进基质降解、肿瘤周围血管形成和肿

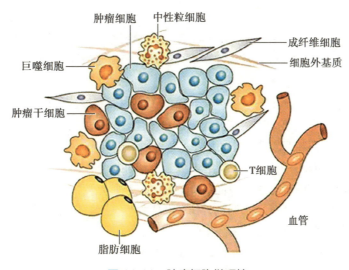

图 11-11 肿瘤细胞微环境

瘤细胞侵袭周围组织起重要作用。③肿瘤微环境影响 T 细胞的功能，导致 T 细胞免疫功能下降。近年研究发现，微环境促使肿瘤细胞的 PD-L1（programmed death-ligand 1）表达上调，PD-L1 与活化 T 细胞表面的 PD-1（programmed death-1）结合后，抑制 T 细胞的活化和增殖，诱导 T 细胞凋亡，进而使肿瘤细胞逃逸机体的免疫监视。④在原发性肿瘤细胞的周围还有许多间质细胞，如骨髓来源的间充质干细胞，它们在促进肿瘤细胞迁移和抑制 T 细胞免疫中起重要作用。⑤肿瘤微环境中的细胞外基质成分和特性可以不同程度地影响肿瘤细胞的增殖和迁移能力。

二、细胞微环境异常与器官纤维化

纤维化（fibrosis）是间质纤维结缔组织对受损实质细胞修复失衡的结果，表现为组织或器官纤维组织增生，胶原纤维显著增加，以及细胞外基质成分及量的改变，持续发展将导致正常器官结构破坏和功能减退，如肝纤维化，纤维化持续增加将会导致肝硬化，甚至诱发肝癌。

细胞微环境成分的变化与组织器官纤维化有非常密切的关系。多种细胞因子、生长因子、代谢产物可激活致纤维化的信号转导通路，导致组织器官的纤维化。转化生长因子 β（transforming growth factor-β，TGF-β）被认为是介导纤维增生性疾病的关键因子。TGF-β 的自分泌环路机制是使组织修复过程变成慢性的、进行性的过程，因而最终导致组织器官（如肝、肺、肾等器官）发生纤维化、硬化、结构破坏、功能丧失。

小结

细胞微环境是由相邻细胞和非细胞成分（细胞外基质、细胞外调节因子等）共同构成的局部区域，在维持组织结构的有序性、稳定性和调节细胞生命活动中起重要作用。细胞微环境的稳态是保持细胞正常生命活动的基础。

细胞外基质是细胞微环境的核心组分。细胞外基质是由细胞分泌到细胞外空间，由蛋白和多糖构成的精密有序的网络结构。主要组分为糖胺聚糖与蛋白聚糖、胶原和弹性蛋白以及非胶原糖蛋白（纤连蛋白和层粘连蛋白）。细胞外基质不仅对组织细胞起支持、保护、营养作用，而且还与细胞的增殖、分化、代谢、识别、黏着、迁移等基本生命活动密切相关，对细胞的形态和生命活动具有全方位的调控作用。

糖胺聚糖是由重复二糖单位构成的直链多糖，可与核心蛋白共价结合形成高分子复合物——蛋白聚糖，其分子表面带有大量的负电荷，可结合大量水分子，构成细胞外高度水合的凝胶状基质，赋予组织良好的弹性和抗压性。

胶原是机体内高度特化的纤维蛋白家族，胶原分子是由 3 条 α 多肽链盘绕成的 3 股螺旋结构，其合成与组装始于内质网，并在高尔基复合体中进行修饰，最后在细胞外组装成胶原纤维。胶原使肌腱具有很强的韧性，Ⅳ型胶原装配成的片层网架形成了基膜的主要结构。弹性蛋白在基质中形成了交联网络，增强了基质的弹性和韧性。

纤连蛋白广泛分布于结缔组织中，而层粘连蛋白主要存在于基膜中，它们是细胞外基质中的非胶原糖蛋白，其分子肽链中包含多个功能结合区，可同基质中其他大分子或细胞表面受体结合，从而使细胞与细胞、细胞与外基质相互黏着。整联蛋白是细胞表面的细胞外基质受体，可识别纤连蛋白等细胞外基质蛋白肽链中的 RGD 序列，并与之结合，发挥连接和信号传递作用。纤连蛋白和层粘连蛋白是细胞外基质的组织者，对细胞的存活、形态、黏着、铺展、迁移、增殖、分化有直接影响。

在正常生理条件下，细胞微环境中的各种组分共同作用使微环境保持稳态。在某些来源因素特别是病理因素作用下，细胞微环境的稳态将被打破，引起细胞的生物学行为改变。微环境成分的异常变化与许多病理过程有关，如肿瘤的发生发展和器官的纤维化。

（薛 斌）

第十二章 | 细胞通讯与细胞信号转导

多细胞生物个体是一个复杂而有序的细胞社会,这种社会性的维持不仅依赖于细胞的物质代谢和能量代谢,还有赖于细胞间的信息传递即细胞通讯与细胞信号转导,使各个细胞能以不同的方式协调和整合自身的行为,诸如细胞生长、分裂、分化及死亡等各种生命活动,以保持生物体与周围环境及生物体本身的平衡与统一。不论是多细胞生物的个体发育还是成体细胞的生命活动,细胞每时每刻都在与周围的环境进行着各种各样的交流。细胞对胞外各种信号的传递和整合在生命过程中起重要作用。细胞通讯主要由细胞外信号(分子)介导,细胞外信号分子通过与细胞膜上或胞内的受体特异性结合,将信号转换后传给相应的胞内系统,使细胞对外界信号作出适当的反应。多细胞生物体中的大多数细胞既能发出信息也能接收信息,彼此间可交叉调控,构成复杂的信号网络(signaling network)。在医学上,开展细胞通讯与细胞信号转导机制的研究,不仅能深入认识疾病的发病机制,而且可为疾病的诊断和治疗提供新策略。

第一节 | 细胞通讯与细胞信号转导概述

细胞与细胞之间的信息传递,即细胞通讯(cell communication)主要依赖细胞间的信号分子(signal molecule)来实现。细胞通讯是指信号细胞合成并释放信号分子,传递到靶细胞,引起靶细胞产生整体生物学效应的过程。细胞信号转导是实现细胞通讯的关键过程,细胞通过受体(receptor)接受外界信号分子的刺激,转换为细胞内信号,启动细胞内的信号途径,引起细胞内一系列生理生化变化,从而影响细胞生物学功能的过程称为信号转导(signal transduction)。

一、细胞通讯

细胞通讯可概括为以下几种方式(图 12-1)。

1. **细胞分泌信号分子通讯** 这是多细胞生物普遍采用的通讯方式,由细胞通过分泌化学信号分子进行,包括以下几种方式。

(1)内分泌(endocrine):细胞分泌激素,通过血液循环长距离作用于靶细胞。

(2)旁分泌(paracrine):细胞分泌化学介质,经过局部扩散作用于邻近靶细胞。

(3)神经突触传递:神经元接受刺激后,神经信号以动作电位的形式沿轴突快速传递至神经末梢,刺激突触前膜神经递质小泡分泌,突触后膜接受神经递质刺激后,膜上的配体门控通道开放,离子快速流入形成电信号,实现电信号(动作电位)—化学信号(神经递质)—电信号(离子流)的快速转导。

(4)自分泌(autocrine):细胞分泌的信号分子作用于自身细胞膜上的受体,产生反应。

2. **细胞接触依赖性通讯** 信号分子位于信号细胞的质膜上,通过与相邻靶细胞表面受体相互作用来介导细胞间的通讯,细胞间直接接触而无须信号分子的释放。这种接触依赖性通讯在胚胎发育过程中,对组织内相邻细胞的分化命运具有决定性影响;在免疫反应中也发挥重要作用。

3. **细胞间隙连接通讯** 人和动物组织的相邻细胞间形成间隙连接、植物细胞间通过胞间连丝使细胞间相互沟通,通过直接交换小分子来实现代谢耦联或电耦联。

4. **外泌体介导的细胞通讯** 外泌体(exosome)是一种膜性小泡,由多种类型细胞分泌,广泛存在于多种体液中。外泌体中含有蛋白质、脂类和核酸(如功能性的 mRNA 和 miRNA)。外泌体介导细胞

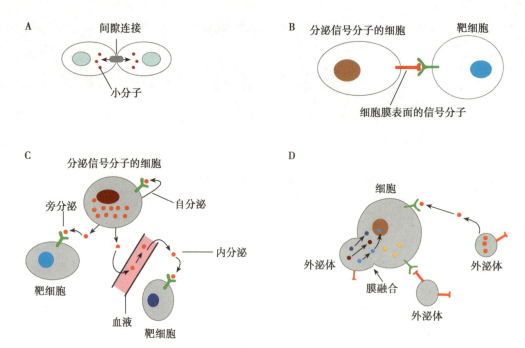

图 12-1　细胞主要的通讯方式

A. 细胞间隙连接通讯；B. 细胞接触依赖性通讯；C. 细胞分泌信号分子通讯；D. 外泌体介导的细胞通讯。

通讯的方式主要有 3 种：①通过膜表面信号分子的直接作用激活靶细胞内的信号通路；②通过生物活性成分的胞外释放完成细胞间信息交流；③通过与靶细胞膜直接融合，非选择性地释放其所含的蛋白质、mRNA 及 miRNA 等，进而调节靶细胞的基因表达。外泌体的发现使得细胞间的信息传递更加精细和全面，揭示了机体细胞间 RNA 的转移途径。

二、信号分子及其受体

（一）细胞外信号分子

多细胞生物内的细胞利用种类繁多的信号分子传递信息。信号分子（signal molecule）也称为配体（ligand），包括各类激素、局部化学介质、神经递质等化学信号，以及声、光、电和温度等物理信号。细胞外信号分子也被称为第一信使。

化学信号在细胞信号转导中发挥广泛而重要的作用，各种化学信号根据其性质通常可分为三类：①气体性信号分子：包括 NO、CO，可以自由扩散进入细胞，直接激活效应酶，产生第二信使环鸟苷酸（cGMP），参与体内众多的生理过程；②亲脂性信号分子：主要是类固醇激素、甲状腺素等，可穿过细胞质膜进入细胞，与细胞内核受体（nuclear receptor）结合形成激素-受体复合物，调节基因表达；③亲水性信号分子：包括神经递质、局部介质和大多数蛋白类激素，不能透过靶细胞质膜，而是通过与靶细胞表面受体结合，经信号转换机制，在细胞内产生第二信使，或激活蛋白激酶或蛋白磷酸酶，引起细胞的应答反应。

一些细胞外信号分子及其影响细胞功能的途径见表 12-1。

（二）受体

受体（receptor）是一类能够识别和选择性结合某种信号分子（配体）的大分子，能够特异性识别细胞外信号分子并与之结合。受体与信号分子结合后被活化，进而激活细胞内的一系列生物化学反应。受体识别外来信号分子和激活继发效应是两个互相衔接的过程。根据受体在靶细胞存在的部位，可分为细胞内受体（intracellular receptor）和细胞表面受体（cell surface receptor）。细胞表面受体多为糖蛋白，少数为糖脂（如霍乱毒素受体和百日咳毒素受体），有的是糖蛋白-糖脂复合物（如促甲状腺素受体）（图 12-2）。

表 12-1　细胞外信号分子及其影响细胞功能的途径

信号分子	受体	引起细胞内的变化
神经递质 　乙酰胆碱、谷氨酸、氨基丁酸	膜受体	引起离子通道开闭
生长因子 　胰岛素样生长因子Ⅰ、表皮生长因子、血 小板衍生生长因子	膜受体	引起酶蛋白和功能蛋白的磷酸化和去磷酸 化,改变细胞的代谢和基因表达
激素 　蛋白质、多肽及氨基酸衍生类激素	膜受体	引起酶蛋白和功能蛋白的磷酸化和去磷酸 化,改变细胞的代谢和基因表达
类固醇激素、甲状腺素	胞内受体	调节转录
维生素 　维生素 A、维生素 D	胞内受体	调节转录

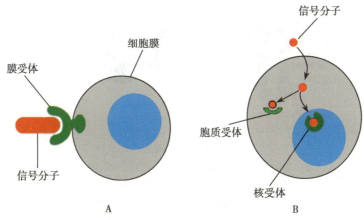

图 12-2　细胞表面受体与细胞内受体
A. 细胞表面受体;B. 细胞内受体。

1. 细胞内受体　细胞内受体位于细胞质或细胞核基质中,由于细胞质受体结合相应配体后也转位入核,因此统称为核受体(nuclear receptor),主要识别和结合小的亲脂性信号分子,如类固醇激素、甲状腺素、维生素 D 和视黄酸(retinoic acid)等。

细胞内受体有相似的高级结构,在受体 C 端有激素结合域,可与激素结合;中央区是 DNA 结合域;N 端是调节区,是受体转录激活区之一。细胞内受体有活性和非活性两种状态,被激活的受体结合于相应靶基因的 DNA 序列上,调节靶基因的表达。

2. 细胞表面受体　细胞表面受体又称膜受体,主要识别和结合亲水性信号分子,包括分泌型信号分子(如神经递质、多肽类激素、生长因子等)或膜结合型信号分子(细胞表面抗原、细胞表面黏附分子等)。根据信号转导机制和受体蛋白类型的不同,细胞表面受体又分为三大家族(图 12-3)。

(1)离子通道耦联受体(ion channel-coupled receptor):又称配体门控通道(ligand-gated channel)。此类受体与电兴奋细胞间突触快速传递有关,本身既有配体结合位点,又是离子通道蛋白。受体与配体结合后,构象发生改变,离子通道瞬时打开或关闭,使突触后细胞形成电位,发生兴奋。

(2)G 蛋白耦联受体(G-protein coupled receptor,GPCR):G 蛋白(G-protein)是 GTP 结合调节蛋白(GTP binding regulatory protein)的简称。G 蛋白耦联受体普遍存在于各类真核细胞表面,是细胞表面受体中最大的家族,其耦联效应蛋白不同,介导的信号通路则不同。这类受体与相应的配体结合后,受体蛋白构象改变被激活,激活的受体再进一步调节 G 蛋白的活性进而将信号传递到细胞内。

(3)酶联受体(enzyme-linked receptor):酶联受体是穿膜蛋白,在质膜的表面具有配体结合域,识

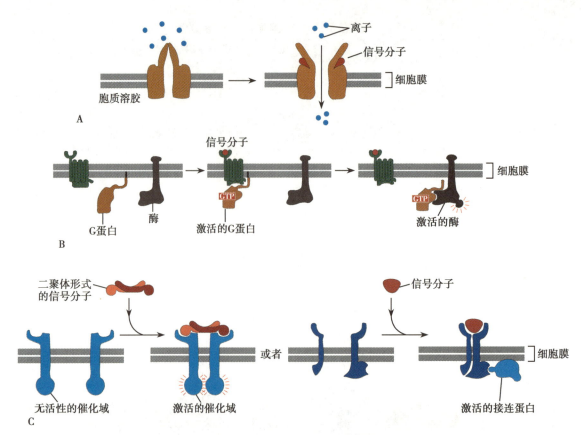

图 12-3　三种类型的细胞表面受体
A. 离子通道耦联受体；B. G 蛋白耦联受体；C. 酶联受体。

别并结合配体。但受体胞内结构域有两种类型，一类受体胞内结构域具有蛋白激酶活性；另一类胞内结构域本身不具有酶活性，但激活后可以募集蛋白激酶并使之激活。当酶联受体与特异性配体结合后，蛋白激酶被激活，进而使靶细胞中一组蛋白质顺次发生磷酸化，引起一系列生化反应。

（三）第二信使与分子开关

1. **第二信使**　20 世纪 50 年代，E. W. Sutherland 向肝组织切片加入肾上腺素，导致糖原磷酸化酶活性增加，促进糖原分解为葡萄糖。但研究发现，肾上腺素并未直接进入细胞激活糖原磷酸化酶，而是在细胞膜胞质侧催化产生环腺苷酸（cAMP），cAMP 激活糖原磷酸化酶。Sutherland 提出第二信使学说（second messenger theory），即肾上腺素作为第一信使不进入细胞，而是作用于细胞表面受体，受体导致细胞内信号分子（第二信使，如 cAMP）产生，从而引发靶细胞内一系列生化反应，产生一定的生理效应。目前已知很多种第二信使（second messenger），是胞外信号与细胞表面受体结合后，引起细胞内增加或减少的非蛋白类小分子。第二信使通过浓度变化，调节细胞内酶和非酶蛋白的活性，从而在细胞信号转导途径中行使传递和放大信号的功能。目前公认的第二信使包括 cAMP、cGMP、Ca^{2+}、二酰甘油（DAG）、1,4,5-三磷酸肌醇（IP_3）等。随着研究的深入，不断有新的分子被认为发挥第二信使的作用，如 NO、H_2S 分子等。

2. **分子开关**　信号转导途径启动或关闭的关键机制是分子开关（molecular switch）。分子开关也称开关蛋白，通过激活与失活两种状态的转换，控制下游靶蛋白的活性。一个信号的接收导致分子开关从非活性状态切换到活性状态，并激活下游蛋白，启动信号转导途径；特定生化反应能使分子开关恢复到原来失活的状态，信号转导途径随之关闭。信号传递的过程如同一个分子接力赛，胞外信号分子导致第二信使激活或产生，第二信使引起下一个信号分子的激活或产生，以此类推，信息在细胞内沿着信号转导途径从一个信号分子传送到"下游"的另一个，直至代谢酶的激活、基因表达的启动或关闭。

开关蛋白主要有两大类:①磷酸化与去磷酸化转换的开关蛋白:当蛋白激酶把一个磷酸基团加到开关蛋白上,蛋白被激活;而通过蛋白磷酸酶把开关蛋白上的磷酸基团去除,蛋白活性丧失。受磷酸化控制的许多开关蛋白本身就是蛋白激酶,这些蛋白激酶通常组成磷酸化级联反应,一个激活的蛋白激酶接着又磷酸化顺序中的下一个蛋白激酶,依次传送信号。②GTP 结合开关蛋白:开关蛋白激活态或非活性态,由是否结合 GTP 或 GDP 决定,当开关蛋白结合 GTP 后成为激活态,而如果 GTP 被水解成 GDP,则失活而关闭信号途径(图 12-4)。

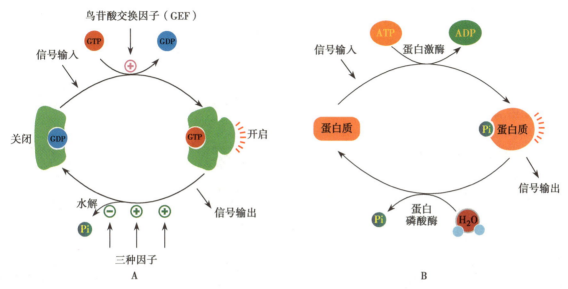

图 12-4　细胞内信号开关蛋白活化与失活的转换
A. GTP 结合蛋白的转换;B. 蛋白磷酸化与去磷酸化的转换。

在信号传递过程中,通过分子开关机制,每一级反应激活的分子数目都比上一级呈倍数增加,细胞信号引起的反应也呈倍数增加,形成信号级联反应(signaling cascade)。这样,很少量的信号分子就能够在传递过程中放大和调节信号,改变细胞代谢活性,使细胞对外界环境的变化作出灵敏的应答(图 12-5)。

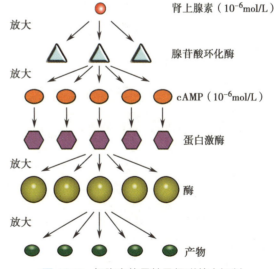

图 12-5　细胞内信号转导级联放大机制

三、信号转导系统的特性

细胞经常暴露于以不同状态存在的上百种不同信号分子的环境中,靶细胞对外界特殊信号分子的特异反应取决于细胞具有的相应受体,受体与信号分子之间的相互作用特性往往决定了信号转导的特性。

(一) 特异性及非绝对性

受体与信号分子依靠二者之间的立体构象互补,才能以非共价键特异性结合,形成受体-配体复合物。结合配体后,受体构象发生改变被激活,启动特定的细胞信号途径,引起特异性生理反应。

虽然信号与受体结合有特异性,但这种特异性并非绝对。一种信号分子可以与一种以上的受体结合,从而使细胞产生不同的效应。例如,肾上腺素若与平滑肌细胞膜上的 α 受体结合,则引起平滑肌收缩;若与 β 受体结合,则引起平滑肌松弛。同一细胞不同的受体应答于各自的胞外信号时,可能产生相同的效应。例如,肝细胞的肾上腺素或胰高血糖素受体被激活后,都能促进糖原分解而升高血糖。也有不同细胞的相同受体,与同一种信号分子结合时,产生不同的反应。例如,乙酰胆碱作用于骨骼肌细胞引起收缩,作用于心肌细胞却降低收缩频率,作用于唾液腺细胞则引起分泌。由此可见,靶细胞既通过受体与信号结合的特异性对外界信号产生反应,也通过细胞本身固有的特征对外界信号产生反应。

(二) 高亲和力与可逆性

受体与配体之间的亲和力极强。体内信息物质的浓度一般都非常低,通常≤10^{-8}mol/L,但却能够与相应配体结合产生显著的生物学效应,可见受体与配体的结合具有高亲和力和低容量的特征。

受体和配体以非共价键结合,当结合引发细胞生物效应后,受体-配体复合物就解离,受体恢复到原来的状态,并再次被利用,配体常被立即灭活。

(三) 信号响应的快与慢

受体结合配体后被激活,通过信号转导将胞外信号转换为胞内信号,引发细胞反应的时间主要分为两种:一是引起已经存在于靶细胞内的蛋白活性或功能的改变,进而影响细胞代谢功能的短期反应,即快反应。例如乙酰胆碱可以在毫秒内刺激骨骼肌的收缩,也能在 1 分钟内刺激唾液腺的分泌。二是通过激活或抑制靶基因表达,上调或降低细胞内特殊蛋白的表达量,对信号的应答需要较长时间,即慢反应。例如细胞生长和细胞分裂需要数小时来执行。快反应与慢反应结合形成改变细胞行为的最后综合效应(图 12-6)。

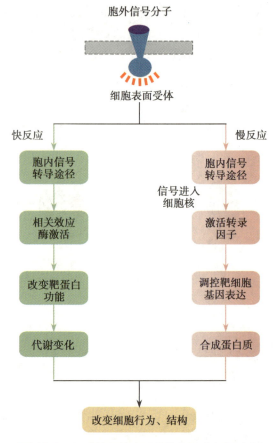

图 12-6　细胞信号转导引发的快反应与慢反应

第二节 │ 细胞膜受体介导的信号转导

从细胞膜受体蛋白类型看,在调节细胞生命活动中,常见的重要信号通路是 G 蛋白耦联受体介导的信号通路、酶联受体介导的信号通路、蛋白复合体解离介导的信号通路。

一、G 蛋白耦联受体介导的信号转导通路

G 蛋白耦联受体是细胞表面受体中最大的多样性家族,人类有 700 余种 G 蛋白耦联受体,介导对极为多样的胞外分子作出反应。G 蛋白耦联受体信号途径涉及的信号分子和级联反应很多,包括受体、G 蛋白及 G 蛋白效应器、蛋白激酶及效应蛋白,与人类生命活动的调控密切相关。一些临床处方药物是以 G 蛋白耦联受体信号通路的组成分子为靶点研制和开发的。

(一) G 蛋白耦联受体的结构与活化

G 蛋白耦联受体家族包括多种可以识别并结合蛋白或肽类激素、局部介质、神经递质分子的受体,以及哺乳类嗅觉、味觉受体和视觉的光激活受体(视紫红质)。G 蛋白耦联受体的研究分析结果表明,所有真核生物从单细胞酵母到人类都具有相似的结构,有 7 个穿膜 α 螺旋区和相似的三维结构,N 端在细胞外侧,C 端在细胞胞质侧。当配体与受体的结合后,螺旋 5 和 6 之间的胞内环状结构域(C3)构象改变,结合并激活 G 蛋白的 α 亚基(图 12-7)。

G 蛋白位于质膜内胞质侧,为可溶性的膜外周蛋白。G 蛋白分别由 M. Rodbell 和 A. G. Gilman 分

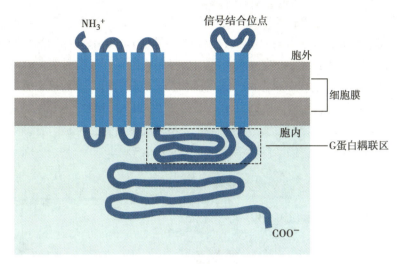

图 12-7 G 蛋白耦联受体的结构模式图

离纯化并命名,他们也因此获得了 1994 年的诺贝尔生理学或医学奖。G 蛋白由 α、β 和 γ 3 种蛋白质亚基组成,β 和 γ 亚基以异二聚体形式存在,Gα 和 Gβγ 分别通过共价结合脂分子锚定于细胞膜上。Gα 本身具有 GTP 酶活性,是分子开关蛋白。在未受信号刺激时,G 蛋白以三聚体形式存在,并结合有 GDP;当配体与受体结合后,Gα 与 Gβγ 解离,其上的 GDP 被 GTP 替代,游离的 Gα-GTP 处于活化状态,与效应蛋白结合并激活效应蛋白,从而传递信号。当 Gα-GTP 水解形成 Gα-GDP 时,则处于失活的关闭状态,三聚体 G 蛋白重新装配,信号系统恢复静息状态(图 12-8)。

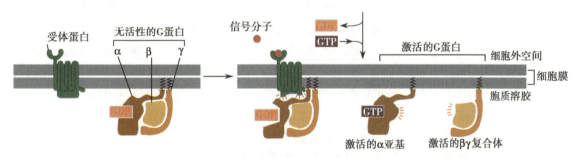

图 12-8 G 蛋白三聚体激活机制

G 蛋白耦联受体按其效应器蛋白的不同可分为 3 类:①激活或抑制腺苷酸环化酶,产生 cAMP 为第二信使的 G 蛋白耦联受体;②激活磷脂酶 C,以 IP_3 和 DAG 作为双信使的 G 蛋白耦联受体;③激活离子通道的 G 蛋白耦联受体。

(二) G 蛋白耦联受体介导的 cAMP 信号通路

cAMP 信号途径中,Gα 亚基的首要效应酶是腺苷酸环化酶,通过腺苷酸环化酶活性的变化调节靶细胞内第二信使 cAMP 的水平,进而影响信号通路的下游事件。这是真核细胞应答激素反应的主要机制之一。该信号途径的调控主要由刺激性受体(stimulatory receptor,Rs)、抑制性受体(inhibitory receptor,Ri)、刺激性 G 蛋白(stimulatory G-protein,Gs)、抑制性 G 蛋白(inhibitory G-protein,Gi)、腺苷酸环化酶(adenylate cyclase,AC)控制,通过 5 种组分的相互协作,刺激或者抑制腺苷酸环化酶活性,进而激活或抑制信号途径。

刺激性受体(Rs)和抑制性受体(Ri)均为 G 蛋白耦联受体,但结合的配体不同。已知 Rs 有几十种,包括肾上腺素 β 受体、胰高血糖素受体、促黄体生成素受体、促甲状腺素受体、促肾上腺皮质激素受体等。Ri 有肾上腺素 α 受体、乙酰胆碱 M 受体、前列腺素受体等。刺激性激素与相应 Rs 结合,耦联 Gs,导致腺苷酸环化酶活化,催化 ATP 转化为 cAMP,激活信号途径。抑制性激素和 Ri 结合,一方面耦联抑制性 G 蛋白（Gi），抑制腺苷酸环化酶活性；另一方面因 Gi 的 α 亚基与 β、γ 亚基解离后，游离状态的 β、γ 亚基在细胞膜上可与 Gsα 结合成为非活性的 Gs 蛋白，从而间接抑制腺苷酸环化酶，两方面共同降低靶细胞 cAMP 水平（图 12-9）。关闭信号的机制与开放信号的机制同样重要，二者协同作用使得细胞生理活动处于有序调控中，任一机制失调，都会引起严重后果。例如，霍乱弧菌产生的毒素蛋白能够与 Gsα 亚基相互作用，致使 Gsα 亚基丧失 GTP 酶活性，不能将结合的 GTP 水解成 GDP，导致 Gsα 亚基处于持续活化状态，不断激活腺苷酸环化酶，催化小肠上皮细胞中 cAMP 含量增加 100 倍以上，细胞大量电解质离子与水外流，引起急性腹泻与脱水。

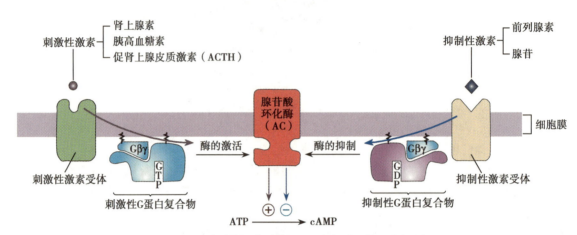

图 12-9　刺激性和抑制性 G 蛋白耦联系统工作机制

细胞内 cAMP 水平上升，结合依赖于 cAMP 的蛋白激酶 A（protein kinase A，PKA）并使之活化。无活性的 PKA 是含有 2 个调节亚基（R）和 2 个催化亚基（C）的四聚体，每个 R 亚基上有 2 个 cAMP 的结合位点。当 cAMP 与 R 亚基结合后，PKA 四聚体解聚，C 亚基释放并且其激酶活性被激活。激活的 C 亚基催化信号通路下游系列蛋白的丝氨酸或苏氨酸磷酸化，使靶蛋白被激活，启动一系列生化级联反应。在不同组织细胞中，依赖 cAMP 的 PKA 的靶蛋白不同，因而产生不同的生物学作用。

cAMP 信号通路可通过快反应调节细胞代谢，也可通过慢反应调控细胞基因表达。前者典型的是 cAMP 调节细胞中糖原的分解。当升血糖激素（胰高血糖素、肾上腺素等）与肝脏和肌细胞膜上的受体结合后，激活刺激性 G 蛋白（Gs），再通过 Gs 激活腺苷酸环化酶，催化 cAMP 合成，提高细胞内 cAMP 水平；cAMP 激活 PKA，PKA 催化无活性的糖原磷酸化酶激酶 A（GPK）磷酸化而激活，GPK 催化无活性的糖原磷酸化酶（GP）磷酸化而转变为有活性的 GP，GP 促进糖原分解；同时 PKA 还使糖原合酶（GS）磷酸化，抑制糖原合成（图 12-10）。

cAMP-PKA 通路是一个重要的真核细胞基因表达调控途径，这个途径属于慢反应。当配体与 Gs 耦联受体结合后，通过升高 cAMP 水平激活 PKA，PKA 释放活化的催化亚基 C，催化亚基 C 由细胞质转入细胞核内，在细胞核内催化调控基因表达的转录因子 cAMP 反应元件结合蛋白（cAMP-response element binding protein，CREB）的 N 端转录活性区磷酸化，磷酸化 CREB 与 CREB 结合蛋白（CREB-binding protein，CBP）特异性结合形成复合物，复合物与含有 cAMP 反应元件（cAMP-response element，CRE）调控序列的靶基因结合，激活各种靶基因的转录，从而表达靶蛋白，产生生物学效应（图 12-10）。

（三）G 蛋白耦联受体介导磷脂酰肌醇信号通路

磷脂酰肌醇信号通路是通过细胞外信号分子与细胞膜 G 蛋白耦联受体结合，激活细胞膜上的磷脂酶 C（phospholipase C，PLC），使细胞膜上的 4,5-二磷酸磷脂酰肌醇（PIP$_2$）水解产生 2 个第二信使——1,4,5-三磷酸肌醇（IP$_3$）和二酰甘油（DAG），DAG 继续停留在细胞膜上，IP$_3$ 离开细胞膜转移到细胞质。IP$_3$ 与内质网上的 IP$_3$ 配体门控钙通道结合，开启钙通道，动员内质网中的 Ca^{2+} 到细胞质中，细胞质基质中的 Ca^{2+} 浓度瞬间升高（由 10^{-7}mol/L 升至 10^{-5}mol/L）。

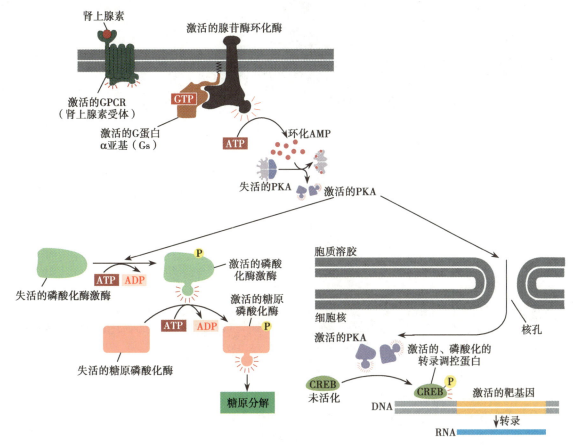

图 12-10　cAMP-PKA 信号通路

当细胞表面受体与相应的外界信号结合后,PIP_2 水解,细胞膜上的 DAG 瞬间增多。当细胞内 Ca^{2+} 浓度升高后,与细胞质中蛋白激酶 C(protein kinase C,PKC)结合并转位到细胞膜内表面。PKC 具有 1 个亲水性的催化活性中心和 1 个疏水的膜结合区,在未受到外界信号刺激的细胞中,它主要分布在细胞质中,呈非活性状态。转位到细胞膜内表面的 PKC,受 DAG 的作用而被活化,活化的 PKC 可以使靶蛋白磷酸化,使细胞产生不同的反应,如细胞分泌、肌肉收缩、血小板颗粒释放等;也可通过调控相关靶基因表达,促进细胞增殖和分化等。磷脂酰肌醇信号途径产生 2 个第二信使,即 IP_3、DAG,分别激活两个信号传递途径,即 IP_3-Ca^{2+} 和 DAG-PKC 途径,实现细胞对外界刺激的应答,因此称为"双信使系统"(图 12-11)。IP_3 信号的终止是通过去磷酸化形成 IP_2,或被磷酸化形成 IP_4。Ca^{2+} 由细胞膜上的 Ca^{2+} 泵和 Na^+-Ca^{2+} 交换器将 Ca^{2+} 排出细胞,或由内质网膜上的钙泵回收入内质网。

在细胞收缩、运动、分泌和分裂等重要活动中,均需要 Ca^{2+} 的参与及调节。在磷脂酰肌醇信号通路中,Ca^{2+} 浓度的调控在细胞信号应答中发挥非常重要的作用。当细胞中 Ca^{2+} 浓度迅速升高,Ca^{2+} 与各种依赖 Ca^{2+} 的钙调蛋白(calmodulin,CaM)结合,引起 CaM 的构象改变,变成有活性的 CaM,激活钙调蛋白激酶,导致一系列靶蛋白磷酸化,引起细胞内的生物学效应,调节细胞代谢活动。CaM 本身还可通过激活细胞膜上的 Ca^{2+} 泵,调节细胞内的 Ca^{2+} 浓度。Ca^{2+} 也可直接对离子通道进行调节,如活化多种组织细胞膜上的 Na^+、K^+ 通道,引起细胞内的生物学效应。这一过程是可逆的,Ca^{2+} 浓度高时与 CaM 结合,浓度低时则解离,CaM 失去活性,终止细胞反应。

(四) G 蛋白耦联受体介导的离子通道信号通路

有一些神经递质受体是 G 蛋白耦联受体,通过 G 蛋白的分子开关作用,调控跨膜离子通道的开启与关闭,进而调节靶细胞的活性。光感受器、嗅觉神经受体也是 G 蛋白耦联受体。

1. G 蛋白耦联的乙酰胆碱 M 受体　乙酰胆碱 M 受体(muscarinic acetylcholine receptor)在心

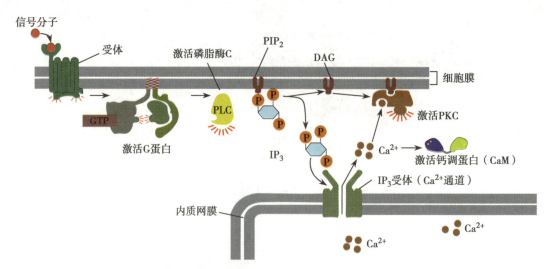

图 12-11　磷脂酰肌醇"双信使系统"信号通路

肌细胞膜上与抑制性 Gi 蛋白耦联,乙酰胆碱与受体结合使受体活化,导致 Gi 的 α 亚基结合 GDP 被 GTP 取代,引发三聚体 Gi 蛋白解离,游离状态的 βγ 亚基得以释放,进而致使心肌细胞质膜上相关的 K^+ 通道开启,引发细胞内 K^+ 外流,从而导致膜电位的改变,引起细胞膜超极化(hyperpolarization),减缓心肌细胞的收缩频率。

2. G 蛋白耦联的光敏感受体　人类视网膜的视锥细胞光受体与色彩感受相关;视杆细胞光受体接受弱光刺激。视紫红质是视杆细胞 G 蛋白耦联的光受体,定位在视杆细胞外段上千个扁平膜盘上,人类视杆细胞含有大约 $4×10^7$ 个视紫红质分子,视紫红质分子形成视蛋白。耦联视紫红质的三聚体 G 蛋白称为转导蛋白(transducin,Gt)。在暗适应状态下的视杆细胞具有高浓度 cGMP,使细胞膜 cGMP 门控阳离子通道保持开放,膜电位保持在 –30mV,视杆细胞持续释放神经递质;吸收光后视蛋白被激活,活化的视蛋白与无活性的 GDP-Gt 三聚体蛋白结合,GDP 被 GTP 置换,三聚体 Gt 蛋白解离形成游离的 Gt,Gt 与 cGMP 磷酸二酯酶(PDE)结合导致 PDE 活化,催化 cGMP 转换成 GMP,引起胞质中 cGMP 水平降低,致使阳离子通道关闭,使细胞膜的负值加大超极化,视杆细胞释放神经递质减少,这种变化传递到大脑皮质,感受到光的存在。

二、酶联受体介导的信号转导通路

酶联受体都是单次穿膜蛋白,胞外区与配体结合,胞内区本身具有酶活性或直接与酶结合形成复合物。酶联受体大多数通过与细胞外信号分子结合,当胞外信号与受体结合即激活受体胞内区的酶活性,经过细胞内多步传递,最终改变基因表达,调节细胞的生长、增殖、分化等生命活动,一般不调控细胞中间代谢。根据酶联受体的作用性质,分为受体酪氨酸激酶、受体丝氨酸/苏氨酸激酶、受体酪氨酸磷酸酯酶、受体鸟苷酸环化酶、酪氨酸激酶耦联受体。

(一)酪氨酸激酶受体介导的 RTK-Ras 信号通路

受体酪氨酸激酶(receptor tyrosine kinase,RTK)是细胞表面一大类重要受体家族,迄今已鉴定有 7 个亚族,50 余种。RTK 的 N 端位于细胞外,是配体结合域;C 端位于胞内,具有酪氨酸激酶结构域。它的胞外配体是可溶性或膜结合的多肽或蛋白类激素,包括多种生长因子。

RTK 在没有与信号分子结合时以单体形式存在,并处于失活状态。当信号分子与受体的胞外结构域结合,导致两个受体分子形成二聚体,激活受体的蛋白酪氨酸激酶活性,进而在二聚体内彼此交叉磷酸化受体胞内肽段的一个或多个酪氨酸残基,实现受体的自体磷酸化(autophosphorylation)。在激活的 RTK 内,许多磷酸化酪氨酸残基形成一个或数个被称为 SH2 的结合位点,可被含有 SH2 结构域的胞内信号蛋白所识别,作为多种下游信号蛋白的锚定位点,启动信号转导(图 12-12)。

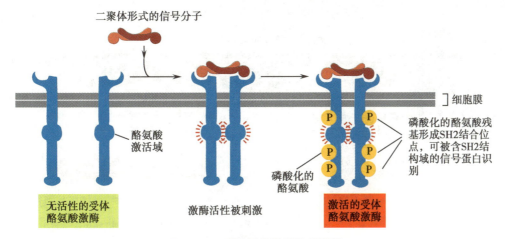

图 12-12　受体酪氨酸激酶的激活

细胞内存在蛋白酪氨酸磷酸酶,可通过催化酪氨酸脱去磷酸基,有时也可通过内吞的方式将受体转入细胞内被溶酶体消化,终止受体的激活。

在许多真核细胞中,Ras 蛋白是 RTK 介导的信号通路中的一种关键组分。Ras 蛋白是原癌基因 ras 的表达产物,是由 190 个氨基酸残基组成的 GTP 结合蛋白,具有 GTP 酶活性,分布于细胞膜胞质侧,结合 GTP 时为活化态,结合 GDP 时为失活态,起到分子开关的作用。Ras 蛋白被激活后能启动一条磷酸化级联反应通路,将细胞外信号传入细胞核内,激活相关基因表达。

RTK-Ras 信号通路的基本过程如下:①RTK 受体活化:生长因子与 RTK 受体结合,导致受体二聚体化,并引起受体胞内区域的酪氨酸残基的磷酸化,形成可被 SH2 结构域识别的位点。②Ras 蛋白激活:RTK 受体活化后,其磷酸化的酪氨酸被衔接蛋白通过其 SH2 结构域识别并结合,衔接蛋白既能结合 RTK 受体,又能结合并激活 Sos 蛋白,Sos 蛋白再与 Ras 蛋白结合,催化 Ras 蛋白释放 GDP 结合 GTP,使 Ras 蛋白激活。③MAP 激酶信号组件的顺次激活:活化的 Ras 蛋白能够促进一系列激酶链的顺次激活,酶链的最后一个称为 MAPK(促分裂原活化的蛋白激酶),所以称作 MAP 激酶信号组件。活化的 Ras 蛋白激活 MAPKKK(MAPKK 的激酶,也称 Raf),MAPKKK 再激活 MAPKK,MAPKK 激活 MAPK。④生理效应或基因表达的产生:活化的 MAPK 催化一些效应蛋白磷酸化,引起许多生化反应。最为重要的是 MAPK 进入细胞核,催化专一的转录因子的丝氨酸和苏氨酸残基磷酸化,磷酸化转录因子被激活,对靶基因表达进行调控,进而影响细胞的增殖、分化等生命活动(图 12-13)。细胞内 Ras 蛋白如果一直处于激活状态,会导致细胞增殖失控。研究发现,有 30% 的癌症患者体内 ras 基因发生了激活突变。

(二) TGF-β 受体信号通路

转化生长因子 β(transforming growth factor-β,TGF-β)家族是一类在结构上相似的分泌型多肽生长因子,包括 TGF-β、骨形成蛋白(bone morphogenetic protein,BMP)、活化素(activin)等多个亚家族。TGF-β 家族分子在合成后被分泌到细胞外,其活性形式大多为二聚体。

TGF-β 受体的胞内段均含有丝氨酸/苏氨酸酶结构域,根据分子量大小可分为 RⅠ、RⅡ 和 RⅢ 受体三类。其中 RⅢ 受体在细胞膜上,负责结合和富集成熟的 TGF-β;RⅠ 和 RⅡ 受体为二聚体化的穿膜蛋白,直接参与信号转导。TGF-β 与 RⅢ 受体结合后,RⅢ 将 TGF-β 递交与 RⅡ 结合,RⅡ 进一步招募 RⅠ 受体并与之结合,形成四聚体,从而将激酶结构域靠近,RⅡ 受体磷酸化 RⅠ 受体胞内段的丝氨酸/苏氨酸残基,激活 RⅠ 受体。活化的 RⅠ 受体直接结合并磷酸化下游的基因调节蛋白 Smad 家族,因此称为 TGF-β-Smad 信号通路。

细胞内的 Smad 分子分为三类,即受体激活型 Smad(R-Smad,包括 Smad1/2/3/5/8)、通用型 Smad(Smad4)和抑制型 Smad(Smad6/7),三种 Smad 在信号通路中分别发挥不同作用。Smad 分子由 MH1

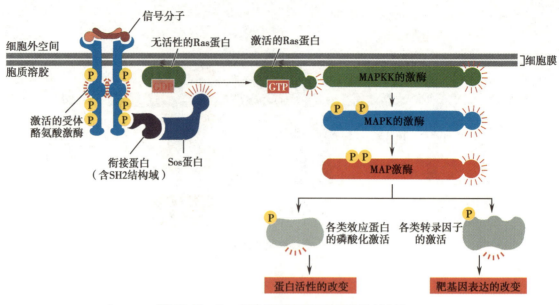

图 12-13 Ras 蛋白激活的磷酸化级联反应途径

和 MH2 两个结构域以及连接它们的铰链区组成,MH1 结构域具有 DNA 结合能力,MH2 结构域可与多种其他转录因子相互作用。TGF-β 与细胞表面的受体结合后,R I 受体活化,活化的 R I 受体进一步磷酸化 R-Smad 分子。磷酸化 R-Smad 分子在细胞质内与 Smad4 组成复合体,转运到细胞核发挥转录因子的作用,激活特定靶基因的转录(图 12-14)。

TGF-β 还可以激活包括 MAPK 信号通路在内的其他信号通路,共同调节细胞的生命活动。TGF-β 不仅会影响细胞的增殖、分化,而且在创伤愈合、细胞外基质的形成、胚胎发育、组织分化、骨重建、免

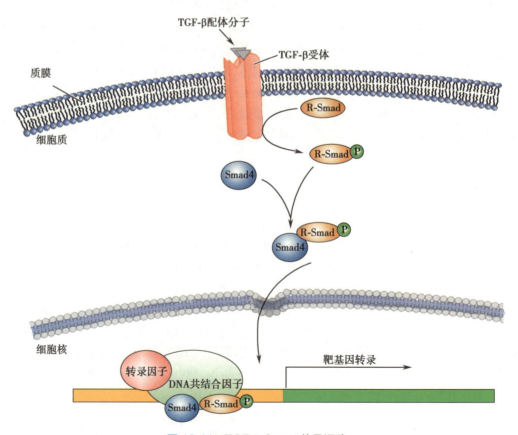

图 12-14 TGF-β-Smad 信号通路

疫调节以及神经系统的发育中都有重要作用。Smad2/Smad4 或者 Smad3/Smad4 可以阻遏 *c-myc* 基因的转录,从而减少受 Myc 转录因子调控的促进细胞增殖基因的表达,抑制细胞增殖,因而 TGF-β 信号的缺失会导致细胞的异常增殖和癌变。

(三) 细胞因子受体信号通路

细胞因子(cytokine)是影响和调控多种类型细胞增殖、分化与成熟的活性因子,包括白介素(interleukin,IL)、干扰素(interferon,IFN)、集落刺激因子(colony-stimulating factor,CSF)、促红细胞生成素(erythropoietin,EPO)和某些激素(如生长激素和催乳素)等,分子量相对较小。

细胞因子受体(cytokine receptor)是细胞表面一类与酪氨酸激酶耦联的受体(tyrosine kinase-linked receptor)。这类受体蛋白单次跨膜,本身不具有酶活性,但它的胞内段具有胞质酪氨酸激酶(Janus kinase,JAK)的结合位点。JAK 激酶的 N 端结构域结合细胞因子受体,C 端为激酶结构域。JAK 的底物是信号转导子和转录激活子(signal transducer and activator of transcription,STAT)。STAT 的 N 端具有 SH2 结构域和核定位信号(NLS),中间为 DNA 结合域,C 端的酪氨酸残基对其活化至关重要。STAT 家族成员有 7 个,具有信号转导和转录激活的双重功能,细胞因子受体信号通路又称为 JAK-STAT 信号通路。

细胞因子与质膜受体结合引发受体二聚化,使各自结合的 JAK 相互靠近,彼此的酪氨酸残基发生交叉磷酸化,从而激活 JAK,活化的 JAK 继而磷酸化受体胞内段酪氨酸残基,与 STAT 通过 SH2 结构域结合,并磷酸化 STAT 的 C 端酪氨酸残基,两个磷酸化的 STAT 分子形成同源二聚体,暴露其核定位信号 NLS。二聚化的 STAT 转位到细胞核内与特异基因的调控序列结合,调节相关基因的表达(图 12-15)。

细胞因子对多种细胞特别是造血细胞和免疫细胞的生长、分化与成熟起重要调控作用,对细胞增殖、分化、迁移和凋亡等生物学过程也具有重要的调节作用。目前已在人类肿瘤中发现了 STAT3 信号的异常持续活化,同时发现其在心血管疾病、肥胖症、糖尿病以及支气管哮喘等疾病中可能起关键的调控作用。

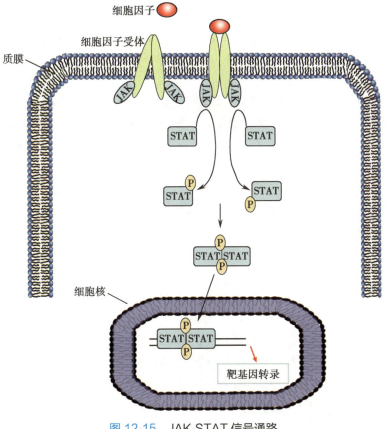

图 12-15　JAK-STAT 信号通路

经典实验：Src 蛋白酪氨酸激酶活性的发现

研究背景

劳斯肉瘤病毒（Rous sarcoma virus, RSV）是第一个被分离的能引起动物肿瘤的病毒。研究人员在 RSV 的基因组中发现了一个在 RSV 诱导肿瘤发生过程中起关键性作用的癌基因，即 src 基因（sarcoma 的缩写）。更为重要的是，在各种脊椎动物（包括人类）的正常基因组中也发现了与病毒 src 基因同源的基因。1977 年，R. Erikson 和他的同事利用抗血清，通过免疫沉淀方法分离得到了 Src 蛋白。随后又发现，Src 的免疫沉淀物在 ATP 存在时可导致免疫球蛋白分子的磷酸化。因此，推测 Src 可能是一种蛋白激酶，但 Src 作为蛋白激酶的本质并不清楚。T. Hunter 和 B. M. Sefton 对 Src 可以磷酸化底物蛋白中的哪种氨基酸残基（是酪氨酸残基还是丝/苏氨酸残基）进行了研究。他们的实验表明，Src 具有蛋白酪氨酸激酶的功能。

实验内容

Hunter 和 Sefton 将底物蛋白质（免疫球蛋白分子）与 Src 免疫沉淀物及 ^{32}P 标记的 ATP 共同孵育。这样，底物蛋白质中被 Src 磷酸化的氨基酸残基即具有了放射性标记。然后，他们分离底物蛋白质并将其水解为单个氨基酸，进一步通过电泳、层析的方法分离磷酸化的酪氨酸、丝氨酸及苏氨酸。发现所检测到的具有放射性的氨基酸是酪氨酸，这表明 Src 能特异地磷酸化底物蛋白质中的酪氨酸残基。进一步实验显示，正常细胞的 Src 蛋白和病毒 Src 蛋白均具有酪氨酸激酶的活性。

另外，Hunter 和 Sefton 通过体外实验也证实了细胞总蛋白中磷酸化酪氨酸的存在。正常细胞中，磷酸化的酪氨酸仅占整个细胞中磷酸化氨基酸的 0.03%（其余是磷酸化的丝氨酸和苏氨酸），这也正是其过去不易被检测到的原因。而在受 RSV 感染的细胞中，磷酸化酪氨酸的含量却升高了 10 倍之多，表明蛋白酪氨酸激酶活性的增加可诱导细胞的非正常增殖。

发表论文

HUNTER T, SEFTON B M. Transforming gene product of Rous sarcoma virus phosphorylates tyrosine. Proc Natl Acad Sci U S A, 1980, 77（3）: 1311-1315.

后续影响

Src 蛋白酪氨酸激酶的发现确定了一种新的蛋白酪氨酸激酶，此外，还发现酪氨酸激酶的活性与细胞增殖调控密切相关。继 Hunter 和 Sefton 的研究之后又有一系列类似的发现：许多其他的肿瘤病毒蛋白也具有蛋白酪氨酸激酶的功能，从而总结出蛋白酪氨酸的磷酸化与癌细胞的非正常增殖之间的联系。后续的研究发现，EGF 受体也是一种蛋白酪氨酸激酶，这直接证明了蛋白酪氨酸的磷酸化在正常细胞增殖调控中的作用。自此，受体型和非受体型蛋白酪氨酸激酶的不断发现，促进了对细胞信号转导通路机制的认识。到目前为止，由原癌基因编码的蛋白酪氨酸激酶已为癌细胞特异性药物的开发提供了潜在的靶标。

三、蛋白复合体解离介导的信号转导通路

生物个体内存在一系列可控性的蛋白复合体解离介导的信号通路，信号分子与受体结合后，细胞内蛋白复合体水解或切割，释放出活化的转录因子，进而调控基因表达。引起细胞内蛋白复合体解离的作用机制主要分为两类：一类为泛素化降解介导的信号通路，如 Wnt、Hedgehog 和 NF-κB 等信号通路，另一类是蛋白切割（cleavage）介导的 Notch 等信号通路。

（一）泛素化降解介导的信号通路

1. NF-κB 信号通路　核因子 κB（nuclear factor-kappa B, NF-κB）是哺乳动物免疫系统的主要

转录调控因子,能促进中性粒细胞迁移到炎症组织,也能在细菌刺激下引起诱导型一氧化氮合酶(iNOS)的表达,以及产生一些抗凋亡蛋白抵抗细胞死亡。NF-κB 信号通路的受体主要包括 TNF-α 受体、Toll 样受体和 IL-1 受体。NF-κB 通常以异二聚体的形式存在于细胞质,两个亚基 p50 和 p65 的 N 端有一个同源核定位信号区(NLS),形成二聚体并与 DNA 结合。在细胞没有应激或感染的状态下,抑制子 IκBα 和 NF-κB 异二聚体的 N 端同源区结合,NLS 被隐藏,处于失活状态。在感染源或炎症因子的短时间刺激下,胞内异三聚体复合物 IκB 激酶中的 IKKβ 激活并被磷酸化。活化的 IKKβ 进一步磷酸化 IκBα N 端的丝氨酸残基,E3 泛素化连接酶结合到这些磷酸丝氨酸位点对 IκBα 进行多泛素化修饰并诱导其被蛋白酶体降解。IκBα 降解后,NF-κB 的抑制被解除,其上的核定位序列暴露,引导 NF-κB 进入细胞核激活靶基因的转录(图 12-16)。

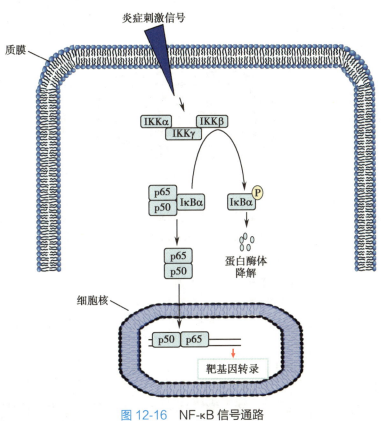

图 12-16　NF-κB 信号通路

2. Wnt 信号通路　Wnt 信号通路也是泛素化降解介导的信号通路,在个体的发育过程中发挥重要作用,但如果过度活化会导致肿瘤或其他疾病的发生。

Wnt 信号通路有两种细胞表面受体蛋白:①Frizzled(Fz)含有 7 次跨膜 α 螺旋,能直接与 Wnt 结合;②共受体 LRP,以 Wnt 信号依赖的方式与 Fz 受体结合。

Wnt 信号通路也称 Wnt-β-catenin 信号通路,信号通路中 β-catenin 扮演转录激活因子和膜骨架连接蛋白的双重角色。当没有 Wnt 信号分子时,细胞膜上的 β-catenin 发挥连接蛋白的作用,细胞质中的 β-catenin 结合在由支架蛋白 Axin 介导的包含 APC 等蛋白的降解复合物上,复合物中的 GSK3 激酶磷酸化 β-catenin,磷酸化的 β-catenin 被泛素标记,泛素化的 β-catenin 最终被蛋白酶体降解,因而细胞质内仅有低水平的 β-catenin,无法进入细胞核激活下游基因。当细胞外存在高水平的 Wnt 信号时,Wnt 与细胞膜表面受体 Fz 和 LRP 结合,磷酸化 LRP 受体的胞质结构域,复合物中的 Axin 与 LRP 磷酸化的胞质结构域结合,释放出 GSK3,避免 β-catenin 被 GSK3 磷酸化,因此 β-catenin 不会被泛素化降解,在胞质中维持稳定。游离的 β-catenin 进入细胞核,结合转录因子 TCF,共同调控下游靶基因的表达(图 12-17)。

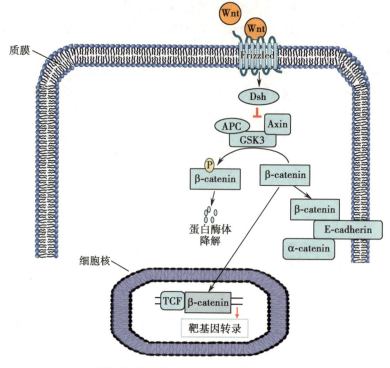

图 12-17 Wnt-β-catenin 信号通路

3. Hedgehog（Hh）信号通路 Hh 信号通路有两种膜受体：Smoothened（Smo）和 Patched（Ptc）。在 Hh 信号不存在时,Ptc 主要富集于细胞膜上,并将 Smo 限制在细胞内膜泡中。当 Hh 信号与细胞膜上的 Ptc 受体结合后,Ptc 的活性被抑制并诱发内吞被溶酶体消化,从而解除对 Smo 的限制作用,使 Smo 通过膜泡融合移位至质膜上并被磷酸化,启动下游蛋白复合体的解离,释放出转录因子 Ci,Ci 进入细胞核内与转录激活子 CREB 结合蛋白（CBP）结合,促进靶基因的表达。

（二）通过蛋白切割激活的信号通路

Notch 信号通路属于细胞接触依赖性通讯方式,Notch 受体与其对应的配体 Delta,皆是位于细胞膜表面的单次穿膜蛋白。一个细胞上的 Delta 与邻近细胞上的 Notch 受体结合,Notch 被激活,其胞外部分首先被 MMP 家族蛋白 ADAM10 切割,释放 Notch 受体的胞外段。随后,复合物 γ 分泌酶（γ-secretase）结合到 Notch 的细胞质内残余部分,切割并释放 Notch 胞质片段（Notch1 intracellular cytoplasmic domain, NICD）。Notch 胞质片段进入细胞核与转录因子相互作用调控基因表达,影响发育过程中细胞命运的决定（图 12-18）。

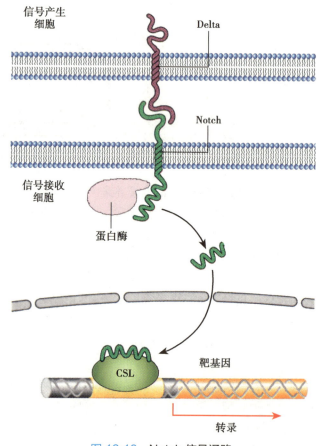

图 12-18 Notch 信号通路

第三节 ｜ 细胞内受体介导的信号转导

一些信号分子是亲脂性小分子,可以透过疏水性的质膜进入细胞内,因此与之识别并结合的受体位于细胞内,通过相互作用转导信号。

一、细胞内受体及其对基因表达的调控

细胞内受体位于细胞质或细胞核基质中,由于细胞质受体结合相应配体后也转位入核,因此细胞内受体也称为核受体(nuclear receptor,NR)。例如,糖皮质激素受体、盐皮质激素受体、雄激素受体、雌激素受体等类固醇激素受体和甲状腺素受体。

细胞内受体本质是依赖激素激活的基因调控蛋白。细胞内受体 C 端有激素结合域,可与激素结合;中央区是 DNA 结合域;N 端是调节区,是受体转录激活区之一。细胞内受体有活性和非活性两种状态,受体通常与细胞内抑制性蛋白结合形成复合物,处于非活化状态。激素与受体结合形成激素-受体复合物,导致抑制性蛋白从复合物上解离下来,使受体暴露它的 DNA 结合位点而被激活。受激素调节的基因上有特殊 DNA 序列,又称激素应答元件(hormone response element,HRE),活化的激素-受体复合物进入细胞核,与靶基因 HRE 结合,影响基因转录(图 12-19)。

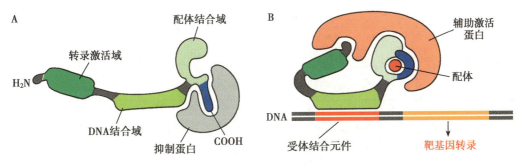

图 12-19　类固醇激素激活靶基因表达的途径
A. 未活化受体;B. 活化受体。

细胞核受体通过 3 种基本的作用模式调节基因转录:①核受体受到亲脂性信号分子激活后,结合到靶基因 HRE 序列,调节转录;②核受体被亲脂性信号分子激活后影响其他转录因子,通过其他转录因子与靶基因调控序列结合,调节转录;③核受体被细胞表面受体或周期蛋白依赖性激酶(CDK)激活,与靶基因结合,调节转录。

类固醇激素诱导的基因活化通常分为两个阶段,一是快速的初级反应阶段,直接激活特殊靶基因转录;二是延迟的次级反应阶段,初级反应的基因产物再激活其他基因转录,对初级反应起放大作用。核受体介导的信号转导,调控着细胞的生长与分化等生命活动。人类核受体家族成员有数十个,它们与糖尿病、脂肪肝等疾病的发生和发展密切相关。

二、气体信号分子激活的信号通路

近些年研究发现,一些气体分子具有细胞内信号传递的信使作用。一氧化氮(NO)作为气体信号分子,是这个领域研究的一个重要发现,特别是其在血管扩张机制及心、脑血管疾病治疗中的研究,引起广泛重视。

人们多年前就知道乙酰胆碱通过引起平滑肌松弛而舒张血管。1980 年 R. Furchgott 提出血管舒张是因为血管内皮细胞产生一种信号分子,引起血管平滑肌松弛所致。随后 R. Furchgott 和 Louis Ignarro 的研究证实,引起血管平滑肌松弛的信号分子是 NO。他们因此获得了 1998 年诺贝尔生理学或医学奖。

NO 是一种具有自由基性质的脂溶性气体分子,作为局部介质在许多组织中发挥作用。循环系统的 NO 是由血管内皮细胞合成和释放的,内皮细胞中含有 NO 合酶(NOS),能催化 L-精氨酸生成 NO,NO 没有专门的储存及释放调节机制,生成后透过细胞膜快速扩散,作用于邻近靶细胞发挥作用,因此作用于靶细胞 NO 的多少直接与 NO 的合成有关。

血管内皮细胞受到外界因子(如乙酰胆碱、组胺等神经递质)的刺激,生成 NO,并释放扩散到邻近的平滑肌细胞,与平滑肌细胞内鸟苷酸环化酶(G-cyclase,GC)结合,激活鸟苷酸环化酶活性,催化 cGMP 生成。cGMP 的结构与功能类似于 cAMP,活化 cGMP 依赖性蛋白激酶 G(PKG),PKG 启动一系列生化反应,导致血管平滑肌细胞迅速松弛,血管舒张(图 12-20)。

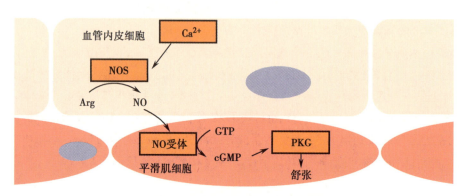

图 12-20　NO 促进血管平滑肌细胞松弛

临床上用硝酸甘油治疗缺血性心脏病已有近百年历史,其机制就是硝酸甘油在体内转变为 NO,扩张心脏血管,改善心肌供氧。药物西地那非通过阻断 cGMP 的降解,延长 NO 信号通路活化时间来改善性功能。NO 也由许多神经细胞产生并传递信号,在参与大脑的学习记忆过程中具有重要作用。大脑海马某些区域在受到重复刺激后可产生一种持续增强的突触效应,称为长时程增强(long-term potentiation,LTP)作用,是学习和记忆的分子基础。LTP 的产生涉及神经元间突触连接重构,这一过程既需要突触前神经元释放神经递质作用于突触后膜,也需要突触后神经元将信息反馈到突触前膜,NO 作为 LTP 的逆行信使弥散至突触前末梢,刺激谷氨酸递质不断释放,从而对 LTP 效应的维持起促进作用。

第四节 | 细胞信号转导的网络化效应

细胞内有多种多样的信号转导系统,形成了相互作用的网络,信号转导过程中,各条信号转导途径相互沟通、相互串联、相互影响、相互制约、相互协调,形成复杂的信号网络,共同协调机体的生命活动,对各种刺激作出迅速而准确的响应。

一、细胞信号的应答反应特征

(一)受体-配体反应的特异性与转导分子活化机制的类同性
细胞受体与配体依靠二者之间的立体构象互补形成受体-配体复合物,启动特定的细胞信号途径,引起特异性生理反应。但是不同信号通路的绝大多数信号转导分子的激活或失活机制基本相同,即磷酸化和去磷酸化是可逆激活的共同机制,而不同生物的分子开关蛋白的氨基酸组成是保守的。

(二)细胞信号在往前转导过程中被不断放大
细胞内信号传递途径中的组分,每次传递可以把接收到的信号放大,经历多次信号转换后,引发细胞内信号层层放大的级联反应,即放大效应(amplification),因此极微量的细胞外信号分子就足以激起一个巨大的胞内反应,有助于信号在细胞中的传播。

（三）细胞外信号强度或持续时间的不同能控制反应的性质

细胞外信号的强度或持续时间的不同，引起的效应可能会不一样。比如在体外培养条件下，研究发现神经生长因子（NGF）促进 pc12 细胞分化形成神经元，而表皮生长因子（EGF）则促进 pc12 细胞形成脂肪细胞；如果延长 EGF 刺激时间来强化 EGF 信号强度，也能引起向神经元分化。虽然 NGF 和 EGF 都是 Ras-MAPK 信号转导通路的信号分子，但与 EGF 相比，NGF 是更强的激活因子，可以在相对较小的刺激强度下启动细胞的神经分化通路，而 EGF 受体只有延长刺激时间才可能激活细胞的神经分化信号通路。

二、细胞信号的分流与整合

细胞通过信号网络化效应，能对细胞外信号分子的特异性组合作出分流或整合，调控细胞生命活动。

（一）细胞信号的分流

细胞信号可以分流到不止一个信号传递途径或是效应蛋白，产生信息流程中的分支，激起一个复杂的反应。在信号转导途径中的许多步骤对于其他因子的调节是开放的，既有胞内因子又有胞外因子，相同受体因不同的胞内信号蛋白可引发不同的下游通路。在秀丽隐杆线虫研究中已经证明，RTK 受体介导的下游通路具有细胞类型特异性，如 EGF 信号在不同的细胞类型中至少可诱发 5 种不同的反应，其中 4 种反应是由共同的 Ras-MAPK 信号通路介导的。

（二）细胞信号的整合

细胞外大量信息以不同组合方式调节细胞行为，细胞必须整合不同的信息，对细胞外信号分子的特异性组合作出程序性反应，从而维持生命活动的有序性。细胞信号转导体系的各种信号通路并非独立存在、彼此无关，而是存在着多种交互联系，彼此之间相互调节、互相制约。人们把相互平行的各条信号转导通路之间发生的交流称为串流（cross-talk）。

信号通路之间的串流有以下特征：①一条信号转导途径的成员可激活或抑制另一条信号转导途径。例如，肾上腺素与其受体结合后，不仅可以通过 Ca^{2+}-二酰甘油/三磷酸肌醇信使体系激活 PKC，而且还可以因 Ca^{2+} 浓度的升高，激活腺苷酸环化酶，促进 cAMP 的生成，进而使 PKA 激活。②cAMP 信号途径与 Ca^{2+}-二酰甘油/三磷酸肌醇信号途径均能使细胞内的转录因子 CREB 磷酸化并与 DNA 序列结合，影响多种基因的转录。③不同的信号转导途径可通过同一种效应蛋白或同一基因调控区，彼此协调地发挥作用，细胞中存在一种受体激活多条信号转导途径，一种信号分子参与多条信号转导途径等情况。与细胞增殖和存活密切相关的 cyclin D1、c-myc、survivin 和 TEGF 等基因，其表达受通路调控，而且还充当 NF-κB 和 STAT 信号转导通路的靶基因。④信号通路彼此不同，但在信号转导机制上又具有相似性，最终都是激活蛋白激酶，由蛋白激酶形成的信息网络原则上可调节细胞任何特定的过程。蛋白激酶的网络整合信息调控复杂的细胞行为是不同信号通路之间实现串流的重要方式之一（图 12-21）。

三、细胞信号的反馈调节

细胞信号网络是由反馈（feedback）环路组成的，包括系列正反馈和负反馈，及时校正反应的速率和强度。

细胞对外界信号作出适度的反应既涉及信号的有效刺激和启动，也依赖于信号的解除与细胞的反应终止，信号的解除和终止与信号的刺激和启动对于确保靶细胞对信号的适度反应来说同等重要。当信号浓度过高或细胞长时间暴露于某一种信号刺激的情况下，细胞会以不同的机制使受体脱敏，解除与终止信号，这是一种负反馈调节机制。

靶细胞通过减少表面受体数目、配体的清除、信号分子失活等方式下调细胞对信号敏感性，主要有以下几种方式：①受体没收（receptor sequestration）：是指细胞通过受体介导的内吞作用减少细胞表

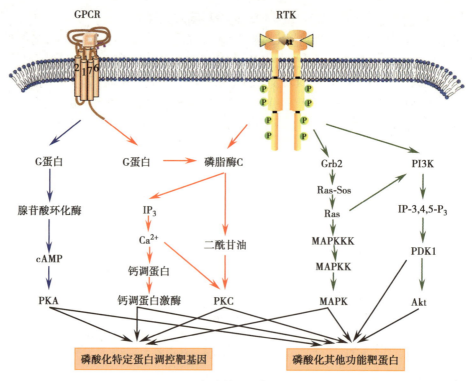

图 12-21 细胞信号网络之间的整合

面可利用的受体数目,扣留的受体可返回细胞膜被再利用,配体被溶酶体消化;②受体下调(receptor down-regulation):也通过受体介导的内吞作用,但受体-配体复合物被溶酶体消化降解不能被重新利用;③受体失活(receptor inactivation):是指受体结合配体发生自身磷酸化后,再通过抑制蛋白的结合而抑制受体的活性,这是一种快速使受体脱敏的机制;④信号蛋白失活(inactivation of signaling protein):是由于细胞内信号蛋白发生改变导致信号级联反应被阻断,不能诱导正常的细胞效应,从而导致细胞对信号反应脱敏;⑤产生抑制性蛋白:配体与受体结合,在下游反应中产生的抑制性蛋白形成负反馈调节,降低或阻断信号转导途径。

第五节 | 细胞信号转导与医学

细胞的信号转导是细胞对外界刺激作出必要反应的途径,在细胞正常代谢与功能中起着重要作用,信号转导异常可导致或促进疾病的发生。信号转导异常通常出现在配体水平、受体水平或受体后信号转导通路中的各个环节。现在研究表明,肿瘤、心血管疾病、糖尿病等许多疾病的发病都与信号转导异常有关。

一、信号分子异常与疾病

细胞外信号分子异常表现为信号分子过量或不足。例如,胰岛素生成减少、体内产生抗胰岛素抗体或拮抗因子等,导致胰岛素相对或绝对不足,引起血糖升高。

二、受体异常与疾病

膜受体数量增减和结构上的缺陷以及特异性、结合力的异常改变,都可引起疾病,常将此类疾病称为受体病(receptor disease),根据病因的不同,可将此类疾病分为以下 3 类。

(一)遗传性受体病

这类疾病是由于编码受体的基因发生突变,导致受体的结构异常或数量减少。例如,家族性高胆固醇血症患者因为 LDL 受体遗传性缺陷,不能有效摄取血液中的胆固醇并进行胆固醇合成的调节,从而引起血浆胆固醇浓度升高。

(二)自身性免疫性受体病

这类疾病是由于机体自身产生受体的抗体,抗体与受体结合使受体丧失功能或改变作用。例如,重症肌无力(myasthenia gravis)是患者体内产生了乙酰胆碱受体的抗体所致。

(三)继发性受体病

很多因素可调节受体的含量和结合力,包括配体含量、pH、细胞合成与分解蛋白质的能力等。例如,肥胖性糖尿病患者摄取过剩引起血糖升高,导致血胰岛素浓度上升,通过胰岛素对自身受体的向下调节,细胞膜上的胰岛素受体减少,对胰岛素敏感性下降,反过来又使血糖和胰岛素水平增高,形成恶性循环。随着肥胖的加重,患者会出现较严重的糖尿病症状。

三、G 蛋白异常与疾病

G 蛋白的 α 亚基上含有细菌毒素糖基化修饰位点,细菌毒素能使这些位点糖基化,引起 α 亚基的 GTP 酶活性失活或受体结合能力减弱,导致疾病发生。霍乱和百日咳就是由两种细菌毒素分别作用于激活性和抑制性 G 蛋白所引起的。

霍乱弧菌感染人体后,产生一种霍乱毒素,具有催化作用。当霍乱毒素与肠上皮细胞表面受体结合后,可将 NAD 中的 ADP 转移到 Gs 的 α 亚基上,使 G 蛋白核糖化,抑制了 α 亚基的 GTP 酶活性,不能水解 GTP 为 GDP,使 Gs 一直处于激活状态,导致 AC 持续活化,cAMP 合成失控,促使 Na^+、Cl^- 和 HCO_3^- 不断进入肠腔,细胞内外渗透压失衡,水分大量溢入肠腔,引起严重腹泻和脱水。

百日咳由百日咳鲍特菌产生的百日咳毒素引起。该毒素同样使 G 蛋白的 α 亚基 ADP 核糖化,不同于霍乱毒素的是,百日咳毒素使 Gi 蛋白 α 亚基核糖化,阻止了 G 蛋白 α 亚基上的 GDP 被 GTP 取代,使其失去对 AC 的抑制作用,导致感染细胞中 cAMP 的浓度增加,促使大量体液分泌入肺,引起严重咳嗽。

四、蛋白激酶异常与疾病

蛋白激酶异常与肿瘤的发生相关。某些肿瘤促进剂如佛波酯作用于细胞时,由于其分子结构与 DAG 类似,但却难以降解,因此在细胞内蓄积并取代 DAG 而与 PKC 结合,引起 PKC 长期不可逆的激活,进而刺激细胞持续增殖,最终形成肿瘤。

在 B 淋巴细胞和 T 淋巴细胞中存在多种酪氨酸激酶,这些激酶在组成和数量上的异常改变会使淋巴细胞功能出现异常,导致免疫性疾病的发生。

五、信号转导与药物研发

细胞内的信号转导是通过从细胞膜到细胞核的蛋白质之间的相互作用实现的。通过研究信号转导通路中蛋白质与蛋白质之间的相互作用,可为筛选和开发相关药物提供新的靶点。信号转导分子的激动剂和抑制剂是信号转导药物研发的基础,特别是各种蛋白激酶抑制剂已被广泛用于新药的研发中。

小结

细胞每时每刻都在与周围的环境进行着各种各样的交流和协调,以保持生物体与周围环境及生物体本身的平衡与统一。细胞对胞内和胞外各种信号的传递和整合在生命过程中具有重要的作用。细胞信号分子通过信号转导传递给相应的胞内系统,使细胞对外界信号作出适当反应。细胞内存在多种信号转导方式及途径,而且彼此间可交叉调控,构成复杂的信号网络。细胞间信息传递的方式主

NOTES

要有细胞分泌信号分子通讯、细胞接触依赖性通讯、细胞间隙连接通讯、外泌体介导的细胞通讯四大类。外泌体的发现使得细胞间的信息传递更加精细和全面,揭示了机体细胞间 RNA 的转移方式。

细胞间传递信息也即细胞通讯的信号分子包括各类激素、局部化学介质、神经递质等化学信号,以及声、光、电和温度等物理信号。细胞外信号分子也被称为第一信使。化学信号在细胞信号转导中发挥广泛而重要的作用,通常可分为气体性信号分子、亲脂性信号分子、亲水性信号分子,它们经信号转导机制,在细胞内产生第二信使,引起细胞的应答反应。

受体在信号转导系统中的作用非常关键,能够特异性识别细胞外信号分子并与之结合,进而激活细胞内的一系列生物化学反应。根据受体在靶细胞存在的部位,可分为细胞内受体和细胞表面受体(细胞膜受体)。细胞表面受体主要分为三大类,包括离子通道耦联受体、G 蛋白耦联受体、酶联受体。细胞内受体为 DNA 结合蛋白,其配体为脂溶性小分子甾体类激素,可直接以简单扩散的方式或借助某些载体蛋白穿过靶细胞膜,与位于胞质或胞核内的胞内受体结合,作为转录因子调节基因的表达。

胞外信号分子与细胞受体结合后,引起细胞内一类小分子(第二信使)增加或减少。第二信使通过浓度变化,调节细胞内酶和非酶蛋白的活性,启动细胞内信号转导途径。目前公认的第二信使包括 cAMP、cGMP、Ca^{2+}、二酰甘油(DAG)、1,4,5-三磷酸肌醇(IP_3)等,不断有新的第二信使被发现。信号转导途径启动或关闭的关键机制是分子开关(开关蛋白),通过蛋白磷酸化(激活)和去磷酸化(失活)两种状态的转换,控制信号转导途径各级蛋白组分的活性,实现信号转导的有序进行。胞外信号分子导致第二信使激活或产生,第二信使引起下一个信号分子的激活或产生,信息在细胞内沿着信号转导途径从一个信号分子传送到"下游"的另一个,直至代谢酶的激活、基因表达的启动或关闭。在信号传递过程中,通过分子开关机制,每一级反应激活的分子数目都比上一级呈倍数增加,细胞信号引起的反应也呈倍数增加,形成级联反应,很少量的信号分子就能够使细胞对外界环境的变化作出灵敏的应答。

根据细胞膜受体蛋白类型,在调节细胞生命活动中最常见与重要的信号通路有 G 蛋白耦联受体介导的信号通路、酶联受体介导的信号通路、信号蛋白复合体解离介导的信号通路。G 蛋白耦联受体介导的信号通路主要包括腺苷酸环化酶、磷脂酰肌醇等信号通路,G 蛋白即 GTP 结合蛋白,是与受体耦联并能与鸟苷酸结合的一类蛋白质,通过自身构象的变化激活效应蛋白,不同的效应蛋白受不同类型 G 蛋白的影响。酶联受体介导的信号通路主要包括 RTK-Ras、TGF-β 受体及细胞因子受体信号通路等;信号蛋白质复合体解离介导的信号通路包括泛素化降解介导的 Wnt、Hedgehog 和 NF-κB 信号通路及通过蛋白切割激活的 Notch 信号通路;细胞内受体介导的信号通路包括甾体类激素和 NO 介导的信号通路。

细胞的信号转导是多通路、多环节、多层次和高度复杂的可控过程。生理情况下,细胞对所接收信号作出适当的应答取决于细胞对所接收的多种信号的整合及对信号有效性的调控。信号转导在细胞的正常功能与代谢中起着极其重要的作用,从受体接收信号至细胞对信号作出反应过程中的任何环节发生异常均可导致疾病的发生,表现为受体异常性疾病、G 蛋白和蛋白激酶功能障碍性疾病等。细胞信号转导机制的研究在医学发展中的意义主要体现在两个方面:首先是对疾病发病机制的深入认识;其次可为疾病的诊断和治疗提供新的靶点。

(潘克俭)

本章思维导图

本章目标测试

第四篇

细胞的基本生命活动

第十三章 | 细胞分裂与细胞周期

细胞分裂（cell division）是细胞生命活动的重要特征之一，指一个亲代细胞形成两个子代细胞的过程。通过细胞分裂，亲代细胞的遗传物质和某些细胞组分可以相对均等地分配到两个子代细胞中，这有效地保证了生物遗传的稳定性。细胞分裂与新个体的发生及个体器官组织的维持和更新密切相关。

细胞分裂的过程总是呈周期性进行：亲代分裂产生子代细胞；子代细胞经历一系列规律的细胞内生物化学变化，包括遗传物质的复制和特定蛋白质的合成等准备过程，并伴有细胞形态学的改变；然后子代细胞的分裂过程开始。通常将细胞从上次分裂结束到下次分裂结束所经历的规律性变化过程称为一个细胞周期（cell cycle）。细胞周期的规律性是由一套复杂的调控系统决定的。如果由于细胞某些自身因素或环境因素影响，细胞周期正常的调控体系作用受到阻碍，细胞周期进程将可能出现异常，细胞增殖失控，导致肿瘤等疾病的发生。

第一节 | 细胞分裂

细胞分裂的方式主要包括有丝分裂、减数分裂及无丝分裂三种，不同分裂方式在分裂过程和子代细胞的遗传特性等方面各具特点。

一、有丝分裂

有丝分裂（mitosis）也称间接分裂（indirect division），是高等真核生物的体细胞分裂的主要方式。有丝分裂是细胞分裂的一系列事件连续发生和发展的过程。有丝分裂持续时间约 1～2 小时，是一个连续的动态变化过程，包括细胞核分裂和胞质分裂，也是形态学变化最为丰富的时期。根据分裂细胞的形态和结构的变化，以细胞核分裂为坐标，即从细胞分裂开始到细胞核分裂的过程，通常人为地将有丝分裂划分为五个时期：①前期；②前中期；③中期；④后期；⑤末期。此外，胞质分裂期则可从有丝分裂的后期启动，延续至末期。通过核分裂及胞质分裂两个过程，借助于细胞骨架的重排，有丝分裂的细胞实现了染色体及胞质在子代细胞中的均等分配。染色质凝集、纺锤体及收缩环的形成是有丝分裂活动中的三个重要特征，也是生物长期进化的结果。蛋白质磷酸化与去磷酸化是有丝分裂中染色质凝集与去凝集、核膜解聚与重建等变化产生的分子基础（图 13-1）。

（一）分裂前期核内染色质开始凝集

前期（prophase）细胞变化的主要特征为：染色质凝集、核仁缩小解体、分裂极确定、纺锤体形成。

1. **染色质凝集成染色体** 间期核松散的染色质纤维螺旋化并发生折叠，导致染色质纤维凝集变粗变短是细胞进入有丝分裂前期的标志。在染色质凝集过程中，因染色质上的核仁组织中心组装到了所属染色体中，导致 rRNA 合成停止，核仁开始逐渐分解，表现为核仁缩小，并最终消失。可观察到每条染色体包含两条染色单体，染色单体中间有着丝粒相连，而后在着丝粒的两个外侧将形成动粒（kinetochore）。

2. **分裂极确定和纺锤体形成** 随着染色质的凝集，原来分布于细胞同一侧并已经完成复制的两个中心体（centrosome）开始沿核膜外围分别向细胞的两极移动，它们最后到达的位置将决定细胞分裂极。中心体是与染色体分离相关的细胞器，每一中心体由一对中心粒（centriole）及周围无定形基

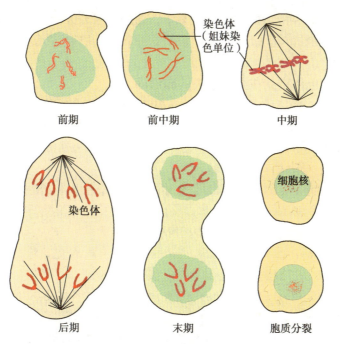

动画

图 13-1 有丝分裂示意图

质所构成,这些无定形基质中包含微管蛋白、微管结合蛋白、马达蛋白以及一些与细胞周期调控有关的蛋白质。中心体是细胞的微管组织中心之一,其周围放射状分布着大量微管,这些微管与中心体一起被合称为星体(aster),星体周围微管在细胞分裂中发挥重要的动力学作用,可分为三类:①极微管:极微管为两个星体之间在赤道附近重叠的微管,重叠区微管在动力蛋白的作用下相互滑动,促成星体向两极移动;②动粒微管:动粒微管从中心体发生,另一端与染色体动粒结合,其主要作用是通过动粒微管缩短而将染色单体拉向两极;③星体微管:星体微管位于星体周围,游离端伸向胞质。

经细胞分裂间期已复制后的中心体完全分裂为两个,形成两个星体,星体中的马达蛋白以星体微管作为轨道,利用 ATP 水解提供的能量沿微管移动,牵引两个子中心体彼此分离,移向细胞的两极,最终两个星体以各自的中心体为两极形成纺锤体。纺锤体(spindle)是在分裂期出现的特化的亚细胞结构,是一种临时性的梭形细胞骨架结构,由星体微管、极微管和动粒微管纵向排列组成,由中心体作为两极,因状如纺锤而得名(图 13-2)。

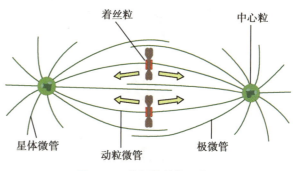

图 13-2 纺锤体结构示意图

(二) 分裂前中期细胞核膜崩解

前中期(prometaphase)细胞变化的主要特征为:核膜崩解、完成纺锤体的装配、染色体列队。

1. **核纤层降解、促发核膜崩解** 在前期末,核纤层蛋白多肽链的多个位点发生磷酸化,致使核纤层降解,随后核膜破裂,形成许多断片及小泡,分散于胞质中,在核膜重建时,上述小泡将成为新核膜的组分。

2. **纺锤体"捕捉"染色体、完成纺锤体装配,形成有丝分裂器** 在前期,两个星体向两极移动,形成分裂极。在驱动蛋白以及其他微管结合蛋白的协助下,由星体发出的极微管,其游离端在赤道面处相互交叠或相互搭桥,形成纺锤体的基本架构;而星体微管与细胞质中的细胞骨架相结合,发挥稳定星体位置的作用;动粒微管与染色体主缢痕部位的着丝粒-动粒复合体结合,捕捉染色体。纺锤体(包括星体和三种星体周围微管)及与之结合的染色体共同构成有丝分裂器(mitotic apparatus)。

NOTES

279

3. **染色体列队**　前中期,纺锤体两极距离较短,赤道面直径较大,与同一条染色体相连的两极动粒微管并不等长,随着动粒微管的不断聚合与解聚,这种牵引作用造成染色体在震荡中向细胞中央赤道面移动。

(三) 分裂中期染色体排列在细胞中央的赤道面

中期(metaphase)的主要特点是同一条染色体相连的两极动粒微管等长而达到力量平衡,导致所有染色体排列在细胞中央的赤道面上。此期染色体在形态上比其他任何时期都短粗,同时两条姐妹染色单体的臂较易分离,故特别适合于进行染色体数目、结构等细胞遗传学的研究。

(四) 分裂后期细胞姐妹染色单体分离

后期(anaphase)细胞变化的主要特征是染色体的两姐妹染色单体分离并移向细胞的两极。

姐妹染色单体分离的原因主要与染色体着丝粒分裂有关;姐妹染色单体原先在着丝粒处依靠粘连蛋白相连,后期粘连蛋白复合体被蛋白酶剪切而崩解,粘合力减小、消失,导致两侧动粒微管对染色单体的拉力与粘连蛋白粘合力的平衡被打破,两边的拉力占上风,于是姐妹染色单体分开,而分离后的姐妹染色单体各自成为一个独立的染色体,即子代染色体。

分离后形成的子代染色体以基本相同的速度向两极移动。这种移动是由纺锤体的不同微管参与的两种机制共同作用实现的。由此可将后期分为后期A和后期B。后期A主要由动粒微管变化介导。动粒微管解聚而缩短,促发子代染色体向两极移动。后期B主要由极微管变化介导。在后期A的基础上,极微管聚合而伸长,通过重叠部分微管长度的增长及彼此间的滑动,同时伴随星体微管向外的作用力,共同促成纺锤体逐步拉长,进一步促进子代染色体移向两极(图13-3)。

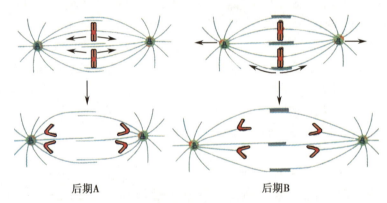

后期A　　　　　　后期B

图 13-3　有丝分裂的后期

后期 A 中动粒微管正端的微管蛋白发生去组装,其长度不断地缩短,由此带动染色体的动粒向两极移动;后期 B 中,通过极微管长度的增长、彼此间的滑动及星体微管向外的作用力,细胞两极间的距离增大,促使染色体发生极向运动。

(五) 分裂末期细胞实现核分裂

末期(telophase)细胞主要的特点是子代细胞的核重建。随着后期末染色体移动到两极,染色体被平均分配的完成,发生了与分裂前期相反的染色体解聚(去凝集)过程。两套子代染色体分别到达纺锤体两极,动粒微管消失,核膜重新形成,染色体去浓缩恢复间期染色质形态,核仁重新出现。至此,两个子代细胞的核形成,核分裂完成。

(六) 依靠收缩环实现胞质分裂

胞质分裂(cytokinesis)是指母细胞胞体一分为二的过程。一些多核细胞(如破骨细胞、骨骼肌细胞和肝细胞)只发生核分裂而无胞质分裂,因而成为多核细胞。但是在典型的有丝分裂中,胞质分裂伴随每次核分裂发生。胞质分裂通常开始于有丝分裂后期,完成于末期。

1. **收缩环实现胞质分裂**　当细胞分裂进入后期末或末期初,在中部质膜的下方,出现了由大量肌动蛋白和肌球蛋白聚集形成的环状结构,即收缩环(contractile ring)。此时胞质中的纺锤体也逐渐解体,残存的微管及一些囊泡也聚集于子代细胞核之间的细胞中部,所形成的环形致密层称为中体(图13-4)。由收缩环中肌动蛋白、肌球蛋白装配而成的微丝束,通过相互滑动使收缩环不断缢缩,直径减小,与其相连的细胞膜逐渐内陷,形成分裂沟,细胞表面出现皱褶;随着分裂沟不断加深,细胞逐步凹陷,当分裂沟深至中央时,一方面细胞在此发生断裂,由收缩环完成胞质分裂,另一方面通过细胞内小泡融合插入收缩环邻近的细胞膜,用于补充细胞膜,保证新分裂形成的细胞与亲代细胞具有相似的表面积。

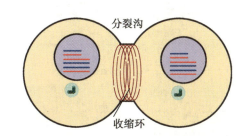
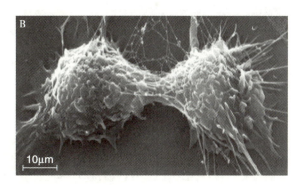

图 13-4 收缩环

A.肌动蛋白和肌球蛋白纤维形成收缩环,引起胞质分裂,生成两个子细胞;B.扫描电镜显示分裂中的蛙卵细胞。

分裂沟发生的时间及部位与纺锤体的位置密切相关,纺锤体的位置决定着两个子代细胞的大小。当纺锤体处于细胞中央时,细胞对称分裂,产生的两个子代细胞大小均等,成分相同。相反,不在细胞中央的纺锤体将导致细胞不均等分裂,所产生的子代细胞在大小与成分上均有差异。

2. 细胞器的非绝对均等分配 每个子细胞必须得到母细胞中基本的细胞成分,包括各种膜性细胞器。当细胞进入有丝分裂后期,细胞器的数目或体积都大致扩增一倍,如通常线粒体的数量可在每个细胞周期中简单加倍、内质网和高尔基复合体则体积加大等,在胞质分裂阶段,各种细胞器较为均匀,但非数量绝对均等地分配到子细胞。

二、减数分裂

减数分裂(meiosis)是生殖细胞形成过程中的特殊有丝分裂。减数分裂的主要特征是DNA只复制一次,而细胞连续分裂两次,产生四个子代细胞,每个子代细胞中染色体数目比亲代细胞减少一半,成为仅具单倍体遗传物质的配子细胞。由于减数分裂只发生于生殖细胞的成熟阶段,因此又称为(性)成熟分裂。

经过减数分裂,有性生殖生物配子中的染色体数目由 2n 变为 n。受精后,配子融合形成的受精卵中染色体数又恢复为 2n,由此保证了有性生殖遗传中染色体数目上的恒定。另外,减数分裂过程中非同源染色体的自由组合,以及同源染色体的交换、重组,可使生殖细胞遗传基础多样化,生物后代变异增大,对环境的适应力增强。所以,减数分裂不仅对于维持生物世代间遗传的稳定性具有重要的意义,同时也构成了生物变异及进化的基础。

减数分裂的两次分裂分别称为第一次减数分裂(meiosis I,也称减数分裂 I)及第二次减数分裂(meiosis II,也称减数分裂 II)。第一次减数分裂完成同源染色体分离,实现遗传物质的交换及染色体数目减半;第二次减数分裂与有丝分裂相似,实现姐妹染色单体分开。经过两次分裂形成 4 个单倍体子代细胞(图13-5)。

(一) 第一次减数分裂进程中细胞内发生复杂的生化和形态变化

第一次减数分裂可进一步分为前期 I、中期 I、后期 I 和末期 I。

1. 前期 I 减数分裂的特殊过程主要发生于前期 I。其主要事件为同源染色体配对、交换与重

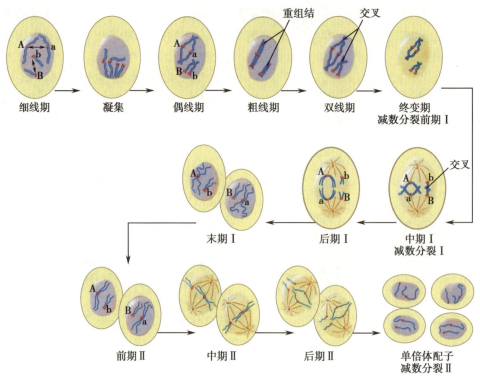

图 13-5 减数分裂图解

组,随后随机分离进入两个子代细胞。通常将前期 I 人为划分为 5 个时期:细线期、偶线期、粗线期、双线期、终变期。

（1）细线期（leptotene stage）:此期细胞中,核及核仁的体积均增大,在分裂间期已经完成复制的染色质开始凝集,每一染色体均具有两条染色单体,但在光镜下仍呈单条细线状,染色单体的臂未完全分离,这可能因为染色体上某些 DNA 片段的复制尚未完成。细线状染色体通过其端粒附着于核膜上,在局部出现成串的、大小不一的珠状结构,称为染色粒。

（2）偶线期（zygotene stage）:染色质进一步凝集,分别来自父母的、形态及大小相同的同源染色体（homologous chromosome）相互靠近、配对,称为联会（synapsis）。染色体配对从端粒处开始,同源染色体间出现若干不同部位的接触点,随后这种结合沿其长轴迅速扩展,直至同源染色体侧面紧密联会。同源染色体完全配对后形成的复合结构即为二价体（bivalent）,因其共有四条染色单体,又被称为四分体（tetrad）。

在联会的同源染色体之间,沿纵轴方向形成了一种特殊的结构,称联会复合体（synaptonemal complex,SC）,在电镜下它包括三个平行的部分:侧生成分宽约 20～40nm,位于复合体两侧,电子密度较高,其外侧为同源染色体 DNA。两侧生成分之间电子密度较低的区域为中间区,宽约 100nm,其中央为电子密集的中央成分,宽约 30nm。侧生成分与中央成分之间存在横向排列的纤维,三者大致呈直角相连,每个横向纤维之间距离约 20～30nm,因而使联会复合体像一条"拉链"将同源染色体连接在一起(图 13-6)。联会复合体主要由蛋白质、RNA 及少量 DNA 组成。联会复合体是同源染色体配对过程中细胞临时生成的特殊结构,对于同源染色体配对、交

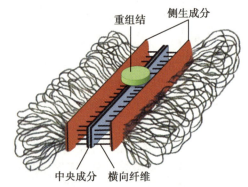

图 13-6 联会复合体的结构

联会复合体在结构上由三个平行的部分组成,即位于两侧的电子密度较高的侧生成分,以及两侧生成分之间的中央成分。

换与分离均发挥重要作用。联会复合体的形成中还可能有 DNA 的参与,偶线期细胞中存在 0.3% 的 DNA 合成,称为 Z-DNA,如抑制其合成,联会复合体的组装将受到阻止。

联会复合体的形成对于稳定二价体中同源染色体紧密的配对有重要意义。在联会起始阶段,当染色质凝集程度较低时,同源染色体之间主要通过其特定位点上碱基间的互补进行接触。当联会复合体随着染色质进一步的凝集逐渐形成,其组成中加入了某些单链 DNA 序列以及蛋白质序列识别分子,由此构成一个有组织的网络,从而促使了同源染色体之间的配对进一步发展,直至完成。

(3)粗线期(pachytene stage):粗线期持续时间较长,可达几天,甚至几个月。通过联会紧密结合在一起的两条同源染色体,进一步地凝集而缩短、变粗,同源染色体间出现染色体段的交换及重组,因此,该期又称为重组期。联会复合体中央出现一些椭圆形或球形、富含蛋白质及酶的棒状结构,称为重组结(recombination nodule),多个重组结相间地分布于联会复合体上,将同源非姐妹染色单体的 DNA 相对区域结合在一起,发生活跃的 DNA 片段交换事件,导致基因重组。

在粗线期,除合成减数分裂期特有的组蛋白外,同时合成少部分 DNA,称为 P-DNA,主要编码与 DNA 剪切和修复相关的酶,在重组过程中发挥 DNA 修复等作用。

(4)双线期(diplotene stage):双线期的持续时间变化较大,一般持续时间较长。例如,两栖类卵母细胞的双线期可持续近一年。作为临时性亚细胞结构的联会复合体在双线期发生去组装,逐渐趋于消失,紧密配对的同源染色体相互分离。同源染色体的大部分片段分开,但仍在非姐妹染色单体之间的某些部位上残留一些接触点,称为交叉(chiasma)(图 13-7)。交叉被认为是粗线期同源染色体交换的形态学证据。同源染色体的交叉部位和数量与物种、细胞类型、染色体长度等有关,一般每个染色体至少有一个交叉;染色体较长,交叉也较多。人类平均每对染色体的交叉数为 2~3 个。随着双线期的进行,交叉点逐渐移向染色体两端,数目也由此减少,这种现象称为交叉端化(chiasma terminalization)。

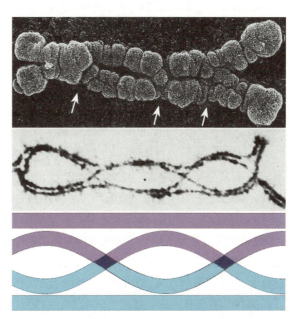

图 13-7 同源染色体交叉、重组

(5)终变期(diakinesis stage):同源染色体进一步凝集,核仁消失,交叉端化继续进行。终变期末,同源染色体仅在端部靠交叉结合在一起,同源染色体重组完成。核膜逐渐解体,纺锤体装配完成,在其作用下染色体开始移向细胞中部的赤道面上。终变期结束标志着前期Ⅰ完成。

2. 中期Ⅰ 以端化的交叉连接在一起的同源染色体即四分体,向细胞中部汇集,最终排列于细胞的赤道面上,通过动粒微管分别与细胞不同极相连,每个二价体的两个动粒分别位于赤道面的两侧,各自面向相对两极,而一侧纺锤体动粒微管只连接于同侧的动粒上,由此决定二价体中每条染色体后续的相反去向。

3. 后期Ⅰ 由于每个同源染色体的两条姐妹染色单体共有一个着丝粒和动粒,受纺锤体微管的牵拉作用,同源染色体彼此分离,而姐妹染色单体并不分开,包含两条姐妹染色单体的同源染色体开始分别移向细胞的两极,结果导致每极的染色体数为细胞原有染色体数的一半,所以,后期Ⅰ是减数分裂中染色体减半的关键时期。同时,同源染色体向两极的移动是随机的,因此,非同源染色体之间以自由组合的方式进入两极,有利于生物变异与进化。

4. 末期Ⅰ 细胞在末期Ⅰ存在两种类型的变化:①类似有丝分裂末期,到达细胞两极的染色体去凝集,逐渐成为细丝状的染色质纤维,核仁和核膜重新出现,胞质分裂后,两个子代细胞形成;②某些生物在末期Ⅰ,细胞中的染色体不发生去凝集,而依然保持凝集状态,直至胞质分裂形成两个子细胞。

(二) 第一次减数分裂后出现短暂的间期

与有丝分裂间期相比,减数分裂间期通常持续时间较短,不发生 DNA 合成,无染色体复制,甚至某些生物没有间期,第一次减数分裂结束后,直接进入第二次减数分裂。

(三) 第二次减数分裂与有丝分裂过程相似

第二次减数分裂过程与有丝分裂基本相同,可分为前期Ⅱ、中期Ⅱ、后期Ⅱ、末期Ⅱ、胞质分裂等 5个时期。

1. **前期Ⅱ** 末期Ⅰ松散的染色体重新凝聚,核仁消失,核膜崩解,纺锤体再次形成,染色体逐渐向细胞中央的赤道面移动。

2. **中期Ⅱ** 染色体整齐排列在赤道面,两个姐妹染色单体分别通过各自的动粒与动粒微管相连,朝向纺锤体两极。

3. **后期Ⅱ** 姐妹染色单体分离,移向两极。

4. **末期Ⅱ与胞质分裂** 染色体去凝集,成为染色质纤维,核仁和核膜重新出现,经胞质分裂,新的子代细胞形成,子细胞是染色体数目为 n 的单倍体细胞。

在第二次减数分裂结束时,一个亲代细胞共形成 4 个子代细胞,各子代细胞中染色体数目与分裂前相比,均减少了一半,子代细胞间在染色体组成及组合上也存在差异,这些变化主要在第一次减数分裂中完成。

与有丝分裂相比,同源染色体的配对是减数分裂的显著特征。配对导致母方染色体上某一片段与同源的父方染色单体相应的片段发生互换。在染色体交叉互换过程中,母方的染色单体和同源的父方染色单体上 DNA 的双螺旋结构都是打开的,这有利于在两条非姐妹染色单体间进行某一片段的相互交换,这一过程就是遗传重组。这种同源非姐妹染色单体间的交叉互换增加了后代细胞中的基因类型。在减数分裂过程中,性染色体也要配对。雌性哺乳动物有两条 X 染色体,它们能够像其他同源染色体那样配对。但是雄性个体有一条 X 染色体和一条 Y 染色体,它们不是同源染色体。有证据表明,在减数分裂前期Ⅰ也能发生 X 染色体与 Y 染色体同源区域的配对及交叉互换,因为在 X 染色体和 Y 染色体的末端存在一个小的区域,两者的这个区域是具有同源性的。这种配对、交叉保证 X 和 Y 染色体可以连接在纺锤体上,便于染色体分离,结果只产生两种类型的精子,即含有 X 染色体的精子和含有 Y 染色体的精子。

减数分裂与有丝分裂之间的联系和区别见表 13-1。

表 13-1 减数分裂与有丝分裂的比较

比较内容	有丝分裂	减数分裂
发生范围	体细胞	生殖细胞
DNA 复制次数	1	1
分裂次数	1	2
分裂过程		
前期	无染色体的配对、交换、重组	有染色体的配对、交换、重组(前期Ⅰ)
中期	二分体排列于赤道面上,动粒微管与染色体的两个动粒相连	四分体排列于赤道面上,动粒微管只与染色体的一个动粒相连(中期Ⅰ)
后期	染色单体移向细胞两极	同源染色体分别移向细胞两极(后期Ⅰ)
末期	染色体数目不变	染色体数目减半(末期Ⅰ)
分裂结果	子代细胞染色体数目与分裂前相同,子代细胞遗传物质与亲代细胞相同	子代细胞染色体数目比分裂前少一半,子代细胞遗传物质与亲代细胞及子代细胞之间均不相同
分裂持续时间	一般为 1~2 小时	较长,可为数月、数年、数十年

三、无丝分裂

无丝分裂（amitosis）又称为直接分裂（direct division），是最早发现的细胞分裂方式。无丝分裂过程中，间期细胞核经复制后直接分裂成大小基本相等的两部分，期间不形成染色体和纺锤体，核膜也不消失，由亲代细胞直接断裂形成子代细胞，因此，两个子代细胞所获得的遗传物质和其他胞质成分并不一定是均等的，无丝分裂中细胞维持其遗传稳定性的机制目前仍不清楚。

无丝分裂是低等生物细胞增殖的主要方式，但也存在于高等生物的组织细胞，例如动物的上皮组织、疏松结缔组织、肌组织及肝脏等细胞。另外，创伤、癌变及衰老的细胞中也能进行无丝分裂，无丝分裂具有能量消耗少、分裂迅速、分裂中细胞仍可执行功能等特点，其快速性与便捷性有利于细胞应激并适应外界环境变化。

第二节 | 细胞周期及其调控

通过细胞周期，实现细胞生长、细胞分裂前 DNA 复制以及细胞分裂。细胞周期的演进具有高度精确性，包括细胞周期事件发生的严格时序性、遗传物质复制的精确性以及分配的均等性等。细胞周期的规律性是由一套复杂的调控系统决定的，各种环境因素均可影响该系统的功能。

一、细胞周期的概念

地球上所有生物，从单细胞到哺乳动物，均是通过重复的细胞生长和分裂而维持生存和保持物种延续的。一个细胞经过一系列生化事件，复制其组分，然后一分为二，形成两个子细胞，这种周而复始的循环连续过程，即为细胞周期（cell cycle）。通常将从一次细胞分裂结束开始，经过物质准备，到下一次细胞分裂结束为止，称为一个细胞周期。细胞周期具有高度精确的特性，首先必须实现细胞分裂前遗传物质的精确复制，进而通过细胞分裂确保子细胞遗传物质的精确分配。

细胞周期可分为有丝分裂期（mitosis phase）和分裂间期（interphase）两个基本部分。其中，有丝分裂期又称为 M 期，而分裂间期则分为 G_1 期、S 期和 G_2 期。绝大多数真核细胞，其细胞周期严格按照"间期（G_1—S—G_2）—M—间期"的规律连续循环。细胞分裂期（M 期）与 DNA 复制合成时期（S 期）是整个细胞周期的两大关键环节，G_1 和 G_2 期最主要的任务就是通过合成大量特定蛋白质，储存能量及其他物质，使细胞体积增大，促进细胞生长，分别为 DNA 复制和细胞分裂做好准备（图 13-8）。

同种细胞之间，细胞周期长短基本相同，但在机体的不同发育阶段和不同种类的细胞中细胞周期持续时间差别很大，例如芽殖酵母的细胞周期仅 90 分钟，受精卵早期的细胞周期可能短于 30 分钟。

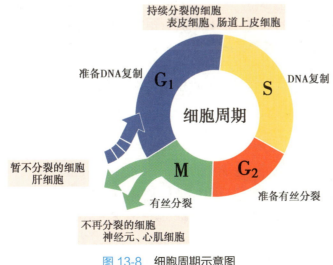

图 13-8 细胞周期示意图

M 期持续时间很短,而间期占据了细胞周期 95% 以上的时间。就高等生物而言,细胞周期的长短主要取决于 G_1 期长短,而 S 期、G_2 期与 M 期时间总体恒定。典型的快速增殖的人体细胞的细胞周期时间大约 24 小时,其中 G_1 期约 11 小时,S 期约 8 小时,G_2 期 4 小时,M 期 1 小时,因此,间期中的 G_1 期是影响细胞周期时间的关键(表 13-2)。G_1 期的时间长度与 G_1 期细胞中某些特殊的 mRNA 及蛋白质的积累相关。此外,激素、生长因子等环境因素也能影响细胞周期长短,如环境温度高于 39℃ 或低于 36℃,细胞周期各时相的时间将随之按比例发生变化。

表 13-2　哺乳动物细胞周期的时间　　　　　　　　　　　　　　单位:小时

细胞类型	T_C	T_{G1}	T_S	T_{G2+M}
人				
结肠上皮细胞	25.0	9.0	14.0	2.0
直肠上皮细胞	48.0	33.0	10.0	5.0
胃上皮细胞	24.0	9.0	12.0	3.0
骨髓细胞	18.0	2.0	12.0	4.0
大鼠				
十二指肠隐窝细胞	10.4	2.2	7.0	1.2
内釉质上皮细胞	27.3	16.0	8.0	3.3
淋巴细胞	12.0	3.0	8.0	1.0
肝细胞	47.5	28.0	16.0	3.5
精原细胞	60.0	18.0	24.5	15.5+2.0
小鼠				
小肠隐窝上皮细胞	13.1	4.6	6.9	1.0+0.7
十二指肠上皮细胞	10.3	1.3	7.5	1.5
结肠上皮细胞	19.0	9.0	8.0	2.0
皮肤上皮细胞	101.0	87.0	11.82	2.18
乳腺上皮细胞	64.0	37.7	21.7	3.0+1.6

注:T_C 为细胞周期;T_{G1}、T_S、T_{G2+M} 分别为 G_1 期、S 期、G_2/M 期的时间。

依据细胞增殖及细胞周期特性,可将多细胞生物中的细胞群体分为三类:①周期细胞(cycling cell):这类细胞持续分裂、增殖,细胞周期持续循环,如上皮组织的基底层细胞。②终末分化细胞:一类分化程度高的细胞,待其分化成熟,将不再分裂,细胞周期因此终止,包括神经元、大量横纹肌细胞、红细胞等。③G_0 期细胞:又称静止细胞(quiescent cell)。这类细胞暂时性终止细胞周期,停止细胞分裂,但是一旦需要,可快速返回正常细胞周期,实施分裂增殖,如在一般情况下,处于不分裂的静息"休眠"状态的皮肤成纤维细胞和肝实质细胞,在需要替换损伤或死亡的细胞时可迅速出现分裂增殖。

二、细胞周期各期的主要特征

(一) G_1 期是 DNA 复制的准备期

G_1 期细胞两大主要活动为:①细胞生长;②为细胞进入 S 期做准备。G_1 期细胞的主要特征为细胞体积增大,细胞体积与质量都比上一次分裂结束时约增加一倍,同时呈现极为活跃的物质代谢特点。

1. 大量 RNA 和蛋白质合成　合成 S 期 DNA 复制起始与延伸所需的酶类,如 DNA 聚合酶,也

包括 G_1 期向 S 期转换过程中起重要作用的一些蛋白质,如触发蛋白、钙调蛋白、细胞周期蛋白、抑素等。

2. 蛋白质磷酸化　细胞中发生了多种蛋白质的磷酸化,如组蛋白、非组蛋白及某些蛋白激酶的磷酸化。促进 G_1 晚期染色体结构发生改变,有利于 S 期 DNA 合成。

3. 细胞膜物质转运加强　细胞对氨基酸、核苷酸、葡萄糖等小分子营养物质摄入量增加,保证 G_1 期中进行的大量生化合成有充足的原料。此外,细胞对一些可能参与 G_1 期向 S 期转变的调控物质的转运也增加,cAMP 含量在 G_1 早期增加迅速,K^+ 可因 Na^+-K^+-ATP 酶活性在 G_1 期发生短暂的升高而大量流入细胞。

G_1 期是经典细胞周期进入增殖分裂期循环中的第一期,在推动整个细胞周期演进中发挥重要的始发作用。G_1 期起始依赖于细胞外生长和分裂的信号刺激,如相关生长因子,随着 G_1 期演进,当物质合成与准备足够充分,将通过 G_1 晚期阶段的一个特定时相位点,这个位点在酵母中称为起始点(starter),在哺乳动物细胞中称为限制点(restriction point,R 点)。G_1 期细胞一旦通过此点,将启动细胞 G_1 期向 S 期演进。G_1 期细胞如果通过此限制点,将不受生长因子控制,即使在缺少生长因子的条件下,细胞仍然会进入 S 期,进而完成后续细胞分裂增殖。

(二) S 期中完成 DNA 复制

S 期是细胞周期进程中非常重要的一个阶段,此期细胞主要的特征是 DNA 复制,合成组蛋白及非组蛋白等染色质蛋白,新合成 DNA 到染色质结构的组装。

细胞由 G_1 期进入 S 期时,DNA 合成所需的酶类,如 DNA 聚合酶、DNA 连接酶、胸腺嘧啶核苷激酶、核苷酸还原酶等含量或活性显著增高。DNA 复制遵循严格的时间顺序。通常,早复制的多为 GC 含量较高的 DNA 序列,而晚复制的 DNA 序列 AT 含量较高。常染色质的复制在先,异染色质的复制在后,女性失活的 X 染色体最后复制。

S 期是组蛋白合成的主要时期,进入 S 期后,组蛋白 mRNA 水平可增加 50 倍,新合成的组蛋白迅速进入胞核,与已复制的 DNA 结合,组装成核小体,进而形成具有两条单体的染色体。组蛋白的合成与 DNA 复制是同步进行、相互依存的。伴随着 DNA 的复制,胞质中组蛋白 mRNA 大量增加,当 DNA 复制在 S 期末完成,组蛋白 mRNA 也在短时间发生大量的降解。如果 S 期 DNA 复制被羟基脲、阿糖胞苷等物质抑制,细胞中组蛋白 mRNA 的水平也将发生并行性降低,组蛋白合成由此停止。反之,用环己亚胺、嘌呤霉素、依米丁等抑制 S 期组蛋白的合成,DNA 的合成速率会迅速降低,进而在数秒内停止。S 期组蛋白合成后进一步发生磷酸化、乙酰化、甲基化等修饰,有助于基因转录和染色质凝集。

中心粒的复制开始于 G_1 期,完成于 S 期。首先是相互垂直的一对中心粒彼此发生分离,然后各自在其垂直方向形成一个子中心粒,所形成的两对中心粒将作为微管组织中心,随着细胞周期进程的延续,在纺锤体微管、星体微管等的形成中发挥作用。

(三) G_2 期是细胞分裂的准备期

G_2 期细胞的主要特点是为进入 M 期做准备,主要大量合成一些与 M 期结构和功能相关的蛋白质,如合成 M 期组装纺锤体必需的微管蛋白;对核膜破裂、染色体凝集有重要作用的细胞周期调控因子,如促成熟因子(maturation promoting factor,MPF)等。

在 G_2 期,S 期已复制的中心粒此时体积逐渐增大,开始分离并移向细胞两极。

(四) M 期中细胞进行分裂

M 期是细胞分裂期,细胞通过分裂将染色体遗传物质平均分配到两个子细胞,细胞在 M 期有丰富而显著的形态学变化规律与特点,包括染色体凝集后姐妹染色单体分离、核膜崩解与重建、纺锤体形成与消失、收缩环出现与胞质分裂等。

三、细胞周期的调控

细胞周期的演进具有高度精确性,包括细胞周期事件发生的严格时序性、遗传物质复制的精确性以及分配的均等性等。细胞周期调控是一个精细复杂的过程,依赖于复杂的细胞周期调节蛋白网络,即细胞周期调控系统。细胞周期调控系统的基本构成在从酵母到人类的所有真核细胞中高度保守,其本质为一系列生化反应的有序发生。细胞周期调控系统发挥强大可靠的分子开关作用,特定的生化反应能够在特定的细胞周期起始时被激活,随即在该细胞周期事件结束时被灭活,从而使各细胞周期能够在正确的时间,以正确的顺序,程序性开始和结束。同时,细胞周期调控系统能够对细胞内外信号产生应答,细胞外蛋白质或生长因子作用于细胞周期调控系统,可实现其对细胞周期的多因子、多层次调控。

(一)细胞周期蛋白与细胞周期蛋白依赖性激酶构成细胞周期调控系统的核心

动画

细胞周期蛋白(cyclin)为全酶调节亚基,细胞周期蛋白依赖性激酶(cyclin-dependent kinase,Cdk)为催化亚基,不同 cyclin 选择性结合特定 Cdk,两者结合后 Cdk 呈现激酶活性,不同的 Cdk 进而通过磷酸化一系列特定的底物,实现不同细胞周期进程及转换。

1. **细胞周期蛋白** cyclin 是真核细胞中的一类蛋白质,它们能随细胞周期进程周期性地出现(合成)及消失(降解)。cyclin 通过选择性与 Cdk 结合,形成复合物,通过介导 Cdk 激活过程而参与细胞周期的调控。

真核生物的细胞周期蛋白是一些功能相似的同源蛋白,种类多达数十种,酵母中有 Cln1~3、Clb1~6、Cig 等,而哺乳动物的细胞周期蛋白则包括 cyclin A~H 及 cyclin T 等九大类,而每大类则可包含多种蛋白,如存在三种具有组织及细胞特异性的 cyclin D,即 cyclin D1~3。

依据出现及发挥作用的细胞周期阶段,可以将细胞周期蛋白分为四类:①G_1 期细胞周期蛋白:cyclin D;②G_1/S 期细胞周期蛋白:cyclin E;③S 期细胞周期蛋白:cyclin A;④M 期细胞周期蛋白:cyclin B。

不同的 cyclin 在分子结构上存在共同的特点,即均含有一段氨基酸组成保守的细胞周期蛋白框(图 13-9)。该保守序列含约 100 个氨基酸残基,可介导 cyclin 与 Cdk 结合而形成复合物,参与细胞周期的调控。在 S 期及 M 期 cyclin 分子中还存在一段被称为破坏框的特殊序列,由 9 个氨基酸残基构成,位于蛋白质分子的近 N 端,可介导 cyclin A、B 的快速降解。G_1 期周期蛋白分子结构虽不具破坏框,

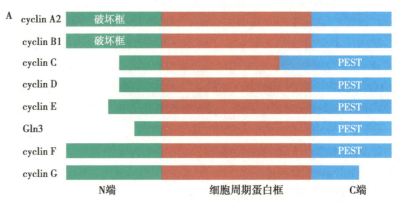

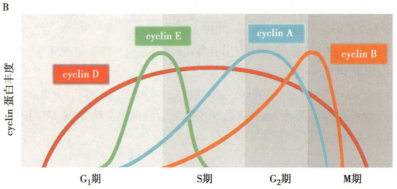

图 13-9 细胞周期蛋白框(A)和 cyclin 周期性变化(B)

但也可通过其 C 端一段 PEST 序列的介导,发生降解。

泛素-蛋白酶体途径(详见第九章)调控了细胞周期蛋白的降解。参与调控细胞周期蛋白降解的 E3 泛素连接酶主要有两类:后期促进复合物(anaphase promoting complex,APC)和 SCF(skp1-cullin-F-box protein,三个蛋白构成的复合体)。活化的 APC(APC 与活化亚基 Cdc20 结合后被激活)负责将泛素连接到 cyclin A、B 分子破坏框附近的赖氨酸残基上,其他的泛素分子随后相继与前一个泛素分子的赖氨酸残基相连,由此在 cyclin A、B 上构成一条多聚泛素链,此链可作为标记被蛋白酶体识别和降解;SCF 则负责将泛素连接到 cyclin D、E 上,导致细胞周期蛋白降解。此外,APC 还可将泛素连接到分离酶抑制蛋白(securin)上,SCF 还可将泛素连接到某些周期蛋白依赖性激酶抑制因子(CKI,如 p27^{Kip1})上,启动这些蛋白降解。因此,APC 和 SCF 参与细胞周期调控。

2. 细胞周期蛋白依赖性激酶　Cdk 为一类必须与 cyclin 结合后才具有激酶活性的蛋白激酶,通过磷酸化多种细胞周期相关蛋白,可在细胞周期调控中发挥关键核心作用。现已被鉴定的 Cdk 为 Cdk 1～8。在不同的 Cdk 分子结构中,均存在一段相似的激酶结构域,其中有一小段序列具有高保守性,是介导激酶与 cyclin 结合的区域。在细胞周期的各阶段,不同的 Cdk 通过结合特定的 cyclin,使相应一系列的蛋白质磷酸化,由此引发或控制细胞周期的一些主要事件。因细胞周期进程中 cyclin 可不断地被合成与降解,Cdk 对蛋白质磷酸化的作用也因此呈现出周期性的变化(表 13-3)。

表 13-3　细胞周期中一些主要的 Cdk 与 cyclin 的结合关系及作用特点

Cdk 类型	结合的 cyclin	主要作用时期	作用特点
Cdk 1	cyclin A	G_2	促进 G_2 期向 M 期转换
	cyclin B	G_2、M	磷酸化多种与有丝分裂相关的蛋白,促进 G_2 期向 M 期转换
Cdk 2	cyclin A	S	能启动 S 期的 DNA 复制,并阻止已复制的 DNA 再发生复制
	cyclin E	G_1 晚期	使晚 G_1 期细胞跨越限制点向 S 期发生转换
Cdk 3	?	G_1	
Cdk 4	cyclin D(D1/D2/D3)	G_1 中、晚期	使晚 G_1 期细胞跨越限制点向 S 期发生转换
Cdk 5	?	G_0?	
Cdk 6	cyclin D(D1/D2/D3)	G_1 中、晚期	使晚 G_1 期细胞跨越限制点向 S 期发生转换

注:? 表示尚不清楚,有待进一步研究。

以 Cdk 为核心的细胞周期调控系统是细胞周期事件发生时序性和协调性的根本保证,因此 Cdk 的活性调节就是细胞周期调控的关键环节。为保证其精准性,细胞从多个层面正、反调控 Cdk 激酶活性,其中发挥主导作用的调控方式主要为:①Cdk 与特定 cyclin 结合;②Cdk 多重磷酸化/去磷酸化修饰;③Cdk 与 Cdk 抑制因子(CKI)结合。

(1)Cdk 与 cyclin 结合是 Cdk 活化的基本条件:Cdk 激活必须首先与 cyclin 结合。cyclin 与 Cdk 结合可通过改变 Cdk 空间构象,暴露出 Cdk 与底物结合的激酶催化活性位点,从而部分激活 Cdk 活性。在裂殖酵母中,处于非磷酸化状态的无活性 Cdk 分子中含有一个弯曲的环状区域,称为 T 环,该结构将 Cdk 的催化活性部位入口封闭,阻止了蛋白底物与催化活性部位结合。当非磷酸化的 Cdk 与 cyclin 结合后,cyclin 与 T 环彼此间发生强烈的相互作用,引起 T 环结构位移,催化活性部位入口打开,活性位点暴露(图 13-10)。

(2)后续 Cdk 多重磷酸化/去磷酸化修饰实现 Cdk 活性完全激活:仅仅完成与 cyclin 结合的 Cdk 激酶活性仍较低,Cdk 的完全活化还必须依赖 Cdk(如 Cdk 1)分子上 3 个重要的磷酸化位点的多重磷酸化/去磷酸化修饰,即第 161 位苏氨酸(Thr161)、第 15 位酪氨酸(Tyr15)以及第 14 位苏氨酸(Thr14)

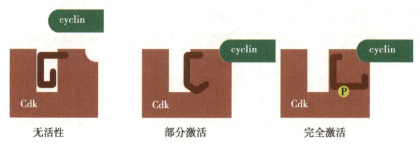

无活性　　　　　　部分激活　　　　　　完全激活

图 13-10　Cdk 与 cyclin 结合

无活性的 Cdk 分子中含有一弯曲的 T 环结构,将 Cdk 的袋状催化活性部位入口封闭,阻止了蛋白底物对活性位点的附着;Cdk 与 cyclin 结合使 T 环结构移位、缩回,Cdk 底物附着位点由此转向其袋状催化活性部位分布,Cdk 具有了部分活性;Cdk 完全激活还需要 T 环上的特定位点发生磷酸化。

残基,包括 Cdk 活化型磷酸化的激活(Thr161 磷酸化)以及 Cdk 抑制性磷酸化的去除(Tyr15、Thr14 去磷酸化)。

　　Thr161 位于 T 环上,在经 Cdk 激活激酶(Cdk activating kinase,CAK)磷酸化后,Cdk-cyclin 复合物上底物附着部位形状显著改变,与底物的结合能力进一步增强,与未磷酸化时相比,Cdk 催化活性可提高 300 倍,因此,Thr161 磷酸化被称为 Cdk 活化型磷酸化。反之,Tyr15、Thr14 分布于 Cdk 与 ATP 结合部位,磷酸化的 Tyr15、Thr14 必须分别在 Cdc25 磷酸酶及 myt 激酶作用下发生进一步去磷酸化修饰,Cdk 才最终被激活。因此,Tyr15、Thr14 磷酸化称为 Cdk 分子抑制性磷酸化(图 13-11)。Cdk 的激酶活性只有在结合 cyclin 的前提下,进而完成 Thr161 磷酸化及 Tyr15、Thr14 去磷酸化,在 cyclin 及多重磷酸化/去磷酸化双重作用下才能被完全激活。

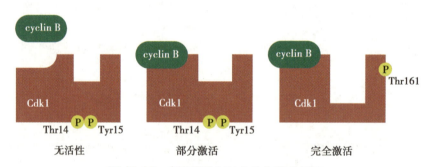

无活性　　　　　　部分激活　　　　　　完全激活

图 13-11　多重磷酸化对 Cdk 活性的影响

Cdk 1 的三个氨基酸残基位点 Thr161、Tyr15 和 Thr14 的磷酸化状态与其活性密切相关。Thr161 位于 T 环上,在其磷酸化后,cyclin-Cdk-复合物与底物的结合能力明显增强;Tyr15、Thr14 存在于 Cdk 与 ATP 结合的区域,其磷酸化发生于 Thr161 之前;当 Thr161 被磷酸化后,Tyr15、Thr14 再发生去磷酸化,Cdk 最终被激活。

　　(3)Cdk 抑制因子(Cdk inhibitor,CKI)的负性调节:G_1 期 Cdk 受到严格控制。在不理想的条件下或者细胞发生故障时,例如 DNA 损伤条件下,细胞可通过 CKI 的合成,应激性抑制 Cdk 活性,将细胞阻滞在 G_1 期,阻碍细胞周期演进,防止将错误带入 DNA 复制和细胞分裂中,有利于保证遗传稳定性。

　　哺乳动物的 CKI 可被分为 CIP/KIP 及 INK4 两大家族,属 CIP/KIP 家族成员的 CKI 有 p21$^{Cip1/Waf1}$、p27^{Kip1}、p57^{Kip} 等,而 INK4 家族成员则包括 p16^{INK4}、p15^{INK4}、p18^{INK4} 等。CIP/KIP 家族蛋白可以与 cyclin-CDK 形成三元复合物,从而抑制 cyclin-CDK 的活性;INK 家族蛋白可以与 Cdk 4 或 Cdk 6 相互作用,并阻断它们与 cyclin D 的结合。

(二) cyclin-Cdk 复合体对细胞周期的核心调控

　　cyclin-Cdk 复合物是细胞周期调控体系的核心,直接掌控细胞周期各时相的有序运转。作为驱动力,cyclin 的周期性表达及降解,将直接引发 cyclin-Cdk 复合物周期性的表达及降解,导致不同 Cdk 分子激酶活性在特定时相的顺序激活。不同 Cdk 激酶控制下的底物不同,而不同系列磷酸化修饰的底物将作为最终执行者,引发细胞周期进程中特定细胞事件的出现,并促成了 G_1 期向 S 期、G_2 期向 M 期、中期向后期等关键过程的不可逆转换。

1. cyclin D-Cdk 4/6、cyclin E-Cdk 2 复合物顺序启动 G_1/S 期转化　在外界生长因子等促有丝分裂原刺激下,G_1 期细胞 cyclin D 表达增强,cyclin D-Cdk 4/6 复合物促进细胞生长,当 cyclin D-Cdk 4/6 积累到一定程度时,活化的 Cdk 4/6 通过磷酸化 Rb 蛋白,使其失活,释放与 Rb 蛋白结合而被抑制的转录因子 E2F,E2F 恢复活性,从而启动 S 期相关基因转录;随着在 G_1 晚期(G_1/S 期)cyclin E 表达的上升,cyclin E-Cdk 2 复合物逐渐增多,活化的 Cdk 2 则进一步激活 E2F(正反馈)以及其他一些转录因子,与 DNA 复制相关基因的表达启动,从而使细胞跨过 G_1 期限制点,产生 DNA 合成所需的酶与蛋白质,为细胞进入 S 期做准备(图 13-12)。

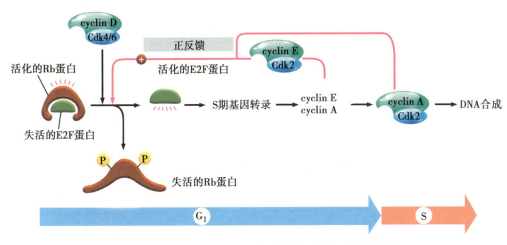

图 13-12　cyclin E-Cdk 2 复合物的形成和 S 期的启动

2. cyclin A-Cdk 2 复合物保障 S 期的 DNA 复制　当细胞进入 S 期后,cyclin-Cdk 复合物主要的变化包括:cyclin D/E-Cdk 复合物中的 cyclin D/E 发生降解,cyclin A-Cdk 2 复合物形成。因 cyclin D/E 的降解是不可逆的,使得已进入 S 期的细胞将无法向 G_1 期逆转。cyclin A-Cdk 2 复合物是 S 期中最主要的 cyclin-Cdk 复合物,能启动 DNA 的复制,并阻止已复制的 DNA 再发生复制。

(1)cyclin A-Cdk 2 复合物启动 DNA 复制:与复制起点结合的蛋白质为一种大的多种蛋白质构成的复合体,称为起始点识别复合体(origin recognition complex,ORC),该复合体与复制起始点结合并作为许多其他调节蛋白的连接位点。一种这样的调节蛋白是 Cdc6,它在大多数的细胞周期中呈低水平表达,但在 G_1 早期瞬间升高。在 G_1 早期,Cdc6 与复制起点的 ORC 结合,同时一组称为 Mcm 的解旋酶也与复制起点结合,结果在复制起点形成大的蛋白复合体,称为预复制复合体(pre-replication complex)或前复制复合体。

cyclin A-Cdk 2 复合物利用其激酶活性可使与 DNA 复制起始相关的预复制复合体的某些位点发生磷酸化,预复制复合体由此被激活,DNA 合成开始启动。此外,cyclin A-Cdk 2 复合物还可通过磷酸化作用,激活预复制复合体中的某些 DNA 解旋酶的功能,通过解离 DNA 双链,促进与 DNA 合成相关的酶,如 DNA 聚合酶等与单链 DNA 结合,启动 DNA 复制(图 13-13)。

(2)cyclin A-Cdk 2 复合物保障 DNA 只能复制一次:DNA 复制启动后,在 cyclin A-Cdk 2 复合物作用下,Cdc6 从 ORC 上解离,引起预复制复合体去组装,这种机制确保在原复制起始点上 DNA 将不能再次进行复制。cyclin A-Cdk 2 复合物还可进一步对组成预复制复合体的蛋白质进行磷酸化,导致其降解或向核外转运,阻止了预复制复合体在其他复制起始点的重新聚合装配,使 DNA 复制不会再

1303

动画

NOTES

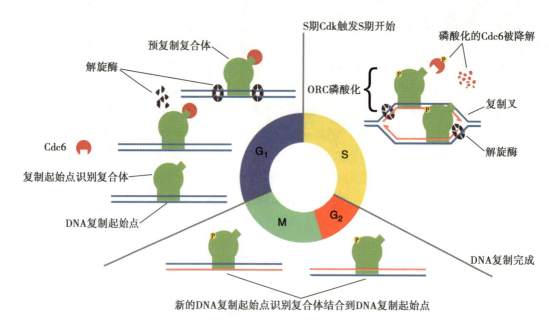

图 13-13 cyclin A-Cdk 复合物启动 DNA 复制

启动。cyclin A-Cdk 2 复合物通过上述机制,保证了 S 期细胞 DNA 只能复制一次,cyclin A-Cdk 2 复合物的这一作用能继续维持到 G$_2$ 及 M 期,因此直至有丝分裂后期染色单体彼此未发生分离前,DNA 均无法再进行复制。

3. cyclin B-Cdk 1 启动 G$_2$/M 期转换 G$_2$ 晚期形成的 cyclin B-Cdk 1 复合物在促进 G$_2$ 期向 M 期转换的过程中起着关键作用,该复合物又被称为促成熟因子(MPF),意为能促进 M 期启动的调控因子。MPF 最早发现于 20 世纪 70 年代由 R. T. Johnson 和 P. N. Rao 所进行的细胞融合实验中。他们用人工方法诱导体外培养的 M 期及间期 HeLa 细胞发生融合,结果发现无论融合的间期细胞处于细胞周期何种阶段,其核中染色质均会出现早熟凝集(premature chromosome condensation,PCC),并都能向 M 期转换。此研究提示,在 M 期细胞中可能分布有能促进染色质凝集及有丝分裂发生的因子。

Y.Masui 等(1971)将经孕酮处理的成熟非洲爪蟾卵细胞胞质显微注射到未成熟的、处于 G$_2$ 期的爪蟾卵母细胞中,后者可被诱导向 M 期转化,进而成熟。据此他们认为,在成熟卵细胞胞质中必定存在一种能促进 G$_2$ 期卵母细胞进入 M 期发育成熟的物质,并将其命名为 MPF。

由于 MPF 在细胞中稳定性较差,在它被发现后的许多年间,人们一直致力于其纯化及鉴定工作。现已证实,从酵母到哺乳动物的细胞中均有 MPF 的分布,柱层析结果表明,MPF 是由分子量为 32kDa 和 45kDa 两种蛋白质亚基组成的异二聚体,前者为细胞周期蛋白依赖性激酶 Cdk 1,后者即为 cyclin B。

在 G$_2$ 晚期,MPF 活性发生显著的升高,此时 cyclin B 的表达达到峰值,Cdk 1 与其结合后,Cdk 1 活性由此被激活。MPF 活性增高,促进了 G$_2$ 期向 M 期的转换。

4. M 期中 cyclin B-Cdk 1 复合物的作用 M 期细胞在形态结构上所发生的变化以及中期向后期、M 期向下一个 G$_1$ 期的转换均与 cyclin B-Cdk 1 即 MPF 相关。

(1)MPF 促进染色质凝集:在细胞分裂的早、中期,MPF 可通过磷酸化组蛋白 H1 上与有丝分裂有关的特殊位点诱导染色质凝集,启动有丝分裂。MPF 也可直接作用于染色体凝集蛋白,散在的 DNA 分子结合于磷酸化的凝集蛋白上后,沿其表面发生缠绕、聚集,介导染色体形成超螺旋化结构,进而发生凝集。

(2)MPF 促进核膜崩解:核纤层蛋白也是 MPF 的催化底物之一,核纤层蛋白经 MPF 作用后,其特定的丝氨酸残基可发生高度磷酸化,由此引起核纤层纤维结构解体,核膜破裂成小泡。

(3)MPF 促进纺锤体的形成:MPF 可对多种微管结合蛋白进行磷酸化,进而调控细胞周期中微管的动态变化,使微管发生重排,促进纺锤体的形成。

（4）MPF 促进姐妹染色单体的分离：中期姐妹染色单体在着丝粒部位依靠粘连蛋白复合体（主要由 Scc1 和 Smc 组成）相连，粘连蛋白被分离酶（separase）分解而导致染色单体粘合力下降或消失，是姐妹染色单体分离的首要机制。在有丝分裂后期前，由于分离酶与分离酶抑制蛋白（securin）结合，分离酶呈现无活性状态，保障姐妹染色单体相连；在中期较晚阶段，作为泛素连接酶之一的后期促进复合物（APC）可在 MPF 作用下开始发生磷酸化，进而与 Cdc20 结合而被激活，随后引起分离酶抑制蛋白发生多聚泛素化反应，最终被降解，分离酶由此被释放、活化，在其作用下，姐妹染色单体之间的凝集力丧失而着丝粒发生分离，在纺锤体微管的牵引下，分别移向两极，细胞进入后期阶段（图 13-14）。

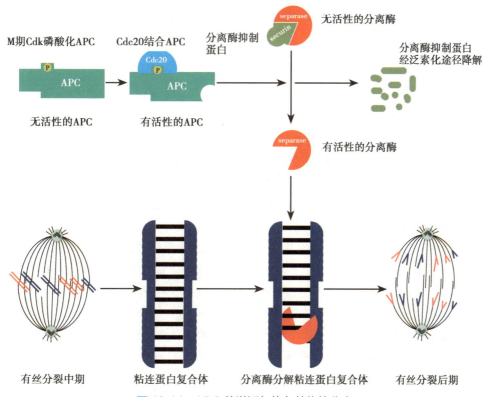

图 13-14　APC 的激活与染色单体的分离

在有丝分裂中期末，后期促进复合物（APC）被 MPF 磷酸化后激活，致使分离酶抑制蛋白经多聚泛素化反应被降解，分离酶被释放、活化，进而降解 Scc1 蛋白，粘连蛋白复合体解体，姐妹染色单体的着丝粒发生分离。

（5）MPF 失活促进有丝分裂末期进程：随着有丝分裂后期进程，cyclin B 经多聚泛素化途径被降解，MPF 解聚而失活，促使细胞转向末期，此时细胞中因失去了 MPF 的活性作用，磷酸化的组蛋白、核纤层蛋白等可在磷酸酶作用下发生去磷酸化，染色体重新开始凝集，核膜也再次组装，子代细胞核逐渐形成。MPF 激酶活性降低，也促进了胞质分裂的发生。随着后期 MPF 的失活，磷酸酶使肌球蛋白去磷酸化而恢复活性，肌球蛋白与肌动蛋白相互作用使收缩环不断缢缩直至细胞质发生分裂。

—— 经典实验：MPF 的发现 ——

研究背景

　　20 世纪 60 年代进行的核移植与细胞融合实验揭示，若将细胞核转移至处于有丝分裂不同阶段的细胞中，该细胞核会逐渐适应宿主细胞的行为，这说明细胞核的有丝分裂活性是由细胞质调节的。然而，虽然当时已经推测细胞中存在着能调节细胞核有丝分裂活性的胞质因子，但并没有办法用直接的实验加以证实。直到 20 世纪 70 年代，Y. Masui 与 C. L. Markert 通过研究非洲爪蟾卵母细胞减数分裂时胞质因子对细胞核行为的调节作用,才确认了这类胞质因子的存在。

前有实验已经表明,爪蟾卵母细胞的减数分裂阻滞在 G_2 期(即第一次减数分裂的分裂前期),用激素孕酮处理此期的爪蟾卵母细胞,可触发减数分裂的恢复,此过程相当于体细胞从 G_2 期向 M 期转换。随后,卵母细胞继续发育并阻滞在第二次减数分裂中期直至受精。于是 Masui 与 Markert 猜测,孕酮和受精在减数分裂过程中的效应均是因为细胞质发生了变化,这些胞质的变化调节了细胞核的活性。实验中,他们通过将激素刺激后的卵母细胞的细胞质转移到未经刺激的卵母细胞中,直接证实了这个假说。实验证明,经激素处理后卵母细胞中的一种胞质因子可诱导卵母细胞减数分裂的初始,Masui 与 Markert 将其命名为促成熟因子(MPF)。

实验内容

由于爪蟾卵母细胞体积大并且在经过玻璃微量吸管注射后依然能够存活,因此是测验胞质因子活性独特的、良好的实验体系。Masui 和 Markert 实验的基本步骤是:从经孕酮处理恢复减数分裂的供体卵母细胞中移出胞质,将其分为不同的分量后分别注入未处理过的受体卵母细胞中,以促使其恢复减数分裂。实验得到的关键结果是:供体卵母细胞经孕酮处理 6 小时或更长时间后,移出的胞质注入受体卵母细胞中能诱导后者恢复减数分裂;而从未经孕酮处理的对照组卵母细胞中移出的胞质,则对受体卵母细胞没有影响。由此可见,经孕酮处理的卵母细胞中含有一种胞质因子,能诱导未经孕酮处理的受体卵母细胞恢复减数分裂。

对照实验,特别是证明了将孕酮直接注入受体卵母细胞中不能诱导减数分裂的实验,排除了孕酮本身是供体胞质中的减数分裂诱导因子的可能性。孕酮只在细胞外起作用,说明孕酮作用于细胞表面受体,进而激活了胞质内的一种特殊因子。由 D. Smith 和 R. Ecker 独立进行的类似实验也得出了相同的结论。

有趣的是,在这个实验中孕酮对卵母细胞的作用方式与对其他大多数细胞的作用方式截然不同。对于大多数细胞,孕酮是透过细胞膜并与胞内受体结合;但在卵母细胞中,孕酮很明显是通过作用于细胞表面来激活一种存在于卵母细胞胞质内的特殊因子的。由于卵母细胞减数分裂的恢复通常又称为卵母细胞成熟,所以 Masui 和 Markert 将他们新发现的这种减数分裂调节因子命名为"促成熟因子"。

发表论文

MASUI Y, MARKERT C L. Cytoplasmic control of nuclear behavior during meiotic maturation of frog oocytes. J Exp Zool, 1971, 177(2):129-145.

后续影响

在非洲爪蟾卵母细胞中发现 MPF 后,人们在体细胞中也发现了 MPF。在体细胞有丝分裂过程中,MPF 诱导细胞从 G_2 期向 M 期转换。因此,MPF 似乎是使有丝分裂和减数分裂进入 M 期的共同调节剂。1988 年研究者们终于从非洲爪蟾卵母细胞中纯化出 MPF,并结合酵母遗传学以及对海胆胚胎的研究,鉴别出了这种关键的细胞周期调节剂。也就是说,研究发现 MPF 是由 cyclin B 和 Cdk 1 蛋白激酶组成的二聚体复合物。进一步的研究确定,cyclin B 和 Cdk 1 分别为两类蛋白质大家族中的成员,这两类蛋白质大家族包含了不同的 cyclin 和 Cdk 1 相关蛋白激酶,它们在调节细胞周期的其他转换时起类似于 MPF 的作用。

MPF 在非洲爪蟾卵母细胞中的发现促使人们了解到一种保守存在于所有真核生物细胞周期的调控元件。

(三)细胞周期检查点监控细胞周期的运行

细胞周期在正常条件下顺序性地按 G_1—S—G_2—M 循环运转,虽然细胞周期进程不可逆,但如果细胞所处环境发生变化,细胞周期正常事件受到影响或干扰时,为确保细胞周期的正确性,可发生细胞周期的暂停乃至终止。为防止子细胞出现 DNA 突变,细胞中存在着一系列复杂的监控系统,可对细胞周期发生的重要事件及出现的故障加以检测,只有当这些事件完成或故障修复、保证细胞周期的每个关键环节准确完成后才能进入下个环节,该监控系统即为检查点(checkpoint),包括 DNA 复制检查点、纺锤体组装检查点、染色体分离检查点及 DNA 损伤检查点(图 13-15)。

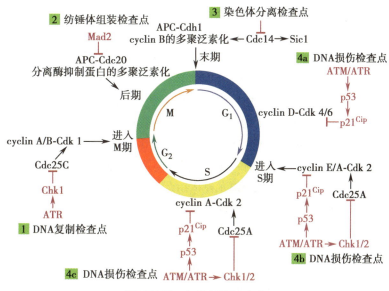

图 13-15 细胞周期检查点

细胞周期检查点又称细胞周期检测系统,本质是由众多蛋白质分子构成的复杂信号转导网络。该系统中感受分子(sensor)一旦捕捉到异常信号,就会通过转导分子(conductor)实施信号转导,最终由效应分子(effector)直接执行细胞周期负性调控。细胞周期检查点首先启动细胞周期阻滞(cell cycle arrest),即细胞周期暂停,细胞将不能从一个阶段转向下一个阶段,进而通过应激启动基因表达,合成特定蛋白质,实施故障修复。例如 DNA 损伤条件触发细胞周期阻滞时,将动员强大的 DNA 修复系统实施损伤 DNA 的修复,当故障排除后,细胞周期阻滞解除,细胞周期开启向下一个阶段的运行;但是,如果错误无法纠正,例如核辐射等导致的严重的 DNA 双链断裂,细胞周期终止而细胞发生凋亡。细胞通过严格的细胞周期检查点,可最大限度地保证遗传稳定性,相反,在失去检查点机制的细胞中,基因组高度不稳定,DNA 发生基因扩增、重排、点突变等的概率增高,可导致肿瘤发生。

1. DNA 复制检查点 在正常的细胞周期中,DNA 未发生复制时,细胞不能进入有丝分裂。DNA复制检查点的作用主要包括识别未复制 DNA 并抑制 MPF 激活。在裂殖酵母与爪蟾卵细胞提取物中,有两种蛋白激酶在 DNA 复制检查点有重要的功能,即 ATR 与 Chk1,它们能阻止未经 DNA 复制的细胞发生分裂。

在 DNA 复制进行过程中,ATR 在与 DNA 复制叉结合后被激活,由此引起一系列蛋白激酶级联反应,即:ATR 磷酸化激活 Chk1 激酶,Chk1 再磷酸化 Cdc25 磷酸酶,使其不能去除 M 期 Cdk 上抑制其活性的磷酸基,cyclin A/B-Cdk 1 复合物保持被抑制状态,不能磷酸化启动 M 期的靶蛋白。上述活动可持续发生,直至所有复制叉上 DNA 合成全部完成,复制叉解体,由此使得 M 期必须在 DNA 合成结束后才能发生。

2. 纺锤体组装检查点 该检查点的作用主要是阻止纺锤体装配不完全或发生错误的中期细胞进入后期,即使细胞中仅有一个染色单体上的动粒未与纺锤体微管正确相连,后期也不能发生。

对酵母纺锤体组装检查点突变体的研究证实,Mad2 是纺锤体组装检查点作用机制中关键的蛋白质。在细胞周期进程中,APC 所介导的分离酶抑制蛋白的多聚泛素化控制着中期向后期的转化,

Mad2 对 APC 的激活因子 Cdc20 有抑制作用。在中期染色体上,若有某一动粒未与纺锤体微管相连接,Mad2 将结合于该动粒上并短暂激活,与 Cdc20 附着使其失活,APC 活化及分离酶抑制蛋白的多聚泛素化受阻,染色单体着丝粒间不能分离,由此阻止了细胞进入后期。一旦染色体上所有的动粒均被动粒微管附着,纺锤体组装完成,Mad2 与动粒的结合停止,恢复其无活性状态,Cdc20 活性抑制状态被解除,引起 APC 相继活化及分离酶抑制蛋白的多聚泛素化,启动染色单体的分离及细胞向后期的转化。

3. 染色体分离检查点 在细胞周期进程中,末期发生的各种事件及随后的胞质分裂,均需要 MPF 的失活。Cdc14 磷酸酶的活化,能促使 M 期细胞周期蛋白经多聚泛素化途径被降解,导致 MPF 活性丧失,引发细胞转向末期。

染色体分离检查点通过监测发生分离的子代染色体在后期末细胞中的位置,来决定细胞中是否产生活化的 Cdc14 磷酸酶,以促进细胞进入末期,发生胞质分裂,最后退出 M 期。该检查点的存在阻止了在子代染色体未正确分离前末期及胞质分裂的发生,保证了子代细胞含有一套完整的染色体。

4. DNA 损伤检查点 在细胞周期过程中,DNA 可能因外界化学及物理因素的影响而被损伤,此时,DNA 损伤检查点将阻止细胞周期继续进行,直到 DNA 损伤被修复。如果细胞周期被阻止在 G_1 或 S 期,受损的碱基将不能被复制,由此可避免基因组产生突变以及染色体结构的重排。若细胞周期被阻止在 G_2 期,可使 DNA 双链断片得以在细胞进行有丝分裂以前被修复。

在 DNA 损伤检查点,有三种肿瘤抑制蛋白起着关键的作用,它们是 ATM/ATR、Chk1/2 及 p53。当 DNA 因紫外线或射线的作用出现损伤时,DNA 损伤检查点将被激活,在活化蛋白激酶 Chk2 后,可使磷酸酶 Cdc25 磷酸化,Cdc25 最终经多聚泛素化标记后发生降解;Cdc25 失活将导致 Cdk 2 不能活化,由 cyclin E/A-Cdk 2 介导的跨越 G_1 期或 S 期的进程将不能发生,细胞因此被滞留于 G_1 或 S 期。活化的 ATM/ATR 也能通过磷酸化作用,稳定原本在细胞中极不稳定的 p53 蛋白,使其对某些特异性基因转录的促进能力增强,其中包括编码 $p21^{Cip}$ 的基因,由此产生的 $p21^{Cip}$ 可抑制哺乳动物所有 cyclin-Cdk 的活性,进一步使细胞在 DNA 修复完成以前被阻留在 G_1 期(图 13-16)。

以上四种细胞周期检查点的特点及作用机制总结见表 13-4。

表 13-4 细胞周期检查点的特点及作用机制

检查点类型	作用特点	与作用相关的主要蛋白质
DNA 复制检查点	监控 DNA 复制,决定细胞是否进入 M 期	ATR、Chk1、Cdc25、cyclin A/B-Cdk 1
纺锤体组装检查点	监控纺锤体组装,决定细胞是否进入后期	Mad2、APC、分离酶抑制蛋白
染色体分离检查点	监控后期末子代染色体在细胞中的位置,决定细胞是否进入末期及发生胞质分裂	Tem1、Cdc14、M 期细胞周期蛋白
DNA 损伤检查点	监控 DNA 损伤的修复,决定细胞周期是否继续进行	ATM/ATR、Chk1/2、p53、Cdc25、cyclin E/A-Cdk 2

(四) 多种因素与细胞周期调控密切相关

1. 生长因子 生长因子(growth factor)是一类由细胞自分泌或旁分泌产生的多肽类物质,在与细胞膜上特异性受体结合后,经信号转换及多级传递,可激活细胞内多种蛋白激酶,促进或抑制细胞周期进程相关的蛋白质表达,由此可参与对细胞周期的调控。生长因子的作用为细胞周期正常进程所必需。处于 G_1 早期的细胞,若缺乏生长因子的刺激,将不能向 S 期转换,进而脱离细胞周期,进入静止状态,成为 G_0 期细胞。细胞周期被细胞外信号调控的例子是生长因子对动物细胞增殖的效应。此外,在细胞周期进程中,细胞周期的不同阶段,例如细胞生长、DNA 复制和有丝分裂必须是协同的。

能影响细胞增殖及调控细胞周期的生长因子有多种,常见的如表皮生长因子(epidermal growth factor,EGF)、血小板衍生生长因子(plateletderived growth factor,PDGF)、转化生长因子(transforming growth factor,TGF)、白介素(interleukin,IL)等,这些因子对细胞周期的主要作用阶段均在 G_1 期与 S

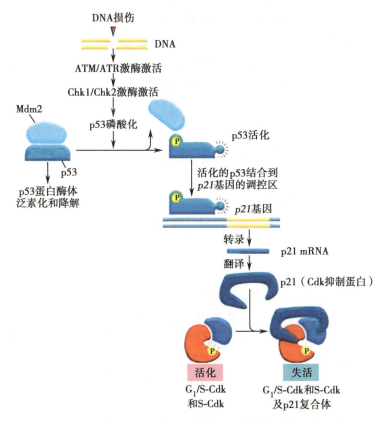

图 13-16 p53 蛋白激活 p21 蛋白，将细胞周期阻滞在 G_1 期

当 DNA 损伤时，细胞内 p53 蛋白磷酸化而被激活，刺激编码 Cdk 抑制蛋白——p21 蛋白的 *p21* 基因转录；p21 蛋白与 G_1/S-Cdk 和 S-Cdk 蛋白复合物结合并使之失活，将细胞周期阻滞在 G_1 期。

期，可刺激或抑制静止期细胞进入 G_1 期或 S 期。不同的因子在调控的具体时段上存在差异，PDGF 的调节点一般在 G_1 期以前的 G_0 向 G_1 期转变过程中。EGF、IL、TGF-α、TGF-β 的调节点则在 G_1 期向 S 期转换过程中。

　　一种细胞的细胞周期可受到多种生长因子的调控，而同一种生长因子又可作用于多种类型细胞的增殖过程，且细胞类型不同，作用效应也表现出差异。如 TGF-β 对细胞增殖是促进还是抑制，取决于所作用的细胞类型，就大多数类型细胞而言，TGF-β 在细胞周期中具有抑制细胞分裂的作用，而对少数间质来源的细胞，如成骨细胞，TGF-β 却表现为促进细胞分裂。生长因子对细胞周期的调控效应还与生长因子浓度及其与受体的亲和性相关，当生长因子浓度升高或与受体亲和性增强，对细胞周期的调控作用将得到促进。

　　2. 抑素　抑素（chalone）是一种由细胞自身分泌的，能抑制细胞周期进程的糖蛋白，通常分布于其发挥作用的特异性组织中。抑素主要在 G_1 期末及 G_2 期对细胞周期产生调节作用，在 G_1 期发挥作用的抑素通常被称为 S 因子，能阻滞 G_1 期细胞进入 S 期。在 G_2 期起作用的抑素又称为 M 因子，能抑制 G_2 期细胞向 M 期的转变。

　　抑素可通过与细胞膜上特异性受体结合，引起信号的转换及向胞内的传递，进而对细胞周期相关蛋白的表达产生影响，这种调控方式与生长因子的作用极其类似。抑素对细胞周期的作用具有无毒及可逆的特点，并表现出较强的细胞系特异性，可随细胞类型不同而有所差异，如红细胞、淋巴细胞、肝细胞、表皮细胞等均存在其特异性的抑素。

　　3. 胞内信使　cAMP 与 cGMP 均为细胞信号转导过程中重要的胞内信使，在细胞周期中，两者可相互拮抗，控制细胞周期的进程。cGMP 能促进细胞分裂中 DNA 及组蛋白的合成；cAMP 对细胞分裂有负调控作用,其含量降低时,细胞 DNA 合成及细胞分裂将加速。细胞中 cAMP 与 cGMP 数量的平衡,是维持正常细胞周期进程的一个重要因素,cGMP 浓度升高常发生于一些恶性肿瘤的细胞中。

4. RNA 剪接因子　真核细胞基因在表达为蛋白质前,均需经历一个 RNA 剪接的过程。两种影响 RNA 剪接的因子,即剪接因子 SR 蛋白与 SR 特异激酶(SR protein-specific kinase,SRPK1),已被证实与细胞周期调控相关。

第三节 | 细胞周期与医学

一、细胞周期与组织再生

机体组织的组成细胞由于各种生理或病理原因而不断死亡,新细胞替代和修复受损组织的过程即为组织再生。人体组织细胞每天的更新率约 1%~2%。细胞增殖是组织再生的基础。生理性再生与干细胞分裂增殖直接相关,常见于正常人体的骨髓、皮肤表皮和肠上皮等组织中,新的细胞也在不断地产生以替代逐渐衰老、死亡的细胞,借此维持组织细胞数量的基本恒定,同时使组织处于不断更新的状态。如造血干细胞在骨髓细胞中所占比例仅为 0.25%,但一个造血干细胞经一天的分裂后,经分化可形成 12 种结构与功能不同的血细胞,其中,仅外周血红细胞数量就可达 200 000 个,粒细胞1 000 个左右。如果细胞增殖受到抑制,会导致相关疾病,如造血干细胞增殖障碍会导致再生障碍性贫血,生殖细胞增殖障碍引起不育等。补偿性再生是指机体一些高度分化、一般不发生增殖的组织如肝、肾、骨骼等,在组织损伤后可恢复增殖能力的现象。

补偿性再生形成的机制被认为是损伤刺激原处于 G_0 期的细胞,使其重新进入细胞周期进程,恢复细胞分裂,同时细胞周期的进程也加快,所需时间显著缩短,于是在短时期内可产生大量的新生细胞,以促进创伤后组织的修复。若切除小鼠 70% 的肝脏,存留的肝细胞 24 小时后分裂指数可提高近200 倍。因此,在临床治疗中,刺激细胞增殖以增强补偿性再生是治疗创伤等相关疾病的重要策略,多使用促使分化细胞重新分裂、增殖的细胞因子、生长因子等以促进创伤组织的修复、愈合治疗,常见有 EGF、IL-2、碱性成纤维细胞生长因子(bFGF)等,如角膜移植和外科手术后,常用 EGF 促进伤口的愈合,而 bFGF 则可用于慢性软组织溃疡的治疗。

二、细胞周期异常与肿瘤发生

肿瘤是生物体正常组织细胞过度增殖后形成的赘生物,其产生与细胞周期调控发生异常相关。了解肿瘤细胞周期的特点,研究其形成的机制,对于临床上肿瘤的诊断及治疗有重要的意义。

(一) 肿瘤细胞具有高增殖性

肿瘤细胞可以自分泌大量生长因子,摆脱对细胞外生长因子的依赖,以及获得抵御细胞外因子抑制增殖的能力,从而极大程度刺激自我生长及增殖。肿瘤细胞总体活跃细胞多,使细胞群体数目增加很快,因此表现出肿瘤细胞一般比正常组织细胞增殖快的特点。肿瘤细胞中也存在少量 G_0 期细胞,这些细胞可能为肿瘤前体细胞,虽暂不增殖,但在一定条件下可重新进入细胞周期,补充产生新的肿瘤细胞,如在放、化疗治疗下,肿瘤细胞大量死亡,可激发 G_0 期肿瘤细胞或肿瘤干细胞的增殖、分化,成为肿瘤复发的根源。

肿瘤细胞周期中某些重要调节因子发生异常,正负调节因子间作用失去平衡是导致肿瘤高增殖性的重要原因,其中,原癌基因与抑癌基因的平衡失调是肿瘤无限增殖的重要机制。原癌基因(proto-oncogene)是细胞内与细胞增殖相关的基因,是维持机体正常生命活动所必需的,在进化上高度保守。原癌基因包括 *src*、*ras*、*sis*、*myc*、*myb* 等基因家族成员,其产物种类较多,主要可分为生长因子类蛋白、生长因子受体类蛋白、细胞内信号转导相关的蛋白及转录因子类蛋白,参与对细胞周期的调控。与原癌基因作用相反,抑癌基因为正常细胞所具有的、能抑制细胞恶性增殖的另一类基因。这类基因编码的蛋白质通常能与转录因子结合或本身即为转录因子,可作为负调控因子,影响细胞周期相关蛋白的合成及 DNA 的复制,进而调控细胞周期的进程。迄今已有几十种抑癌基因被分离、鉴定,其中 *Rb*、*p53*、*p21*、*p16* 的作用机制研究较为深入。

细胞增殖有赖于原癌基因与抑癌基因的平衡。一旦原癌基因过度促进增殖或抑癌基因抑制细胞增殖作用减弱或丧失,此平衡打破,其结果导致细胞增殖失去控制。原癌基因可发生点突变、基因扩增、重排等基因改变,导致原癌基因转化成为癌基因(oncogene),而癌基因通常因获得新的表达产物而过度刺激细胞增殖。例如,*ras* 基因突变构成癌基因,其表达产物 Ras 蛋白发生构型改变,Ras 蛋白和 GTP 解离减少,由于失去了 GTP 与 GDP 的有节制的调节,结合 GTP 的 Ras 蛋白呈现持续的活化状态,从而持续地激活磷脂酶 C 产生第二信使,造成细胞不可控制地增殖。同样,抑癌基因功能的丧失也是促进肿瘤细胞增殖失控的重要因素。例如,*p53* 作为重要的抑癌基因,在多个环节发挥重要的抑制细胞增殖的功能。在约 50% 的人类肿瘤中,均发现 *p53* 基因突变,导致 p53 蛋白失活。p53 可作为转录因子,促进 p21$^{Cip1/Waf1}$ 基因转录。p21$^{Cip1/Waf1}$ 为一种 CKI,它可抑制 Cdk 的活性,使 Rb 蛋白磷酸化受阻,与 S 期相关的转录因子 E2F 不能被释放,DNA 复制不能进行,细胞无法从 G$_1$ 期进入 S 期。*p53* 基因也可在细胞周期检查点发挥关键的枢纽作用。在细胞 DNA 损伤条件下,在启动细胞周期阻滞、DNA 修复乃至细胞凋亡等多个细胞事件中,p53 蛋白均发挥关键的中枢作用,决定细胞转归和命运。

(二)肿瘤细胞周期异常导致基因组高度不稳定

细胞通过严格的细胞周期检查点,可最大限度地保证遗传稳定性,相反,肿瘤细胞各个周期检查点均可能发生异常,失去检查点机制的细胞中,DNA 发生基因扩增、重排、点突变等概率增高,基因组高度不稳定。肿瘤细胞通常存在染色体异常,包括染色体数目异常及结构异常。染色体分离检查点的异常,可导致一些还没有完成纺锤体组装的细胞中发生姐妹染色单体的提前分离。有丝分裂中纺锤体的一些其他行为的异常也常常伴随肿瘤细胞染色体异常,如动粒的附着、姐妹染色单体的粘连与解离等。此外,中心体数目的扩增是肿瘤细胞重要的细胞特征之一。正常细胞中有 1 个中心体,在细胞周期 S 期完成中心体复制后形成 2 个中心体,能保障纺锤体形成两个分裂极;而超过 1 个乃至数个中心体的肿瘤细胞,将导致细胞分裂时形成多极分裂极,结果导致染色体无法均等分配到子细胞中。

(三)肿瘤细胞周期特点的研究可能为肿瘤治疗提供新思路

阐明肿瘤细胞周期的特点,可为临床上肿瘤的治疗提供理论依据。化疗是肿瘤治疗中常用的方法。通过选择一定的化学药物,可有效地干扰肿瘤细胞代谢过程,阻止肿瘤细胞增殖。化疗中常用的一些药物总结于表 13-5。

表 13-5　肿瘤化疗常用药物在细胞周期中的作用特点

名称	细胞周期中的作用点	作用相关机制
放线菌素 D	G$_1$ 期、S/G$_2$ 期	抑制 DNA 聚合酶、DNA 解旋酶及组蛋白等的合成;也能抑制 rRNA 的合成
阿糖胞苷	专一作用于 S 期	抑制核苷三磷酸还原酶,使脱氧核糖核苷酸形成受阻,进而阻止 DNA 的合成
秋水仙碱	特异性地作用于 M 期	结合微管蛋白,促使纺锤体微管解聚;阻止中期染色体向两极移动,将有丝分裂阻断在中期
氮芥	无特异性的作用点	与 DNA 结合使其分子结构改变

三、细胞周期与其他医学问题

细胞周期的异常与获得性免疫缺陷综合征(即艾滋病)相关。当 T 细胞受人类免疫缺陷病毒感染后,在 G$_2$ 向 M 期转化中有重要作用的 Cdk 1 酪氨酸残基将发生过度磷酸化,由此丧失激酶活性,细胞不能向 M 期转换而滞留于 G_2 期,最终发生凋亡。

细胞在衰老时,其细胞周期也呈现某些异常的特征,包括细胞分裂速度明显降低,cyclin A、B 表达下降,cyclin E 不稳定性增加,变得更易被降解,使得 Rb 蛋白不能被磷酸化,与 Rb 蛋白结合的转录因子不能发挥其相应的作用,细胞被阻留于 G_1 期,而不能进入 S 期,因此,与正常细胞相比,衰老细胞中 G_1 期可持续更长的时间。

小结

细胞分裂是细胞重要的生命特征之一。细胞分裂不仅是单细胞生物个体繁殖的重要方式,也是多细胞生物组织生长及个体形成的基础。真核细胞中存在有丝分裂、减数分裂及无丝分裂三种方式。

有丝分裂是高等真核生物细胞分裂的主要方式,过程较为复杂,染色质凝集、纺锤体及收缩环的形成是三个重要的特征,而蛋白质磷酸化与去磷酸化,是众多形态变化的分子基础。有丝分裂的结果是遗传物质被平均分配到两个子细胞,由此保证了细胞的遗传稳定性。

减数分裂是发生于配子成熟过程中的一种特殊的分裂,由两次连续的分裂组成,因整个分裂过程中 DNA 只复制一次,所产生的子细胞中染色体数目与亲代细胞相比减少一半,这有利于维持有性生殖的生物上下代遗传的稳定性。第一次减数分裂过程复杂,同源染色体配对及遗传物质的交换等变化均发生于该次分裂中。第二次减数分裂与有丝分裂过程相似。

细胞周期是指细胞从上次分裂结束到下次分裂终止所经历的过程,包括分裂期及间期两个阶段。分裂期细胞形态变化明显,间期细胞中进行着活跃的蛋白质、核酸等物质的合成。根据 DNA 合成的情况,间期可被进一步细分为三个时期,即 G_1 期、S 期及 G_2 期。细胞周期各期主要的动态变化围绕 DNA 复制或细胞分裂展开,S 期为 DNA 合成期,G_1 期处于 S 期与上次分裂期之间,S 期 DNA 复制所需的多种酶与蛋白质在该期合成。G_2 期是 S 期与下次分裂期之间的一个时期,为 S 期向 M 期的转变提供条件。

细胞周期进程严格受控于细胞中由多种蛋白构成的复杂调控网络。细胞周期蛋白(cyclin)与细胞周期蛋白依赖性激酶(Cdk)是这一调节体系的核心。cyclin 是一类在细胞周期进程中可周期性表达的蛋白质。Cdk 为一类必须与细胞周期蛋白结合,才具有激酶活性的蛋白激酶。Cdk 的激酶活性需要在 cyclin 及磷酸化双重作用下才能被激活。Cdk 的活性也受到 Cdk 抑制因子(CKI)的负性调控。

在细胞周期进程中,周期性表达或消失的不同种类的 cyclin 与 Cdk 适时结合,进而通过磷酸化一系列特定的底物,可引发细胞周期进程中特定事件的发生,促成 G_1 期向 S 期、G_2 期向 M 期、中期向后期等关键过程不可逆的转换。G_2 期晚期由 cyclin B-Cdk 1 形成的复合物,在促进 G_2 期向 M 期转换的过程中起着关键作用,被称为促成熟因子(MPF)。

为确保细胞周期的正常进行,检查点能对细胞周期发生的重要事件及出现的故障加以监控,包括 DNA 复制检查点、纺锤体组装检查点、染色体分离检查点及 DNA 损伤检查点。其作用和调控机制与胞内多种蛋白质、酶及 cyclin-Cdk 复合物等组成的生化路径相关。

细胞周期调控的遗传基础涉及编码多种调节蛋白质及酶的基因,其中,癌基因通过其多样的产物对细胞周期进行调控,而抑癌基因可在转录水平上影响细胞周期的进程。

细胞周期与医学关系密切,细胞分裂、增殖构成组织再生的基础,细胞周期的异常可导致肿瘤产生。细胞周期中某些重要调节因子发生异常、癌基因与抑癌基因失衡可导致肿瘤增殖的无限性。细胞周期检查点异常及中心体扩增等导致肿瘤细胞基因组高度不稳定。了解肿瘤细胞周期的特点有利于肿瘤的临床治疗,帮助确定有效的治疗方法及指导用药。

(杨 劲)

本章思维导图

本章目标测试

第十四章 | 生殖细胞与受精

生殖是生命的基本特征之一。通过生殖,生命才得以繁衍,并不断适应环境的变化,呈现生命的进化。结构简单的生物,如原核生物或单细胞真核生物,通常进行无性生殖(asexual reproduction);结构复杂的高等动植物,一般进行有性生殖(sexual reproduction)。

在有性生殖过程中,必须有两个亲本参加,先形成配子(gamete),例如哺乳动物中的精子(spermatozoon,sperm)和卵子(ovum,egg,也称卵细胞)(图14-1)。精子与卵子结合后形成合子(zygote),或称受精卵(fertilized ovum,fertilized egg),由受精卵通过有丝分裂发育成下一代新个体。

生殖细胞(germ cell)是配子的前体细胞,由其发育而来的精子和卵子称为成熟生殖细胞。生殖细胞是一个二倍体(diploid)的细胞,含有两套染色体组。通过减数分裂,两套染色体组的各个染色体分离,并重新组合成新的染色体组,成为单倍体(haploid)的配子。不同的配子通过受精作用又融合后形成具有新染色体组合的二倍体的受精卵(合子)。合子发育而来的后代拥有了不同于其双亲的染色体组,从而增加了变异性,扩大了新个体的适应范围。因此,与无性生殖相比,有性生殖是一种高级生殖方式。本章主要介绍哺乳动物的生殖细胞及其受精过程。

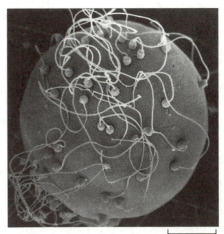
50μm

图 14-1 生殖细胞的扫描电镜观察
显示许多精子附着在一个卵细胞的表面。

第一节 | 生殖细胞的起源与发生

一、生殖细胞的起源

哺乳动物(如小鼠)受精后,受精卵经卵裂(cleavage)、桑葚胚(morula)、囊胚(blastula)发育形成具有三胚层的原肠胚(gastrula)。囊胚由两层不同的细胞构成,分别为上胚层(epiblast)及其内面的内细胞团(inner cell mass,ICM)。在三胚层形成之前,上胚层中的祖细胞(progenitor cell)群区域化,产生原始生殖细胞(primordial germ cell,PGC)。PGC 的产生需要源自内脏内胚层(visceral endoderm)与胚外外胚层(extraembryonic ectoderm)的 TGF-β 和 Wnt 等信号转导途径的参与。PGC 迁移到生殖嵴(genital ridge)(即未来的性腺)并分化为生殖干细胞(germ stem cell)(图14-2)。生殖干细胞提供能用于生殖的配子。PGC 的迁移和增殖受到周围体细胞分泌的许多因子(如 PRDM1 和 PRDM14)的控制。

PGC 迁移到生殖嵴时,性别决定(sex determination)即开始。人类性分化大致开始于妊娠第 6 周。通常认为分化成卵巢是默认途径,这是由于 Y 染色体上具有 Y 染色体性别决定区(sex-determining region of Y chromosome,SRY),编码睾丸决定因子(testis-determining factor,TDF),因而 XY 型生殖嵴分化成睾丸,而没有 SRY 的 XX 型生殖嵴发育成卵巢。一旦 PGC 迁移到生殖嵴中,性腺即开始发育,性腺的发育受到体细胞产生的许多转录因子(如 GATA4、FOXL2、LHX9、WT1、WNT4 和 SF1)的调控。

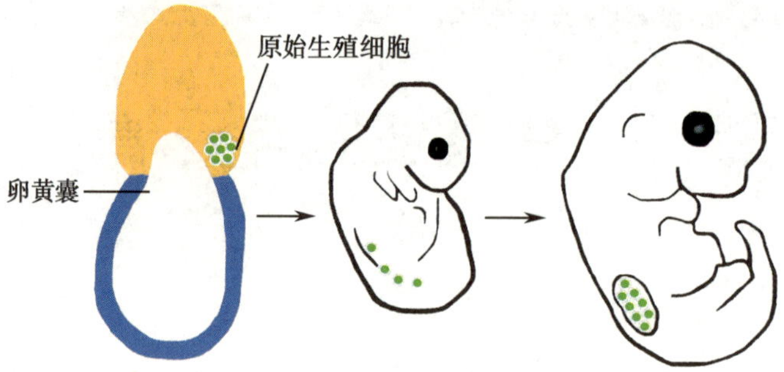

图 14-2　原始生殖细胞及其迁移示意图

高等动物和人类原始生殖细胞起源于上胚层(即外胚层),然后不断迁移,先是迁移至靠近尿囊基部的卵黄囊背侧内胚层细胞间,后来,以变形运动方式迁移至背肠系膜,之后原始生殖细胞进入初级性索(primary sex cord),最后定位于中肾内侧和背肠系膜之间由脏壁中胚层形成的生殖嵴中。

在哺乳动物,位于胚胎性腺的原始生殖细胞通过有丝分裂增殖并分化为生殖细胞,生殖细胞经历有丝分裂和减数分裂,最终分化为成熟的配子(精子和卵子)。这种二倍体的生殖细胞发育成单倍体配子的过程称为配子发生(gametogenesis),也可分别称为精子发生(spermatogenesis)和卵子发生(oogenesis)。

二、精子的发生

(一) 精子由精原细胞发育而来

在胎儿期,睾丸中的生殖细胞并不进入减数分裂,而是停留在 G_0/G_1 期,直到出生后才继续增殖,其中一部分迁移到睾丸的生精小管的基底膜(basement membrane),并转变为精原细胞(spermatogonium)或精原干细胞(spermatogonial stem cell)。精原细胞可以通过有丝分裂增殖,并通过减数分裂产生精子细胞(spermatid)。精子细胞经过一系列形态结构和功能的变化,形成精子。

人类精子的发生始于青春期睾丸的生精小管(seminiferous tubule),然后迁移到附睾中成熟并排出。生精小管是一种特殊的复层上皮管道,称这种上皮为生精上皮(spermatogenic epithelium)。生精上皮由 5～8 层生精细胞(spermatogenic cell)和支持细胞(sustentacular cell)构成。生精细胞分布在生精小管外表面至腔面,依次为精原细胞、初级精母细胞、次级精母细胞、精子细胞和精子;支持细胞又称塞托利细胞(Sertoli cell),对生精细胞起支持、免疫、营养及分泌作用,为精子发生所必需。精原细胞发育为精子的过程称为精子发生(spermatogenesis)。人类精子发生过程大约需要 64 天,此过程包括增殖期、生长期、成熟期和变形期 4 个时期。

1. **增殖期为精原细胞的有丝分裂期** 精原细胞紧贴生精上皮基膜,呈圆形或卵圆形,直径约12μm,分化程度较低。青春期后,精原细胞开始不断增殖,可分为 A、B 两型。A 型精原细胞不断增殖,一部分保留下来作为干细胞,稳定精原细胞数量和保持活跃的生精能力;另一部分分化为 B 型精原细胞,经过数次分裂后分化成初级精母细胞(primary spermatocyte)。精原细胞为二倍体(2n),人精原细胞含 46 条染色体。

2. **生长期的本质是初级精母细胞的形成与发育** B 型精原细胞体积增大,形成直径约为 18μm的初级精母细胞(仍为二倍体)。初级精母细胞处于第一次减数分裂期,随着染色质的变化,可分为细线期(leptotene stage)、偶线期(zygotene stage)及粗线期(pachytene stage)精母细胞。粗线期精母细胞的体积可达到细线期的两倍以上。第一次减数分裂的时间较长,在人可达 22 天,分裂后形成次级精母细胞。

3. **成熟期为精母细胞的减数分裂期** 初级精母细胞形成后,迅速进入第一次减数分裂,形成 2

个次级精母细胞（secondary spermatocyte）。次级精母细胞存在的时间较短,很快完成第二次减数分裂,最终形成 4 个精子细胞（spermatid）。由于染色体只复制一次,而细胞却分裂两次,结果形成的 4 个精子细胞中染色体数目都减少一半,由 2n 变为 n。人的精子细胞有 23 条染色体（n）。

　　4. 变形期的本质是精子细胞特化为成熟的精子　精子细胞位于生精小管的近腔面,体积更小,直径约为 8μm,细胞呈圆形,细胞不再分裂,经复杂的变态发育后形成蝌蚪状的精子（spermatozoon）（图 14-3）,其过程如下。

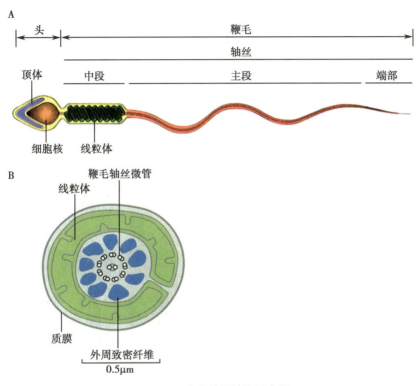

图 14-3　小鼠精子结构示意图
A. 纵切面;B. 中段横切面。

　　（1）顶体形成:精子细胞的高尔基复合体经过变化形成顶体囊泡。顶体囊泡与核膜相贴并不断增大呈帽状,套于核前三分之二形成顶体（acrosome）。顶体中含有透明质酸酶、酸性磷酸酶、唾液酸酶及蛋白酶等。顶体具有类似溶酶体的功能,在受精时顶体释放这些酶,消化卵表面的透明带,形成通道,有助于精子穿过透明带进入卵细胞内。

　　（2）中心粒的变化:中心粒移至顶体的对侧,近侧中心粒保留,远侧中心粒形成轴丝,颈部的外面由漏斗状结构包裹,漏斗的扩大部分固着于核的尾端,而另一端则与精子尾部的中段相连。在轴丝的外侧出现与之平行的 9 条外周致密纤维,构成主段的纤维鞘。哺乳动物的远侧中心粒一般在身部形成后消失。

　　（3）线粒体改变:精子细胞的线粒体体积变小并伸长,且迁移到中段,围绕着中央轴丝形成螺旋状排列的线粒体鞘,为鞭毛摆动提供能量。

　　（4）细胞核的特化:核染色质高度浓缩,细胞核变为扁平梨形,成为精子头部的主要结构。精子生成的早期,DNA 与组蛋白结合,但随后大部分精子中的组蛋白被精蛋白（protamine）取代,使其与 DNA 结合更为紧密,高度浓缩成精子头部。精蛋白与 DNA 的结合也抑制了 DNA 的表达,增加了抗机械损伤的能力。精子在生成过程中,组蛋白被替代是逐步进行的,首先是睾丸特异的组蛋白变异体取代正常的组蛋白,然后转变蛋白（transition protein）取代组蛋白变异体。最后,精蛋白取代了转变蛋白。受精后,精子中的精蛋白被卵子中的组蛋白重新取代。精蛋白或转变蛋白的缺陷会导致小鼠精子不育或增加不育性。

（5）尾部形成：构成尾部全长轴心的是轴丝，由来自细胞核后端的中心粒构成的基体所组装的微管组成，随细胞变长相应伸长。细胞质向尾部汇集并脱落，圆形精子细胞变为蝌蚪状精子。

精子包括两个形态与功能不同的区域，即头和鞭毛（头和鞭毛连接处特称为颈部），这些区域均为质膜所包裹。头部含有凝缩的细胞核，被顶体所包裹；鞭毛又可细分为中段、主段和端部。中段含有中心粒，富含线粒体。

（二）多种因素影响精子的发生

精子发生是一个高度复杂的细胞分化过程，受到诸多内源性、外源性因素的影响。外源性因素主要包括内分泌、旁分泌和自分泌因子的调控，而内源性因素主要是指生精细胞内基因水平的调控。

1. **分泌因子的调控**　支持细胞、睾丸间质细胞（又称 Leydig 细胞）、生殖细胞以及周围的其他细胞分泌的因子都参与了精子的发生。睾丸具有生成睾酮（testosterone）和精子的双重功能。经典的下丘脑-垂体-睾丸轴系的内分泌调节对精子发生的启动和维持起着重要作用。具体机制是：下丘脑分泌的促性腺激素释放激素（gonadotropin releasing hormone，GnRH），刺激垂体生成黄体生成素（luteinizing hormone，LH）和促卵泡激素（follicle stimulating hormone，FSH）的产生，LH 通过血液运输到睾丸，刺激 Leydig 细胞产生睾酮，调节精子的发生；FSH 促进睾丸支持细胞合成雄激素结合蛋白（androgen-binding protein，ABP），ABP 与雄激素结合而保持生精小管内较高的雄激素浓度，刺激精子发生。同时睾酮也可负反馈抑制下丘脑和垂体分泌激素。

此外，以旁分泌或自分泌方式产生的生长因子、血管紧张素、钙调蛋白、肌动蛋白、抑制素、白介素-1、维生素 A 等多种因子也参与了精子发生的调节。

2. **基因的调控**　在分子水平上，精子的发生和成熟分化过程是一系列特定基因程序性表达的结果。近年来发现越来越多的基因参与了精子发生的调控，包括转录因子基因、细胞周期相关基因、原癌基因、凋亡及自噬相关基因、细胞骨架蛋白基因、核蛋白转型相关基因等。其调控水平涉及基因转录、前体 RNA 剪切、翻译水平、蛋白质稳定性（如泛素化）等多个层次。人类 Y 染色体上存在一些精子发生所必需的基因，如无精子症因子（azoospermia factor，AZF）基因与精子发生密切相关。AZF 位于 Y 染色体长臂远端，易发生微缺失而引起生精障碍，表现为原发性无精子症或少精子症。AZF 可分为 4 个区，包含至少 12 个基因。现已明确至少有 3 个区与精子发生直接相关：AZFa 区的缺失导致精子发生阻滞在青春期前阶段，表现为生精小管内生精上皮细胞缺如，仅剩下支持细胞的纯睾丸支持细胞综合征（Sertoli-cell-only syndrome）和小睾丸；AZFb 区缺失导致精子发生阻滞在减数分裂前期或中期，表现为无精子症或少精子症；AZFc 区含有无精子缺失基因（deleted in azoospermia，DAZ）家族，编码位于后期精子细胞和精子尾部的 RNA 结合蛋白，可能与 RNA 的代谢有关。

DNA 甲基化、miRNA 和组蛋白-精蛋白转变对精子的发生也有重要作用。例如，生殖细胞的调节基因 DAZL 在不育精子中甲基化缺陷增加；miR-19b 和 let-7a 在不育的精子中表达要高于可育的精子；MTHFR、PAX8、NTF3 和 SFN 等基因启动子处的超甲基化也与精子的浓度、移动性和形态相关；组蛋白-精蛋白替换异常可导致精子中染色质凝缩提前、转录停止，甚至不能产生正常的精子。又如 Piwi 相互作用 RNA（Piwi-interacting RNA，piRNA）是一类长度为 24～32nt 的小 RNA，这些小 RNA 只有与 Piwi 蛋白家族成员相结合才能发挥它的调控作用。piRNA 主要分布在包括人类等数种动物睾丸的精原细胞内，它们在减数分裂开始时大量积聚，在成熟的精子产物中消失。研究结果提示，piRNA 与 Piwi 共同作用调控生殖干细胞的自我更新及精子的发育成熟。其主要机制是 Piwi-piRNA 复合物引起基因沉默、维持基因组稳定。新近研究表明，缺少一种粗线期 piRNA（pachytene Piwi-interacting RNA），精子的发育将受阻。

此外，环境因子影响精子的发生。通常环境因子分为下列类型：雌激素类似物、二噁英、邻苯二甲酸盐、多氯化联(二)苯、氟化合物、多环芳烃、溴系阻燃剂以及重金属。这些环境因子存在于土壤、空气和河流,可通过呼吸、身体接触、食品和饮用水进入人体,通过不同的分子机制,对男性的生殖细胞和精子的产生造成不利的影响,导致精子质量和浓度下降。

三、卵子的发生

(一)卵子由卵原细胞发育而来,直至受精后才发育成熟

卵原细胞(oogonium)发育为卵子的过程称为卵子发生,一般可分为增殖期、生长期、成熟期三个时期。

1. 增殖期的特点是有丝分裂和卵原细胞的形成　PGC 在生殖嵴中,经过多次有丝分裂,成为卵原细胞。卵原细胞通过有丝分裂迅速增殖,在人体中可达到 500 万～700 万个细胞,但是其中大部分卵原细胞将会死亡,仅留下约 5 万个。

2. 生长期是初级卵母细胞的再发育　卵原细胞体积增大并进一步发育成初级卵母细胞(primary oocyte),在这个时期(通常为哺乳动物出生以前),第一次减数分裂开始:DNA 进行复制,结果是每条染色体由两条姐妹染色单体组成,同源染色体沿其长轴配对,配对的非姐妹染色单体之间发生交换。此后,初级卵母细胞停留在第一次减数分裂的分裂前期(前期 I 的双线期),此期可长达数月(小鼠)或数十年(女性)。在绝大多数哺乳动物中,LH 可诱导卵细胞的最后成熟。此后,初级卵母细胞进一步发育,在细胞内积累大量卵黄、RNA 和蛋白质等物质,为受精后的发育提供信息、物质和能量,其染色体数仍为二倍体(2n)。

雌性生殖细胞是在卵泡(follicle)中发育成熟的。卵泡是一个由卵母细胞和周围的卵泡细胞(follicle cell)构成的球形结构。初级卵母细胞是在原始卵泡、初级卵泡和次级卵泡内逐渐发育的。

(1)原始卵泡:原始卵泡(primordial follicle)位于卵巢皮质浅层,体积小,数量多。卵泡中央为初级卵母细胞,周围为单层扁平的卵泡细胞,起支持和营养卵母细胞的作用。卵泡细胞与卵母细胞之间有许多缝隙连接,有利于卵泡细胞将营养物质输送给卵母细胞以及进行细胞间离子、激素和小分子物质的交换。

(2)初级卵泡:初级卵泡(primary follicle)由原始卵泡发育而来,逐渐移至卵巢皮质深层。主要变化是初级卵母细胞体积增大,卵泡细胞由单层扁平状变为立方形或柱状,随之细胞增殖成多层(5～6层),卵泡周围间质细胞密集形成卵泡膜。在初级卵泡早期,卵母细胞和卵泡细胞共同分泌形成两者间的一层含糖蛋白的透明带(zona pellucida)(图 14-4)。透明带具有较强的组织特异性和抗原性,能对同种精子进行专一性的识别与结合,使受精过程具有相当的物种专一性;透明带也能保护卵子免于机械损伤。此时初级卵母细胞中还含有膜性的皮质颗粒(cortical granule),其本质为一种溶酶体。

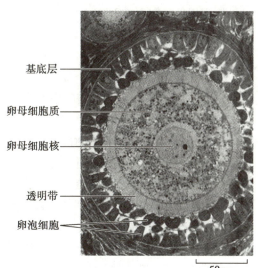

图 14-4　兔卵巢内初级卵母细胞的电镜观察

(基底层, 卵母细胞质, 卵母细胞核, 透明带, 卵泡细胞, 50μm)

(3)次级卵泡:初级卵泡继续生长成为次级卵泡(secondary follicle)。此时卵泡体积更大,卵泡细胞增至 6～12 层,细胞间出现一些不规则的腔隙,并逐渐合并成一个大的卵泡腔(follicular antrum),腔内充满卵泡液,内含透明质酸酶、性激素及营养物质成分。随着卵泡液的增多及卵泡腔扩大,初级卵母细胞居于卵泡的一侧,并与其周围的颗粒细胞一起突向卵泡腔,形成卵丘(cumulus oophorus),此时的卵泡称为近成熟卵泡(premature follicle)。紧贴透明带的一层柱状卵泡细胞呈放射状排列,称放射冠(corona radiata);分布在卵泡腔周边的卵泡细胞构成

卵泡壁。由于此处卵泡细胞体积较小,排列密集呈颗粒状,故称颗粒层(stratum granulosum)。在卵泡生长过程中,卵泡膜分化为内、外两层。卵泡的生长主要受 LH 和 FSH 的影响。

3. 成熟期的标志是次级卵母细胞的形成 当卵泡增大至直径约 15～20mm 时向卵巢表面突出,即为成熟卵泡(mature follicle)。成熟卵泡的卵泡腔很大,由于颗粒细胞不再增殖,颗粒层甚薄。成熟卵泡由卵丘细胞、透明带、卵周腔和卵细胞组成。成熟卵泡是卵泡发育的最后阶段,通常是在性成熟时期发生的。发育成熟的初级卵母细胞在激素影响下完成第一次减数分裂。由于细胞质的不对称分裂,产生两个大小悬殊的细胞:小的为第一极体(first polar body),大的为次级卵母细胞。在此阶段,两个子细胞都只含有原先染色体数目的一半(n),但每条染色体仍然由两条姐妹染色单体构成。在大多数哺乳动物中,次级卵母细胞紧接着进入第二次减数分裂,但被阻断在中期,只在受精后才最终完成减数分裂。

排卵(ovulation)是指突出于卵巢表面的成熟卵泡发生破裂,含有卵丘细胞的卵母细胞随卵泡液排出的过程。由于人每月通常只有 1 个卵细胞成熟并被排出,因此大约只有 400～500 个初级卵母细胞能进入成熟期。

4. 次级卵母细胞在受精后完成第二次减数分裂而形成成熟卵子 受精后,次级卵母细胞完成第二次减数分裂产生单倍体的卵子和第二极体(second polar body)。在卵细胞发育中,细胞质发生了两次不对称分裂,使卵子最大限度地保留了细胞质,有利于保证受精卵营养的供给。3 个极体体积很小,最终将退化消失。

发育成熟的卵细胞具有显著特征:①在其质膜外有一层主要由糖蛋白构成的卵外被(egg coat)。卵外被在哺乳动物即为透明带,非哺乳动物为卵黄膜。卵外被可以保护卵细胞免受机械损伤,同时又是受精过程中精子的种属特异性屏障,它只允许物种相近或相同的精子进入卵细胞。②包括哺乳动物在内,许多卵细胞在其质膜下靠近胞质外侧有一层 5μm 厚的皮质(cortex),内含皮质颗粒。当卵受精时发生胞吐作用,将皮质颗粒内含物释放,这称为皮质反应(cortical reaction)。其主要作用是破坏卵细胞透明带中与精子结合的受体,阻止多精受精以及保护胚胎。③含有大量的蛋白质、核糖体,以及 tRNA 和 mRNA 等,某些 mRNA 和蛋白质为指导受精卵发育的形态发生因子(morphogenetic factor),它们通常定位于卵细胞的不同区域,呈极性分布,在卵裂过程中被分到不同的细胞中去,这些成分在胚胎极性的确定及模式形成中起重要作用。

(二) 卵母细胞减数分裂的调控

卵母细胞减数分裂的第一个调控位点在第一次减数分裂双线期。卵母细胞可以在该期停留很长时间(在人类可以达到 50 年),其间染色体去凝聚并进行活跃的转录,卵母细胞体积明显增大。例如,人卵母细胞在这一时期的直径可达到 100μm,蛙卵母细胞直径甚至接近 1mm。此期中,细胞生长的同时,卵母细胞蓄积大量 RNA 和蛋白质等支持胚胎早期发育所需要的物质。

不同物种的卵母细胞重新进入减数分裂和受精的发生过程是不同的。某些动物的卵母细胞在受精前一直停留在第一次减数分裂的双线期,在受精后才完成减数分裂。但是,大多数脊椎动物(包括蛙、鼠和人类)的卵母细胞在受到激素刺激后恢复减数分裂,并在受精前完成第一次减数分裂。接着,产生的次级卵母细胞在没有重新形成细胞核,染色体也没有去凝聚的情况下进入第二次减数分裂。然后,大多数脊椎动物卵母细胞又会停滞在第二次减数分裂中期,并持续到受精。

卵母细胞停止在前期 I 是由促成熟因子(maturation promoting factor,MPF)活性低造成的。MPF 由细胞周期蛋白依赖性激酶 Cdk 1 和细胞周期蛋白 B(cyclin B)组成,在卵母细胞成熟调控中起核心作用。Cdk 1 对 G_2/M 期转变是必需的。几种信号转导途径能确保停止在前期 I 的卵母细胞中的 MPF 处于低活性状态,然后再活化 MPF 重新进入减数分裂。

在卵母细胞停留在前期 I 时,壁颗粒细胞(mural granulosa cell)分泌 C 型利尿钠肽(natriuretic peptide type C,Nppc),通过激活利尿钠肽受体 2(natriuretic peptide receptor 2,NPr2),维持卵母细胞减数分裂停滞。具体机制是:Nppc 刺激卵丘颗粒细胞(cumulus granulosa cell)产生鸟苷酸环化酶 NPr2,

NPr2 催化 GTP 生成 cGMP。cGMP 通过 Cx37 缝隙连接通道进入卵母细胞,防止 PDE3A 在卵母细胞中水解 cAMP 成为 5′- 腺苷酸。cAMP 活化 PKA,PKA 活化 Wee1B 激酶,并抑制 Cdc25B 磷酸酶,Wee1B 激酶磷酸化 Cdk 1,导致了 Cdk 1 的活化。APC/C^{Cdh1}(APC/C 是一个多亚基的 E3 泛素连接酶,正向调节蛋白 Cdh1 是 APC/C 活化和底物特异性所必需的)介导 cyclin B1 连续降解,阻止 MPF 在前期 I 停止的卵母细胞中活化。前期 I 停止的卵母细胞可被 Emi1 蛋白抑制。低 MPF 活性也有利于 PP1 的活化,PP1 可连续地去除减数分裂蛋白的磷酸化(图 14-5A)。

排卵时 LH 的增加导致了缝隙连接的关闭,阻止 cGMP 进入卵母细胞,从而促进 PDE3A 介导的 cAMP 水解。低水平 cAMP 和 PKA 不再活化 Wee1B 和 Cdc25B,Cdk 1 去磷酸化并活化。活化 MPF 磷酸化并活化 PP1,这有利于其他 Cdk 1 底物维持磷酸化。MPF 可磷酸化核纤层蛋白 A,从而使核膜破裂,继续进行减数分裂(图 14-5B)。

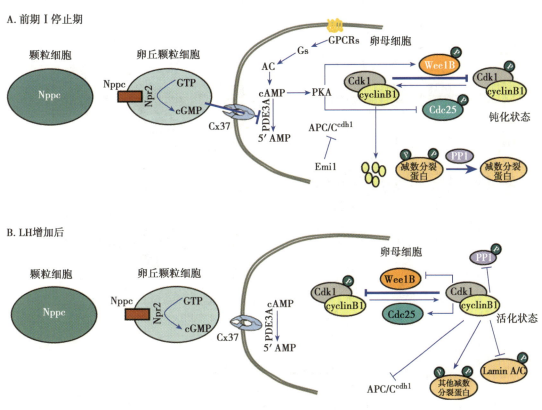

图 14-5　MPF 调节减数分裂前期 I 的机制

四、哺乳动物的精子和卵子在发生上的差异

尽管精子和卵子的发生过程都经历减数分裂,但在大多数哺乳动物,精子和卵子的产生过程有很大不同,主要表现在:①发生与成熟的时间不同。人类卵原细胞仅在胎儿时期增殖,出生前就进入了第一次减数分裂,并停留在卵母细胞状态。而且青春期排卵后的次级卵母细胞仍是二倍体,直到受精后才完成减数分裂;而精原细胞的减数分裂和精子的形成直到青春期才在睾丸中开始。②形成成熟生殖细胞的数量不同,精子发生中的减数分裂,细胞为对称分裂,产生四个相同的精子细胞;而卵子发生的减数分裂是不对称的,形成一个卵子和三个极体(图 14-6)。

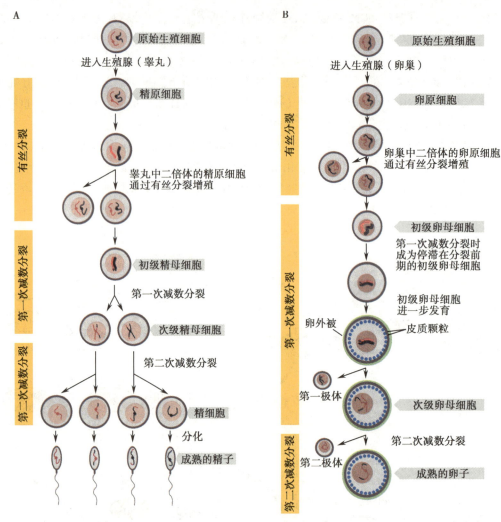

图 14-6 精子和卵子发生的比较

A. 精子发生过程模式图；B. 卵子发生过程模式图。

第二节 | 受 精

受精（fertilization）是精子与卵子融合形成受精卵的过程。成熟的精子和发育中的卵子（处于第二次减数分裂中期的次级卵母细胞）如果不发生受精，将会在几分钟或数小时内死亡。受精挽救了精子和卵子，标志着一个新生命的开始。受精与医学关系极为密切，阐明受精的过程与机制，对解决不孕不育及无害避孕问题有重要意义。

一、受精的条件

在人类和其他哺乳动物，受精一般发生在输卵管壶腹部。因此，发生受精除需要精子和卵子发育成熟之外，进入雌性生殖管道的精子必须获得活力，即游动与受精的能力。

完成减数分裂变形阶段的精子脱离睾丸支持细胞，进入生精小管的管腔中，而后开始迁移，依次通过直精小管、睾丸网、输出小管进入附睾管和输精管，在附睾尾和输精管内成熟、储存，直至射精。精子的成熟不仅依赖雄激素的作用，而且与附睾上皮细胞分泌的甘油磷酸胆碱、肉毒碱、唾液酸等密切相关。哺乳动物的精子进入雌性生殖管道后并不立即受精，而是停留一段时间，以获得对卵子受精的能力，这一过程称为精子的获能（capacitation）。在人类，精子的获能需要 5～6 小时。获能后的精子表现为游动和细胞呼吸能力的增加，提高了精子与卵子相互作用而接近的概率。有证据表明，排卵周围的卵泡细胞释放化学信号吸引精子到达卵子,但这种化学信号的本质尚不清楚。

精子获能的机制尚未完全阐明。一般认为它是由雌性生殖管道的液体环境决定的。其本质是:精子因雌性生殖管道的"特殊条件"而被改变。较多的实验证据表明,在精子进入雌性生殖管道后,先由某种未知的原因造成精子内部的钾离子外流,引起质膜静息电位发生变化,增加了质膜的不稳定性,致使膜胆固醇脱落,促使雌性生殖管道中的 HCO_3^- 和 Ca^{2+} 进入精子细胞,继而激活了质膜上的腺苷酸环化酶,使精子细胞内 cAMP 水平升高,通过 PKA 激活胞内蛋白酪氨酸激酶,促使多种蛋白质磷酸化,从而提高了精子的代谢和运动能力,并使细胞膜处于超极化状态。获能也改变了精子细胞膜的脂质和糖蛋白的组分。例如,精液中含有唾液酸,并附着在精子头部的外表面,阻止其顶体酶的释放;当精子在子宫和输卵管中运动时,该糖蛋白被此处分泌物中唾液酸酶 α 和 β 淀粉酶等降解,使精子获得受精能力。

虽然正常情况下获能在雌性生殖管道中发生,但也可在实验条件下离体诱发,这也是临床上进行人工授精得以成功的基础。运用合适的获能液可以使受精在体外进行,并由此在体外受精中得到了广泛应用。

精子的数量和质量是保证受精的条件之一。一次射精的精液中,正常精液的精子总数大于 4×10^7 个,其中能向前运动的大于 50%,精子形态正常的大于 30%。受精虽然只由一个精子和一个卵子完成,但因精子与卵子的接触有一定的随机性,所以需要较多的精子到达输卵管壶腹部,才能保证精子完成与卵细胞的结合。

二、受精过程

在人类和其他哺乳动物,性交后,当获能的精子与发育中的卵子(处于第二次减数分裂中期的次级卵母细胞)相遇时,将引发系列连锁反应,包括:精子识别卵细胞并诱发顶体反应(acrosome reaction),精子穿过卵外被抵达卵细胞膜,精-卵质膜融合后精子细胞核等成分进入卵细胞,次级卵母细胞完成减数分裂,皮质反应阻止多精入卵,以及精-卵核融合等事件(图 14-7)。精子与卵子的融合,标志着一个新生命的开始。

(一) 精子识别卵细胞并穿过卵外被

1. 精子-卵子识别诱发顶体反应 精子一旦获能,便穿过卵泡细胞层,结合到透明带。透明带是受精的种属屏障,人卵子的透明带主要由透明带蛋白(zona pellucida protein,ZP)组成,包括 ZP1、ZP2、ZP3 和 ZP4,由初级卵母细胞及卵泡细胞产生。其中 ZP3 是精子与透明带结合的第一受体,可以诱导顶体反应;ZP2 可作为经过顶体反应的精子的第二受体。ZP3 受体的特异性由其肽链上的 O-连接寡糖所决定。ZP3 缺陷会导致雌性小鼠不育。

精子与卵子透明带上的 ZP3 受体结合后,将触发 Ca^{2+} 向精子细胞质的内流,进而引发顶体反应,即精子的顶体成分通过胞吐作用被释放出来,所释放的多种水解酶可以消化卵子的透明带,以帮助精子穿过透明带;同时顶体反应也把精子中某些能与 ZP2 结合的蛋白质释放到精子的表面,使精子在进入卵子过程中与透明带紧密连接。在顶体反应期间,与 ZP3 结合的顶体前端发生胞吐作用,致使精子表面与 ZP3 结合的配体蛋白随之丢失,精子必须继续与透明带结合才能完成穿透过程,此过程是通过顶体内膜上的特殊蛋白与透明带中的 ZP2 糖蛋白结合而实现的。这表明,顶体反应后精子与透明带的结合由 ZP3 转到 ZP2,ZP2 作为精子的第二受体进一步加固精子与透明带的结合。

顶体反应是一种特殊的细胞胞吐过程。精子中顶体的系列变化自获能的精子接触放射冠时即开始。获能的精子首先与卵子周围的放射冠接触。这时精子顶体的前膜即与精子头部表面的细胞膜融合,继而破裂形成许多小孔,顶体内的酸性水解酶逐渐释放出来。当精子与透明带上的 ZP3 受体结合后,顶体破裂,内含物完全释放。在精子接触透明带之前,卵丘细胞分泌的孕酮启动顶体反应,而精子与透明带结合后,启动顶体反应的是 ZP3。如此,顶体反应中释放的顶体酶(acrosomal enzyme)先解离放射冠的卵泡细胞,继而分解透明带,形成一个精子穿过的通道。

2. 精子穿过透明带抵达卵细胞膜 在卵子的受精过程中,精子以种特异性的方式结合到透明带上,从而完成顶体反应,穿过透明带到达质膜,精子与卵细胞膜的直接接触标志着受精的开始。

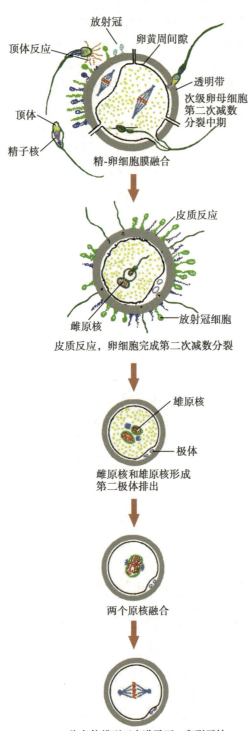

放射冠
卵黄周间隙
顶体反应
透明带
次级卵母细胞
第二次减数
分裂中期
顶体
精子核
精-卵细胞膜融合

皮质反应
雌原核
放射冠细胞
皮质反应,卵细胞完成第二次减数分裂

雄原核
极体
雌原核和雄原核形成
第二极体排出

两个原核融合

染色体排列于赤道平面,卵裂开始

图 14-7 哺乳动物受精过程

(二)精-卵融合

1. 精-卵质膜融合,精子细胞核等成分进入卵细胞 受精开始时,精子头侧面的细胞膜与卵细胞膜融合,随即精子的细胞核和细胞质进入卵内。

卵细胞膜表面覆盖有许多微绒毛,精子首先作用于微绒毛顶端的细胞膜,邻近的微绒毛随即迅速地伸长、聚丛,包绕着精子,从而保证精子与卵子紧密结合并发生质膜融合。此时,微绒毛被吸收,精子以头部先入的方式进入卵细胞质中。

精-卵质膜融合的机制至今尚不清楚。目前发现可能与精子中的解整联蛋白金属蛋白酶(a disintegrin and metalloprotease, ADAM)家族成员和卵细胞膜上的整联蛋白(integrin)家族成员的相互作用有关。在小鼠精子细胞膜上存在的致育蛋白(fertilin)为 ADAM 家族成员,它是在顶体反应后暴露于精子细胞表面的跨膜蛋白,能够帮助精子结合到卵子质膜并促进精-卵质膜融合。致育蛋白是由 Fertilinα(ADAM1b)和 Fertilinβ(ADAM2)组成的受体样异二聚体蛋白。致育蛋白的细胞外 N 端区域能够同卵子质膜上的整联蛋白 $\alpha_6\beta_1$ 结合,使精子黏附在卵子的表面以便为精-卵融合做准备。致育蛋白 α 亚单位的胞外部分含有一个疏水区,它在结构上类似于介导病毒与感染细胞融合的病毒融合蛋白,该区域的人工合成多肽能够诱导试管内的精-卵质膜融合。也有研究表明,致育蛋白缺失的雄性鼠是不育的,它们的精子同卵子质膜的结合能力是正常精子的1/8,与卵子融合的能力只有正常的 50%。然而一些体外实验发现,致育蛋白缺失的精子仍然可以使卵子受精,这提示尚存在其他精子蛋白参与精-卵质膜融合过程。

近年来发现精子表面蛋白 Izumo1、卵子表面蛋白 Juno 可能在精-卵融合过程中相互作用。其机制可能是:当顶体反应发生后,精子经透明带到达卵周间隙内,精子表面的 Izumo1 与卵子质膜表面的 Juno 蛋白相遇;Izumo1 蛋白发生构象变化并与 Juno 蛋白结合,之后可能与其他蛋白结合(如卵细胞膜上的整联蛋白相关蛋白 CD9),触发精-卵融合。精-卵融合发生后,卵子质膜上的 Juno 蛋白脱落,并与进入卵周间隙的其他精子表面上的 Izumo1 蛋白结合,从而阻止多精入卵的发生。

2. 次级卵母细胞完成减数分裂过程 精子进入卵子后,激发次级卵母细胞迅速完成第二次减数分裂,形成一个成熟的卵子和一个第二极体,卵细胞单倍染色体向中央移行,核膜形成,雌原核(female pronucleus)形成。精子进入卵子后,核膜崩溃,尾部退化消失,细胞染色质解聚,核内精蛋白被组蛋白替换,新形成的原核膜包在染色质外周,形成雄原核(male pronucleus)。

3. 精-卵质膜融合后发生皮质反应阻止多精入卵 虽然有许多精子可以与卵子结合,但通常只有一个精子能够与卵子的质膜融合并向卵细胞质内释放出它的细胞核和其他细胞器。如果有一个以上精子与卵子融合,则称为多精入卵(polyspermy),此时多极或过多的纺锤体形成,将导致细胞分裂时染色体的错误分配、非二倍体细胞的产生以及发育的停滞。研究表明,有两个机制可以确保单精受精:①卵子与一个精子融合后将引起卵子质膜的快速去极化,以阻止其他精子与已受精卵子的融合,这是一个快速的早期阻止多精入卵的机制。②但卵子质膜的极性在受精作用后很快恢复正常,因此需要卵子的皮质反应(cortical reaction)来阻止多精入卵,即卵子通过胞吐作用将其皮质颗粒释放出来,改变卵外被结构。哺乳动物的研究表明,皮质颗粒中的糖苷酶将透明带中的 ZP3 降解为 ZP3f,ZP3f 缺少糖基,致使精子膜表面蛋白无法识别;皮质颗粒中的蛋白酶将 ZP2 降解为 ZP2f,ZP2f 不能与顶体反应精子结合,使多余的精子不能进入,从而阻止多精入卵。

卵细胞中储存的 Ca^{2+} 的释放与皮质反应直接相关。精子与卵子的质膜融合,将激活胞内内质网上存在的 Ca^{2+} 通道,引起储存 Ca^{2+} 的释放,导致卵子局部细胞质内游离 Ca^{2+} 浓度的增加,并形成钙波(calcium wave)传播到整个卵子,启动皮质反应。

在卵子发生过程中,透明带蛋白是泛素化的。用泛素-蛋白酶体抑制剂处理卵子,可阻止精子进入卵子的透明带,表明去泛素化也可阻止多精入卵。

(三) 精-卵核融合完成受精过程

卵子一旦受精后即为合子。只有当两个单倍体的细胞核(雄原核和雌原核)融合在一起,并且它们的染色体"混合"成为一个二倍体的细胞核时,受精过程才算完成。在哺乳动物,雌、雄原核并不像其他物种那样直接融合,它们先彼此接近,一直持续到合子细胞准备进行第一次有丝分裂(即卵裂)时才融合。此时,在卵子胞质中的微管和微丝作用下,雌、雄原核相互靠近,接触处原核膜呈指状,相互交错对插;同时染色体浓缩,原核膜崩解、消失,精-卵染色体组合在一起,形成合子染色体组,定位于纺锤体上。此时细胞即为受精卵,受精至此完成。

多数动物(包括人类)受精时,精子提供的不仅仅是 DNA,还提供中心粒(在人类未受精的卵子里不存在)。精子中心粒伴随着细胞核和尾端进入卵子,并在其周围形成中心体。在人类,精子中心粒进行复制并且组织合子细胞第一次有丝分裂的纺锤体装配。这也解释了在多精入卵时为什么有多极现象和多余的纺锤体形成。

受精具有重要意义:①使缓慢代谢的卵子转入代谢旺盛期,从而启动细胞分裂;②精子与卵子结合,恢复了二倍体,维持物种的稳定性;③决定性别,带有 Y 染色体的精子与卵子结合发育为男性,带有 X 染色体的精子与卵子结合则发育为女性;④受精的染色体来自父母双方,加之生殖细胞减数分裂时曾发生染色体联会和片段交换,使遗传物质重新组合,使新个体具有与亲代不完全相同的性状。

小结

生殖是生命的基本特征之一。生殖分为无性生殖和有性生殖,有性生殖需要配子参与。哺乳动物中的配子系精子和卵子,精-卵结合形成合子或受精卵,由受精卵发育成新的个体。

配子发生是指二倍体的生殖细胞发育成为单倍体的精子或卵子,分别称为精子发生和卵子发生。原始生殖细胞来自上胚层,并迁移至生殖嵴,在此增殖并分化为生殖干细胞,同时开始生物的性别决定。原始生殖细胞的迁移和增殖受到多种因子的调控。

卵原细胞发育为卵子的过程一般可分为增殖期、生长期、成熟期三个时期,经过一系列变化特别是减数分裂过程,由二倍体的卵原细胞转变为单倍体的卵子。精原细胞发育为精子的过程与此类似,但是形态差异极大。Cdk 1/cyclin B 复合体在卵母细胞分裂调控中起重要作用;精子的发生受多种基因调控,如 *AZF*、*Piwi* 及 *piRNA* 等。

受精过程一般可分为三个主要步骤,第一步是获能的精子与卵细胞外被(如透明带)的识别与结合,第二步是通过顶体反应穿过卵外被,第三步是精子与卵子质膜的结合和融合。受精过程涉及许多基因编码蛋白的作用,如 ZP1～3、致育蛋白、整联蛋白等。

(王乾兴)

本章思维导图

本章目标测试

NOTES

第十五章 | 细胞分化

人体和其他脊椎动物由约 200 多种不同类型的细胞组成,如神经元伸出长的突起,并在末端以突触方式与其他细胞接触,具有传导神经冲动的功能;肌细胞呈梭形,含有肌动蛋白和肌球蛋白,具有收缩功能;红细胞呈双凹面的圆盘状,合成携带氧气的血红蛋白;胰岛 β 细胞分泌调节血糖浓度的胰岛素等。这类在形态、结构和功能等方面均有显著差异并具有稳定特性的成熟细胞,是由单个受精卵通过细胞分化(cell differentiation)最终形成的。由一个受精卵来源的细胞为什么会变得如此多样? 这是数百年来众多生命科学家付出毕生精力而尚未完全解决的课题。细胞分化是包括人类在内的多细胞生命个体发育、形成与维持的核心事件。阐明细胞分化的机制,是认识生命个体形成与维持以及寻找新的疾病防治措施的基础。

第一节 | 细胞分化的基本概念

一、多细胞生物个体发育过程与细胞分化潜能

细胞分化是在生命个体发育、成熟及维持过程中一种细胞向生化组成、结构和功能上更为特定的细胞转变的过程。个体生命历程一般包括胚胎发育和胚后发育、成熟与维持等阶段,前者包括卵裂、囊胚、原肠胚及器官发生等阶段,形成与亲代相似的幼小个体;后者为幼体从卵膜孵化或从母体分娩以后到死亡全过程,包括幼年、成年、老年、衰老、死亡各阶段。细胞分化贯穿于生命个体全生命周期,胚胎期细胞分化最为活跃。

(一) 动物和人类胚胎的三胚层代表不同类型细胞的分化去向

动物胚胎发育始于卵细胞在受精后形成受精卵并进入快速有丝分裂阶段,这一分裂时期称为卵裂(cleavage)。受精卵经过卵裂后产生许多小细胞,形成中空球形体的囊胚(blastula),到这一时期,各细胞开始显示出功能的差异性。继而胚胎进入原肠胚(gastrula)期,形成具有不同去向的内、中、外三个胚层。内胚层(endoderm)发育为消化道及其附属器官、唾液腺、胰腺、肝脏以及肺等的上皮成分;中胚层(mesoderm)发育为骨骼、肌肉、纤维组织和真皮,以及心血管系统和泌尿系统;外胚层(ectoderm)则形成神经系统、表皮及其附属物(图 15-1)。

(二) 细胞分化的潜能随个体发育进程逐渐"缩窄"

随着个体胚胎发育进程,来源于单一受精卵的细胞逐渐产生在空间与时间上具有特定形态结构和功能的细胞。两栖类动物囊胚形成之前的卵裂球细胞、哺乳动物 8 细胞期之前的桑葚胚细胞和其受精卵一样,可形成完整的个体。在三胚层形成后,由于细胞所处的空间位置和微环境的差异,细胞分化潜能受到限制,各胚层细胞只能向本胚层组织和器官方向发育,进行器官发生(organogenesis),最终分化为各器官组织内具有特定形态结构与功能的成熟细胞(maturation cell)。在胚胎发育过程中,胚胎细胞逐渐由受精卵及早期桑葚胚时期的具有形成胚胎外细胞及胚胎内细胞能力的"全能"(totipotency)细胞,到仅能形成个体而不能形成胚胎外细胞的"多潜能"(pluripotency)细胞,再到具有胚层分化能力的限制性多能(multipotency)细胞,最后向特定器官组织细胞分化的"单能"(unipotency)细胞,分化形成具有特定形态结构与功能的成熟细胞。当胚胎发育成熟后,幼体从卵膜孵化或从母体分娩,开始自我发育、成熟及成熟后维持等过程,在这一过程中,生命体各器官组织内组

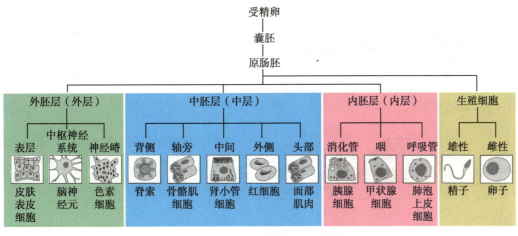

动画

图 15-1　脊椎动物细胞分化示意图

织干细胞（或称成体干细胞）先分化为具有多系分化能力的祖细胞（progenitor cell），再分化为具有单系分化能力的祖细胞，继而分化为前体细胞（precursor cell），最终分化为具有特定功能的成熟细胞。细胞分化能力逐渐"缩窄"是生命个体发育、成熟及维持过程中细胞分化的一般规律（图 15-2）。生命个体从老年阶段开始，细胞分化特别是成体干细胞与具有多系分化能力的祖细胞的分化能力发生变化，多系细胞分化能力减弱，偏向分化为特定细胞，随着年龄的增长，细胞分化能力衰退直至消失，导致分化为以维持器官组织结构与功能所需的成熟细胞的能力减少或消失，与之相应的是生命个体进入衰老直至死亡阶段。

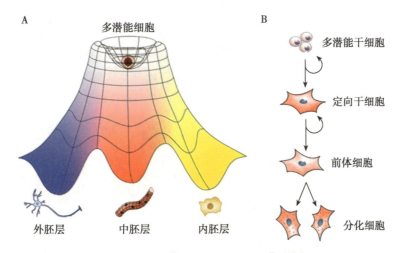

图 15-2　细胞分化潜能逐渐"缩窄"示意图
A. 细胞分化的过程与瀑布从上至下的倾泻过程类似；B. 细胞分化的节点或路径。

　　大多数植物和少数低等动物（如水螅）的体细胞仍具有全能性；而在高等动物和人类，胚胎发育成熟后器官组织内保留了少量的组织干细胞、祖细胞和前体细胞，绝大部分细胞为终末分化的成熟细胞。部分终末分化细胞的细胞核转入去核的受精卵细胞内，仍能发育形成完全的生命个体，显示这类终末分化细胞的细胞核仍然具有全能性，为全能性细胞核（totipotent nucleus）（图 15-3）。

二、细胞决定与细胞分化

（一）细胞决定先于细胞分化并制约着分化的方向

　　生命个体发育、成熟与维持过程中，细胞在具有可识别的分化特征之前就已经确定了未来命运，其只能向特定细胞方向分化，这种状态为细胞决定（cell determination）。胚胎原肠胚期内、中、外三胚层形成

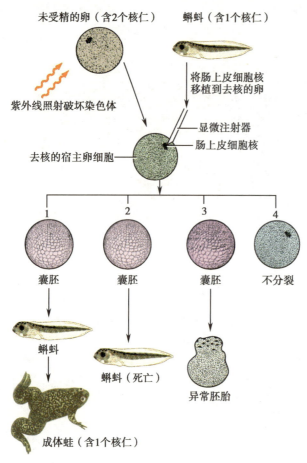

时,在细胞形态上看不出明显差异,但此时各器官形成的预定区已经确定,每个预定区决定了它只能发育分化为特定的组织、器官和系统。

细胞决定可通过胚胎移植实验(grafting experiment)予以证明。例如在两栖类胚胎,如果将原肠胚早期预定发育为表皮的细胞(供体),移植到另一个胚胎(受体)预定发育为脑组织的区域,供体表皮细胞在受体胚胎中分化发育为脑组织,而到原肠胚晚期阶段移植时则发育为表皮组织。表明在两栖类的早期原肠胚和晚期原肠胚之间的某个时期开始了细胞决定,一旦细胞决定形成后,即使外界的因素不复存在,细胞仍然按照已确定的命运进行分化(图 15-4)。

细胞的分化去向源于细胞决定,目前确定胚胎细胞分化方向的因素尚不完全清楚。现已知有两种因素在细胞决定中起重要作用:一是卵细胞的极性与早期胚胎细胞的不对称分裂,二是发育早期胚胎细胞所处的位置差异及胚胎细胞间的相互作用。细胞的不对称分裂是指具有分化调控作用的蛋白因子包括其 mRNA 在细胞质中的分布不均等,当细胞分裂时,这些因子被不均匀地分配到两个子细胞中,结果造成两个子细胞命运的差异。

图 15-3　爪蟾细胞核移植实验证明了已分化细胞的细胞核具有全能性

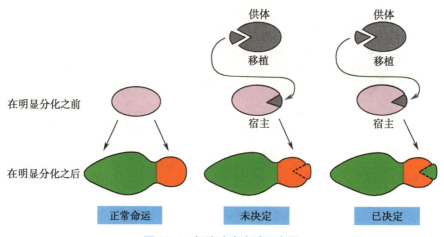

图 15-4　细胞决定实验示意图

(二) 细胞决定具有遗传稳定性

细胞决定具有遗传稳定性。典型例子是果蝇成虫盘细胞移植实验,成虫盘是幼虫体内已决定的尚未分化的细胞团,在幼虫发育的变态期之后,不同的成虫盘可以逐渐发育为果蝇的腿、翅、触角等成体结构。如果将成虫盘的部分细胞移植到一个成体果蝇腹腔内,成虫盘可以不断增殖并一直保持于未分化状态,即使在果蝇腹腔中移植 1 800 代之后再移植到幼虫体内,被移植的成虫盘细胞在幼虫变态时,仍能发育成相应的成体结构。说明果蝇成虫盘细胞的决定状态是非常稳定并可遗传的。

人们在认识到细胞决定的稳定性和可遗传性的同时,也开始探索细胞决定的可逆性。在果蝇研究中发现,某些培养的成虫盘细胞会出现不按已决定的分化类型发育,生长出非对应的成体结构,发生了细胞命运的转决定(transdetermination)。探讨细胞命运转决定发生机制对了解胚胎细胞命运决定具有重要意义。

细胞命运的决定机制一直是细胞分化研究的重要领域。近年来有关细胞命运决定的主要研究策略是利用模式生物,进行选择性干预(如基因敲除或小分子化合物处理等),筛查早期胚胎中某个蛋白表达在内、中、外三胚层形成及细胞命运的作用,寻找细胞分化的决定因子。

三、细胞分化的可塑性

在一般条件下,细胞分化具有高度的稳定性(stability)。细胞分化的稳定性是指在正常生理条件下,已经分化为具有特异性稳定类型的细胞不可逆转到未分化状态或者成为其他类型的分化细胞。例如,神经元在整个生命过程中都保持着特定的分化状态。已分化的终末细胞在形态结构和功能上保持稳定是个体生命活动的基础。细胞分化的稳定性还表现在离体培养的细胞,例如,一个离体培养的皮肤上皮细胞保持为上皮细胞而不转变为其他类型的细胞;黑色素细胞在体外培养30多代后仍能合成黑色素。然而,在特定条件下细胞分化又表现出可塑性。细胞分化的可塑性(plasticity)是指已分化的细胞在特定条件下重新进入未分化状态或转分化为另一种类型细胞的现象。认识细胞分化可塑性机制能更好地理解生命个体细胞分化机制。

(一) 已分化的细胞可发生去分化

一般情况下,细胞分化过程是不可逆的。在特定条件下,已经分化的细胞,其基因活动模式发生可逆性的变化,回到未分化状态,这一变化过程为细胞的去分化(dedifferentiation)。在实验室的培养条件下及在营养体繁殖过程中高度分化的植物细胞可失去分化特性,重新进入未分化状态,成为能够发育为一株完整植物的全能性细胞。动物和人类体内的分化成熟的细胞可部分去分化(如蝾螈肢体再生时形成的胚芽细胞及人类的各种肿瘤细胞等),但体细胞通常难以完全去分化而成为全能性细胞。目前,尽管人们对生命个体中发生去分化现象的机制认识不清,但已能通过人为手段成功地将分化成熟的细胞逆转为未分化细胞,此即细胞重编程(cellular reprogramming)。通过重编程,分化成熟的细胞可以转变为能够形成生命个体的多潜能干细胞——诱导多能干细胞(induced pluripotent stem cell,iPSC)。

(二) 特定条件下已分化的细胞可转分化为另一种类型的细胞

在高度分化的动物细胞中还可见到另一种现象,即从一种分化状态的细胞转变为另一种分化状态的细胞,这种现象为细胞的转分化(transdifferentiation)。细胞通过转分化能形成一种与发育过程相关联的细胞类型。典型的例子可见于肾上腺的嗜铬细胞。交感神经元和嗜铬细胞均来源于神经嵴,体积较小的嗜铬细胞源于神经嵴且分泌肾上腺素入血。培养时去除甾体激素并加入神经生长因子后,嗜铬细胞转分化为交感神经元,分泌去甲肾上腺素而非肾上腺素(图 15-5)。这一例子显示细胞通过转分化形成了具有发育相关联性的细胞类型。

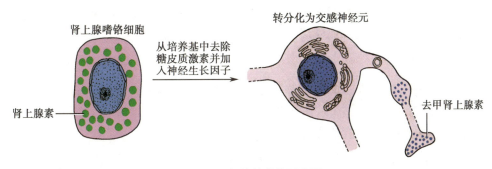

肾上腺嗜铬细胞　　从培养基中去除糖皮质激素并加入神经生长因子　　转分化为交感神经元

肾上腺素　　去甲肾上腺素

图 15-5　细胞转分化示意图

细胞也通过转分化形成无发育关联的细胞类型。水母横纹肌可由一种细胞类型连续转分化形成两种不同类型的细胞。离体的横纹肌与其相关的细胞外基质共同培养时,可以保持横纹肌的状态。用降解细胞外基质的酶处理培养组织之后,细胞形成一个聚合体,转分化为第一种类型的细胞——平滑肌细胞,继续培养时,形成第二种类型的细胞——神经元。

必须指出的是,无论是动物还是植物,细胞分化的稳定性是普遍存在的,可以认为分化具有单向性、序列性和终末性(一般情况下都会到达分化的目标终点,成为终末分化的成熟细胞),而细胞的去分化是逆向运动,细胞的转分化是转序列运动。发生细胞的转分化或去分化是有条件的:①细胞核必须处于有利于逆转分化的环境中;②分化能力的逆转必须具有相应的遗传物质基础。通常情况下,细胞分化的逆转易发生于具有增殖能力的组织细胞中。

四、细胞分化的时空性

在个体发育过程中,多细胞生命体的细胞既有时间上的分化,也有空间上的分化。一个细胞在不同的发育阶段可以有不同的形态结构和功能,即时间序列上的分化;同一种细胞的后代,由于每种细胞所处的空间位置不同,其环境也不一样,具有不同的形态和功能,即空间上的分化。在高等动植物个体胚胎发育过程中,随着细胞数目的不断增加,细胞的分化程度越来越复杂,细胞间的差异也越来越大;同一个体的细胞由于所处的空间位置不同而确定了命运,出现头与尾、背与腹等不同的器官与组织。这些时空差异为形成功能各异的多种组织和器官提供了基础。

五、细胞分裂与细胞分化

细胞分裂和细胞分化是多细胞生命个体发育过程中的两个重要事件,两者之间有密切的联系。通常细胞在增殖(细胞分裂)的基础上进行分化,而早期胚胎细胞的不对称分裂所引起的细胞质中调控蛋白因子的差异制约着细胞的分化方向和进程。细胞分化发生于细胞分裂的 G_1 期,在早期胚胎发育阶段特别是卵裂过程中,细胞快速分裂,G_1 期很短或几乎没有 G_1 期,此时细胞分化减慢。细胞分裂旺盛时分化变缓,分化较高时分裂速度减慢是个体生长发育的一般规律。例如哺乳动物的表皮角化层细胞等终末细胞分化程度较高,分裂频率明显减慢,而高度分化的细胞,如神经元和心肌细胞则很少分裂或完全失去分裂能力,终末分化的成熟细胞一般不具有分裂能力。

第二节 | 细胞分化的分子基础

一、基因组的活动模式

(一) 基因的选择性表达是细胞分化的普遍规律

细胞分化的实质是细胞的特化,即分化的细胞表达具有功能与结构特征的特异性蛋白。人们在认识细胞分化机制的过程中,曾根据少数分化细胞的染色体丢失现象认为细胞分化的本质是遗传信息的丢失或突变。后来大量的实验证明,细胞分化过程中一般不伴有基因组的改变。如将动物体细胞的核移植到去核的卵细胞或受精卵的细胞质中,能够形成生命个体,证明分化细胞核含有完整的基因组,细胞分化并不丢失基因组。此外,细胞转分化现象及细胞融合实验等也表明细胞分化过程中一般不发生基因组的改变。

─── 经典实验:细胞核移植与细胞分化机制研究 ───

研究背景

细胞分化的本质和规律一直是细胞生物学家和发育生物学家关注的重要研究领域。在早期研究中,细胞分化过程中是否伴随基因组的改变一直困扰着生物学家,特别是在果蝇的一些细胞中观察到基因组的扩增,在马蛔虫发育过程中发现染色体的不断丢失;同时在早期胚胎细胞的全能性研究中,因实验条件的限制,所获得的实验结果也各异。这就要求生命科学工作者回答,细胞分化的本质是什么,已分化细胞的细胞核是否具有全能性。1938 年,诺贝尔生理学或医学奖获得者 H. Spemann 在他所著的《胚胎发育和诱导》一书中,提出了一个设想性方案:将一个已经分化的细胞核导入去核的卵细胞中,然后观察其发育情况。但这类工作直到 14 年之后才开始进行。1952—1962 年,R. Briggs、T. King 和 J. Gurdon 等开展了细胞核移植实验。Gurdon 成功地克隆出了成体爪蟾。

实验内容

为证明细胞分化过程中是否伴随遗传信息(基因)的不可逆变化,在 20 世纪 60 年代初期,Gurdon 用非洲爪蟾为材料,进行了著名的细胞核移植实验。他从一种突变型蝌蚪(细胞核中只有 1 个核仁)的肠上皮细胞中取出细胞核,将其移植到事先用紫外线照射的胞核中有 2 个核仁的野生型爪蟾的未受精卵中(紫外线照射破坏了野生型未受精卵中的细胞核),这种含有肠上皮细胞核的受精卵有的能发育成囊胚,其中有少数可发育成蝌蚪和成体爪蟾,成体爪蟾中的细胞核均含 1 个核仁。该实验结果表明,已分化的肠上皮细胞核中仍然保持着能分化出成体爪蟾各种组织细胞的全部基因(见图 15-3)。

发表论文

GURDON J B. The developmental capacity of nuclei taken from intestinal epithelial cells of feeding tadpoles. J Embryol Exp Morphol, 1962, 10: 622-640.

后续影响

Gurdon 最初的想法是研究分化成熟细胞的细胞核是否伴随基因组的改变,却意外地克隆了蛙。他的实验不仅为细胞分化的本质和规律提供了有力证据,而且为动物克隆(animal clone)研究提供了完整的技术路线。1997 年,英国爱丁堡 Roslin 研究所的 Wilmut 和其同事将成年绵羊的乳腺上皮细胞的细胞核移植到另一只羊的去核卵细胞中,成功地克隆出世界上第一只哺乳动物——"多莉"(Dolly)羊。随后,一系列克隆动物如克隆牛、克隆狗及非人灵长类动物克隆猴等也相继问世。

Gurdon 被视为动物克隆的先驱,其研究结果也在一定程度上催生了"细胞重编程"领域的形成与发展,该领域的标志性成果是日本学者 S. Yamanaka 构建的 iPS 细胞。Gurdon 与Yamanaka 共同获得了 2012 年诺贝尔生理学或医学奖。

多细胞生命个体内的细胞分化过程中,细胞内基因组的基因并不全部表达,而是选择性地按照一定的时空顺序表达特定基因,在不同细胞和同一细胞的不同发育阶段呈现差异基因表达(differential gene expression),表现为编码具有特定功能的特异性蛋白的基因选择性表达,编码形成特异性蛋白,如红细胞中的血红蛋白、皮肤表皮细胞中的角蛋白、肌细胞的肌动蛋白和肌球蛋白等,促进细胞分化。不同特异性基因的选择性表达赋予了分化细胞不同的特征。当然,一个分化细胞的基因表达产物不仅仅是特异性蛋白,也包含管家基因(housekeeping gene)编码的维持细胞存活和生长所必需的蛋白质,如细胞骨架蛋白、染色质的组蛋白、核糖体蛋白,以及参与能量代谢的糖酵解酶类等。一些简单的实验便可证明细胞分化的本质。如鸡的输卵管细胞合成卵清蛋白,胰岛 β 细胞合成胰岛素,成红细胞合成 β-珠蛋白,这些细胞都是在个体发育过程中逐渐产生的。通过对比分析细胞基因组 DNA 序列及细胞表达的 mRNA,就能确定不同分化细胞内不同基因表达表型。

(二) 基因组改变是细胞分化的特例

细胞在分化过程中可表现出基因组扩增或基因组丢失现象。如果蝇的卵巢滤泡细胞在分化过程中基因组呈现特定基因的选择性扩增;果蝇卵巢滋养细胞、唾液腺细胞和马氏管细胞的发育过程中,呈现出基因组扩增现象,染色体的 DNA 多次复制,形成多倍体(polyploid)和多线体(polyteny)染色体。与此相反,一些细胞在分化过程中则发生遗传物质的丢失。典型的例子是马蛔虫(*Ascaris equorum*)。马蛔虫个体发育中,生殖细胞获得完整染色体,而体细胞仅含染色体部分片段,其余染色体片段在发育过程中丢失了。在摇蚊发育中,许多体细胞仅含有 2 条染色体,丢失了 38 条染色体;而哺乳动物(除骆驼外)的红细胞以及皮肤、羽毛和毛发的角化细胞则失去了所有的核内基因组。在人类和其他脊椎动物的 T 淋巴细胞中,编码抗原受体的基因发生重排,丢失无关的 DNA 片段,形成能够特异性识别各类抗原的受体基因,编码识别特定抗原的受体;同理,在 B 淋巴细胞中,通过基因重排,丢掉无关的 DNA 片段,形成针对各类特异抗原的抗体分子的基因,编码特异性抗体蛋白。基于这类事例,人们对细胞分化的机制曾提出过一些假说,如基因扩增、DNA 重排和染色体丢失等。其实,这些现象是细胞分化的特例而不是细胞分化的普遍规律。

二、胞质中的细胞分化决定因子与传递方式

(一)母体效应基因产物的极性分布决定了细胞分化与发育的初始命运

成熟的卵细胞中储存 20 000~50 000 种 RNA,其中大部分为 mRNA,这些 mRNA 在受精后翻译为蛋白质发挥功能。卵细胞中部分 mRNA 在细胞质中分布不均,如爪蟾未受精的卵细胞中,有些 mRNA 特异地分布于动物极,有些则分布于植物极,这类 mRNA 编码的蛋白在细胞初始发育命运决定中起重要调控作用。通常将这些在卵细胞胞质中呈极性分布、在受精后被翻译为胚胎发育中起重要作用的转录因子和调节蛋白的 mRNA 分子称为母体因子。编码母体因子的基因为母体效应基因(maternal effect gene),也称母体基因(maternal gene),即这些基因在卵子发生过程中表达,表达产物(母体因子)存留于卵子中,受精后通过这些母体因子调控胚胎发育。

果蝇和一般的脊椎动物有所不同,其母体效应基因预先决定了胚胎未来的相互垂直的前-后轴和背-腹轴。如果蝇 *bicoid* mRNA,在未受精时,它定位于卵母细胞将来能够发育为胚胎前端的位置。受精后 *bicoid* mRNA 翻译为含有一个螺旋-转角-螺旋结构域(helix-turn-helix domain)的 BICOID 蛋白质,通过有限扩散建立 BICOID 蛋白梯度:BICOID 蛋白沿胚胎前-后轴呈浓度梯度分布,越靠近胚胎的前端,其浓度越高(图 15-6)。果蝇的早期胚胎为多个细胞核共存于一个细胞质中的合胞体,BICOID 蛋白与位于前部区域的胚胎细胞核染色质 DNA 结合,高浓度的 BICOID 蛋白启动调控头部发育的特异性基因表达,而低浓度的 BICOID 蛋白则调控胸部形成的特异性基因表达。

(二)胚胎细胞分裂时细胞质不均等分配调控细胞命运与分化

在胚胎早期发育过程中,细胞质成分是不均质的,胞质中某些成分的分布有区域性。当细胞分裂时,细胞质成分被不均等地分配到子细胞中,这种不均一性胞质成分能够调控细胞核基因的表达,以决定细胞的早期分化路径。果蝇感觉器官发育过程中,一个细胞命运的决定蛋白是 *numb* 基因编码的转录因子。该转录因子在感觉性母细胞的胞质中呈不对称分布,细胞第一次分裂时只有一个子代细胞中含有 numb 蛋白,该蛋白调控细胞分化

母源 *bicoid* mRNA

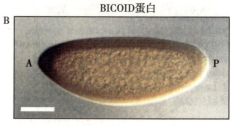

BICOID蛋白

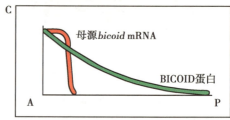

图 15-6 受精前后 *bicoid* 基因 mRNA 及其翻译蛋白的浓度梯度分布

果蝇胚胎的核酸原位杂交(A)和免疫组化(B)照片;C 图为受精前后浓度梯度分布示意图(A:前端;P:后端)。

为神经元及鞘层细胞,含 numb 蛋白子代细胞在第二次分裂时形成神经元及鞘层细胞,而无 numb 蛋白的子代细胞则分化为支持细胞(图 15-7)。

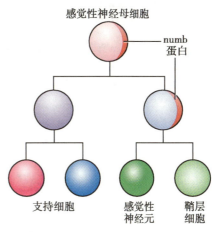

图 15-7　早期胚胎细胞不对称分裂影响细胞分化示意图

三、细胞分化过程中基因选择性表达的转录调控

在多细胞生命个体发育过程中,细胞内基因表达具有严格的时间和空间(或组织)特异性,在不同分化类型的细胞中,基因的表达差异很大。某个基因在一类细胞中被激活而在另一类细胞中被抑制。细胞分化的基因表达调控主要发生在基因转录过程。调节基因转录的因素有很多(详见第九章),这里主要介绍在细胞分化过程中基因转录调控的特点。

(一)细胞内基因的时序性表达

细胞内基因如严格按照时间顺序表达,即为基因表达的时间特异性(temporal specificity)。从受精卵到组织、器官形成的各个发育阶段,都有不同的基因严格按照自己特定的时间顺序开启或关闭,表现为分化、发育阶段一致的时序性基因表达,也称为阶段特异性(stage specificity)基因表达。

血红蛋白的表达是红细胞分化的特征之一,红细胞内血红蛋白基因在发育不同阶段的表达是经典的细胞内基因时序性表达。脊椎动物的血红蛋白由 2 条 α-珠蛋白链和 2 条 β-珠蛋白链组成。α-珠蛋白和 β-珠蛋白基因分别定位于不同染色体上,它们都由一个基因簇(基因家族)构成。在哺乳动物,每个家族的不同成员在发育的各个时期表达,在胚胎、胎儿和成体中分别编码形成不同的血红蛋白。人 β-珠蛋白基因簇包括五个基因——ε、$^G\gamma$、$^A\gamma$、δ 和 β,ε 在早期胚胎的卵黄囊中表达;$^G\gamma$ 和 $^A\gamma$ 在胎儿肝脏中表达;δ 和 β 基因在成人骨髓红细胞前体细胞中表达。所有这些基因的蛋白质产物都与由 α-珠蛋白基因编码的 α-珠蛋白结合,在早期胚胎、胎儿与成年期分别形成具有不同生理特性的血红蛋白(图 15-8)。

在个体发育过程中依次有不同的 β-珠蛋白基因打开和关闭,这与 β-珠蛋白基因簇上游的基因座控制区(locus control region,LCR)有关(图 15-8)。β-珠蛋白基因簇中每个基因的有效表达,除受到每个基因 5′ 端上游的启动子和调控位点及基因下游(3′ 端)的增强子控制之外,还将受到远离 β-珠蛋白基因簇上游的 LCR 的严格制约。LCR 距离 ε 基因的 5′ 末端约 10 000bp 以上。研究发现,LCR 可使任何与它相连的 β-家族基因呈高水平表达,即使 β-珠蛋白基因本身距离它约 50 000bp,LCR 也能指导转基因小鼠中整个 β-珠蛋白基因簇的顺序表达。目前已经明确许多基因的表达受到 LCR 的调控,LCR 区怎样调控远距离的基因表达,可参见相关文献。

(二)细胞内基因的器官组织特异性表达

在个体发育过程中,同一基因产物在不同的组织器官中是否表达及所表达量的多少是有明确差异的。一种基因在个体的不同组织或器官细胞中表达,即在个体的不同空间出现,这就是基因表达的空间特异性(spatial specificity)。不同器官组织细胞中不仅表达的基因数量不相同,而且基因表达的强度和种类也各不相同,这就是基因表达的组织特异性。细胞中基因的转录要求转录因子结合于基因的调控区(control region,启动子区和其他能调节基因表达的 DNA 位点),与基因表达调控区相结合的转录因子可分为通用性转录因子和组织细胞特异性转录因子,前者为大量基因转录所需并在许多类型的细胞中都存在;后者则为特定基因或一系列组织特异性基因表达所需,并在一个或很少的几种类型细胞中存在。

通过替换组织特异性(表达)基因调控区的实验可证明组织特异性转录因子的存在。如弹性蛋白酶仅在小鼠胰腺中表达,而生长激素只在脑垂体中形成,将人生长激素基因的蛋白编码区连接于小鼠弹性蛋白酶基因的调控区之后,将此重组的 DNA 注射到小鼠受精卵中,使其整合到基因组中,由此发

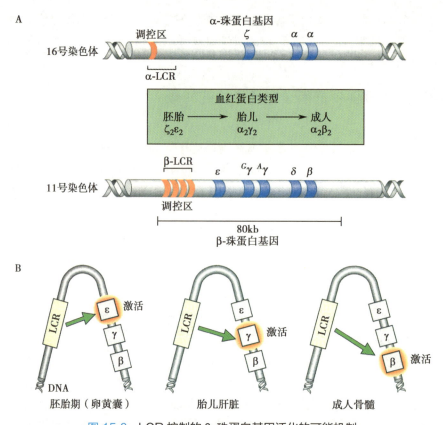

图 15-8 LCR 控制的 β-珠蛋白基因活化的可能机制
A. 人珠蛋白基因结构;B. LCR 控制的 β-珠蛋白基因活化,LCR 在发育的不同阶段依
次与每个基因的启动子相互作用,从而控制它们的时间顺序性表达。

育而来的转基因小鼠胰腺组织中可检测到人生长激素,表明胰腺组织中的特异转录因子通过作用于弹性蛋白酶基因调控区,使胰腺细胞表达人生长激素。

迄今已鉴定出一系列组织特异性转录因子,如在胰岛中表达的胰岛素 Isl-Ⅰ因子、在骨骼肌中表达的肌球蛋白 MyoDⅠ因子等。细胞特异性基因表达是特定类型细胞中的组织细胞特异性转录因子与基因的调控区相互作用的结果。在个体发育或细胞分化期间被激活的基因通常有复杂的调控区。一个转录因子是否影响特定基因的活动取决于许多因素,除基因的调控区是否含有该转录因子的结合位点外,转录因子的转录活性还受到转录因子调节蛋白的严格制约。在调控区上不同转录调节因子(转录因子和转录因子调节蛋白)的相互作用决定了特定基因是否被激活。

(三) 细胞分化过程中基因表达调控的复杂性

动物受精卵第一次卵裂后的卵裂球,在个体发育中通过细胞分裂分化形成各类祖细胞及其子代细胞。祖细胞与其分化的子代细胞先后连续的宗系关系被称为细胞谱系(cell lineage)。在特定谱系细胞形成过程中,转录因子(或转录调节蛋白)普遍的作用方式是:①一个转录因子能同时调控几个基因的表达,表现为同时发生的特定基因的激活和特定基因的关闭;②组合调控(combinatory control),即特异基因的转录受多种调节蛋白组合调控而非受单个调节蛋白调控。

1. 一个关键基因的转录调节蛋白能够启动特定谱系细胞的分化 在生命个体发育过程中,一个关键基因的转录调节蛋白能够引发一系列相关基因的表达。这种调控方式表现为一些特定基因的永久性关闭和一些特定基因的持续性激活。这类调控因子一旦发挥作用,就维持在活化状态,能充分诱导细胞沿着某一途径分化,从而导致特定谱系细胞的发育,这说明只需要调控某一特定发育途径的关键基因启动表达就能够激活一系列细胞分化的相关基因。能够调控分化起始的基因通常称为细胞分化主导(主控)基因(master control gene)。例如 myoD 在肌前体细胞和肌细胞中表达,在哺乳动物的肌干细胞向肌细胞分化过程中,*myoD* 的表达引起一系列级联反应,包括 *MRF4*、*myogenin* 基因的顺序活化,启动肌细胞分化(图 15-9)。*myoD*、*MRF4* 和 *myogenin* 都编码一个含有碱性螺旋-环-螺旋(bHLH)DNA 结合域的转录因子。一般将 *myoD* 基因视为肌细胞分化的主导基因,*myoD* 基因能够诱导成纤维细胞以及其他一些类型的细胞转分化为肌细胞。

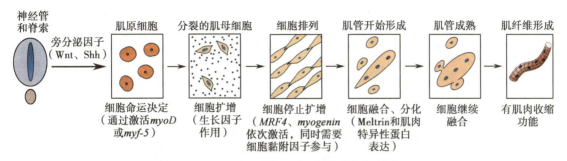

图 15-9　脊椎动物骨骼肌细胞分化机制

外部信号(旁分泌因子 Wnt、Shh)通过 *myoD* 和 *myf-5* 基因启动肌细胞分化,这两个基因中的哪一个优先表达取决于物种,它们的基因活化形成交互抑制并维持自身状态,其编码蛋白进一步激活 *MRF4* 和 *myogenin* 基因,最终导致肌细胞特异性蛋白表达。

　　单个基因调节蛋白不仅在特定谱系细胞的分化过程中起重要作用,而且还能触发整个器官的形成。在眼发育过程中,有一个基因调节蛋白(在果蝇中称为 Ey,在脊椎动物中称为 Pax-6)很关键,如果在适当的条件下表达,Ey 能触发形成的不只是一种类型的细胞,而是由不同类型细胞组成的在三维空间中正确组织起来的整个器官——眼。

　　2. 基因转录调节因子组合调控多种类型细胞分化　基因转录组合调控是指许多转录调节因子共同作用,调节特定基因的最终转录及转录速率。在细胞内基因转录调控中,多个转录调控因子可共同调控单个基因,单个转录调控因子也可参与调控多个基因的转录。在细胞分化过程中,单个基因转录调控因子(如 MyoD)调控细胞特异性分化,但在大多数情况下,特定的基因转录调控因子存在于多种类型的细胞中,在体内多个部位和多种类型细胞分化过程中与其他转录调控因子共同发挥基因转录调控作用,调控细胞分化相关基因的转录。图 15-10 显示了组合调控能够以相对较少的转录调节因子调控多种类型细胞的分化。

　　3. 同源异形框基因的时空表达确定了机体前-后轴结构的分化与发育蓝图　果蝇触角足复合体(Antennapedia complex,*Antp*,昆虫中对胸部和头部体节的发育具有调节作用的基因群)基因形成的 mRNA 经逆转录合成的 cDNA 探针,不仅与 *Antp* 基因编码区杂交,也与同一染色体上相邻的 *ftz*(fushi tarazu)基因杂交,提示在 *Antp* 和 *ftz* 基因中都含有一个共同的 DNA 片段。利用该 DNA 片段为探针,相继发现在果蝇的许多同源异形基因(homeotic gene)中都含有该 DNA 片段。序列分析显示这个共同的 DNA 片段为 180bp,具有相同的开放读码框架,编码高度同源的由 60 个氨基酸组成的结构单元。酵母、小鼠、人等生命体的若干基因含有该 DNA 片段。该 180bp DNA 片段被称为同源异形框(homeobox),含有同源异形框的基因为同源异形框基因(homeobox gene)。迄今为止,已发现的同源异形框基因有 300 多种,从酵母到人类的各种真核生物均有该类基因,如果蝇的 *HOM* 基因,动物和人类的 *Hox* 基因。由同源异形框基因编码的蛋白称为同源异形结构域蛋白(homeodomain protein)。同源异形结构域蛋白含有同源异形结构域(homeodomain)和特异结构域(specific domain),特异结构域通常靠近蛋白 N 端,同源异形结构域则靠近蛋白 C 端,这两个结构域在其蛋白作为转录因子发挥作用时均起决定性的作用。研究发现,由高度保守的 60 个氨基酸组成的同源异形结构域,为一种拐弯的螺旋-环-螺旋(HLH)立体结构,其中的 9 个氨基酸片段(第 42～50 位)与 DNA 的大沟相吻合,即它能识别其所控制的基因启动子中的特异序列(应答元件),从而激活或抑制特定基因的表达。

　　目前认为,*HOM* 或 *Hox* 基因产物是一类非常重要的转录调节因子,其功能是将胚胎细胞沿前-后轴

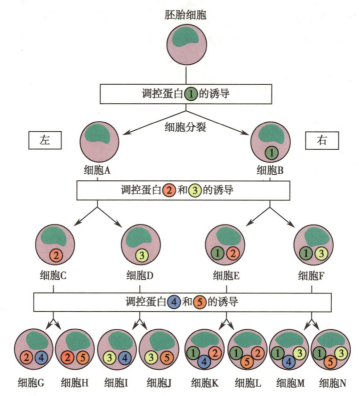

图 15-10 发育过程中一些基因调节蛋白的组合有助于产生许多细胞类型

在这个简单且理想化的体系中,每一次细胞分裂之后就会作出一个决定,合成一对不同基因调节蛋白中的一个(用标上数字的圆圈表示)。调控蛋白①可因(受精后)母体效应基因产物的诱导产生,随后胚胎细胞感受到其所在胚胎中的相对位置,朝向胚胎左侧的子细胞常常诱导合成每对蛋白质中的偶数蛋白,而朝向胚胎右侧的子细胞诱导合成奇数蛋白。假设每种基因调节蛋白的合成一旦起始就自我持续下去,通过细胞记忆,逐步建立最终的组合指令。在图中假设的例子中,利用 5 种不同的基因调节蛋白最终形成 8 种细胞类型(G～N)。

分为不同的区域,并决定各主要区域器官的形态建成。例如,果蝇 *HOM* 基因的功能是决定一组细胞发育途径的一致性,确保体节或肢芽的发育。当 *HOM* 基因突变时,可发生同源异形转化(homeosis),即与发育有关的某一基因错误表达,导致一种器官生长在错误部位的现象。例如果蝇的第三胸节转变为第二胸节,形成像第二胸节一样的翅膀(双翅膀果蝇)。

果蝇的 *HOM* 基因位于 3 号染色体上,由两个独立的复合体组成,即触角足复合体和双胸复合体(bithorax complex),含有这两个复合体的染色体区域通常称为同源异形复合体(homeotic complex,HOM-C)。在进化过程中,果蝇 *HOM* 基因在哺乳动物中重复了 4 次:*Hox-A*、*Hox-B*、*Hox-C*、*Hox-D*,分别定位于人的 7、17、12 和 2 号染色体;在小鼠则分别定位于 6、11、15 和 2 号染色体上。*HOM* 或 *Hox* 基因在染色体上的排列顺序与其在体内的不同时空表达模式相对应,即:这些基因激活的时间顺序表现为越靠近前部的基因表达越早,而靠近后部的基因表达越迟;这些基因表达的空间顺序表现为头区的最前叶只表达该基因簇的第一个基因,而身体最后部则表达基因簇的最后一个基因(图 15-11)。

(四)表观遗传在转录水平上调控细胞的分化

细胞内基因表达的激活,首先是致密的异染色质舒展为常染色质,涉及染色质成分的化学修饰变化及一系列蛋白复合体的调控过程。染色质成分的化学修饰变化,包括染色质 DNA 甲基化修饰变化和染色质组蛋白修饰变化,所形成的染色质成分(DNA 和组蛋白)的修饰性标记能够在细胞分裂过程中继承并调控细胞内基因表达,决定细胞分化表型,即细胞分化的表观遗传(epigenetics,DNA 序列变化以外的可遗传的基因表达改变)调控。

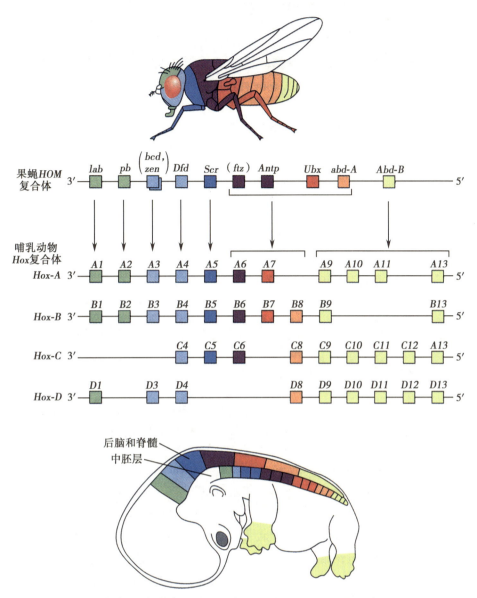

图 15-11 同源异形框基因在果蝇和小鼠染色体上的排列顺序及其基因表达的解剖顺序
数字与颜色表示跨越两种动物之间的结构相似性;基因的表达顺序与其在染色体上的排列
顺序相对应,越靠近前部表达的基因转录越早。

1. **DNA 甲基化修饰在转录水平上调控细胞分化基因的表达** 在甲基化酶的催化下,DNA 分子中的胞嘧啶可转变成 5-甲基胞嘧啶,为 DNA 甲基化,它可以通过 DNA 复制直接遗传给子代细胞的 DNA。DNA 甲基化主要集中于异染色质区,其余则散在分布于基因组中。甲基化常见于富含 CG 二核苷酸的 CpG 岛,哺乳动物基因组中约 70%~80% 的 CpG 位点是甲基化的。

DNA 甲基化对基因转录的调控作用之一是启动子区域的 DNA 甲基化。启动子区域的 DNA 甲基化程度越高,DNA 转录活性越低。DNA 甲基化参与基因转录调控的直接证据,来自对基因活化与胞嘧啶甲基化程度的直接观察。在人类红细胞发育过程中,与珠蛋白合成有关的 DNA 几乎无甲基化,而在其他不合成珠蛋白的细胞中,相应的 DNA 部位则高度甲基化。如在胚胎期卵黄囊,ε-珠蛋白基因的启动子未甲基化,而 γ-珠蛋白基因的启动子则甲基化,因此在胚胎期 ε-珠蛋白基因开放,γ-珠蛋白基因关闭;至胎儿期,在胎儿肝细胞中与合成胎儿血红蛋白有关的基因,如 γ-珠蛋白基因无甲基化,在成体肝细胞中相应的基因则被甲基化(图 15-12)。表明细胞内当某些基因的功能完成之后,甲基化有助于这些基因的关闭。

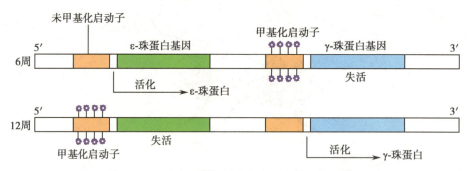

图 15-12 人类胚胎红细胞中珠蛋白基因的甲基化

DNA 甲基化导致基因失活（或沉默）的可能机制是：①DNA 甲基化直接干扰转录因子与启动子中特定结合位点的结合，致基因转录受到抑制；②DNA 甲基化可致特异转录抑制因子直接与甲基化 DNA 结合，抑制基因的转录，致使基因表达沉默；③DNA 甲基化可导致染色质浓缩形成致密结构的异染色质，对基因的转录产生抑制作用，致使基因表达沉默。

甲基化作用也与基因组印记（genomic imprinting）关联。哺乳动物细胞是二倍体，含有一套来自父系的基因和一套来自母系的基因。在某些情况下，一个细胞内特定基因的表达与父系或母系来源有关，只允许父系或母系基因表达，这种现象称为基因组印记，与之相关的基因为印记基因（imprinted gene）。印记基因在哺乳动物的发育过程中普遍存在。多数情况下来源于父系和母系的等位基因都同时表达，但印记基因仅在特定的发育阶段和特定的组织中表达等位基因中的一个，即在某种组织细胞中，有些仅从父源染色体上表达，有些仅从母源染色体上表达。在小鼠配子生成和胚胎发育早期，印记基因是选择表达还是关闭，其可能机制是在特定发育时期甲基化印记基因 DNA。此外，在哺乳动物（雌性）和人类女性的两条 X 染色体中，其中一条沉默（钝化）的 X 染色体就与 DNA 的甲基化有关，去甲基化可以使钝化的 X 染色体基因重新活化。

2. 染色质组蛋白化学修饰调控基因转录与细胞分化 在第九章介绍了组蛋白的共价化学修饰，如组蛋白的氨基酸残基乙酰化、甲基化、磷酸化、泛素化、类泛素修饰（sumoylation）及糖基化等。这些修饰导致染色质结构改变，调控细胞内基因的转录或沉默。组蛋白的化学修饰所引起的染色质结构的动态变化能够调控细胞分化状态的转变（transition）。胚胎干细胞向神经元分化的过程中，组蛋白的甲基化和乙酰化状态，特别是一些与神经元分化关联基因（如 *Mash1*、*Pax6*）的启动子区域组蛋白的修饰状态呈现明显改变。果蝇 *scrawny* 基因（因突变的成熟果蝇的外观而得名）的编码产物为泛素蛋白酶（ubiquitin protease），通过抑制组蛋白 H2B 的泛素化而沉默细胞分化关键基因，使果蝇的生殖干细胞、皮肤上皮和肠道的组织干细胞等多种干细胞维持于未分化状态。*scrawny* 功能缺失导致果蝇突变体生殖组织、皮肤和肠道组织过早丢失这些组织内的干细胞。

3. 染色质成分的化学修饰具有时空性 影响染色质结构变化的因素，除染色质组蛋白修饰和 DNA 甲基化等表观遗传调控因素外，还包括组蛋白组分变化、染色质重塑子（remodeler）和非编码 RNA 等因素的调控作用。表观遗传在分子或机制上被定义为"在同一基因组上建立的能将不同基因转录和基因沉默模式传递下去的染色质模板变化的总和"。在单个受精卵发育为多细胞个体（如脊椎动物）的过程中，一个受表观遗传调控的单基因组逐渐演变为存在于 200 多种不同类型细胞中的多种表观基因组（图 15-13）。这种程序性的变化被视为组成了一种"表观遗传密码"，从而使经典遗传密码中所隐藏的信息得到了扩展。可以认为，染色质的共价化学修饰即 DNA 和组蛋白的共价化学修饰和非共价机制（如组蛋白组分改变、染色质重塑子和非编码 RNA 作用）相互结合促使形成一种染色质状态，使其在细胞的分化过程中能够作为基因转录的模板，结合特异性转录因子及相关转录复合物，转录细胞分化的基因。

非编码 RNA 在染色质重塑中也有调控作用。如 miRNA 与蛋白质复合体——RITS（RNA-induced transcriptional silencing）结合，将 RITS 复合体引导至 miRNA 同源基因区域，通过募集组蛋白甲基化酶，

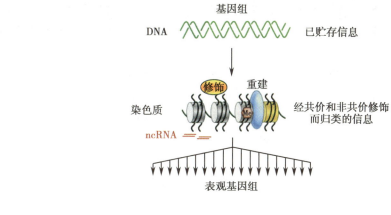

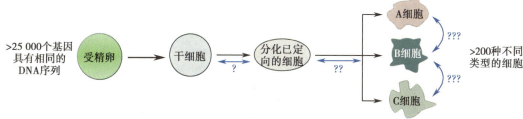

图 15-13　表观基因组与细胞分化

基因组:某一个体不变的 DNA 序列(双螺旋)。表观基因组:染色质模板的总体构成,分别对应特定细胞中的整个染色体。表观基因组随细胞类型的不同而变化,并能对其收到的内、外界信号作出反应。表观基因组会在多细胞生物由一个受精卵发育到许多已分化细胞这一过程中发生变化。分化或去分化的转变需要细胞的表观基因组重编程。

使组蛋白H3的赖氨酸-9甲基化,致异染色质形成,最终抑制该染色质区域内基因的转录(详见第九章)。

在哺乳动物的发育过程中,发育后期生殖细胞染色质内甲基化的 DNA,包括亲本特异性的基因印记,在受精后合子细胞内的雄原核基因组中迅速去甲基化,而在雌原核基因组中则维持不变。合子细胞中的雄原核被包装上组蛋白,但其组蛋白上缺乏 H3K9me2 和 H3K27me3,而此时雌原核则具有这些标记。在发育过程中,合子细胞基因组后续的去甲基化发生于着床前发育期,直至囊胚期。在囊胚期,内细胞团开始出现 DNA 甲基化,组蛋白 H3K9me2 和 H3K27me3 水平上升,胚胎内各细胞基因表达出现差异,随着发育过程的进展,胚胎进入原肠期,形成三胚层,继而分化形成各组织器官。而由滋养外胚层(trophectoderm)发育而来的胎盘细胞则表现出相对较低的染色质甲基化水平。

细胞内基因表达的转录水平调控极其复杂,新的转录调控机制被不断揭示。增强子在细胞特化中的作用还表现为多个增强子丛(cluster)组合在一起形成超级增强子(super-enhancer)而发挥作用。超级增强子是含有高密度转录活性增强子的染色质区域,该区域内富集关键转录因子(master transcription factor)、辅因子(cofactor)结合元件和基因活化的组蛋白修饰标记(histone modification mark),在功能上超级增强子能够驱动控制细胞身份(cell identity)基因的表达。在哺乳动物细胞中鉴别出超过 100 万个控制基因表达的增强子,这些增强子控制着数以万计基因的表达,其中有数百个超级增强子控制赋予每个细胞特性和功能的大多数关键基因的表达。在发育过程中超级增强子不断地活化或失活,旧的超级增强子失活、新的超级增强子活化,驱动细胞分化。深入探索超级增强子在细胞分化过程中的基因转录调控,将有助于阐明表达基因数量的改变、特异基因表达量的变化及基因表达水平临界值与细胞分化、表型特化的关系,同时也将加深认识既往鉴定的基因座控制区等调控细胞分化的机制。

四、基因选择性表达的转录后调控

生命体内细胞分化过程,实质上是细胞内特异蛋白质不断合成的过程。在真核细胞内基因的表达,在基因转录后,还有 RNA 加工、RNA 转运、mRNA 降解、蛋白质翻译及蛋白质活性修饰等调控过程,均参与细胞分化调控。在此仅从 RNA 可变剪接和非编码 RNA 两个方面阐述基因选择性表达的转录后调控在细胞分化中的作用。

1. RNA 剪接与细胞分化　RNA 剪接对细胞分化的一种调控方式为可变剪接(alternative splicing,也称选择性剪接),即在同一基因中,其剪接位点和拼接方式可以改变,从而导致一个基因能产生多个具有明显功能差异的蛋白。例如,RNA 可变剪接能使 β-原肌球蛋白(β-tropomyosin)基因编码出在骨骼肌细胞和成纤维细胞内的两种形式的蛋白。β-原肌球蛋白的前体核 RNA 含有 11 个外显子,其中外显子 1~5、8 和 9 是表达这一基因的所有 mRNA 共有的,外显子 7 和 10 被用于骨骼肌的 β-原肌球蛋白合成中,而外显子 6 和 11 则被用于成纤维细胞和平滑肌细胞中(图 15-14)。

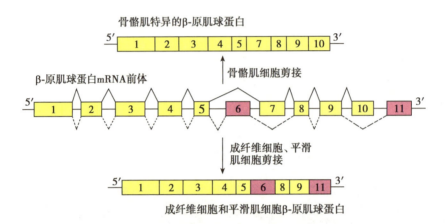

图 15-14　β-原肌球蛋白 mRNA 前体的可变剪接示意图
在骨骼肌细胞中,外显子 6 和 11 被当作内含子而被剪切掉了;而在成纤维细胞和平滑肌细胞中,外显子 7 和 10 被当作内含子,6 和 11 则被用作外显子。

2. 非编码 RNA 与细胞分化　非编码 RNA(non-coding RNA)在细胞分化中的作用近年逐渐被揭示。哺乳动物基因组中近 98% 不与蛋白质编码基因相对应。在人类,虽然基因组包含约 32 亿个碱基,但编码蛋白质的基因仅有约 2 万~3 万个,其余绝大部分为非编码序列。这些非编码序列转录形成微小 RNA(microRNA,miRNA)、内源性 siRNA(endo-siRNA)、piRNA(Piwi-interacting RNA)等非编码小 RNA 及长链非编码 RNA(long non-coding RNA,lncRNA)。

非编码小 RNA 主要在转录后调控细胞的分化。小 RNA 通过与靶基因 mRNA 3′端 UTR 互补结合,抑制靶基因的蛋白质合成或促使靶基因的 mRNA 降解,从而参与细胞分化和发育相关基因的表达调控。小 RNA 在生命体发育中的调控作用,是在研究秀丽隐杆线虫(*C. elegans*)细胞命运的时间控制过程中被发现的:高浓度的转录因子 LIN-14 可特异性地促进早期幼虫器官的蛋白质合成,但在后续的发育中,尽管体内一直存在 *lin-14* mRNA 却检测不到 LIN-14 蛋白。后来发现在线虫的第一、二龄幼虫期存在一个 22nt 的 miRNA,即 *lin-4* RNA。*lin-4* RNA 通过与 *lin-14* mRNA 3′端 UTR 互补结合,短暂下调 LIN-14 蛋白水平,促进线虫从第一龄幼虫期向第二龄幼虫期发育。如果 *lin-4* 基因突变而失去功能,那么线虫幼虫体内可持续合成 LIN-14 蛋白,使线虫长期停滞在幼虫的早期发育阶段。随后在线虫体内又发现了另一个 miRNA——let-7 RNA。let-7 RNA 长为 21nt,存在于线虫的第三、四龄幼虫期及成虫期,其功能是决定线虫从幼虫向成虫的形态转变。后续研究发现,let-7 RNA 不仅存在于线虫,也存在于人类和其他脊椎动物。越来越多的研究资料表明,小 RNA 广泛地存在于哺乳动物,具有高度的保守性。目前在各种生物中已发现数千种 miRNA,大部分 miRNA 的产生机制和功能尚有待阐明。迄今已鉴定了一系列与细胞分化有关的 miRNA,如 miR-143 和 miR-145 参与调控平滑肌细胞的分化;miR-126 特异性表达于内皮细胞,调控血管形成。piRNA 与 Piwi 蛋白家族成员的结合,在调节精子成熟发育中起重要作用。非编码小 RNA 参与细胞分化和发育的机制有待进一步探索。

长链非编码 RNA 与细胞的分化密切相关。细胞中 lncRNA 的来源极其复杂,有资料显示,哺乳动物基因组序列中 4%~9% 的序列产生的转录物是 lncRNA。lncRNA 可通过多种方式调控基因表达,如在蛋白编码基因上游启动子区发生转录,干扰下游基因的表达;通过调控 RNA 聚合酶Ⅱ转录活性或者介导染色质重塑,调节下游基因表达;通过与蛋白编码基因的转录物形成互补双链而干扰 mRNA 的剪接;通过结合到特定蛋白质上,调节相应蛋白质的活性。在细胞分化与发育过程中 lncRNA 能调控基因组印记和 X 染色体失活;在细胞分化中 lncRNA 参与调控特定基因区域内染色质组蛋白甲基化修饰、重塑染色质结构等,在基因选择性表达过程中发挥调控作用。

第三节 ｜ 调控细胞分化的细胞外因素

一、细胞间相互作用对细胞分化的调控

在多细胞生命个体各阶段包括胚胎发育、幼体发育成熟、成熟个体各组织器官内各种功能与结构细胞维持过程中,细胞间相互作用是细胞分化调控的关键因素之一。在个体发育过程中,随着胚胎细胞数目的不断增加,细胞之间的相互作用对细胞分化的调控越来越重要。原肠胚以后,三个胚层的发育前途虽已确定,但各胚层进一步分化发育还有赖于细胞群之间的相互作用,这种作用可视为细胞外因素对细胞分化的调节。生命个体的胚胎时期细胞间的相互作用协调细胞分化的方向,是理解细胞间相互作用调控细胞分化的经典模型。

(一) 胚胎诱导是胚胎细胞间相互作用调控细胞分化的表现形式

胚胎发育过程中,一部分细胞对邻近细胞产生影响并决定其分化方向的现象,称为胚胎诱导(embryonic induction)。起诱导作用的细胞或组织称为诱导细胞或诱导组织,被诱导而发生分化的细胞或组织称为反应细胞或反应组织。胚胎诱导现象最初是由 Spemann 在胚胎移植(embryo transfer)实验过程中发现的。

胚胎细胞间的相互诱导作用是有层次的。在三个胚层中,中胚层首先独立分化,该过程对相邻胚层有很强的分化诱导作用,促进内胚层、外胚层各自向相应的组织器官分化。如中胚层脊索诱导覆盖其表面的外胚层形成神经板,这是初级诱导;神经板形成神经管后,其前端进一步膨大为原脑,原脑两侧突出的视杯诱导其上方的外胚层形成晶状体,此为次级诱导;晶状体又诱导覆盖在其上方的外胚层形成角膜,这为三级诱导(图 15-15)。不同胚层细胞通过这种进行性的相互作用实现胚胎细胞特异分化。个体发育过程中,胚胎诱导具有严格的区域特异性和时空限制性。

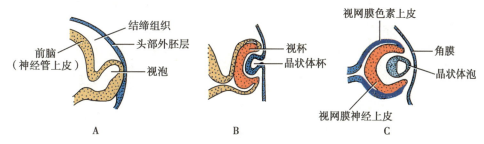

图 15-15　眼球发育过程中的多级诱导作用
A. 初级诱导;B. 次级诱导;C. 三级诱导。

胚胎诱导是通过诱导组织释放的各种旁分泌因子(paracrine factor)实现的。这些旁分泌因子以诱导组织为中心形成浓度梯度,它们与反应组织细胞表面的受体结合,将信号传递至细胞内,通过调节反应组织细胞的基因表达而诱导细胞分化。在胚胎发育过程中常见的旁分泌因子有:①成纤维细胞生长因子(fibroblast growth factor,FGF);②Hedgehog 家族蛋白,脊椎动物中至少有 3 个果蝇 *Hedgehog* 基因同源体,即 *shh*(*sonic hedgehog*)、*dhh*(*desert hedgehog*)和 *ihh*(*indian hedgehog*);③Wnt 家族蛋白,为

富含半胱氨酸的糖蛋白,在脊椎动物中至少有 15 个家族成员,其名称由 *wingless* 和 *integrated* 融合而成。*wingless* 为果蝇分节极性基因,*integrated* 是它的脊椎动物同源体;④TGF-β 超家族,由 30 多个结构相关的成员组成,包括 TGF-β 家族、活化素(activin)家族、骨形成蛋白(bone morphogenetic protein, BMP)家族及 Vgl 家族等。这些因子在胚胎的不同发育阶段以及处于不同位置的胚胎细胞中的差异表达,提供了胚胎发育过程中的位置信息。果蝇胚胎发育过程是研究胚胎诱导的经典模型,典型的例子是含有产生 sonic hedgehog 蛋白的果蝇胚胎细胞团的移植实验。原位杂交结果显示,sonic hedgehog mRNA 也存在于果蝇胚胎的翅芽中,但仅定位于将来发育为翅膀小趾的翅芽后部。如果把另一产生 sonic hedgehog 蛋白的翅芽后部细胞团移植到受体宿主翅芽的前部,那么,受体宿主在以后发育成的翅膀上将出现镜向的趾重复(图 15-16)。位置信息还表现在不同部位胚胎细胞对同一种旁分泌因子的分化效应不同,如 sonic hedgehog 蛋白诱导翅芽细胞发育为趾,而由脊索产生的 sonic hedgehog 蛋白则诱导邻近的神经管细胞分化成底板(floor plate)和运动神经元。

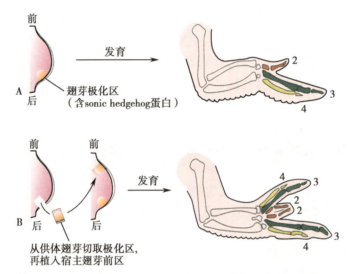

图 15-16 位置信息(sonic hedgehog 信号)在翅膀发育中的作用
A. 正常翅芽的发育;B. sonic hedgehog 的正常表达部位在翅芽后部极化区,将该极化区细胞移植到宿主翅芽的前区,则产生了额外的翅趾。

表 15-1 总结了胚胎发育过程中常见旁分泌因子介导的信号转导通路,其中的 Delta 为穿膜蛋白,它与邻近细胞膜上的穿膜蛋白受体 Notch 直接作用而发挥诱导效应,这种需要相互作用细胞的细胞膜并置在一起的诱导现象被称为近分泌相互作用(juxtacrine interaction)。

表 15-1 动物发育过程中常见胚胎诱导的信号通路

信号通路	配体家族	受体家族	细胞外抑制或调节因子
受体酪氨酸激酶	EGF	EGF 受体	Argos
	FGF(Branchless)	FGF 受体(Breathless)	
	ephrins	Eph 受体	
TGF-β 超家族	TGF-β	TGF-β 受体	Chordin(Sog),noggin
	BMP(Dpp)	BMP 受体	
	Nodal		
Wnt	Wnt(wingless)	Frizzled	Dickkopf,Cerberus
Hedgehog	Hedgehog	Patched,Smoothened	
Notch	Delta	Notch	Fringe

（二）胚胎细胞间的相互作用还表现为细胞分化的抑制效应

胚胎发育中已分化的细胞能够抑制邻近细胞进行相同分化，这种抑制为负反馈调节作用。把发育中的蛙胚置于含蛙心组织碎片的培养液中，胚胎将受到抑制不能产生正常的心脏。说明已分化的细胞可产生某种物质，抑制邻近细胞向其相同方向分化，这种物质称为抑素（chalone）。

在具有相同分化命运的胚胎细胞中，如果一个细胞"试图"向某个特定方向分化，那么，这个细胞在启动分化指令的同时也发出另一个信号去抑制邻近细胞的分化，这种现象被称为侧向抑制（lateral inhibition）。比如在脊椎动物的神经板细胞向神经前体细胞（neural precursor cell，NPC）分化的过程中，尽管这些神经板细胞均有发育为神经前体细胞的潜能，但只有部分细胞发育为神经前体细胞，其余细胞则分化为上皮性表皮细胞。这种现象是由神经板细胞间的侧向抑制作用所决定的。正是细胞之间有诱导分化和抑制分化的存在，才使胚胎发育有序地进行，使发育的器官之间得以相互区别、避免重复。

二、激素对细胞分化的调节

激素是远距离细胞间相互作用的分化调节因子。在个体细胞分化与发育过程中，除相邻细胞间可发生相互作用之外，不相邻的远距离细胞之间也可发生相互作用。与介导邻近细胞间相互作用的旁分泌因子不同，远距离细胞间的相互作用由经血液循环输送至各部位的激素来完成。激素所引起的反应是按预先决定的分化程序进行的，参与个体发育晚期、幼体发育与成熟、成熟期维持过程中的细胞分化调控。激素可分为甾类激素和多肽类激素两大类：甾类激素如类固醇激素、雌激素和昆虫的蜕皮激素等为脂溶性，分子小，可穿过靶细胞的细胞膜进入细胞质，与细胞质内的特异受体结合形成受体-激素复合物，该复合物入核后，作为转录调控复合物，直接结合到 DNA 调控位点上激活（或在一些情况下抑制）特异基因的转录；多肽类激素如促甲状腺素、肾上腺素、生长激素和胰岛素等为水溶性，分子量较大，不能穿过细胞膜，而是通过与质膜上的受体结合，并经过细胞内信号转导过程将信号传递到细胞核，调节核内基因的转录。如同许多其他的细胞内信号转导途径一样，这个过程包括蛋白激酶的顺序激活过程。

激素调节细胞分化与发育的典型例子是动物发育过程中的变态（metamorphosis）效应。所谓变态，是指动物从幼体变为在形态结构和生活方式上有很大差异的成熟个体的发育过程。蝇类和蛾类等昆虫的幼虫身体被一坚硬的角质层所覆盖，运动能力有限，它需要经过多次蜕皮才能成为在空中飞舞的成虫；在水中生活的两栖类生物有尾蝌蚪需经过变态发育才能形成可在陆地生活的无尾的蛙。昆虫的变态发育受蜕皮激素的影响，两栖类有尾蝌蚪的变态则与甲状腺激素（T_3、T_4）有关。

三、环境因素对细胞分化的影响

细胞分化的方向可因外部环境变化而改变。外部环境因素调节或影响动物细胞分化与发育方面的研究越来越受到人们的重视。目前已了解到，物理、化学和生物性因素均可对细胞的分化与发育产生重要影响。两栖类动物受精卵的背-腹轴确定除了取决于精子穿透进入卵的位点之外，还和重力影响相关。低等脊椎动物的性别决定与分化受环境因素的影响较大，环境信号可启动不同基因的表达，从而影响动物的性别。比如，孵化温度可以决定某些爬行动物（如鳄鱼）的性别，在其受精卵发育的一个特定时期，温度是性别分化的决定因子，在低温下孵化产生一种性别，在高温下孵化则产生另一种性别。而哺乳动物（包括人类）B 淋巴细胞的分化与发育则依赖于外来性抗原的刺激。目前已发现许多环境因素可干扰人类的正常发育。例如，碘缺乏将引起甲状腺肿、精神发育和生长发育迟缓；在妊娠期感染风疹病毒易引起发育畸形，该病毒主要作用于胚胎的视觉器官和心脏，引起先天性白内障和心脏发育畸形。有关环境因素影响细胞分化与发育的机制也是目前生物医学研究的重要领域之一。该领域的深入研究，可望为环境有害物质引起的出生缺陷和发育畸形等提供新的干预靶点。

第四节 │ 细胞分化与医学

细胞分化与发育异常将引起多种出生缺陷、自身免疫病、衰老性疾病、退行性疾病、肿瘤等。不仅如此,细胞分化的可塑性,即细胞分化状态的转变也与再生医学关系密切。这里以肿瘤和再生为例,简述细胞分化的医学意义。

一、细胞分化与肿瘤

(一)肿瘤细胞是异常分化的细胞

肿瘤细胞和胚胎细胞具有许多相似的生物学特性,均呈现出未分化和低分化特点。肿瘤细胞除了具有其来源组织细胞的部分特性,主要表现出低分化、高增殖和高侵袭(即高迁移)的特征。

1. **肿瘤细胞的异常分化** 肿瘤细胞具有某些其来源组织细胞的分化特点,但更多见的是缺少甚至完全缺失来源细胞的特征。高度恶性的肿瘤细胞,其形态结构特点为细胞核大、核仁数目多,核膜和核仁轮廓清楚。电镜下的超微结构特点是细胞质呈低分化状态,含有大量的游离核糖体和部分多聚核糖体;内膜系统,尤其是高尔基复合体不发达;微丝排列不够规则;细胞间连接减少等。分化程度低或未分化的肿瘤细胞缺乏正常分化细胞的功能,如胰岛 β 细胞瘤无胰岛素合成,结肠肿瘤不能合成黏蛋白,肝癌细胞不能合成血浆白蛋白等。

以细胞分化观点分析肿瘤,认为分化障碍是肿瘤细胞的一个重要生物学特性,甚至可认为肿瘤是一种分化障碍性疾病。包括人类在内的复杂的多细胞生命个体,需要胚胎细胞分化为各种具有特殊功能的细胞,并进一步组成各种组织和器官。分化是一个定向的、严密调节的程序控制过程,其关键在于基因按一定的时空顺序有选择地被激活或抑制。多数情况下,终末分化细胞不再具有增殖能力,而肿瘤细胞在不同程度上缺乏分化成熟细胞的形态和完整的功能,丧失某些终末分化细胞的性状,并常对正常细胞分化调节机制缺乏反应。因此,可以认为恶性肿瘤是细胞分化和胚胎发育过程中的一种异常表现。这一见解对于理解肿瘤起源和本质特征具有重要意义。

2. **肿瘤细胞是丧失接触性抑制的高迁移性细胞** 一般情况下,体外培养的大部分正常细胞需要黏附于固定的表面进行生长,增殖的细胞形成致密的单层细胞后停止分裂,此过程称为接触抑制或密度依赖性抑制(density-dependent inhibition)。而肿瘤细胞和转化细胞则缺乏这种生长限制,甚至可在半固体琼脂中呈悬浮生长,不需要依附于固定表面,不受密度限制,可持续分裂,达到很高密度而出现堆积生长,形成多层细胞的细胞灶。正常二倍体细胞的培养基中必须含有一定浓度的血清(5% 以上)才能维持培养细胞分裂增殖。肿瘤细胞或转化细胞的生长对生长因子或血清的依赖性降低,甚至在缺乏生长因子或低血清(2%)状态下也可生长、分裂。在体内,恶性肿瘤细胞不但增殖失控形成新的肿块,而且侵袭破坏周围正常组织,进入血管和淋巴管,转移到身体其他部位形成继发性肿瘤组织,这些继发性的肿瘤再侵袭和破坏植入部位的组织,致使肿瘤细胞在宿主体内广泛散播。

恶性肿瘤细胞的高迁移特性也反映出细胞分化状态的转变在肿瘤进展中的重要作用。上皮细胞性肿瘤的肿瘤细胞在发生转移之前,经过上皮-间质转化(epithelial-mesenchymal transition,EMT),即上皮细胞向具有高侵袭(或迁移)力的间质细胞转变;同时,迁移到距离原发灶远处组织中的间质性肿瘤细胞也经过间质-上皮转化(MET),形成转移性或继发性上皮细胞肿瘤。

(二)细胞分化的研究进展促进了对肿瘤细胞起源的认识

肿瘤细胞是由机体内正常细胞演变而来的。肿瘤可呈单克隆生长的特性,显示肿瘤中的肿瘤细胞可来源于同一个恶变细胞。根据生长动力学原理,肿瘤细胞群体大致可分为五种类型:①肿瘤干细胞:目前将肿瘤细胞中具有与成体干细胞相同特性的肿瘤细胞归为肿瘤干细胞,具有形成各种肿瘤细胞及自我更新能力,维持肿瘤细胞的更新和增殖;②高增殖能力肿瘤细胞:具备高分裂增殖能力而无自我更新能力的细胞;③低增殖能力肿瘤细胞:具备有限分裂增殖能力而无自我更新能力的细胞;

④终末肿瘤细胞:已丧失分裂增殖能力的肿瘤细胞;⑤G₀期肿瘤细胞:有增殖潜能且保持静止状态的细胞,部分该类细胞为肿瘤干细胞,在一定条件下,能够再进入增殖周期,分裂形成肿瘤细胞。

组织更新存在于高等生命发育、成熟等各个时期。在成年生物组织如骨髓等,存在着未分化的干细胞。器官组织内的成体干细胞的增生和分化使衰老和受损的组织、细胞更新和恢复,这些正常组织干细胞及其子代细胞常是恶性变的靶细胞。肿瘤起源于未分化或微分化的组织干细胞或其子代细胞的直接证据来自小鼠的畸胎瘤(teratoma)实验:将12天胚龄的小鼠胚胎生殖嵴移植到同系成年小鼠睾丸被膜下,移植17天后,发现80%的睾丸有胚胎性癌细胞病灶,并且很快发展成典型畸胎瘤细胞。胚胎性癌细胞形态上非常类似原始生殖细胞,都具有未分化的细胞质;同时,将早期发育阶段的胚胎包括受精卵移植至同系成年小鼠睾丸被膜下,也能获得畸胎瘤。白血病起源于未分化造血干细胞或早期分化的造血祖细胞,这种认识可从白血病细胞免疫表型、免疫球蛋白和T、B细胞受体基因分析及其与正常造血干细胞发育、分化比较中找到依据。在正常组织更新过程中,致癌因素如放射线、化学致癌物等可作用于正常组织干细胞分化过程中的任何能合成DNA的分裂细胞,而受累细胞所处的分化状态可能决定了肿瘤细胞的恶性程度。一般认为,受累细胞分化程度越低所产生的肿瘤恶性程度越高;反之,若受累细胞分化程度越高,所产生的肿瘤恶性程度越低,甚至只产生良性肿瘤。以小鼠畸胎瘤为例,若将胚龄12.5~13.0天的小鼠胚胎生殖嵴作异位移植,可致畸胎瘤,而将胚龄13.5天的生殖嵴作同样的异位移植,则丧失致畸胎瘤的能力,说明分化程度不同的细胞会产生截然不同的结果。

(三) 肿瘤细胞可被诱导分化为成熟细胞

基于恶性肿瘤细胞的本质是失去调控细胞正常程序化的增殖分化机制,迄今探索出诱导肿瘤细胞分化为成熟细胞("改邪归正")的两种策略。

1. 小分子诱导剂诱导肿瘤细胞向成熟细胞分化　肿瘤细胞在高浓度分化信号的诱导下可出现增殖减慢,分化加强,走向正常的终末分化,形成终末分化的细胞。这种诱导分化信号分子被称为分化诱导剂,它可以是体内的或人工合成的。分化诱导剂对肿瘤细胞的这种促分化作用,称为分化诱导作用。20世纪70年代,先后发现细胞膜的环腺苷酸(cAMP)衍生物,如环丁酰cAMP、8-溴cAMP可使神经母细胞瘤的某些表型逆转,二甲亚砜(DMSO)在体外可使小鼠红白血病细胞发生部分分化。用微量注射法将小鼠睾丸畸胎瘤细胞注入小鼠囊胚,经培养后植入假孕的雌鼠子宫,结果生出"正常的小鼠"。这证明恶性肿瘤细胞在某些物质作用下可以改变生物学性状,使恶性增殖得到控制。然而,这些结果仅适用于实验研究而无临床应用价值。

20世纪80年代,T. R. Breitman利用原代细胞培养实验,发现维生素A衍生物——维A酸对人急性早幼粒细胞白血病具有诱导分化作用,并在两例M₃型患者中观察到疗效。中国学者应用全反式维A酸治疗急性早幼粒细胞白血病获得成功,并证明全反式维A酸可诱导白血病细胞沿着粒细胞系进行终末分化。

目前证实,许多细胞因子、小剂量的化疗药物都具有诱导细胞分化的作用。肿瘤的诱导分化治疗也开始从实验室走向临床。诱导分化治疗的研究与观察已涉及多种人类肿瘤,如结肠癌、胃癌、膀胱癌、肝癌等。但不同肿瘤细胞可有多种分化诱导剂,并有相对的专一性,其中研究及治疗最深入的是全反式维A酸和三氧化二砷对人急性早幼粒细胞白血病的诱导分化治疗。全反式维A酸和三氧化二砷联合应用可以使90%的患者达到5年无病生存。这一路径为其他肿瘤特别是恶性肿瘤提供了范式,其意义重要,揭示了一个肿瘤治疗的方向,即通过诱导肿瘤细胞分化来改变肿瘤细胞恶性生物学行为,达到治疗的目的。

2. 细胞重编程促使肿瘤细胞逆分化为"正常"细胞　目前人们对细胞重编程的研究兴趣已扩展到肿瘤研究领域。肿瘤细胞经重新编程后将会如何呢?来自肉瘤细胞的重编程研究表明,肉瘤细胞经重编程后,分化为类间充质干细胞和类造血干细胞,并最终能分化为成熟的结缔组织和红细胞。全基因组DNA启动子甲基化和基因表达谱分析显示,比对人类癌细胞和重编程细胞,发现重编程会导致癌基因和抑癌因子发生大幅表观遗传修饰。这些结果表明重编程能恢复癌细胞向终末细胞分化的潜力,并且无须恢复到胚胎(干细胞)状态。细胞重编程研究将为解析肿瘤细胞癌变过程提供新途径,也可能为癌症治疗提供一个新方向。应当指出的是:将肿瘤细胞重新编程使其回归"正常"细胞的同时,也要防止正常细胞经过重编程形成肿瘤细胞。

二、细胞分化与器官组织再生

一些发育成熟的成年动物个体有再生(regeneration)现象,表现为动物整体或其器官受外界因素作用发生创伤而部分丢失组织器官时,在剩余的组织器官的基础上又生长出与丢失的组织器官在形态结构和功能上相同的组织或器官的过程。机体在正常生理条件下由组织特异性干细胞(也称为成体干细胞)完成组织或细胞的更新,如血细胞的更新、上皮细胞的脱落和置换等,虽然与再生相似,但性质上有所不同。不同动物的再生能力有显著差异。一般来说,高等动物的再生能力低于低等动物,脊椎动物低于无脊椎动物,而哺乳动物的再生能力很低,仅限于肝脏等少数器官。为什么低等动物有很好的再生能力,再生过程的机制是什么? 阐明这些问题有重要的医学意义。

(一) 再生的本质是多潜能未分化细胞的再发育

自然界动物的再生方式并不完全相同。概括起来,有三种方式:①如水螅等低等动物,其再生是通过已有组织的重组分化,即组织中的多潜能未分化细胞的再分化和部分细胞的转分化,此现象称为变形再生或形态重组再生(morphallactic regeneration)。②组织器官内没有干细胞,在受伤时,受伤部位组织中的部分细胞通过去分化过程形成未分化的细胞团(原基细胞),再重新分化形成再生器官。这种形式的再生称为微变态再生(epimorphosis regeneration),是两栖类动物再生肢体的主要方式。③再生是一种中间形式,为补偿性再生(compensatory regeneration),表现为细胞分裂,产生与自己相似的细胞,并保持细胞分化功能,修补缺损的组织和器官,如哺乳动物肝脏的再生。

人们对两栖类有尾动物蝾螈(*Salamander*)的肢体再生进行了较为深入的研究。在此以蝾螈肢体再生为例来说明再生的变化过程。当一只成体蝾螈的肢体被切除后,剩余的细胞可以重建一只完整的肢体。例如,当手腕被切除后,蝾螈会长出一只新的手腕而不是新的肘。蝾螈的肢体能够"感知"远-近端轴的何处受伤并且能够从那个地方开始再生。蝾螈肢体的再生主要包括以下几个过程(图 15-17)。

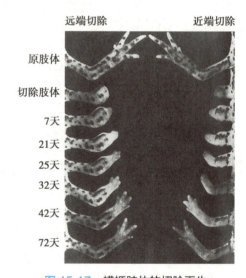

图 15-17 蝾螈肢体的切除再生

1. 顶端外胚层帽和去分化再生胚芽的形成　肢体切除后 6～12 小时内,来自剩余截面的表皮细胞迁移以覆盖创面,形成创面表皮(wound epidermis)。这种单层细胞结构对于肢体的再生是必需的,它通过增殖而形成顶端外胚层帽(apical ectodermal cap)。因此,与哺乳动物的创面愈合相对比,它没有瘢痕的形成,因为有表皮覆盖截面。在随后的 4 天里,顶端外胚层帽下面的细胞经历了明显的去分化过程:骨细胞、软骨细胞、成纤维细胞、肌细胞和神经元失去了分化特性,其中在分化组织中表达的基因,例如在肌细胞中表达的 *MRF4* 和 *myf-5* 基因被下调,而与胚胎样肢体的区域间充质增生过程有关的基因如 *msx1* 的表达则明显升高。由此在截面处的肢体组织区域形成了在顶端外胚层帽之下的不能辨别的去分化的细胞增殖团块,称为再生胚芽(regeneration blastema),其中的细胞称为胚芽细胞。胚芽细胞是不均一的各种类型前体细胞的"混合体",每个前体细胞由残留肢体中的成熟组织细胞去分化而来,保持着来源组织的"信息"。例如肌组织来源的肌前体细胞在再生时仅形成肌组织,而不是其他类型细胞。这表明,蝾螈肢体再生并不要求成体细胞完全去分化成一种多能状态。

2. 胚芽细胞的增生和再分化　胚芽细胞在经过分裂增殖之后即开始再分化,肌细胞开始合成肌蛋白,软骨细胞分泌软骨基质,等等,直至形成与原来肢体相同的新结构。

3. 再生胚芽的模式形成 再生胚芽在很多方面与肢体正常发育区域的肢芽相似。残肢和再生组织之间的腹-背轴和前-后轴是一致的,细胞和分子水平的研究证实了肢体再生与正常发育的机制十分相似。通过把再生肢体胚芽移植到发育中的肢体芽上,证明了胚芽细胞可对肢体芽的信号产生反应并有助于肢体发育。正如信号分子 sonic hedgehog 被发现存在于肢芽发育区域间充质的后区一样,sonic hedgehog 也存在于早期再生胚芽的后部区域。

以上蝾螈肢体切除再生的研究表明,再生的本质是成体动物为修复缺失组织器官的发育再活化,是部分细胞进入去分化的自我重编程(self-reprogramming)过程。

尽管人类和其他哺乳动物没有蝾螈如此幸运,但只要还有足够的指(趾)甲,就可以再生出指(趾)尖。哺乳动物指尖再生的分子程序与两栖类动物肢体的切除再生极为相似,指甲干细胞作为一个"信号转导中心",利用了一种对于胚胎四肢发育至关重要的 Wnt 信号通路,在组织再生过程中该信号通路帮助神经、新指甲以及骨细胞协调信号转导。当小鼠趾尖被截去后,剩余趾甲下的上皮组织中的 Wnt 途径被激活,并将神经吸引至此,通过 FGF2 蛋白,神经驱动间充质细胞的生长(间充质细胞可恢复骨、肌腱及肌肉组织),数周后,小鼠的趾尖恢复如初。不过,如果趾尖被截断过多、趾甲上皮组织丢失过多或整个趾甲被移除,则无法再生。

(二) 动物的再生策略给人类以重要启示

除肝脏之外,人类无再生器官的能力,至多在儿童期还可以再生指尖,而成人丧失了这种能力。由于再生损伤组织在医学上的重要性,许多生命科学工作者根据低等动物的再生机制,试图找出激活人体器官形成的发育程序的方法。其中一种方法是寻找相对未分化的多潜能干细胞;另外一种方法是寻找能够允许这些细胞开始形成特定组织细胞的微环境。迄今在寻找未分化的多潜能干细胞及"诱导"细胞具有多能性的方法上取得了进展,例如人胚胎干细胞(ES 细胞)的克隆、iPS 细胞的建立等。

(三) 细胞分化的可塑性研究显示体细胞重编程的巨大可能性

哺乳动物中不同组织来源的成体干细胞具有横向分化和跨胚层分化潜能的发现,特别是 iPS 细胞被建立以来,基于细胞重编程技术而获取有治疗意义细胞的研究成果层出不穷。应用细胞重编程技术,不仅能将体细胞转变为多潜能未分化干细胞和组织特异性干细胞,而且还可绕开细胞重编程的干细胞阶段,将皮肤成纤维细胞(fibroblast)直接转化为血细胞、心肌细胞及神经元等(详见第十七章)。

人们对细胞分化机制的不断探索,包括体细胞核移植研究、细胞分化主控基因的发现和 ES 细胞研究,催生了细胞重编程技术的诞生。可以确信,随着对细胞分化机制的研究,特别是对低等动物再生本质和细胞分化可塑性认识的不断深入,真正实现按照人们的意愿去再生细胞和组织器官,以达到彻底修复和替代病变器官将会逐渐变为现实。

小结

细胞分化是在生命个体发育、成熟及维持过程中一种细胞向生化组成、结构和功能上更为特定的细胞的转变过程。分化的细胞获得并保持特化特征,合成特异性的蛋白质。细胞分化是多细胞生物个体发育的核心事件。细胞分化机制的研究对于阐明生命的奥秘、推动医学的发展具有重要意义。

在个体发育过程中,细胞分化的潜能由"全能"到"多能"再到"单能"。细胞分化的方向由细胞决定所选择。已分化的细胞通常是稳定的,但在特定条件下细胞分化表现出明显的可塑性:可发生转分化,成为在形态结构和功能上不同于原来的细胞;可去分化,回到未分化状态或被重编程为 iPS 细胞。

细胞分化的分子基础是基因的选择性表达。母体效应基因产物的极性分布和胚胎发育早期细的不对称性分裂决定或影响细胞的早期分化命运。细胞分化的基因表达调控主要发生在转录水平：细胞内组织特异性转录因子和活性染色质结构的特异调控区决定了分化细胞的特异性蛋白表达；一个关键基因调节蛋白（细胞分化主导基因）的表达能够启动特定谱系细胞的分化，而一些基因调节蛋白的组合有助于产生许多类型的细胞；DNA 甲基化将导致基因表达的沉默；组蛋白的乙酰化则有利于基因的转录；非编码 RNA（小 RNA 和长链非编码 RNA）能同时在转录和转录后水平调控蛋白基因的表达。

细胞分化受多种因素的调节。随个体发育进程，不断增加的胚胎细胞间的相互作用对细胞分化的影响越来越明显，其主要表现形式是由旁分泌因子和细胞间位置信息所介导的胚胎诱导；而激素则是个体发育晚期细胞分化的调节因素。

本章思维导图

细胞分化与肿瘤的发生和机体的再生关系密切。肿瘤细胞和胚胎细胞间具有许多相似的生物学特性。肿瘤细胞的典型特点是细胞增殖失控和分化障碍，可视为细胞的异常分化状态。恶性肿瘤可以向正常成熟细胞诱导分化。低等动物能再生缺损器官，其本质是缺损器官处的成体细胞能够去分化为未分化细胞。再生是个体发育的再活化，是细胞分化可塑性的集中体现。

本章目标测试

由一个受精卵分化来的细胞为什么会变得如此多样？对于这一问题，数百年来虽经许多生命科学家前赴后继的工作，但至今仍不清楚。非人灵长类克隆猴的诞生、人胚胎干细胞的建系、体细胞重编程与体细胞向 iPS 细胞的"诱导"成功、细胞分化的表观遗传调控机制，以及基因编辑技术的有效应用等，成为近年来细胞分化研究领域的亮点，并正在向彻底修复疾病的再生医学等领域迈进。

（莫显明）

NOTES

第十六章 | 细胞衰老与细胞死亡

本章数字资源

高等真核生物的大部分细胞都经历了由未分化到分化、分化到衰老及死亡的过程。在生物体内，每时每刻都有细胞在衰老、死亡，这是生物界的普遍规律，是一种不可抗拒的生理现象。不同类型细胞的寿命各不相同。以人体的细胞为例，红细胞的平均寿命仅为 120 天，肝细胞的平均寿命为 18 个月，而神经元的寿命与机体寿命大致相同。阐明细胞衰老与死亡的机制，对于揭示生命的奥秘和延缓个体衰老具有重要的意义。

第一节 | 细胞衰老

一、细胞衰老的概念

细胞衰老（cell senescence）是指在各种内外因素的作用下，本具有分裂能力的细胞丧失增殖能力（即使在营养充分的条件下）的一种状态。在真核细胞中，细胞衰老与细胞的静息态（quiescence）是不同的概念。静息态的细胞稳定处于 G_0 期，RNA 合成水平极低，但在生长因子等因素的作用下可以重新进入 G_1 期并发生增殖。典型的例子是成体组织干细胞（详见第十七章）和幼稚 T 细胞（naïve T cell）。而衰老的细胞可视为脱离了细胞周期而呈现出不可逆的增殖停滞，且仍保持一定水平的代谢活性。细胞衰老是生物个体老化（aging）的基础。个体的自然衰老并不是疾病，但它与许多老年性疾病的发生相关。

（一）细胞衰老与个体老化既有区别又有联系

细胞衰老过程在较短的时间内即可完成，而个体老化则是一个相对较长的渐进过程。绝大多数生物性成熟以后，机体或组织的形态结构和生理功能会逐渐退化。个体老化也是受发育程序、环境因子等多种因素控制的、不可逆的生物学现象，与物种的寿命密切相关。对多细胞生物来说，细胞衰老与个体老化是微观与宏观两个不同层面上的概念。一方面，个体老化建立在总体细胞衰老的基础之上。如老年人记忆力减退和运动功能衰退均与相关神经元的衰老密切相关。另一方面，个体老化并不代表个体所有细胞的衰老。如 70 岁老年人的生精细胞仍可以活跃地产生精子。此外，个体局部的细胞衰老与细胞死亡并不一定影响个体的寿命。

从科学研究的角度出发，由于个体和组织的衰老都有其细胞生物学基础，在一定程度上细胞衰老可视作个体老化的基本单位。因此，现阶段关于个体老化的研究多从细胞衰老的机制入手。

（二）机体内各类细胞的寿命不同

在成年个体的组织器官中，总有细胞不断地衰老。不同类型细胞的寿命差异显著，除干细胞外（详见第十七章），大致可分为三种类型：第一类细胞的寿命接近于个体的寿命，如神经元、肌细胞等；第二类是在一定周期内自我更新的细胞，如肝细胞、胃壁上皮细胞等；第三类是快速更新且寿命较短的细胞，如红细胞和白细胞等。细胞的寿命除了与细胞的种类有关，也受到内、外环境条件的影响，并与其自身功能相呼应。

（三）细胞在体外培养条件下的寿命

离体（in vitro）细胞与在体（in vivo）细胞一样，也有一定的寿命，其长短取决于培养细胞的平均代数。1961 年，L. Hayflick 和 P. Moorehead 对来自胚胎和成体的成纤维细胞分别进行体外培养，发现

NOTES

胚胎成纤维细胞分裂传代 50 次后便进入了生长停滞状态,而成体成纤维细胞在 15～30 代后即出现生长停滞,表明细胞分裂的次数存在一个上限。不同体外培养细胞的分裂次数的上限与其来源组织的年龄、种属等密切相关。Hayflick 意识到这种细胞丧失增殖能力的现象应该是细胞自身的特性所致,从而首次将这一现象定义为"细胞层面的衰老",也称为复制性衰老(replicative senescence)。细胞增殖分裂次数的极限因此被称为 Hayflick 极限,并被认为决定了个体寿命的上限。

二、细胞衰老的表现

细胞衰老伴随着形态结构和生化特性的改变,并表现为对环境变化的适应能力以及维持细胞内环境稳定的能力降低。

(一)细胞衰老伴随着形态学改变

衰老细胞的形态变化主要表现为细胞体积增大且整体变得扁平、细胞质与细胞核的体积比增大、细胞质膜成分改变、溶酶体和失能线粒体累积、胞内出现脂褐素等异常物质沉积,最终丧失增殖能力。

(二)细胞衰老过程中生物分子的改变

衰老细胞会出现核酸、蛋白质和脂类等关键生物分子的损伤,主要表现在以下方面。

1. **核酸** DNA 分子氧化、断裂、交联、甲基化程度降低,端粒丢失;线粒体 DNA 特异性缺失;mRNA 和 tRNA 的含量降低。

2. **蛋白质** 含量下降;细胞内蛋白质发生糖基化、氨甲酰化、脱氨基等修饰反应,导致蛋白质的稳定性、抗原性和可降解性下降;自由基使蛋白质肽链断裂、交联;酶分子活性中心被氧化,辅酶金属离子如 Ca^{2+}、Zn^{2+}、Mg^{2+}、Fe^{2+} 等丢失;氨基酸的构象由左旋变为右旋。

3. **脂类** 不饱和脂肪酸被氧化;脂质分子自身交联或与脂蛋白交联。

(三)细胞衰老的标志物

除上述一般情况外,衰老细胞在基因表达和蛋白累积方面还具有一些较为特异的表型。细胞衰老相关的基因包括 p53(编码 p53 蛋白)、p16(又名 CDKN2A、INK4A、ARF,编码 p16^{INK4A})、p21(又名 CDKN1A、WAF1,编码 p21^{WAF1})等,抑制细胞衰老的基因有 Sirt1、Klotho、FoxO3 等。衰老组织和体外培养的衰老细胞中都发现衰老相关 β-半乳糖苷酶(senescence-associated β-galactosidase,SA-β-gal)的富集。衰老细胞特异性表达细胞周期抑制蛋白,如 p16^{INK4A}(简称 p16)和 p21^{WAF1}(简称 p21)等,同时抗细胞凋亡的 Bcl-2 家族蛋白的水平也会上升。衰老细胞的核纤层蛋白 B1(Lamin B1)水平显著下降,这也是它们细胞核形态改变的重要原因。此外,衰老相关的异染色质凝集(senescence-associated heterochromatin foci,SAHF)也是衰老细胞的特征。衰老细胞还具有衰老相关的分泌表型(senescence-associated secretory phenotype,SASP),分泌 IL-6 和 IL-8 等促炎性细胞因子。在科学研究中,上述蛋白和特定结构常作为生物标志物被用于鉴别衰老细胞(图 16-1)。另外,各类衰老细胞也会携带不同的分子标志,这与它们的组织来源和衰老途径密切相关。

三、细胞衰老的机制

细胞衰老是一个十分复杂的生命现象。一方面,细胞衰老是细胞在不同生命阶段受到多种环境因素影响的结果。另一方面,细胞衰老也可能受到自身程序化的调控,可以视作一种"自发"的行为。这一点可以从胚胎中也存在衰老细胞这一现象得到印证。以往存在多种学说(如端粒钟学说、自由基学说等)解释细胞衰老的诱因。而现实中的细胞衰老事件往往是由多种因素在不同细胞生命阶段发挥作用而引起的,单一学说无法全面概括细胞衰老的诱因。

(一)诱发细胞衰老的生物学事件

1. **DNA 损伤应答(DNA damage response,DDR)** 无论何种细胞衰老,其表现均为细胞周期停滞。而 DNA 损伤应答是生理状态下细胞进入细胞周期停滞的重要诱因。因此,核 DNA 损伤被认为是导致细胞衰老的根本原因。许多其他信号通路导致的细胞衰老实际上也归因于 DNA 损伤应答。

正常细胞　　　　　　　　　　　衰老细胞

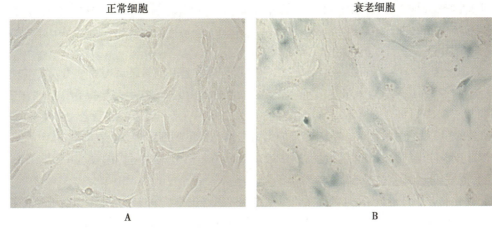

A　　　　　　　　　　　　　　B

图 16-1　正常细胞与衰老细胞的形态和标志物表达情况对比

正常（A）和衰老（B）人视网膜色素上皮细胞的 SA-β-gal 染色。

当 DNA 损伤发生后，为了防止受损基因向子代细胞传递，DNA 损伤应答通路会发挥"检查点"功能，阻断细胞周期（详见第十三章）。一些 DNA 损伤应答相关蛋白（如激活态的 ATM 激酶等）累积在 DNA 损伤部位，形成前面提到的异染色质凝集（SAHF）现象。这些蛋白介导了检查点的执行和细胞周期停滞，直至 DNA 损伤修复完成。但是，当未被修复的 DNA 损伤持续存在时，DNA 损伤应答通路的持续激活就会一直阻滞细胞周期，从而引起细胞衰老。ATM 激酶可以活化著名的抑癌蛋白 p53，而活化的 p53 会促进细胞周期蛋白依赖性激酶（cyclin-dependent kinase，Cdk）抑制因子 p21 的表达，进一步维持细胞衰老的状态。

2. 端粒（telomere）的缩短和损伤　端粒的缩短是首个也是被研究得最为深入的细胞衰老诱因。通常情况下，端粒会随着 DNA 的每一轮复制而逐渐缩短。当端粒缩短至一定的长度时，端粒末端的保护性 DNA 二级结构及封端因子的缺失使得这段极短的端粒在结构上与发生双链断裂的受损 DNA 极为类似，进而引发 DNA 损伤应答。实验表明，一个或少数几个过度缩短的端粒所产生的 DNA 损伤应答信号足以使细胞进入复制衰老状态。此外，端粒的损伤也会导致细胞衰老的发生。这是由于端粒区 DNA 的结构较为特殊，对于该区域的 DNA 损伤修复效率较低。一旦端粒发生损伤，被激活的 DNA 损伤应答信号会被长久地保持，从而引起细胞衰老。这种端粒损伤引起的细胞衰老常见于端粒未显著缩短的、已不再分裂的终末分化细胞中。

3. 癌基因（oncogene）的表达　癌基因的表达在初期会触发细胞的过度增殖（hyperproliferation），但由此带来的巨大的 DNA 复制压力会累积大量的 DNA 损伤（尤其是端粒区的损伤），导致持续性 DNA 损伤应答的发生，并最终引起细胞衰老。该过程被称为癌基因诱导的细胞衰老（oncogene-induced senescence，OIS）。相应的，抑癌基因例如 *PTEN* 的丢失或表达下调也会引起类似效果。从机制上说，*ras*、*BRAF* 等癌基因可以通过一系列下游信号通路上调 p53 的表达，进而促进 p16/p21 依赖的细胞衰老。OIS 也可以通过激活 p16-Rb 通路，独立于 DNA 损伤和 p53 激活信号来介导衰老。

4. 活性氧（reactive oxygen species，ROS）的累积　ROS 是与氧代谢有关的、含自由基和易形成自由基的过氧化物的总称。自由基具有未成对电子，化学性质极为活泼，易与细胞内的生物大分子发生反应。ROS 是细胞有氧代谢的副产物。正常情况下细胞内 ROS 的水平较低，其产生与清除处于一种动态平衡的状态，这对于细胞的生长和分化是必要的。然而，在某些环境下（如紫外线照射、重金属、营养缺乏等），ROS 会在细胞中异常累积，形成所谓的氧化应激（oxidative stress）状态。过量的 ROS 一方面会通过自由基诱导 DNA、蛋白质和脂质的损伤，另一方面也会通过直接激活 p38-MAPK 通路上调 p53-p21 和 p16 的水平，从而促进细胞衰老。

5. 线粒体失能（mitochondrial dysfunction）　线粒体形态改变和功能障碍是衰老细胞的一个显著标志。反过来，线粒体失能也是促进细胞衰老的重要因素。例如，线粒体中 Sirtuin 家族蛋白（一类与衰老和 DNA 修复相关的 NAD 依赖性去酰基酶)的缺失以及抑制线粒体功能的化合物均可诱导细胞衰老。线粒体失能关联的细胞衰老(mitochondrial dysfunction-associated senescence,MiDAS)被认为与衰老个体中的代谢改变和脂肪细胞分化异常有关。

6. 表观遗传调控(epigenetic regulation) 表观遗传调控是基因转录调控的重要方式,包括 DNA 甲基化、组蛋白翻译后修饰以及染色质重塑等生物学事件。*p16* 基因在甲基化酶 DNMT1 的作用下表达受到抑制。DNMT1 抑制剂可诱导 *p16* 基因启动子的去甲基化并促进细胞衰老。多梳抑制复合物 PRC1 和 PRC2 可以通过控制 *p16* 基因区域的组蛋白修饰来影响细胞衰老。在 OIS 过程中,BRD4 蛋白与 PRC2 竞争性地结合乙酰化的组蛋白 H3K27,从而调控 SASP 相关基因的表达并影响细胞衰老。

(二)诱发细胞衰老的外部因素

除上述生物学事件外,许多外部因素也可通过诱导这些生物学事件的发生来引起细胞衰老(尤其是体外培养的细胞)。这些手段被广泛用于细胞衰老的相关研究,包括但不限于以下方面。

1. 射线暴露(如紫外线照射、放疗)。
2. 引起 DNA 损伤的药物(如顺铂等化疗药物)。
3. 阻断细胞周期的药物(如细胞周期蛋白依赖性激酶抑制剂)。
4. 抑制线粒体功能的药物(如烟酰胺磷酸核糖基转移酶抑制剂)。
5. 氧化剂和具有氧化活性的代谢产物(如过氧化氢)。
6. 靶向表观遗传调控的药物(如 DNA 甲基化酶抑制剂和组蛋白去乙酰化酶抑制剂)。

总的来说,数十年来关于细胞衰老机制的研究大大推进了人们对细胞衰老过程的认识。但一些关键的科学问题,例如细胞在衰老/凋亡命运中的选择机制,以及细胞衰老与个体衰老之间的具体联系,仍有待进一步的研究。尤其需要指出的是,目前学术界普遍将"细胞周期停滞"作为定义细胞衰老的关键表型,使得前述"细胞衰老"这一概念仅限于具备增殖能力的细胞,但丧失增殖能力的终末分化细胞实际上也会发生衰老。例如神经元在顺铂药物的作用下可以表现出类似衰老的状态:p21 和 SA-β-gal 的水平增高、细胞形态改变等。心肌细胞端粒 DNA 的持续损伤也会诱导衰老的表型产生,包括 p16 和 p21 的上调以及非典型的 SASP,最终引起心脏肥大和纤维化。因此,细胞衰老的概念也需要在未来得到完善。

四、细胞衰老与疾病

从多细胞生物的个体层面来说,细胞衰老同细胞凋亡类似,是将失能的细胞从增殖的细胞群体中清除的过程。如果衰老细胞能得到及时清除并被更新的健康细胞替代,则对个体来说并非一定是坏事。此外,前面提到的衰老细胞的各种特性对个体的健康也存在不同影响,例如衰老细胞分泌的促炎性细胞因子是引发老年慢性疾病(如神经退行性疾病和心血管疾病等)的危险因素,而衰老细胞的增殖停滞效应和高表达的 p53 又是抑制肿瘤发生的有益因素。因此,虽然细胞衰老与早老症、神经退行性疾病、动脉粥样硬化性心血管疾病、糖尿病及肿瘤等人类疾病的发生密切相关,但是其机制并不完全相同。

以早老症为例,儿童早老症(Hutchinson-Gilford progeria syndrome,HGPS)患者很早就出现明显的衰老症状(图 16-2),12～18 岁即过早死亡。该病是由编码核纤层蛋白 A(Lamin A)的基因 *LMNA* 突变所导致的常染色体显性遗传疾病。核纤层蛋白 A 的功能缺失会导致细胞核不稳定,并加速细胞衰老的过程。成人早老症(Werner's syndrome)患者平均在

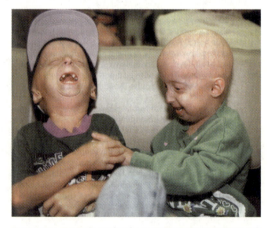

图 16-2 早衰儿童(不足 8 岁就表现出衰老特征)

39 岁时出现衰老,47 岁左右生命结束。该疾病的发生与一种负责 DNA 损伤修复的解旋酶 WRN 的突变相关。体外培养的成人早老症患者的成纤维细胞存活时间仅为正常人成纤维细胞的 1/8～1/3。在早老症中,细胞衰老过程的失调和衰老细胞的非正常累积是诱发疾病的重要原因。

在多种神经退行性疾病的动物模型和标本中,衰老细胞常在脑部病变区域积累。星形胶质细胞的衰老与帕金森病和阿尔茨海默病的发生相关。Tau 蛋白的聚集会引起神经元的衰老,而特异性清除衰老的星形胶质细胞和小胶质细胞可以减轻 Tau 蛋白神经原纤维缠结(Tau-containing neurofibrillary tangle)、神经元丢失和脑室扩大等神经退行症状。视网膜神经节细胞(retinal ganglion cell,RGC)表现出的衰老表型包括 SA-β-gal、p16、p21 水平的升高和 SASP,会引起病理性的血管增生并导致视网膜病变。

与上述疾病相反,在肿瘤的发生过程中,细胞衰老实际上发挥着抑制肿瘤发生的作用。发生恶性转变的细胞往往需要使介导衰老的基因(如 *p53*)突变失活来逃避衰老,进而发展为恶性肿瘤。因此,诱导肿瘤细胞衰老也是临床上治疗肿瘤的方案之一。大量的抗癌干预措施通过触发基因毒性应激、触发氧化应激或过度激活丝裂原活化信号等方式诱导肿瘤细胞衰老,导致细胞周期阻滞并抑制肿瘤进展(图 16-3)。其中传统的放化疗会在肿瘤细胞中引起 DNA 损伤,通过 DNA 损伤应答通路导致 p53 和 p21 激活,从而引发细胞衰老。同样,细胞周期蛋白依赖性激酶抑制剂、DNA 甲基化酶抑制剂和组蛋白去乙酰化酶抑制剂也能通过诱导衰老发挥抗肿瘤作用。然而,衰老肿瘤细胞会分泌大量的促炎性细胞因子,形成一把双刃剑:它们虽然在短期内可以诱导邻近肿瘤细胞停滞或减缓生长,改善抗肿瘤药物输送的血管系统,并招募可以杀伤肿瘤的免疫细胞,但是长期来说,衰老肿瘤细胞所引起的慢性炎症反应,不仅会诱发抑制免疫细胞的微环境,还会诱发邻近肿瘤细胞发生上皮-间质转化(epithelial-mesenchymal transition,EMT),并促进肿瘤的侵袭和转移。

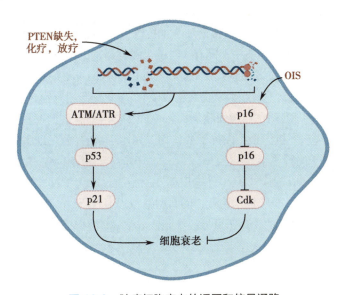

图 16-3　肿瘤细胞衰老的诱因和信号通路

综上,人们必须了解细胞衰老对个体疾病发生的具体影响机制,才能精准开发出延缓衰老和治疗相关疾病的有效手段。

第二节 | 细胞死亡

细胞死亡是指细胞生命现象的终结。细胞死亡的进程可以很快,如剧烈的理化因子可使细胞迅速死亡。但在非剧烈因素作用时,细胞死亡有一定的自然过程。引起细胞死亡的原因很多,对机体的影响也错综复杂。细胞死亡既可在机体的某些病理因素条件下发生,也发生于生理条件下的个体发育过程。

一、细胞死亡的方式

早在 19 世纪初,在显微镜下已观察到细胞死亡现象,在 20 世纪 70 年代之前人们将所有的细胞死亡均称为坏死(necrosis)。1972 年人们将某些细胞的死亡方式命名为细胞凋亡(apoptosis);1973 年将电子显微镜下观察到的大鼠和小鼠出生前的胚胎细胞死亡按形态差异分为细胞凋亡、细胞坏死以及以胞质过度囊泡化为特征的自噬性细胞死亡。近 30 年来,随着对细胞死亡生化特征和功能意义认识的不断深入,相继发现和命名了 10 余种新的细胞死亡。在此简要介绍常见的细胞死亡方式。

1. **细胞凋亡**　是指在特定信号诱导下,由细胞内的死亡级联反应被触发所致的生理性或病理性、主动性的死亡过程。细胞凋亡既可由病理因素刺激所引起,也发生于生理条件下的发育过程。细胞凋亡时,凋亡细胞呈现皱缩样改变。凋亡早期细胞核内染色质固缩凝集,并聚集在核膜周围,后期细胞核和细胞质内容物片段化断裂,但由膜结构将它们包裹,形成多个球形小体,即凋亡小体(apoptotic body)。凋亡小体可被周围吞噬细胞吞噬,不引起炎症反应。

2. **细胞坏死**　是指在致病因子的作用下,细胞生命活动被强行终止所致的病理性、被动性的死亡过程。细胞坏死主要发生于病理情况下(如创伤、缺血、缺氧等)。导致细胞坏死的环境因素可以是物理的,如高温与超低温、高渗与低渗、射线等;也可以是化学的,如化学毒物;还可以是生物的,如细菌和病毒的感染等。细胞坏死时呈现肿胀性变化,之后细胞膜和细胞器膜崩解破裂,细胞解体,内容物外溢,引起周围组织发生炎症反应。

细胞坏死一直被认为是在严重损伤下发生的一种被动的、急性的细胞死亡,是与细胞凋亡截然不同的细胞死亡方式。后来研究发现,某些表现为细胞坏死表型的细胞死亡,能够被化学合成的小分子抑制剂逆转,显示出程序性调控。这种类型的细胞坏死被称为程序性坏死(programmed necrosis)或坏死性凋亡(necroptosis)。

3. **自噬性细胞死亡**　细胞自噬可以帮助细胞抵抗饥饿、衰老等外界压力,但过度的自噬又将导致细胞发生程序性死亡。这种细胞质中伴随有大量的自噬性囊泡的细胞死亡称为自噬依赖性细胞死亡(autophagy-dependent cell death)或自噬性细胞死亡(autophagic cell death)。

4. **细胞焦亡**　表现为细胞不断胀大直至细胞膜破裂,导致细胞内容物释放进而激活强烈的炎症反应。这种坏死样形态的细胞死亡称为细胞焦亡(pyroptosis)。细胞焦亡也是程序性调控的,是机体一种重要的天然免疫反应,在抗感染中发挥重要作用。相比于细胞凋亡,细胞焦亡发生得更快,并会伴随大量促炎性细胞因子的释放。

5. **铁死亡**　铁死亡(ferroptosis)是一种铁依赖性的脂质过氧化物过度累积诱导的细胞死亡,它是区别于细胞凋亡、细胞坏死、自噬性细胞死亡的新型细胞程序性死亡。生理状态下铁离子水平在细胞内处于动态平衡状态,而过量的铁离子可导致细胞铁浓化,其主要表现形式为铁离子沉积导致氧化应激及膜脂质过氧化反应。

二、细胞死亡的分类

随着对细胞死亡机制认识的不断深入,从 2005 年开始,国际细胞死亡命名委员会(Nomenclature Committee on Cell Death,NCCD)开始建议对细胞死亡进行分类,并在此后不断修正。2015 年起,根据细胞死亡过程是否可控,将其分为意外性细胞死亡(accidental cell death,ACD)和调控性细胞死亡(regulated cell death,RCD)两大类。

1. **意外性细胞死亡**　是指剧烈的损伤造成的迅速的细胞死亡,具有不可避免的、无法逆转的特点,这些损伤因素包括物理的创伤、烧伤,也包括剧烈的化学毒素。

2. **调控性细胞死亡**　是指由温和的细胞内、外损伤引发,或发生于生理过程中,主要特征是有特异的蛋白质复合物的形成和激活,并可被遗传学方法或药物所逆转的细胞死亡。在调控性细胞死亡过程中,蛋白质或蛋白质复合物就像为死亡进行遗传编码的装置(genetically encoded apparatus)一样,也像分子机器（molecular machinery）一样触发下游信号转导和效应蛋白的激活，分别引起膜的通透性转变、膜打孔、膜脂过氧化、膜破裂和细胞的片段化，最终造成细胞死亡。细胞凋亡、程序性坏死、自噬性细胞死亡、细胞焦亡、铁死亡等被归类于调控性细胞死亡。

其中，在生理条件下发生的调控性细胞死亡称为程序性细胞死亡（programmed cell death, PCD）。程序性细胞死亡可以是细胞凋亡，也可以是其他形式的细胞死亡（如自噬依赖性死亡、程序性坏死）。

第三节 ｜ 细胞凋亡

细胞凋亡（apoptosis）是指细胞在一定的生理或病理条件下，遵循自身的程序，自己结束生命的过程。"apoptosis"来源于希腊语，"apo"意为"分离"，"ptosis"指脱落、凋零。当时选用这个词，就是为了强调这种细胞死亡是自然的生理过程。细胞凋亡现象普遍存在于人类及动、植物中，贯穿于生物体整个生命过程。

细胞凋亡是细胞生理性死亡的普遍形式，是多细胞生物体个体发育、成体组织更新不可缺少的部分。例如人体内每天有 $5×10^{11}$ 个血细胞通过细胞凋亡被清除，同时新的血细胞也产生，实现了造血的更新。在个体发育过程中，细胞按时空程序发生死亡，例如在蝌蚪变态发育过程中尾部细胞的凋亡、脊椎动物神经元发育过程的凋亡及哺乳动物指（趾）发育时指（趾）间细胞的凋亡。在脊椎动物发育早期，一般先要产生过量的神经元，但后来近一半的神经元发生凋亡，只有那些与靶细胞（如肌细胞、腺体细胞等）建立起良好的突触联系，并充分接受了靶细胞分泌的存活因子的神经元才保留了下来（图 16-4）。

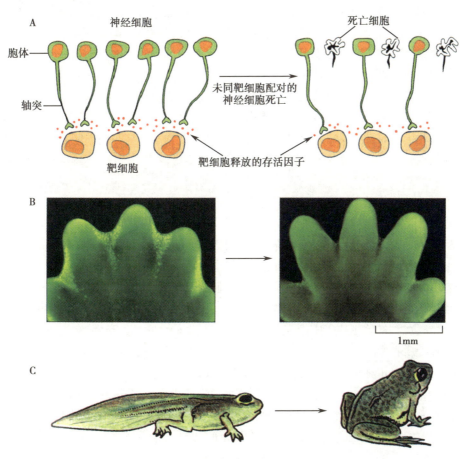

图 16-4　个体发育过程中的细胞凋亡事例

A. 发育中神经细胞的凋亡；B. 哺乳动物手指和足趾在发育早期是连在一起的，指（趾）间的蹼通过细胞凋亡被清除，使单个指（趾）分开；C. 幼体的蝌蚪向成体发育过程中尾部细胞的凋亡。

细胞凋亡也是疾病发生的基础,很多病理条件下,细胞发生凋亡。除生理性诱导因子(肿瘤坏死因子及其家族中 Fas 配体、转化生长因子 β、神经递质、Ca^{2+}、糖皮质激素)之外,损伤相关因子(病毒感染、细菌毒素、氧化剂、自由基、缺氧、缺血)、疾病治疗相关因子(化疗、放疗、生物治疗、中药治疗),以及其他细胞毒性物质(乙醇、氧化砷、β 淀粉样蛋白)等均可诱发细胞凋亡。

细胞脱离其所处的微环境也是凋亡的诱发因素。例如,机体正常上皮细胞或不具备转移性质的实体瘤细胞从原位脱落进入血流后就会引发细胞凋亡,这种在脱离原来生存环境的特殊情况下发生的细胞凋亡称为失巢凋亡(anoikis)。失巢凋亡的意义在于防止这些脱落的细胞种植并生长于其他不适宜的地方。而容易发生远处转移的恶性肿瘤细胞,则具有极强的抗失巢凋亡特性,它从瘤体上脱落进入循环系统后并不发生凋亡。

一、细胞凋亡的特征

细胞凋亡具有典型的形态学改变和特异的生化特征。

视频

动画

(一)细胞凋亡呈现出特征性形态学变化

主要包括细胞皱缩(cell shrinkage)、染色质凝集(chromatin condensation)、凋亡小体形成、细胞骨架解体等,其中以胞核的变化最为显著。

1. **细胞核的变化** 细胞核的体积变小,染色质凝集。染色质凝集起始于核膜边缘,呈新月帽状贴附在核膜上,随后扩展到整个细胞核(图 16-5)。当凝集的染色质断裂时,呈现多个大小不同的块状或花瓣状染色质。凋亡后期,核膜断裂,染色质碎片散布于细胞内,很快与细胞质断裂成分一起形成凋亡小体。

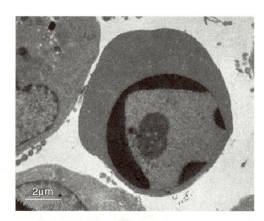

图 16-5 凋亡细胞核的"新月状"结构

2. **细胞质的变化** 凋亡细胞的胞质发生明显浓缩,其中的细胞器也发生不同程度的变化,尤其是线粒体和内质网。凋亡早期,可观察到细胞内线粒体增大,嵴增多,随后线粒体出现空泡化。多数情况下,凋亡细胞内的内质网腔膨大,并为凋亡细胞形成的凋亡小体结构提供包裹膜。凋亡细胞原有的疏松、有序的细胞骨架结构也变得致密和紊乱。细胞骨架的改变不仅仅是细胞凋亡的后果,还影响到细胞凋亡的过程。

3. **细胞膜的变化** 凋亡细胞表面原有的特化结构,如微绒毛、细胞突起及细胞连接等逐渐消失(图 16-6),细胞膜起泡(blebbing),但细胞膜仍保持完整。一些与细胞间连接有关的蛋白质从凋亡细胞的膜上消失,但正常情况下位于细胞膜内侧的磷脂酰丝氨酸(phosphatidylserine,PS)则从细胞膜的内侧翻转到细胞膜的表面,暴露于细胞外环境中,与凋亡细胞被识别和清除有关。

4. **凋亡小体的形成** 细胞核及细胞质的碎片被膜包围形成凋亡小体,此时完整细胞碎裂为多个散落的、大小不等的凋亡小体(图 16-6)。凋亡小体形成的步骤为:①细胞膜起泡。细胞凋亡时,细胞骨架发生的重新装配引起细胞物理特性的改变,尤其是流体静力学压力产生,水流动到压力改变的质膜局部,造成该处质膜像发泡一样鼓起。②膜突起形成。在一些特定蛋白质作用下,在微丝重排的基础上,膜继续向外伸出相对较长的突起,细胞质和染色质的断片进入突起。③凋亡小体脱落。膜突起开始脱离细胞,凋亡细胞解体。这是凋亡小体形成的最后一步,但也是机制最不清楚的步骤。在凋亡小体未脱落前,质膜一直维持完整性,防止细胞过早破裂也是重要的生物学问题,但机制尚不清楚。有些细胞仅仅发生核固缩和胞质浓缩,成为单个致密的结构,也被称为凋亡小体,在病毒性肝炎中见到的嗜酸性小体(康斯尔曼体,Councilman body)就是这种凋亡小体的例子。

(二)凋亡细胞呈现特异的生化特征

1. **DNA 片段化** 细胞凋亡时,细胞的内源性核酸酶活化,特异地在染色质核小体的连接段切断

NOTES

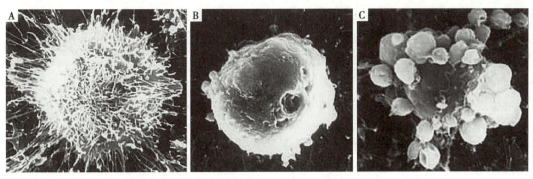

图 16-6　扫描电镜下凋亡细胞表面的变化
A. 正常细胞；B. 凋亡细胞，微绒毛消失；C. 凋亡小体。

DNA 链，形成长度为 180～200bp 整数倍的寡聚核苷酸片段，称为 DNA 片段化（DNA fragmentation）。这种 DNA 片段化的结果是在进行琼脂糖凝胶电泳时，凋亡细胞表现出特征性的 DNA 梯状条带（DNA ladder）（图 16-7）。而细胞坏死时，DNA 随意断裂为长度不一的片段，琼脂糖凝胶电泳呈现"弥散状"（smear）。因此，DNA 规律片段化也是区分凋亡和坏死的依据。DNA 断裂和小片段的漏出，也会造成 DNA 含量的降低，表现为流式细胞技术检测 DNA 量时，凋亡细胞可以在 G_0/G_1 期（二倍体）细胞前面形成独立的亚二倍体峰。

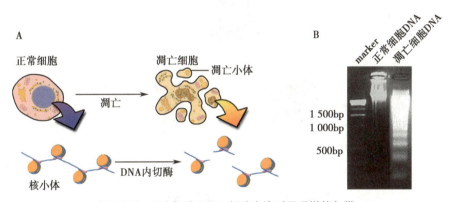

图片

图 16-7　凋亡细胞 DNA 凝胶电泳时呈现梯状条带
A. 细胞凋亡中 DNA 内切酶的活化；B. 细胞凋亡所形成的 180～200bp 整倍性 DNA 片段。

2. 细胞凋亡中的蛋白酶　细胞凋亡的发生是通过多种蛋白酶控制的，蛋白酶对底物蛋白质的级联剪切（cleavage）是凋亡细胞的关键特征。控制凋亡的蛋白酶最主要的为胱天蛋白酶（cysteine aspartic acid specific protease，caspase）家族，其他也包括免疫细胞中的颗粒酶（granzyme）等。

caspase 剪切底物依赖自身的半胱氨酸残基（Cys），而水解底物的位点在特定的天冬氨酸（Asp）与其后氨基酸残基间的肽键，这也是胱天蛋白酶名称的由来。目前发现的哺乳动物 caspase 家族成员有十余种，其分子间的同源性很高、结构相似，除参与炎症反应的 caspase-1、4、5、11 外，参与细胞凋亡的包括 caspase-2、3、6、7、8、9、10。caspase 通常以无活性的酶原形式存在，其活化也是级联剪切的过程，首先在 caspase 酶原的 N 端前域和大亚基之间被剪切，前域被去除；之后大、小亚基之间再被剪切，释放的大亚基和小亚基组成二聚体，再由两个二聚体形成有活性的四聚体。

caspase 家族成员可分为起始 caspase（initiator caspase）和执行 caspase（execution caspase），起始 caspase 被首先激活，激活后又剪切执行 caspase，以级联激活的方式启动细胞凋亡。起始 caspase 包括 caspase-2、8、9，特征是 N 端前域均包含一段特殊的结构域 CARD（caspase recruitment domain）。起始 caspase 酶原的 CARD 与衔接蛋白的同样的结构域结合，形成大的多聚复合体，这个复合体便成为起始 caspase 互相靠近、相互剪切的平台，也就是引发自身激活的平台。虽然激活 caspase-8 和 caspase-9

的信号不同,形成的复合体也不同,但它们均以这种机制完成激活过程。起始 caspase 一旦活化即开启细胞内的死亡程序,通过水解切割 caspase-3、6、7 使它们激活,这些执行 caspases 则剪切非 caspase 家族的各类蛋白质,并因此介导凋亡的最终发生,因此 caspase-3、6、7 又称为效应 caspase(effector caspase)。起始 caspase 剪切的底物是效应 caspase,而效应 caspase 剪切的底物已发现有上千种,其中较为重要的包括 caspase 激活的 DNA 酶的抑制蛋白(inhibitor of caspase-activated deoxyribonuclease, ICAD)、聚腺苷二磷酸核糖聚合酶 -1(poly ADP-ribose polymerase,PARP-1)、微丝和核纤层等。这些蛋白质被剪切后造成的结果既有功能上的激活,也有失活,并最终负责凋亡的发生,如 ICAD 的剪切失活,释放了 CAD,解除了对 CAD 的抑制,CAD 才能对 DNA 进行水解,导致凋亡细胞的 DNA 片段化。

(三) 细胞凋亡与细胞坏死的比较

由于细胞凋亡是一种主动的、由基因决定的细胞自杀(cell suicide)过程,其性质与细胞坏死完全不同。细胞坏死是细胞受到激烈的物理、化学刺激或严重的病理性刺激后,引起的细胞损伤和死亡。细胞坏死时,细胞膜发生渗漏,细胞内容物(包括膨大、破碎的细胞器以及染色质片段等)释放到胞外,导致炎症反应;而在细胞凋亡过程中,细胞膜反折并包裹断裂的染色质片段或细胞器等,随后逐渐分离而形成众多的凋亡小体,并最终被邻近的吞噬细胞吞噬破坏。行使吞噬功能的细胞一般是巨噬细胞,有时是上皮细胞或血管内皮细胞。整个凋亡过程中,细胞膜的完整性保持良好,死亡细胞的内容物不会逸散到胞外环境中,因此并不引发炎症反应(图 16-8)。

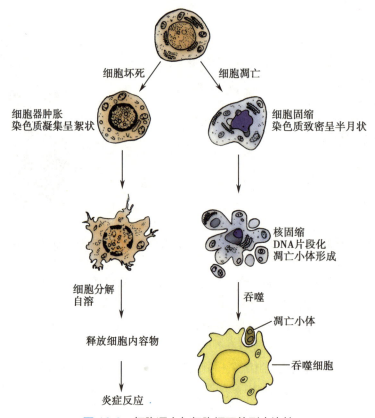

图 16-8　细胞凋亡与细胞坏死的形态比较

表 16-1 总结了凋亡与坏死的区别。

二、细胞凋亡的分子机制

细胞凋亡与细胞增殖和细胞分化一样,受细胞内外多种信号的诱导而启动。

(一) 细胞凋亡主要由死亡受体途径和线粒体途径介导

诱导细胞凋亡的信号可来源于细胞内或细胞外。细胞内部的信号可来自 DNA、线粒体、内质网

表 16-1　细胞凋亡和细胞坏死的比较

比较内容	细胞凋亡	细胞坏死
起因	生理性或病理性	主要是病理性变化或剧烈损伤
范围	单个散在细胞	大片组织或成群细胞
细胞膜	保持完整,一直到形成凋亡小体	破损
细胞核	固缩,DNA 片段化	弥漫性降解
染色质	凝聚在核膜下呈半月状	呈絮状
线粒体	自身吞噬	肿胀
细胞体积	固缩变小	肿胀变大
凋亡小体	有,被邻近细胞或巨噬细胞吞噬	无,细胞自溶,残余碎片被巨噬细胞吞噬
基因组 DNA	有控降解,电泳图谱呈梯状	随机降解,电泳图谱呈涂抹状
基因活动	有基因调控	无基因调控(程序性坏死除外)
蛋白质合成	有	无

等的损伤;细胞外的信号可以是药物、射线、其他细胞分泌释放的信号分子,也可以是其他细胞的膜表面分子,甚至失去细胞黏附也可成为诱导细胞凋亡的信号。这些信号或刺激有的通过膜表面的死亡受体而介导,有的通过线粒体释放促进凋亡的物质而起始,前者称为死亡受体途径,也称为外源性途径(extrinsic pathway),后者称为线粒体途径,也称为内源性途径(intrinsic pathway)(图 16-9)。

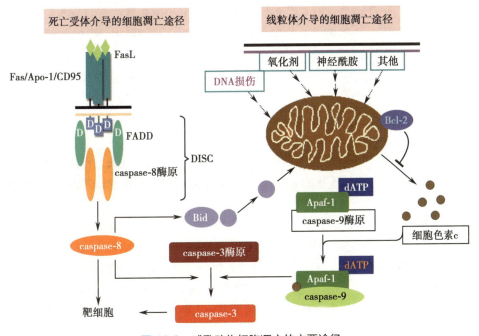

图 16-9　哺乳动物细胞凋亡的主要途径

1. 死亡受体介导的细胞凋亡途径　细胞外的信号分子与细胞表面相应的死亡受体(death receptor,DR)结合,激活细胞凋亡信号通路。这些信号分子属于肿瘤坏死因子(tumor necrosis factor,TNF)家族,包括 TNF-α、Fas 配体(Fas ligand,FasL)、TRAIL;而受体也属于 TNF 受体超家族,主要成员有肿瘤坏死因子受体(tumor necrosis factor receptor,TNFR)1、Fas/Apo-1/CD95、DR-4、DR-5 等。信号分子与死亡受体结合后引起 caspase-8 活化。以 Fas 为例,Fas 胞外结构域与 FasL 结合后,诱发 Fas 胞质死亡结构域(death domain,DD)结合 Fas 相关死亡结构域蛋白(Fas-associated protein with death domain,FADD),此时 FADD 的氨基端死亡效应结构域暴露,得以与 caspase-8 酶原结合,形成由 Fas-

FADD-caspase-8 组成的死亡诱导信号复合体（death inducing signaling complex，DISC），该复合体即为 caspase-8 的激活平台。活化的 caspase-8 可以进一步激活执行死亡功能的效应蛋白 caspase-3、6、7 等，导致细胞凋亡。

2. 线粒体介导的细胞凋亡途径　许多凋亡信号，如 DNA 损伤、氧化剂、药物等都可以直接或间接地作用于线粒体，引起线粒体的损伤和膜渗透性改变，导致线粒体的细胞色素 c（cytochrome c，cyt c）释放，触发细胞凋亡。

线粒体外膜通透作用（mitochondrial outer membrane permeability，MOMP）是线粒体途径介导凋亡的早期决定性改变。在凋亡信号刺激时，Bcl-2 家族的 Bax 和 Bak 被激活，在线粒体外膜上聚集，以数量不等的同型或异型寡聚体的形式围成环形或弧形的"孔洞"，这种现象被称为线粒体外膜通透作用。线粒体膜间腔的细胞色素 c 从这些孔洞释放，释放的细胞色素 c 与胞质的凋亡蛋白酶激活因子（apoptosis protease activating factor-1，Apaf-1）、dATP 及 caspase-9 酶原形成蛋白质复合体，这个复合体是 caspase-9 激活的平台，被称为凋亡体（apoptosome），启动细胞凋亡。因此，MOMP 和细胞色素 c 的释放是线粒体途径触发细胞凋亡的核心事件。

MOMP 促使线粒体释放的蛋白质还包括凋亡诱导因子（AIF）和凋亡抑制因子（IAP）的抑制蛋白 Smac/Diablo，它们也参与了凋亡发生过程。

此外，死亡受体途径中激活的 caspase-8 也可催化 Bcl-2 家族的促凋亡分子 Bid 的切割。caspase-8 催化 Bid 裂解成两个片段，其中含有 BH3 结构域的 C 端片段（tBid）也插入线粒体膜，引起线粒体内细胞色素 c 的释放，沟通了死亡受体途径和线粒体途径。

3. 其他细胞凋亡途径　内质网和溶酶体在细胞凋亡中也起重要作用。内质网与细胞凋亡的联系主要表现在两个方面：①内质网对 Ca^{2+} 浓度的调控。很多细胞在凋亡早期会出现胞质内 Ca^{2+} 浓度的升高，这种浓度的升高由细胞外 Ca^{2+} 的内流和胞内钙库（内质网）中 Ca^{2+} 的释放所致。胞质内高浓度的 Ca^{2+} 一方面可以激活胞质中的钙依赖性蛋白激酶，另一方面可影响线粒体外膜的通透性从而促进细胞凋亡。而内质网膜上的凋亡抑制蛋白 Bcl-2 则具有维持胞质内 Ca^{2+} 浓度稳定、抑制凋亡的作用。②caspase 在内质网的激活。胞质内 Ca^{2+} 浓度的升高等因素可激活位于内质网膜上的 caspase-12，活化的 caspase-12 被转运到胞质中参与 caspase-9 介导的凋亡过程。

（二）细胞凋亡受多种因素调控

大量的研究资料表明，一些基因的表达产物能够调控细胞凋亡，因此人们将这些基因称为凋亡相关基因，包括 *Bcl-2*、*IAP* 和 *p53* 等。另外，线粒体释放的小分子 ROS、Ca^{2+}、cAMP 也调控了细胞凋亡的发生。

1. 既能抑制又能促进细胞凋亡的 *Bcl-2* 基因家族　正如上文所述，Bcl-2 家族蛋白在细胞凋亡中扮演重要角色。*Bcl-2* 基因是 B 细胞淋巴瘤 / 白血病 -2（B-cell lymphoma/leukemia-2，Bcl-2）的缩写，但其不仅存在于 B 细胞淋巴瘤中，也见于几乎所有正常组织。很多 Bcl-2 家族的蛋白，如 Bcl-2、Bax、Bcl-X$_L$ 等都定位于线粒体膜上。Bcl-2 家族成员大多包含 BH1~4 同源结构域，部分成员只有 BH3 结构域，大部分成员的 C 端还有一个穿膜结构域，帮助其插入细胞器膜。Bcl-2 蛋白家族中有的成员对凋亡发挥抑制作用，有的发挥促进作用，前者如 Bcl-2、Bcl-X$_L$ 和 Mcl-1，后者如 Bax、Bak、Bok、Bad、Bid 和 Bim 等。Bcl-2 蛋白家族的这两类蛋白通过同源结构域相互作用，相互拮抗，诱导或抑制 MOMP 和细胞色素 c 从线粒体的释放，调控凋亡的发生。例如，Bcl-2 通过阻止细胞色素 c 从线粒体释放来抑制凋亡；而 Bax 则通过与线粒体上的膜通道结合，促使细胞色素 c 的释放而促进凋亡。

2. 调控细胞凋亡的 *p53* 基因　p53 是一种重要的应激感受分子，在 DNA 损伤应答中扮演核心的角色。p53 作为转录因子，在 DNA 损伤后激活，诱导一系列基因的转录，激活细胞周期检查点，促进 DNA 修复，维持基因组的稳定性。同时，p53 诱导了 *NOXA* 和 *PUMA* 等促凋亡基因的转录，而 NOXA 和 PUMA 蛋白与 Bcl-2 家族蛋白作用，触发线粒体 MOMP，故细胞核的 DNA 损伤通过 p53 诱导了线粒体途径的细胞凋亡。细胞凋亡使基因组不稳定的细胞被清除，抑制细胞的恶性转化和肿瘤的发生。

当 *p53* 基因突变,失去了上述功能,肿瘤就可能发生。迄今为止,*p53* 基因已被证明是肿瘤中突变频率最高的基因。另外,在肿瘤治疗中,化疗药物、放射治疗造成的 DNA 损伤也需要通过 p53 达到治疗效果(诱导细胞凋亡),因此恢复 p53 的活性一直以来都是肿瘤治疗药物开发的目标。

3. IAP 和 IAP 的抑制蛋白 凋亡抑制因子(IAP)是一类抑制 caspase 的蛋白质,在哺乳动物细胞中包括 cIAP1、cIAP2 和 xIAP。IAP 定位于细胞质,具有泛素 E3 连接酶活性,通过对 caspase-9、3、7 以及其他相关蛋白质的泛素化修饰抑制 caspase 激活(促进 caspase 的降解),进而抑制细胞凋亡的发生。当线粒体途径的细胞凋亡被激活时,从线粒体释放的两种蛋白质 Smac/Diablo 和 Omi 为 IAP 的抑制蛋白,解除了 IAP 对 caspase 的抑制作用,因而 IAP 和 Smac/Diablo、Omi 成为相互拮抗的力量,就像为 caspase 激活设置了阈值和开关。在一些死亡受体途径介导的细胞凋亡中,也需要线粒体释放的 Smac/Diablo、Omi 才能解除对 caspase-3 的抑制作用。在促凋亡药物开发时,IAP 的小分子抑制剂和 Smac/Diablo 的小分子类似物也成为新的方向。

4. 线粒体膜电位的下降和小分子物质的释放 在细胞凋亡时,线粒体膜电位下降,钙离子等小分子从基质腔释放到细胞质,促进了细胞凋亡的发生。这种现象被称为线粒体通透性转变(mitochondrion permeability transition,mPT),但目前对其分子机制的了解较少。线粒体内膜较外膜更紧密,通透性较弱,故形成线粒体通透性转变孔(mPT pore,mPTP)使小分子穿过内膜是目前研究者认为的合理机制。虽然推测该孔含有线粒体膜上运输小分子的特异载体或通道蛋白,也有证据证明是 F1F0 ATP 合酶的亚基,但目前 mPTP 的结构尚不清楚。

经典实验:细胞程序性死亡相关基因的鉴定

背景知识

自 20 世纪 60 年代起人们认识到细胞死亡是动物发育过程中的正常事件,可能是某些注定死亡的细胞受到精细调控的结果。线虫作为生物发育研究中的重要模式生物,在细胞程序性死亡的调节和机制研究方面起着至关重要的作用。20 世纪 70 年代,通过显微分析的方法构建了线虫发育的图谱,这一研究成果使人们得以了解线虫胚胎起源和每个细胞的定向分化情况,尤其是引入了一种特殊的细胞程序性死亡模式。1977 年,J. Sulston 和 H. R. Horvitz 发现在线虫发育早期的 1 090 个细胞中有 131 个发生程序性死亡。同一类型的细胞在所有的胚胎中同时死亡,说明这种类型的细胞在胚胎发育中死亡是正常的发育现象,并且这种类型的细胞在死亡过程中呈现出相似的形态学变化,提示它们受到相同机制的调控。

为进一步探讨线虫发育过程中细胞程序性死亡的机制和调节方式,Horvitz 等进行了一系列遗传学分析,1986 年,Horvitz 和 H. M. Ellis 首次报道了 2 个线虫发育过程中的细胞程序性死亡相关基因。自此,拉开了细胞凋亡分子机制研究的序幕。

实验内容

线虫中发生程序性死亡的细胞在镜检时呈现较高的折光率,因此 Ellis 和 Horvitz 可以运用这种直接观察的方法识别基因突变后未发生死亡的线虫。为了找到能够导致死亡的基因,通常应用遗传学方法,即造成基因突变后细胞死亡的表型能够得到控制,该基因即可能为死亡相关基因。他们用能与 DNA 结合的化学诱变剂甲磺酸乙酯(ethyl methanesulfonate,EMS)处理大约 4 000 条线虫,最终发现了 2 个未发生预期死亡的突变体。这 2 个突变体都在 *ced-3* 基因上发生了隐性突变。进一步研究发现 *ced-3* 基因突变阻碍了 131 个发育过程中的正常的程序性细胞死亡过程。

在后续的研究中他们鉴定了另一个与 *ced-3* 基因类似的抑制细胞程序性死亡的突变。这个基因为 *ced-4*,定位于另一条染色体上。*ced-4* 隐性突变也可以阻碍线虫中所有的程序性细胞死亡进程。

发表论文

ELLIS H M, HORVITZ H R. Genetic control of programmed cell death in the nematode *C. elegans*. Cell, 1986, 44(6): 817-829.

后续影响

　　Horvitz 与其同事通过线虫突变体首次鉴定了细胞程序性死亡相关基因。*ced-3*、*ced-4* 以及后来鉴定的 *ced-9* 基因编码的蛋白在生物进化中高度保守,是凋亡发生中起主要作用的调节因子和效应因子。*ced-3* 的克隆和测序结果显示,它与哺乳动物中的白介素-1β 转换酶(interleukin-1β converting enzyme, ICE)的同源性为 28%,与 caspase-3 的同源性为 35%;*ced-4* 与 *Apaf-1* 同源;*ced-9* 与 *Bcl-2* 同源。线虫中这些死亡相关基因的鉴定为深入理解凋亡的分子基础和正常组织发育的机制奠定了基础。由于凋亡的异常调节与癌症、自身免疫病、神经退行性疾病等许多疾病相关,Horvitz 的科学发现在生物学和医学领域产生了深远的影响。由于其贡献,Horvitz 和英国的 S. Brenner 以及 Sulston 共同获得了 2002 年诺贝尔生理学或医学奖。

三、细胞凋亡与疾病

　　细胞凋亡是机体维持自身稳定的一种生理机制。机体通过细胞凋亡清除损伤、衰老与突变的细胞,维持生理平衡。某些致病因子可使细胞凋亡的基因调控失常,致使细胞凋亡减少或增多,从而破坏了机体细胞的稳态,最终导致各种疾病的发生。

(一)细胞凋亡过低导致相关疾病的发生

　　1. 细胞凋亡与肿瘤 细胞凋亡在肿瘤的发病机制中占有重要地位。癌变前的细胞可以通过细胞凋亡而被清除。恶性肿瘤发病过程中,常可见到凋亡抑制基因和凋亡活化基因表达异常。如在人的肿瘤细胞中常常检测到 *p53* 基因的突变或缺失,使细胞对 DNA 损伤的敏感性大大降低,细胞凋亡发生障碍,细胞进入失控的生长状态。一般肿瘤细胞高表达 FasL,借以使淋巴细胞凋亡,而又低表达 Fas 以降低凋亡,从而形成肿瘤细胞逃逸免疫及凋亡耐受的特性。

　　2. 细胞凋亡与系统性红斑狼疮 系统性红斑狼疮(systemic lupus erythematosus, SLE)是典型的自身免疫病。Fas 表达缺陷引起自身反应性 T 细胞阴性选择的凋亡功能丧失,导致 T 淋巴细胞凋亡障碍,因此在外周淋巴器官出现大量 CD4$^+$、CD8$^+$ 的 T 淋巴细胞,这些细胞具有自身反应性,从而引起 SLE 自身免疫病。

(二)细胞凋亡过度导致相关疾病的发生

　　1. 细胞凋亡与神经退行性疾病 中枢神经系统不同部位特殊类型神经元的丧失是各种神经退行性疾病的病理特点,细胞凋亡与神经元的丢失密切相关。现已发现,caspase-3 在神经退行性疾病的病理过程中担任重要的角色,它不仅介导细胞凋亡,还能直接与阿尔茨海默病(AD)、帕金森病(PD)、亨廷顿病、脊髓小脑性共济失调等疾病的致病蛋白质分子相互作用,参与致病过程。AD 发生时 β 淀粉样蛋白在脑内进行性堆积,研究结果显示,β 淀粉样蛋白能诱导神经元凋亡,但能被抗氧化剂阻断。已经在肌萎缩患者体内发现与神经元凋亡抑制蛋白有关的基因突变,该突变使神经元凋亡抑制蛋白缺乏,导致脊髓前角运动神经元凋亡,肌肉出现失用性萎缩。

　　2. 细胞凋亡与 AIDS 人类免疫缺陷病毒(human immunodeficiency virus, HIV)感染,可导致获得性免疫缺陷综合征(AIDS)。HIV 感染的宿主细胞膜表面可表达 gp120,其受体存在于 CD4$^+$ T 淋巴细胞膜上。因此,当 gp120 与 CD4$^+$ T 淋巴细胞结合后,可诱导 CD4$^+$ T 淋巴细胞凋亡,导致免疫系统崩溃。另外,HIV 感染的外周血 T 淋巴细胞对 TRAIL 和 FasL 的诱导凋亡特别敏感。

　　3. 细胞凋亡与心血管疾病 人类的血管内皮细胞、平滑肌细胞和心肌细胞的凋亡是多种心血管疾病发生与演变的病理基础。在动脉粥样硬化、心肌病、急性心肌梗死,以及心力衰竭中均伴随着细胞凋亡。近年来对动脉粥样硬化的研究发现,细胞凋亡主要以血管平滑肌细胞和巨噬细胞凋亡为主。窦房结、房室结和希氏束细胞发生过多凋亡,引起心脏传导系统障碍而致心功能不全。

第四节 ｜ 其他类型细胞死亡

一、程序性细胞坏死

细胞坏死一直被认为是在严重损伤条件下发生的一种被动的非程序性细胞死亡,然而某些类型的细胞坏死,例如最先发现的感染牛痘病毒的猪肾细胞的坏死显示出可被抑制和调控的特征。这种类型的细胞坏死被命名为程序性坏死(programmed necrosis)或坏死性凋亡(necroptosis)。

1. 程序性坏死呈现出坏死样细胞的典型特征　在显微镜下,细胞肿胀、体积增大,细胞膜的完整性破坏,细胞质内容物流出;核膜肿胀、染色质碎裂。组织中坏死细胞周围出现炎症细胞浸润等炎症反应。

2. 程序性坏死具有 RIPK1/RIPK3 复合体形成和 MLKL 磷酸化的典型生化特征　早期研究已观察到,程序性坏死不依赖 caspase,因为在坏死细胞中,表达了一种能抑制 caspase-1 和 caspase-8 的蛋白。后续发现受体相互作用蛋白激酶 1(receptor-interacting protein kinase 1,RIPK1)在程序性坏死中起重要作用,因为化学合成的 RIPK1 的小分子抑制剂 Nec-1(necrostatin-1)能逆转这种细胞坏死。

尽管诱发程序性坏死的胞外信号主要是 TNF 和 FasL 等,但这些分子介导的细胞死亡信号途径与诱导细胞凋亡不同(因存在 caspase-8 抑制因子)。配体与膜受体 TNFR、Fas、TRAIL 结合后,受体胞内段不能招募和组装激活 caspase-8 的复合体,而是触发 RIPK1 与 RIPK3 结合,形成的复合体促使 RIPK1 与 RIPK3 相互磷酸化而被活化,并催化了下游效应分子——MLKL(mixed lineage kinase domain like protein)的磷酸化,由 RIPK1、RIPK3 和 MLKL 构成的蛋白质复合体就被称为坏死复合体(necrosome)。磷酸化的 MLKL 结合膜磷脂酰肌醇,插入膜结构,并形成寡聚体,迅速改变了膜通透性,钠、钾离子穿膜运输增多,细胞渗透压升高,水运输增加。膜的通透性改变也发生于线粒体和内质网膜等膜性细胞器。当质膜胀破后,细胞内容物流出,引起炎症反应。

此外,干扰素(interferon,IFN)通过干扰素受体信号途径、细菌脂多糖(LPS)通过 Toll 样受体 4(Toll like receptor 4,TLR4)信号途径、病毒通过细胞内的核酸受体(Z-DNA-binding protein 1,ZBP1)等也可以激活坏死复合体,触发程序性坏死。

3. 程序性坏死与机体的发育和疾病有关　程序性坏死既存在于个体发育过程,也参与机体组织损伤和炎症反应,与心、脑、肾的缺血再灌注损伤,急性肝损伤,以及急性胰腺炎、溃疡性结肠炎等密切相关。

二、自噬性细胞死亡

自噬性细胞死亡(autophagic cell death)最初是在胚胎发育中观察到的一种细胞死亡。因其主要表现为细胞中的自噬性囊泡增多,但染色质没有凝集,不同于细胞凋亡和坏死的形态学改变,而将其命名为Ⅱ型细胞凋亡。此后,随着自噬的分子机制被揭示,自噬性细胞死亡被进一步认识。通常将在一些特定条件下发生的与自噬有严格的依赖关系,抑制细胞自噬后细胞不再死亡,且其他分子机制的细胞死亡没有参与其中的细胞死亡称为自噬性细胞死亡或自噬依赖性细胞死亡(autophagy-dependent cell death)。而其他与自噬相关的细胞死亡如细胞凋亡伴随的自噬现象(出现自噬样结构),以及自噬造成的其他调控性细胞死亡(主要是因自噬降解了生存相关的蛋白质,如降解铁蛋白、磷酸酶或 cIAP2,分别造成了铁死亡、凋亡)等,均不属于通常意义上的自噬性细胞死亡范畴。

1. 自噬性细胞死亡是细胞质的过度自噬和分子机制上严格依赖自噬的调控性细胞死亡　自噬性细胞死亡最初被定义的基本特征是形态上出现大量的自噬囊泡,细胞质被包裹形成的自噬结构明显增多,此后又增加了由分子机制来严格定义的特征。从生化特征上看,自噬性细胞死亡是指依赖于自噬的蛋白质复合物或其中成分的细胞死亡,以遗传手段或抑制剂干预这些成分后,细胞死亡能够被逆转。这样的特征建立了自噬与死亡的因果关系,而非伴随关系。

目前对自噬性细胞死亡机制的认识还比较初步。已发现其分子机制主要为依赖于细胞自噬的经典分子机制(详见第五章),如依赖 ULK1、Atg5、Atg7 和 LC3-Ⅱ等。也发现有不依赖经典机制的特殊自噬性死亡机制,如依赖葡萄糖苷神经酰胺酶 GBA1(glucosylceramidase beta)。其精细的分子机制仍在探索中。

自噬性细胞死亡的一个亚型是自体死亡(autosis)。它是在利用经典的自噬诱导蛋白 Beclin1 改造的诱导融合肽处理细胞后被发现的,细胞出现了过度的自噬和最终的自噬性死亡。在形态学表现上,早期和中期细胞中出现大量的自噬结构、内质网片段化、线粒体电子密度增高;而晚期自噬结构消失、线粒体肿胀。细胞核的改变非常特异,包括核膜卷曲、皱缩,核表面灶性凹陷,核周空间"气球样改变"和染色质轻到中度凝集。这种细胞死亡的分子机制除了依赖 ATG 家族分子,也有独特的 Na^+-K^+-ATP 酶活性增强的特点。

2. 自噬性细胞死亡在不同的生理和病理条件下发生 机体的自噬性细胞死亡对个体发育有一定的影响,尤其是果蝇等昆虫的发育。在果蝇幼虫的中肠(midgut)退化时发生了自噬性细胞死亡,唾液腺退化时同时发生了细胞凋亡和自噬性细胞死亡。另外,对哺乳动物来说,在特定的病理条件下,细胞出现自噬性死亡。在神经退行性疾病、心血管疾病中,均可检测到自噬的缺陷或过度增多。在新生大鼠缺氧和缺血脑损伤时发现了自体死亡,化疗药等处理体外培养的人卵巢癌细胞时也出现自体死亡,同时白藜芦醇处理人肺癌细胞株后也发现有自噬性细胞死亡的发生。总之,自噬性细胞死亡的分子机制和生理病理意义,均有待于进一步认识。

三、细胞焦亡

细胞焦亡(pyroptosis)是在机体被感染时发现的,感染引起的单核巨噬细胞死亡依赖 caspase-1,故很长时间以来被定义为 caspase-1 介导的单核细胞死亡,也曾被认为是一种特殊类型的细胞凋亡。直至这种细胞死亡被发现存在炎症因子 IL-1β 分泌特征时,才开始认识到这是一种新的细胞死亡方式。

1. 细胞焦亡表现为细胞溶解的坏死样形态 焦亡细胞以细胞肿胀和质膜吹起的大泡为特征。细胞肿胀至细胞膜破裂,细胞内容物流出,表现为坏死样形态,因而细胞焦亡又称细胞炎性坏死。焦亡细胞的染色质表现为轻度凝集,染色质 DNA 有少量的断裂,但无 DNA 的完全片段化,细胞核也保持完整。

2. 细胞焦亡是由细胞内部一类称为 gasdermin(GSDM)的蛋白所介导的调控性细胞死亡 GSDM 家族有 6 个成员,其中 5 个成员(GSDMA、GSDMB、GSDMC、GSDMD、GSDME)均可以导致细胞焦亡。研究最为充分的是 GSDMD 介导的细胞焦亡,caspase 剪切 GSDMD 解释了细胞渗透压改变和焦亡特征:激活的 caspase-1、caspase-4/5 或 caspase-11 有两类重要的特异性底物,一是 GSDMD,经剪切后释放的 N 端片段具有结合膜脂分子的特性,寡聚化后插入细胞膜,形成特异的孔洞,该孔洞是水进入细胞造成细胞渗透压改变和细胞"胀亡"的原因;二是 IL-1β 和 IL-18,剪切产生的活性片段通过 GSDMD 形成的孔洞释放至细胞外,招募炎症细胞,扩大炎症反应。

caspase-1 的激活依赖细胞内的炎症小体(inflammasome)。当细菌、病毒等微生物及细菌毒素进入机体的固有免疫细胞(如单核巨噬细胞)后,细胞内模式识别受体 NLRP(NOD-,LRR- and pyrin domain-containing protein)家族成员如 NLRP3 被激活,NLRP3 通过衔接蛋白(ASC,apoptosis-associated speck-like protein containing a CARD)与 caspase-1 酶原结合,形成含有 caspase-1 的炎症小体,成为 caspase-1 激活的平台。该途径被视为细胞焦亡的经典途径。

与经典途径不同,非经典途径激活的是 caspase-11(小鼠)和 caspase-4/5(人类),而胞内革兰氏阴性菌脂多糖（lipopolysaccharide，LPS）可直接激活这两类 caspase。

3. **细胞焦亡与疾病**　细胞焦亡作为机体的固有免疫反应，在机体抗感染中发挥重要作用。事实上，各种病原相关分子、损伤相关分子都可触发细胞内炎症小体的组装，诱发细胞焦亡。因此，除感染性疾病外，细胞焦亡也与心血管疾病、神经系统疾病及肿瘤等有关。

四、铁死亡

2003 年研究人员在筛选抗肿瘤药物时发现了一种细胞死亡时胞内活性氧升高、可被铁螯合剂抑制的细胞死亡方式，因此提出了铁依赖的程序性细胞死亡的概念，并将其命名为铁死亡（ferroptosis）。

1. **铁死亡是依赖铁离子和脂质过氧化的调控性细胞死亡**　铁死亡的特点是细胞内铁离子累积和铁离子流紊乱，过量的铁通过芬顿反应（Fenton reaction）产生大量活性氧，生物膜中多不饱和脂肪酸（polyunsaturated fatty acid）发生脂质过氧化（lipid peroxidation）。

过度的脂质过氧化是铁死亡的重要标志。脂质分子在活性氧或脂质过氧化酶的作用下失去氢原子，导致脂质碳链的氧化、断裂及缩短，改变了多不饱和脂肪酸及磷脂酰乙醇胺这两种生物膜组分的分子构型，导致细胞器膜和质膜变薄，膜的完整性和流动性改变，最终造成细胞死亡。目前认为，以下几种因素在调控铁死亡中起重要作用。

（1）细胞中的铁代谢：铁是生物体必需的营养元素之一，维持机体铁的吸收、运输、利用和储存平衡的相关蛋白质包括转铁蛋白（transferrin）、转铁蛋白受体（transferrin receptor）、铁蛋白（ferritin）和血红素加氧酶。这些调控铁代谢的分子均被证明与铁死亡有关。当细胞内铁代谢异常时，氧化性极强的游离铁过载，会经芬顿反应产生大量活性氧，对 DNA、蛋白质和脂质分子造成氧化损伤，尤其是膜脂质的过氧化作用。

（2）胱氨酸/谷氨酸反向转运体：胱氨酸/谷氨酸反向转运体（Xc- 系统）由催化亚基 SLC7A11 和伴侣亚基 SLC3A2 组成，负责将胱氨酸运输到细胞内，将谷氨酸排出细胞外。进入细胞的胱氨酸作为半胱氨酸前体，经过转化后再合成重要的抗氧化物质谷胱甘肽（glutathione，因还原型谷胱甘肽含有巯基，简称 GSH）。当转运体功能异常时，GSH 合成减少，铁离子过载造成的脂质过氧化诱导了细胞死亡。

（3）谷胱甘肽过氧化物酶 4（glutathione peroxidase 4，GPX4）：GPX4 是 GPX-GSH 系统中能够特异性催化过氧化脂质还原的酶。*GPX4* 缺失的小鼠胚胎成纤维细胞出现了脂质过氧化和铁死亡；高表达 *GPX4* 能有效抑制铁死亡。

（4）不依赖 GPX4 的非经典调控机制：铁死亡抑制蛋白 1（ferroptosis suppressor protein 1，FSP1）是在 *GPX4* 缺失的细胞中被筛选出的，FSP1 的 N 端发生豆蔻酰化修饰后可与脂质结合，因其具有辅酶氧化还原酶的活性而起到清除脂质过氧化基团的作用。FSP1 通过还原辅酶 Q10 发挥还原作用的特点与 GPX4 对 GSH 的依赖作用类似，但又互为独立的两个系统，故称为不依赖 GPX4 的铁死亡调控系统。

2. **铁死亡的形态改变以线粒体为主**　主要表现为线粒体双层膜的密度增高，内膜的嵴显著减少或消失，线粒体皱缩。细胞核大小正常且保持完整、染色质未见固缩凝集；细胞膜未见发泡，但膜密度增加。

3. **铁死亡与疾病**　铁死亡与神经退行性疾病、脏器的缺血再灌注损伤及肿瘤等的发生发展密切相关。例如，在阿尔茨海默病患者的脑切片中发现病灶细胞中铁含量增加、铁代谢蛋白质的基因表达异常、过氧化脂质及其他大分子积累。在帕金森病患者中同样发现铁代谢异常、铁离子增加，患者脑组织的过氧化脂质增多。

小结

细胞的衰老和死亡是有机体生命发展的必然阶段。

　　细胞衰老是指在各种内外因素的作用下,本具有分裂能力的细胞丧失增殖能力(即使在营养充分的条件下)的一种状态。细胞衰老伴随着形态结构和生化特性的改变,并呈现特征性的衰老标志和衰老相关分泌表型。诱发细胞衰老的内部因素包括 DNA 损伤应答、端粒的缩短和损伤、癌基因的表达、活性氧的积累及线粒体失能等。在一定程度上细胞衰老可视作机体衰老的基本单位,与神经退行性疾病、动脉粥样硬化性心血管疾病、糖尿病及肿瘤等人类疾病的发生密切相关。

　　细胞死亡有多种方式,可分为意外性细胞死亡和调控性细胞死亡两大类。其中细胞凋亡、程序性坏死、自噬性细胞死亡、细胞焦亡及铁死亡等为调控性细胞死亡。

　　细胞坏死指在致病因子作用下,细胞生命活动被强行终止所致的病理性、被动性的死亡过程。细胞凋亡指在特定信号诱导下,细胞内的死亡级联反应被触发所致的生理性或病理性、主动性的死亡过程。细胞坏死时,细胞膜和细胞器膜发生破裂,细胞质外溢,细胞解体并引起周围组织发生炎症反应。然而,细胞凋亡时,质膜始终保持完整,胞膜内陷将细胞内容物包被成一些囊状小体,即凋亡小体,后者被周围细胞吞噬,不引起炎症反应。

本章思维导图

　　细胞凋亡除具有典型的形态学特征之外,还表现为 DNA 片段化及 caspase 蛋白酶对细胞内底物蛋白的级联剪切的生化特征。细胞凋亡主要由细胞膜死亡受体途径和线粒体途径介导的信号转导通路调控,此外,凋亡相关基因如 *Bcl-2*、*IAP* 和 *p53* 等也调控了细胞凋亡的发生。细胞凋亡过低或凋亡过度均可导致相关疾病的发生。

本章目标测试

　　其他类型的调控性细胞死亡包括程序性细胞坏死、自噬性细胞死亡、细胞焦亡及铁死亡等,均具有其特异性的形态学和生化特征,它们或参与了机体发育过程,或参与了疾病的发生发展过程。

(高 嵩　杨 洁)

第五篇

干细胞与细胞工程

本章数字资源

第十七章 | 干细胞与组织的维持和再生

干细胞（stem cell）一词，最早出现于 1896 年 E. B. Wilson 关于蠕虫发育的研究论文中。在随后的几十年间，干细胞的研究和应用领域越来越受到关注，特别是近年来，随着对干细胞生物学特性认识的不断深入，干细胞在肿瘤、衰老和再生等重大医学问题研究中的重要意义更加凸显，干细胞治疗也作为最具潜力的新型治疗方法用来治疗某些难治性疾病，甚至某些类型的干细胞（如造血干细胞、间充质干细胞等）已经获批应用到疾病的临床治疗中。因此干细胞生物学已经成为连接生命科学和医学两大研究领域的一门重要学科。

第一节 | 干细胞的概念和特征

一、干细胞的概念

干细胞存在于人体或动物从受精卵开始的整个个体发育过程中，具有自我更新（self-renewal）和多向分化潜能（pluripotency），是个体生长发育、组织器官结构和功能动态平衡等生命现象发生的重要基础。

人和动物的个体都来自一个单细胞，即受精卵。受精卵经过卵裂、囊胚、原肠胚及器官发生等胚胎发育阶段，以及胚后发育过程，最终发育成为一个成熟的个体。胚胎发育开始时，受精卵经过 3 次卵裂，形成 8 细胞期胚胎。如果将受精卵、2 细胞期胚胎，4 细胞期胚胎和 8 细胞期胚胎的每一个细胞植入子宫，他们都能发育为一个完整的个体。这种具有发育全能性的受精卵和早期胚胎细胞，被称为全能干细胞（totipotent stem cell）。随着发育的进行，早期胚胎形成一个中空的球形结构，称为胚泡。在胚泡内的一侧出现一个小的细胞团，即内细胞团（inner cell mass, ICM）。内细胞团细胞具有分化为成熟个体中所有类型细胞的潜能，是一种多能干细胞（pluripotent stem cell），但是与受精卵等细胞相比，内细胞团细胞不能形成一个完整个体，因为它们不能分化为胎盘和其他一些发育过程所必需的胚外组织。若将内细胞团细胞在体外培养、传代和保存，就获得了胚胎干细胞（embryonic stem cell, ES 细胞）（图 17-1）。随着胚胎的继续发育，内细胞团细胞（即多能性细胞）将快速增殖和进一步分化，逐步地形成三个胚层以及相应的组织器官。这时，存在于各种胚胎或成体组织和器官中的干细胞，通常只能分化成相应的组织细胞，如造血干细胞具有分化成血液系统所有细胞类型的潜能，参与肝脏发育的肝干细胞具有分化为成熟肝细胞和胆管上皮细胞的潜能，参与神经系统发育的神经干细胞具有分化为神经元、神经胶质细胞的潜能。这类在组织器官发育过程和成体组织修复及再生中起着重要作用的干细胞被称为组织特异性干细胞（tissue-specific stem cell，简称组织干细胞），或者成体干细胞（adult stem cell），它是一种专能性干细胞（multipotent stem cell）。另

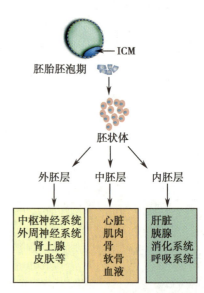

图 17-1 胚胎干细胞的来源与早期分化

外,成体组织中还有一种干细胞被称为单能干细胞(unipotent stem cell),其只能向一种密切相关的细胞类型分化。与分化细胞不同的是,它具有自我更新能力,如上皮组织基底层干细胞、肌肉中的成肌细胞等。

从上文可以看出,个体发育的各个阶段都有干细胞的存在。从全能性的受精卵到多能性的内细胞团,再到专能性的成体干细胞,直至成体内的单能干细胞,随着个体发育的进行,干细胞的分化潜能是一个逐渐"变窄"的过程。可以说,受精卵、内细胞团细胞的增殖和分化是个体发育的基础,成体干细胞的增殖和分化是成年动物组织和器官稳态的维持、损伤修复以及再生的基础。

经典实验:小鼠胚胎干细胞的分离培养

背景知识

早期胚胎细胞具有独特的增殖和分化的能力,它可以分化为身体的各种细胞,并形成相应的组织和器官。早在1970年,就有人发现小鼠的早期胚胎细胞从子宫移植到其他部位后有易发畸胎瘤(teratoma)的现象。而且发现,畸胎瘤细胞可在体外培养,并可分化为许多不同类型的细胞。进而也发现,如果采用显微注射的方法将它们移植到小鼠的囊胚内,它们还可以参与其胚胎小鼠的个体发育。这些结果暗示了畸胎瘤细胞可能具有正常胚胎干细胞特性,但并没有涉及畸胎瘤发生的原理。G. R. Martin 曾假设在畸胎瘤中的畸胎瘤细胞可能是正常的胚胎细胞,而它们在异常部位易发畸胎瘤的现象,可能是它们在异常的部位无法获得本来在子宫中应有信号的诱导的结果。基于这一假说,她培养了小鼠的胚胎细胞,而且得到正常的小鼠胚胎干细胞系。她的研究与当时 M. J. Evans 和 M. H. Kaufman 的类似研究都为小鼠的遗传操作和发育分析,以及后来的人胚胎干细胞的研究奠定了基础。

实验内容

根据畸胎瘤细胞起源于正常胚胎干细胞的假设,Martin 从小鼠囊胚中培养胚胎干细胞。她最初从大约30个胚胎中分离到了4个克隆,证明了它们可以在体外连续地传代。而且发现,这些细胞系(即胚胎干细胞系)与畸胎瘤的畸胎瘤细胞很相似。当然,最重要的是这些胚胎干细胞在体外培养的条件下能被诱导分化为各种类型的细胞,其中包括:内胚层细胞、软骨细胞和神经样细胞。而且,若将这些胚胎干细胞移植到小鼠体内,它们还可以形成含有多种分化细胞类型的肿瘤。这些结果表明采用体外培养的方法,可以从正常的小鼠胚胎中建立具有多向分化潜能的胚胎干细胞系。

发表论文

MARTIN G R. Isolation of a pluripotent cell line from early mouse embryos cultured in medium conditioned by teratocarcinoma cells. Proc Natl Acad Sci U S A,1981,78(12):7634-7638.

EVANS M J,KAUFMAN M H. Establishment in culture of pluripotential cells from mouse embryos. Nature,1981,292(5819):154-156.

后续影响

小鼠胚胎干细胞系的建立,已经对小鼠遗传学和小鼠的生长发育,以及与人类健康相关的许多医学问题等方面的研究产生了重要的影响。后来的大量研究也都证明了小鼠胚胎干细胞在被移植入小鼠囊胚后确实可以参与小鼠的正常发育。特别是基因转移、基因定点突变以及干细胞转化后的双向选择等技术体系在胚胎干细胞中的成功应用,使得基因工程小鼠(如基因别除小鼠、基因替换小鼠以及大片段转基因小鼠等)的产生有了实现的可能。基因工程小鼠的出现,为进行基因功能研究提供了一个完美的研究体系。当然,1998年建立的人胚胎干细胞系,对生物医药领域的影响也是巨大的,它的增殖和分化特性为人类疾病治疗方法的发展带来了新的希望。

二、干细胞的一般特征

不论是胚胎干细胞还是组织干细胞,具备自我更新能力和多向分化潜能是这些干细胞共同的基本特征。另外,形态结构方面,除受精卵外,几乎所有干细胞都表现为细胞体积相对较小,核质比例相对较大,细胞质中各种细胞器(如内质网、高尔基复合体及线粒体等)不够发达等。

各种干细胞在基因表达和生化特性方面具有明显差异,特别是不同组织的干细胞更是具有各自特有的生化特性,而且与其所处的分化等级有关,所以常用某些特异性膜蛋白或胞内蛋白作为鉴定干细胞的标志,确定其在组织中的存在、分布,并评价干细胞的分化程度。如小鼠胚胎干细胞特异表达 Oct4、Sox2、Nanog、STAT3、SSEA-1,同时呈现碱性磷酸酶表达阳性;哺乳动物神经干细胞表达中间纤维神经上皮干细胞蛋白(nestin)、EGF 受体和 FGF2 受体等分子;细胞角蛋白是特异性存在于上皮细胞中的细胞骨架成分,也常被用作上皮组织干细胞的标志分子;CD34 是临床上应用最多的造血干细胞标志物;人间充质干细胞表面表达 CD105、CD73 及 CD90(Thy1)等蛋白。

第二节 | 胚胎干细胞

在个体发育的囊胚阶段,其囊胚腔中的内细胞团细胞具有多向分化潜能,它可以分化为胎儿或成体组织中的各种细胞类型。若采用实验的手段,将内细胞团细胞分离出来,并将其在体外稳定培养,所得到的这种细胞就是一般所说的胚胎干细胞(ES 细胞)。胚胎干细胞还可以从原肠胚之后的原始性腺中分离获得,被称为胚胎生殖细胞(embryonic germ cell,EG 细胞),它与 ES 细胞具有相似的性质。另外,通过细胞重编程技术获得的多能干细胞,包括通过体细胞核移植(somatic cell nuclear transfer,SCNT)获得的 ES 细胞(SCNT-ES 细胞)以及诱导多能干细胞(induced pluripotent stem cell,iPSC),它们在形态、生长和分化潜能方面与 ES 细胞也具有极其相似的性质。

一、胚胎干细胞的生物学特性

(一)胚胎干细胞在体外培养中呈现克隆化生长和快速增殖的特性

胚胎干细胞具有原始细胞的形态和生化特征。胚胎干细胞的体积较小,核质比例较大,内质网及高尔基复合体等细胞器不发达。在囊胚中,它们以致密的集落样形式(即内细胞团)生长,并附着于囊胚的内侧壁。在体外培养的条件下,胚胎干细胞表现出与内细胞团细胞相似的特征,体积仍然很小,核质比例很大,核中可有多个核仁,体外生长时也呈致密的集落样形式,形似鸟巢(图 17-2)。胚胎干细胞在体外的自我更新能力很强,在适合的培养条件下,单个 ES 细胞在体外迅速增殖,形成由性质相同的细胞构成的细胞克隆,可以对其进行传代、遗传操作和冻存。如果传代中条件稳定,则能表现并保持稳定的、正常的二倍体核型。现在已经知道,各种哺乳动物的胚胎干细胞在体外培养条件下都具有相似的形态特征。

(二)胚胎干细胞具有向三个胚层分化的潜能

在个体发育中,存在于囊胚内细胞团中的干细胞具有分化为个体的任何组织细胞的潜能。由于胚胎干细胞体外培养的成功,这一概念已经通过实验的方法得到了充分的证实。除了体外自发分化和诱导分化的方法,这些实验方法还包括:①胚状体形成实验:将 ES 细胞或 EG 细胞置于白血病抑制因子存在的条件下,其中的部分细胞能分化成胚状体(embryoid body),也曾称类胚体、拟胚体。在胚状体中可以发现来源于三个胚层的各种类型的分化细胞。②畸胎瘤实验:将体外培养的胚胎干细胞移植到免疫缺陷型小鼠的皮下,然后观察是否可以形成由外、中、内胚层来源的细胞组成的混合组织瘤。③"嵌合体"实验:将体外培养的胚胎干细胞移植到小鼠囊胚腔中,观察植入的细胞是否可以分化为后代小鼠的组织细胞。该"嵌合体"实验被认为是证明 ES 细胞多向分化潜能的"金标准"。然而,由于伦理学方面的原因,这种方法不能用于人胚胎干细胞的分化评价(图 17-3)。

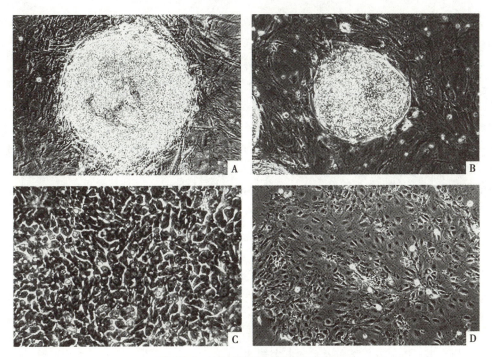

图 17-2 体外培养的人胚胎干细胞

A. 内细胞团细胞形成的原代克隆；B. H9 株人胚胎干细胞的克隆；C. 放大的 H9 株人胚胎干细胞的克隆；D. H9 株人胚胎干细胞分化后的形态。

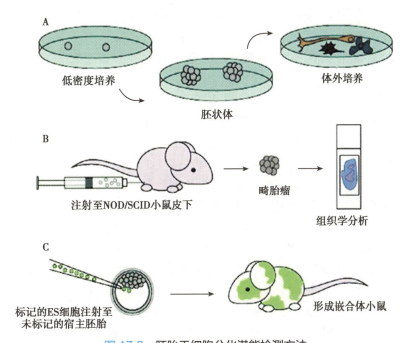

图 17-3 胚胎干细胞分化潜能检测方法

应当指出的是，当前研究证明，人与小鼠的胚胎干细胞在诸多方面存在差异，比如两种胚胎干细胞所需的培养条件完全不同，细胞所形成克隆的形态、生长、表面标记及潜能状态也存在差异。另外，虽然小鼠和人类 ES 细胞多能性的维持和调控都是由转录因子 Oct4、Sox2 和 Nanog 共同参与完成的，但多能性因子的下游通路以及相应的精细调控机制并不完全一致。

二、胚胎干细胞的体外分化

一般认为，ES 细胞的分化受到内源性和外源性因素的共同调节。内源性因素即不同基因在不同时间和空间的开启和关闭,涉及各种转录因子的作用。外源性因素则是指细胞间的分化诱导、分化抑制作用及细胞外物质的介导作用。

ES 细胞的分化研究分为一般诱导分化和定向诱导分化两类。前者是指加入一定的分化诱导剂,如全反式维 A 酸(all-trans-retinoic acid,ATRA),ES 细胞就可以同时或先后分化出不同类型的细胞,这反映了 ES 细胞不受约束的随机分化,应用意义不大。定向诱导分化则是目前研究的热点,其主要目的是通过改进培养方式、选择分化诱导剂,获得各种终末目标细胞,同时研究 ES 细胞的定向分化的分子机制。目前已报道的由 ES 细胞诱导分化的细胞主要有造血细胞、心肌细胞、神经细胞、脂肪细胞、胰岛细胞、内皮细胞、上皮细胞、肝细胞、成骨细胞和软骨细胞等。

目前 ES 细胞体外诱导分化的研究思路大约分成两大类,一种是胚状体的诱导分化。先诱导胚胎干细胞形成胚状体,然后再从胚状体中分离所需要的目标细胞,进一步扩大培养以获得一定数量的目标细胞。第二种方法是不经过胚状体,而是利用单层培养的 ES 细胞,直接诱导获得目标细胞,当然这种方法往往要经过分步诱导才能完成。

尽管目前在实验室里确实可以将胚胎干细胞诱导分化为许多类型的具有相应表型的组织细胞,但在其分化的效率、成熟的程度、分离的纯度以及在活体中是否具有真正的功能等方面则仍然还有许多问题需要解决。

三、利用重编程技术获得的多能干细胞

体细胞核移植是一种将供体细胞的细胞核移植到已去除细胞核的卵细胞中的重要技术。利用这种技术,科学家们能获得与供体细胞遗传相匹配的胚胎,并从囊胚中获得胚胎干细胞。来自美国俄勒冈健康与科学大学的 S. Mitalipov 研究员第一次利用体细胞核移植技术获得了人类胚胎干细胞(hESC),这一成果具有里程碑意义,将有助于利用干细胞解析患者个体差异病因,也将有助于个性化疗法,但是卵细胞来源相关的伦理学问题一定程度上限制了这种方法在基础研究和临床实践中的应用。

2006 年,日本科学家山中伸弥团队成功地利用病毒载体将四个转录因子 Klf4、Sox2、Oct4 及 c-Myc 导入小鼠成纤维细胞从而获得了诱导多能干细胞,即 iPS 细胞。仅仅一年后,人 iPS 细胞也通过类似的转录因子体系成功建立。虽然人 iPS 细胞的多潜能性质与人 ES 细胞并不完全一致,但是它们的确在形态和分化能力方面与人 ES 细胞极其相似,比如在体外能分化成三胚层,能在免疫缺陷小鼠体内形成畸胎瘤。在临床应用方面,与 ES 细胞相比,iPS 细胞最大的优势在于,它一方面避免了胚胎干细胞应用所涉及的伦理学争议,另一方面又显著缓解异体细胞移植所涉及的免疫排斥问题。

以上提到的 ES 细胞、SCNT-ES 细胞和 iPS 细胞被统称为多能干细胞(pluripotent stem cell,PSC),它们在药物筛选、模拟人类疾病和患者个体化治疗方面展现出广阔的应用前景。目前通过对 PSC 的定向诱导分化,人们已经可以高效地获得诸如心肌细胞、肝细胞、特定的神经元、胰腺 β 细胞、视网膜色素上皮等众多功能细胞,该领域的长足进展必将对人类难治性疾病的治疗带来革命性的变革。例如利用多能干细胞来源的中脑多巴胺神经元移植来治疗帕金森病,利用多能干细胞来源的视网膜色素上皮治疗视网膜黄斑变性等已经进入临床研究;多能干细胞来源的胰腺 β 细胞移植物用于治疗 1 型和 2 型糖尿病也已经进入临床研究。

第三节 | 组织干细胞

组织干细胞是在成体组织内具有自我更新能力并且能分化产生一种或一种以上特化细胞的原始细胞。成体组织中的组织干细胞(也称成体干细胞)存在于相应的干细胞巢内,其基本生物学功能是在个体的整个生命过程中,通过有序的增殖与分化,参与组织器官的生长发育,实现其所在组织中细胞的新旧更替,参与组织损伤修复,以维持组织器官结构和功能的稳态(homeostasis)。目前,已经有

包括造血干细胞在内的多种组织干细胞被成功分离和鉴定(图 17-4),其生物学行为和发生机制的研究也逐步深入开展。

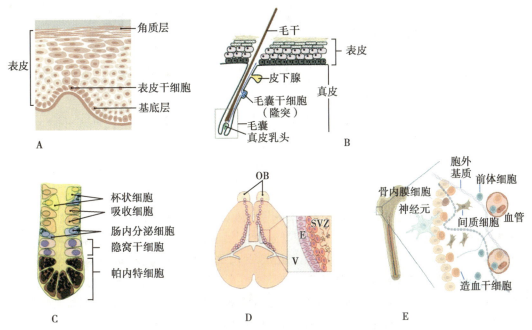

图 17-4 组织干细胞及所在解剖学部位示意图

A. 表皮干细胞位于表皮基底层;B. 毛囊干细胞位于毛囊隆突;C. 小肠隐窝干细胞;D. 脑室周围存在神经干细胞(OB:嗅球;V:侧脑室;E:室管膜;SVZ:室管膜下区);E. 造血干细胞源自红骨髓。

一、组织干细胞的基本特征

(一) 组织干细胞的增殖相对缓慢而且具有自稳定性

1. **干细胞的增殖速率相对较缓慢** 生理状态下成体组织中干细胞的分裂比较慢,例如小鼠的造血干细胞每 2.5 周才分裂一次,人的造血干细胞每 10 个月才分裂一次。目前认为,干细胞的这种缓慢增殖对维持组织稳态具有重要意义。一方面有利于干细胞对特定的外界信号作出反应,以决定其细胞是进入增殖状态,还是进入特定的分化程序;另一方面还可以减少 DNA 复制过程中基因发生突变的概率,降低突变的累积。

2. **干细胞增殖系统具有自稳定性** 自稳定性(self-maintenance)是指干细胞可以在生物个体生命期间内自我更新并维持其自身数目恒定的特性,它是干细胞的基本特征之一。干细胞要维持自我更新,必须进入细胞周期进行分裂,而且后代细胞必须至少有一个细胞能保持未分化状态,这两个方面如果不能保持相对平衡就会导致细胞缺损或者组织异常。研究表明,这种平衡的实现,即干细胞自我更新的维持,是通过干细胞不对称分裂来实现的。当干细胞发生分裂后,如果所产生的两个子代细胞都是干细胞或都是分化细胞,这种分裂方式称为对称分裂(symmetric division);如果产生一个干细胞和一个分化细胞,则称为不对称分裂(asymmetric division)(图 17-5)。

对无脊椎动物而言,不对称分裂是干细胞维持自身数目恒定的基本方式。但对哺乳动物而言,干细胞的分裂却并非如此简单。除了存在与上述类似的单个细胞的不对称分裂,在有些哺乳动物的可自我更新的组织中,干细胞产生的两个子细胞既可能是两个干细胞,也可能是两个特定分化细胞,即所谓的对称分裂。但平均而言,每一个干细胞可以产生一个子代干细胞和一个特定分化细胞。因此,从某种意义上讲,哺乳动物的干细胞是种群不对称分裂(populational asymmetric division)。干细胞不对称分裂机制的存在,使得机体对干细胞的调控更具灵活性。为了保持干细胞数目的恒定,机体需要对干细胞的分裂进行十分精密的调控。有研究表明,在小肠隐窝(crypt)中,如果额外多产生一个干

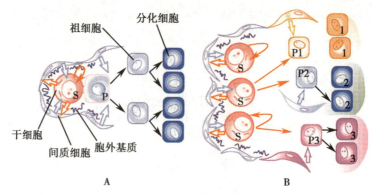

图 17-5　干细胞的不对称分裂

A. 干细胞的简单不对称分裂;B. 干细胞的群体不对称分裂。S:全能干
细胞;P:多能干细胞。

细胞,则该干细胞进而就会多产生 64~128 个子代细胞,而每个正常隐窝仅由大约 250 个细胞组成。由此可见,维持干细胞数目的恒定对保持组织的结构和功能稳定的重要性。因此,哺乳动物干细胞分裂方式的调控机制也一度成为研究人员关注的热点,目前这方面的研究已经取得了很大的进展。

3. **过渡放大细胞的增殖速率远高于干细胞** 在发育过程中,当需要形成新的组织和器官时,干细胞分裂会相应加快;而当机体成熟时,干细胞分裂会逐渐变慢,并逐渐进入静息状态,以此避免成熟前过度消耗干细胞储备,同时降低突变概率。过渡放大细胞(transit amplifying cell,TAC)是激活的干细胞经过不对称分裂产生的位于干细胞和分化细胞之间的一种细胞类型(图 17-6),具有一定的分化潜能,所以也有学者将其称为过渡放大前体细胞(transit amplifying progenitor cell,TAP),其主要特性就是增殖速率显著高于干细胞。如小肠过渡放大细胞比小肠干细胞分裂速度大约快一倍。目前发现有很多组织干细胞都会通过不对称分裂产生过渡放大细胞,包括人和小鼠的角膜干细胞、人乳腺干细胞、前列腺上皮、哺乳动物表皮干细胞、胃肠道干细胞、哺乳动物毛囊干细胞等。

过渡放大细胞的产生具有重要的生理意义。一方面,干细胞可以借助这种不对称分裂,保持自身干细胞特性和数目的稳定性;另一方面可以借助过渡放大细胞较高的增殖速率和分化潜能来增加分

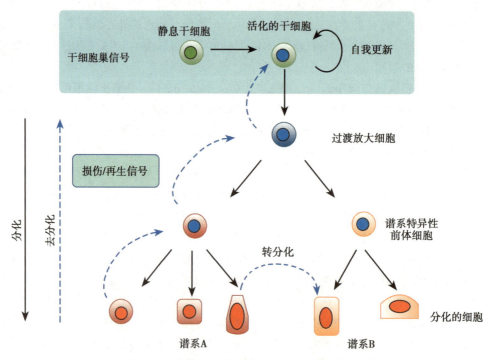

图 17-6　组织稳态维持和再生相关干细胞的分化等级

化细胞的数目,以满足组织更新或修复的需要。例如小鼠表皮基底层的干细胞所产生的过渡放大细胞对维持表皮的组织稳态有重要作用。表皮基底层细胞通过不对称分裂产生一个子代细胞(干细胞)保留在基底层,另一个子代细胞位于基底上层,也就是会快速分裂的过渡放大细胞。由于不对称分裂,基底层的干细胞数目能够保持稳定,而过渡放大细胞的数量快速上升,并继而分化产生新的表皮层或进行组织修复。

(二) 组织干细胞分化的谱系限定性

在个体发育的整个过程中,处于不同发育阶段和不同组织器官中的干细胞的分化潜能和分化方向,具有严格的谱系限定性(lineage restriction),也就是说,一种组织干细胞通常只能分化产生其所在组织内的执行组织特定功能的细胞,即只产生其细胞谱系以内的细胞类型。例如,小肠干细胞可分化产生小肠组织细胞(即吸收细胞、杯状细胞、帕内特细胞和肠内分泌细胞),神经干细胞只能产生神经组织细胞(即神经元、星形胶质细胞或少突胶质细胞)。

所有干细胞,包括全能干细胞、多能干细胞和位于各种成体组织中的组织特异性干细胞,其分化谱系的限定性有复杂而严格的调控机制。该机制是认识和理解许多生物医学现象的发生和复杂性的分子基础,该领域也是当今干细胞生物学中的重要研究领域之一。

(三) 组织干细胞分化的可塑性

尽管发育过程中的组织干细胞的分化具有严格的谱系限定性,但是目前研究也发现在某些特殊条件下,某些组织干细胞的分化谱系变得更加宽泛,表现出跨组织甚至跨胚层分化的潜能。尽管后来就其真实性也出现过一些争议,但随后的大量研究表明,组织干细胞的这种特性确实存在。人们将组织干细胞的这种性质称为组织干细胞的可塑性(plasticity)。例如生理条件下,神经干细胞可以分化为神经元、星形胶质细胞和少突胶质细胞,而在某些特殊的条件下,神经干细胞能分化为造血细胞,甚至发现植入小鼠胚胎内的神经干细胞可以分化成三个胚层来源的细胞;再如小鼠造血干细胞异体移植后能在受体小鼠中分化为脑组织中的胶质细胞。类似的发现还包括成体造血干细胞分化形成肌细胞和肝细胞。

要证明在活体内(包括在生理状态和病理状态下)组织干细胞的可塑性,可以利用报告基因标记干细胞后对其活动和功能进行追踪观察,该方法就是谱系示踪(lineage tracing)。利用该方法进行研究时,一方面要证明被标记的成体干细胞能形成具备特定生化特性的组织细胞并形成该组织的关键结构,另一方面要证明这些细胞能适应新组织的内环境并能生存下来,同时也能像该组织内的其他成熟细胞那样发挥生理作用。

二、组织干细胞生理活动的微环境

组织干细胞具有直接参与维持组织器官结构和功能动态平衡的作用,由于在活体内组织干细胞都存在于特定的微环境(microenvironment)中,所以,对于组织干细胞生物学特性的认识,不仅需要研究干细胞本身,而且更需要关注干细胞与其微环境之间的关系。

增殖与分化是调控组织中干细胞群体稳定性的基本方式,也是调控组织器官结构和功能动态平衡的基本方式。目前一般认为,干细胞的增殖与分化存在一个严密的调控机制,这个调控机制可能就与它所在的组织中的微环境有关,这种微环境也可称为干细胞巢(stem cell niche)或干细胞龛。

目前已经知道,不同干细胞巢的结构和组成存在很大的差别,这也许就是不同干细胞的生物学行为都受到特定机制调控的结构基础。目前一般认为,干细胞巢中各种因素的相互作用决定了干细胞的休眠、增殖或分化状态的转变。干细胞巢的重要性还体现在,即使在没有干细胞的情况下(如通过照射治疗去除干细胞后),干细胞巢的微环境仍可保留其关键作用,可招募外源性干细胞并使其归巢到原有的干细胞巢。另外,干细胞巢的功能紊乱与干细胞衰老或肿瘤转化有密切关系。

(一) 干细胞巢由执行不同功能的异源性成员组成

1. 干细胞巢不仅仅指干细胞定居的物理位置　各种组织干细胞虽然都存在于相对固定的组织

学部位,但干细胞巢却不仅仅是指干细胞定居的物理部位。它是干细胞与外源性信号发生相互作用的场所,在结构上是一个由干细胞及其相邻细胞、细胞外基质以及参与其增殖分化调控的相关因子所组成的,并具有动态平衡特性的局部环境(图 17-7)。

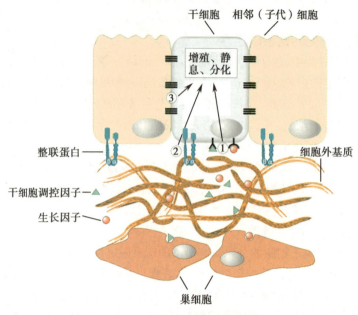

图 17-7　表皮干细胞巢示意图

2. 整联蛋白和胞外基质是干细胞巢结构体系的重要成员　胞外基质(ECM)蛋白和整联蛋白是塑造干细胞微环境和调控干细胞生物学行为的关键成分。ECM 中的某些蛋白可以结合特定的生长因子和形态发生素(morphogen),调节干细胞微环境中局部分泌因子的浓度,从而形成一个动态微环境,完成生长因子、细胞因子等信号转导的局部整合。整联蛋白是一类细胞黏附分子,其作用依赖于 Ca^{2+},介导细胞与细胞间的相互作用以及细胞与细胞外基质间的相互作用。整联蛋白是 ECM 蛋白的主要受体,其激活和表达受 ECM 蛋白的调节。整联蛋白可以与生长因子和细胞因子受体产生广泛的串流(cross-talk),激活信号通路的细胞内网络并调节细胞行为。此外,整联蛋白有维系干细胞在组织中空间位置的作用,否则干细胞会脱离生存环境而分化或凋亡。研究表明,高表达 β 整联蛋白对维持表皮干细胞(epidermal stem cell)的增殖分化至关重要。β 整联蛋白还通过 MAP 激酶(mitogen-activated protein kinase,MAPK)途径调节角质化细胞等细胞的分化(图 17-7)。

3. 干细胞巢中的分泌因子是干细胞增殖分化的调控因子　在干细胞巢中,分泌因子(secreted factor)可以是干细胞自身分泌的,也可以来自外围细胞或者其他组织细胞。它们对于干细胞增殖与分化的调控具有重要作用。在不同的干细胞微环境中,以及不同的生理或发育状态下,分泌因子的种类及其水平可有很大差异,但这种差异总是与机体发育或生理状态的需求相适应。目前发现,转化生长因子 β(transforming growth factor-β,TGF-β)和 Wnt 家族的信号分子在多种干细胞的不对称分裂以及维持干细胞自我更新方面起重要作用。另外,最新研究认为干细胞形成的胞外囊泡,特别是外泌体也是干细胞巢的重要成员。

4. 干细胞巢中过渡放大细胞和分化的子代细胞对干细胞产生反馈调控　由干细胞不对称分裂产生的过渡放大细胞也成为干细胞巢的一个组成部分。目前认为干细胞巢成员通过刺激活化的干细胞进行分裂从而建立"过渡放大细胞池"(TAC pool),过渡放大细胞池又能够反过来作为信号中心提供某些干细胞巢信号,从而调控干细胞的增殖状态,体现出调控的"双向性"。

最近的研究提出一些分化的干细胞后代也能够作为巢成员并对干细胞产生反馈调控。例如,毛囊中已经分化的干细胞在干细胞巢内形成由分化的 Keratin6+(K6+)细胞组成的隆起内层,这层细胞能够抑制隆起外层干细胞的激活;造血系统中,分化的巨噬细胞归巢到骨髓后,能增强造血干细胞的滞留,限制其向外周血移动。总之,目前认为,处于分化末端的子代细胞形成的"谱系反馈循环"在其所处的干细胞巢中发挥调控干细胞分化的作用。

(二)器官水平上各干细胞巢之间存在协同作用

干细胞巢的研究让我们了解到干细胞巢和干细胞之间相互作用的基本模式,但是放眼于器官或组织再生、重塑等问题的研究,研究人员不能忽略的是散布在整个组织和器官的所有干细胞巢之间的相互协同作用。这些干细胞巢的组成成员的分子特性、分裂模式、群体大小的差异非常大。目前也有越来越多的研究结果支持大部分自我更新的组织是受到多维度干细胞巢的支持的,所以组织和器官更新过程所面临的挑战呈现多层次的特点,不但包括单个干细胞巢单元内部的调控,还包括组织和器官中所有巢之间的协同调控。这也是干细胞生物学研究所面临的下一个挑战。有研究表明外泌体不但在干细胞巢内传递信息和物质,在不同的干细胞巢之间的信息交流中也发挥着重要作用。

三、几种组织干细胞的研究现状

(一)造血干细胞

20世纪40年代后期,在核辐射对造血系统损伤的动物实验中发现,正常骨髓可以修复已被严重损伤的骨髓,由此出现了造血干细胞(hematopoietic stem cell,HSC)的概念。1961年,J. E. Till 和 E. A. McCulloch 首次通过小鼠脾集落形成实验(spleen colony-forming assay)证实了造血干细胞在成体内的存在。造血干细胞在所有骨髓细胞中所占的实际比例很小,但它们却具有强大的增殖和分化能力。有研究表明,一个单独的造血干细胞就可以重建整个造血系统。

在哺乳动物的个体发育中,造血干细胞最早被发现于早期胚胎的卵黄囊壁的血岛(blood island)中,随后被发现于"主动脉-性腺-中肾"(aorta-gonad-mesonephros,AGM)区,进而被发现于肝和脾中,最后被发现于骨髓中。骨髓是胚胎中后期和出生后整个生命周期的造血场所。

造血干细胞的分离纯化可以通过表面标志来实现。目前比较明确的人造血干细胞的表面标志有 $CD34^+$、$CD38^-$、Lin^-、HLA^-、DR^-、Thy^+、$c-Kit^+$、$CD45RA^-$ 和 $CD71^-$ 等。其中,CD34 是临床上应用最多的造血干细胞标志物。

造血干细胞特性的维持与细胞分化方向的抉择与造血微环境有着密切的关系。研究发现,在哺乳动物骨髓中,一部分 HSC 存在于骨小梁的骨内膜区,紧靠成骨细胞;另一部分 HSC 与血窦周围的血管内皮细胞相连。这提示 HSC 栖息于两种微环境——成骨巢和血管周围巢。研究显示成骨巢维持 HSC 的静态,成骨细胞提供了调节 HSC 数量及功能所需的调节因子;血管巢调控 HSC 的增殖、分化和动员等行为。

目前临床上常用的骨髓移植或造血干细胞移植疗法,实际上就是利用了造血干细胞可以再殖(repopulate)损伤骨髓的生物学特性。这种疗法在白血病的治疗中取得巨大的成功,使白血病患者的长期生存率提高到50%~70%,其疗效远远地胜于化疗。美国医学家托马斯(E. D. Thomas)于1956年成功执行了世界上首例人类骨髓移植手术,他也因此获得了1990年诺贝尔生理学或医学奖。

(二)间充质干细胞

间充质干细胞(mesenchymal stem cell,MSC)起源于胚胎期胚外中胚层,已发现在许多由间充质分化来的成体组织都可以分离出来,包括脂肪组织、胎盘、皮肤、脐带血、脐带血管周细胞、牙髓、羊水、滑膜、母乳等。目前已有的研究结果证明了间充质干细胞的多向分化潜能,在体内或体外特定的诱导条件下,间充质干细胞可分化为脂肪、骨、软骨、肌肉、肌腱、韧带、神经、肝、心肌、内皮等多种组织细胞。

不同来源的 MSC 的生物学特性存在一定差异,这与组织来源、供体种属特性、分离技术、培养条件以及传代次数都有关系。根据2006年国际细胞治疗学会(International Society for Cellular Therapy)制订的标准,目前认为 MSC 的基本特性包括:①能够在塑料培养皿上黏附生长;②具有"三向分化"

（tri-lineage differentiation）潜能，即脂肪细胞、软骨细胞和成骨细胞。在此基础上，还要求具有的特性是，其细胞表面表达 CD105（endoglin，SH2）、CD73（ecto-50-nucleotidase）及 CD90（Thy1）等分子标志，并且不表达 CD45、CD19 或 CD79、CD14 或 CD11b 及 HLA-DR 等分子标志。尽管这样，单就 MSC 的鉴定来说，目前存在的一个最大的问题仍然是缺乏特异性的分子标志。

在近十年中，虽然间充质干细胞的基础研究仍存在很多问题，但是间充质干细胞临床应用却得到飞速发展，成为干细胞研究中的热点领域之一，主要应用包括：①造血干细胞移植：其功能包括增强造血功能，促使造血干细胞移植物的植入，治疗移植物抗宿主病；②修复组织损伤：包括骨、软骨、关节损伤，心脏损伤，肝脏损伤，脊髓损伤和神经系统疾病；③治疗自身免疫病：包括系统性红斑狼疮、硬皮病、炎症性肠病等；④作为基因治疗的载体。

有学者认为，MSC 在临床应用方面取得如此大的发展，并不是因为它的干细胞性质，而是得益于 MSC 的免疫调节功能，这一独特的性质为临床研究异基因型 MSC 的移植提供了便利。

（三）神经干细胞

哺乳动物胚胎发育中，在神经外胚层形成后，神经分化就开始了。在邻近神经诱导信号的作用下，神经外胚层形成一个盘样结构，称为神经盘。最早的神经干细胞就位于神经盘中。

传统观点认为，哺乳动物的中枢神经系统在出生后不久就丧失再生能力，成人脑组织一经损伤就不能再生。然而，近些年的研究发现，在大多数成体哺乳动物神经系统的侧脑室壁的室管膜下区（subventricular zone，SVZ）和海马齿状回的颗粒下区（subgranular zone，SGZ）有神经干细胞（neural stem cell，NSC）的存在（图 17-8）。SVZ 和 SGZ 两个区域的 NSC 具有自我更新能力和分化产生成熟神

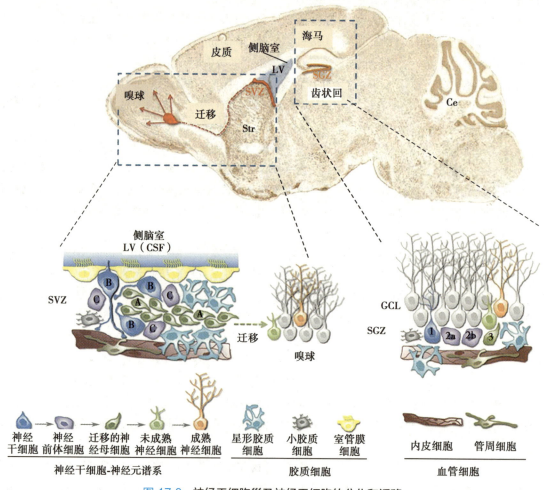

图 17-8 神经干细胞巢及神经干细胞的分化和迁移

LV：侧脑室；Ce：小脑；Str：纹状体；CSF：脑脊液；GCL：颗粒细胞层。

经元、星形胶质细胞和少突胶质细胞的潜能,它们为成年个体整个生命期间神经系统特定结构和功能维持奠定了基础。这两个区域也被称为神经源性巢(neurogenic niche)。

在正常生理情况下,SVZ NSC 通常处于静息状态。但在损伤或其他特定病理情况下,这种细胞可以分化产生增殖性的过渡放大细胞,即神经前体细胞(neural precursor cell,NPC),进而可以产生具有迁移特性的神经母细胞(neuroblast)。然后,神经母细胞可以通过由胶质细胞所形成的轨道网络从 SVZ 区域向嗅球迁移。SVZ 区域的 NSC 的分子表型为:GFAP$^+$、nestin$^+$ 及 Lex/CD15$^+$。过渡放大细胞的分子表型为:Dlx$^+$、nestin$^+$、Tbr2$^+$ 及 Lex/CD15$^+$。神经母细胞的分子表型为:DCX$^+$、Dlx2$^+$、PSA-NCAM$^+$ 及 nestin$^+$。嗅球神经元的分子标志为:NeuN$^+$ 和 DABA$^+$。同样地,在海马齿状回 SGZ 区域中的 NSC 的分子标志与 SVZ 区域的 NSC 相似,神经干细胞先分化为神经前体细胞、神经母细胞,最终分化为成熟神经元并迁移到颗粒细胞层(见图 17-8)。

SVZ 和 SGZ 这两个神经源性干细胞巢中,主要包括下述细胞组分:①神经干细胞、神经前体细胞、具有迁移能力的神经母细胞;②胶质细胞,包括星形胶质细胞、小胶质细胞和室管膜细胞,其中星形胶质细胞是神经源性巢中的主要细胞组成成分;③血管细胞,包括血管内皮细胞和管周细胞(见图 17-8)。因此,细胞通讯在成体神经源性巢的稳态和可塑性的动态调节中起关键作用。神经源性巢内部的特定细胞-细胞接触以及细胞外信号共同提供必要的支持,并调节 NSC 自我更新和分化之间的平衡。此外,起源于远处位置(包括其他大脑区域或全身器官)的细胞外信号可能通过脑脊液或脉管系统到达神经源性巢并影响其功能状态。再有,几种分泌分子(如细胞因子、生长因子、神经递质和激素)在成体神经干细胞的增殖和分化调节中起着重要作用。

NSC 的体外培养由 B. A. Reynolds 和 S. Weiss 于 1992 年首先建立。他们发现,这种细胞在 EGF 存在的条件下以非贴壁的球形(可称其为"神经球")的方式生长,当生长因子被撤出后,就可分化为神经元和胶质细胞。

(四) 肝干细胞

成体肝干细胞(hepatic stem cell,liver stem cell)是指存在于成年个体肝脏中,具有分化为肝细胞和胆管细胞能力的一类干细胞。通过多年的研究,目前通常认为存在于肝细胞和小叶内胆管交界处的黑林管(Hering canal)或者小叶间胆管的胆管周围腺(peribiliary gland)中(图 17-9),但是成体肝干

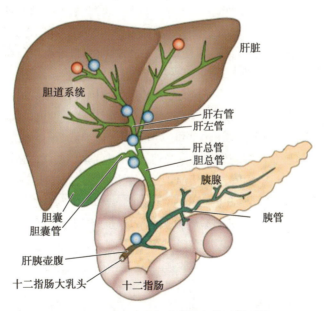

图 17-9　肝脏内肝干细胞巢和肝外胆管系统

肝脏内肝干细胞巢位于黑林管(红色圆圈),胆管周围腺也包含干细胞巢(蓝色圆圈)。肝干细胞是肝母细胞(hepatoblast)的前体细胞,即过渡放大细胞,该细胞首先产生定向前体细胞,然后产生肝实质细胞和胆管上皮细胞。

细胞对肝脏稳态的维持方面的贡献,一直颇受争议。

肝脏是一个十分独特的器官。与造血器官、小肠和皮肤等器官不同,生理状况下肝脏细胞的新旧更替是通过成熟的肝细胞和胆管细胞的增殖来实现的,特别是已高度分化的成熟肝细胞,具有强大的增殖能力。1931 年 G. M. Higgins 和 R. M. Anderson 建立了肝再生的经典实验模型,即通过简单的手术方式切除大鼠 2/3 的肝组织,大鼠的肝脏可进行再生并在两周内恢复至原来大小。在一些慢性药物损伤中,肝细胞也发挥了主要的修复作用。肝细胞强大的自我修复能力削弱甚至掩盖了肝干细胞的贡献。虽然目前还没有发现肝干细胞在 2/3 切除后的肝再生过程中起作用,也没有证据表明肝干细胞在肝脏的生理性更新中起作用,但是,有些实验室观察到在经典肝损伤模型中包括饲喂 DDC(3,5-diethoxycarbonyl-l,4-dihydrocollidine)饲料、CDE 饮食(胆碱缺乏、甲硫氨酸补充饲料)或者四氯化碳长期损伤后,源于胆管的肝干/前体细胞,可以一定程度地参与肝脏损伤修复,分化为成熟肝细胞或者胆管细胞。随着近年来体内细胞示踪技术的发展,许多研究团队陆续证明了成体肝脏中不同细胞的作用,这也同时揭示了肝脏稳态维持机制的复杂性,即肝细胞、肝星状细胞、胆管细胞在不同的肝损伤情况下都有可能参与肝脏的修复。

(五) 精原干细胞

精原干细胞(spermatogonial stem cell)存在于睾丸生精小管内,紧贴于生精小管的基底膜。精原干细胞在生精小管内的精原细胞(spermatogonium)中所占的比例很小,是分化程度最低的一类原始细胞,它是精子发生的细胞基础,对维持睾丸生精小管结构和功能的稳定与平衡具有重要作用。

精子发生(spermatogenesis)的全过程都发生在睾丸的生精小管内(其过程详见第十四章)。对于所有哺乳动物来说,其精子发生都遵循这一基本规律。但目前已经知道,精子发生的细节在哺乳动物的不同物种之间存在一定的差异,而这种差异主要存在于从精原干细胞到初级精母细胞形成的这一分化阶段。

小鼠为啮齿类哺乳动物,它的精原细胞分 A、B 两型。从精子发生的角度来讲,它们是处于两个连续分化阶段的细胞,即 A 型精原细胞是较原始的精原细胞,B 型精原细胞是由 A 型精原细胞分化而来的精原细胞。根据各种精原细胞的形态特征,以及其在生精小管管壁内的空间排布特征,可以观察到的 A 型精原细胞有单体 A 型精原细胞(Asingle,As)、双合体 A 型精原细胞(Apaired,Apr)及链状体 A 型精原细胞(Aaligned,Aal)三型。现在一般认为,As 才是真正的精原干细胞,而 Apr 和 Aal 仅为精子发生的前体细胞。As 分裂可能有两种方式:一是其子细胞是互相分离的两个干细胞(即仍然是 As 型精原细胞)。通过这种分裂方式,可以保持干细胞数量的平衡,以维持其干细胞库的稳定性;二是其细胞核分裂,但其细胞质分裂不完全,成为以胞质间桥(cytoplasmic bridge)相连的 Apr。Apr 的形成,标志着该细胞已经进入精子发生的程序。在此基础上,Apr 便可以同样的方式进行多次分裂(即细胞核分裂而细胞质为不完全分裂),由此可以形成四合体细胞、八合体细胞、十六合体细胞,甚至三十二合体细胞。由于这些合体细胞中的核呈线性排列,其间是以胞质间桥连接,故将它们统称为链状体 A 型精原细胞。接下来,链状体 A 型精原细胞将连续分裂 6 次,所产生的子细胞依次称为 A1、A2、A3、A4、In(intermediate,中间型)和 B 型精原细胞。B 型精原细胞分裂形成初级精母细胞,进而通过减数分裂 I 形成次级精母细胞,再通过减数分裂 II 形成精子细胞,进而演变为成熟的精子。如果将链状体 A 型精原细胞按十六合体计算,那么,1 个精原干细胞(即 As)进入精子发生的程序后,经过 10 次有丝分裂,就可产生 1 024 个初级精母细胞,再经过两次减数分裂,就可产生 4 096 个染色体为单倍体的精子细胞。

人和非灵长类动物的精子发生过程的细节目前尚不十分明确。研究表明,基底膜的生精小管上皮含有未分化型的精原干细胞(A_{dark} and A_{pale})和分化型精原干细胞(B 型)。A_{dark} 是最初的精原干细胞,它经过 A_{pale} 阶段而分化为 B 型细胞。B 型精原干细胞产生初级精母细胞,进入减数分裂并从基底膜移出,后续经减数分裂和精子发生依次产生精母细胞、精子细胞和终末分化的精子,并释放到生精小管的管腔。

精原干细胞的分化具有一个复杂的调控机制。目前已获较多进展,如已发现 Kit 受体是精原细胞分化早期的一个关键的调控因素,而干细胞因子(stem cell factor,SCF)是 Kit 受体的配体,它可通过 Kit 受体促进细胞增殖。

第四节 | 干细胞与医学

随着对干细胞与个体生长发育相互关系的认识的不断加深,科学家们开始意识到了许多重大疾病或特殊生物学现象的发生机制都可以从干细胞角度进行重新认识,这意味着临床上的许多疾病的防治研究可以从干细胞的角度进行,也意味着一些新的防治方法和手段的产生。

一、干细胞与器官和个体衰老

细胞衰老是细胞的基本生命现象,但对于细胞衰老与组织、器官和个体衰老之间的关系仍知之甚少。近几年中,干细胞概念的引入,形成了以组织特异性干细胞为基础,以个体生长发育为主线的四维研究思路,使得这一领域的研究进入了一个新的发展阶段。

通过前文可知,几乎所有的组织器官中都存在干细胞,它们的基本功能是维持组织器官的结构和功能在其生命过程中的稳定性和平衡性,而且要避免过度生长(如肿瘤)或萎缩的发生。组织干细胞存在于机体微环境中,其从静息到活化、增殖和分化都受到微环境内因子和一系列信号分子的调控,因此,组织干细胞的衰老不可避免地受到这些内在因素和外在环境的影响。随着年龄的增加,组织干细胞数量、静息和活化状态以及增殖和分化能力都发生明显改变(图 17-10),最终导致机体组织退化和功能障碍,引起衰老相关的疾病,如贫血、帕金森病、阿尔茨海默病、肿瘤、肌肉萎缩及骨质疏松等。

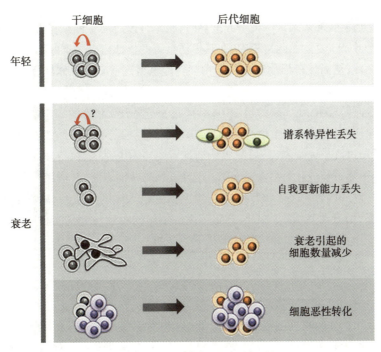

图 17-10 干细胞的衰老与异常

随着人们对干细胞衰老机制的认识和研究,目前发现通过人为干预干细胞本身的基因表达水平、信号通路、微环境因子或者清除衰老细胞等方式,有望使成体干细胞发生衰老逆转,从而建立临床上衰老相关疾病防治的可行方法,改善老年人的健康状况。

二、干细胞与肿瘤的发生和复发

肿瘤的发生和复发问题一直是困扰学术界和临床医生的难题,当把"干细胞理论"运用于对这一问题的解释,就产生了"肿瘤干细胞"的概念。T. Lapidot 在 1994 年最早提出急性髓样白血病干细胞的概念,经过 10 多年的研究,2006 年美国癌症研究协会专题讨论会将肿瘤干细胞定义为"肿瘤组织中具有无限自我更新能力、能够产生肿瘤细胞的异源性后代并进而形成肿瘤的细胞",并将"在免疫缺陷型小鼠体内形成与原发肿瘤类型相同的肿瘤"作为鉴定肿瘤干细胞的"金标准"。这个概念的界定为临床药物研发提供了新的思路,引起了研究人员的广泛兴趣。随后脑瘤干细胞、慢性髓系白血病干细胞、结肠癌干细胞等相继被鉴定,虽然其间也有很多质疑的声音,但是 2012 年来自美国、荷兰和比利时的研究组分别在《自然》和《科学》杂志报道,首次利用谱系示踪的方法在肿瘤的自然栖息地(native habitat)中证明了肿瘤干细胞的存在。

在肿瘤干细胞学说出现后,对于肿瘤的发生问题就有了三种模型,一是随机模型,这是一直以来人们对肿瘤的认识,认为所有的肿瘤细胞都有相同的形成肿瘤的能力,但是哪个细胞能形成肿瘤是随机事件;二是等级模型,即只有肿瘤干细胞能够形成肿瘤,所以治疗肿瘤的关键是杀死肿瘤干细胞;三是演化模型,这个模型引入了肿瘤微环境的概念,结合了上述两种模型的观点,但是认为肿瘤微环境的改变创造了普通肿瘤细胞演化为肿瘤干细胞的条件,所以近年来人们在关注肿瘤干细胞的同时,特别关注肿瘤微环境的检测和控制,也有很多研究证实了微环境的改变能够引起肿瘤细胞"去分化",这也符合某些组织干细胞的性质。也有实验证实放疗和某些化疗药物能够"激活"静息的肿瘤干细胞从而促进了肿瘤的发生。因此在利用肿瘤干细胞理论研究肿瘤发生、复发、转移时要将肿瘤细胞和其存在的微环境看成一个完整的"肿瘤生态环境",肿瘤干细胞、肿瘤细胞可以在这个生态系统中相互转化,它们与肿瘤微环境之间更是相互依存和相互作用的,从这样的角度去考虑,才能辩证地找出治疗肿瘤的有效方法。

三、干细胞与组织再生

当组织器官受到某些外来因素的损伤或破坏时,机体可以启动一种修复机制,以使其受损的组织器官的结构和功能得以恢复。在此过程中,在其损伤组织的局部可有大量的细胞增殖,并可伴随细胞的分化和组织的形成,从而使得损伤部位在结构和功能上得到恢复。机体修复组织器官损伤的这种现象就称为组织再生。

目前已有许多证据表明,在一般的组织中,都有处于不同分化状态的细胞群体的存在。如果从分化程度的角度来看,它们之间有一个潜在的从低到高的等级关系。其中,组织特异性干细胞处于最为基础的位置,随后是过渡放大细胞,最后是成熟细胞。换句话说,从组织特异性干细胞到成熟细胞的发育过程中,其增殖能力和分化特性呈逐步降低趋势,到成熟细胞时,其增殖和分化的能力已经十分有限(成熟的肝细胞可以分裂 2～3 次),甚至已经完全丧失(人体内耳的毛细胞不能增殖)。机体可以根据损伤程度的高低,启动其组织中不同分化等级的细胞的增殖与分化的程序,来适应其修复的需求,而且不同组织的损伤修复机制和修复结果是不一样的。

四、干细胞与细胞治疗

许多疾病都是由细胞功能缺陷或身体器官损伤造成的。作为细胞治疗的选择之一,可以将正常的干细胞或由其分化产生的功能细胞植入病变部位并代偿病变细胞丧失的功能。理论上,干细胞治疗最吸引人的地方在于它可以治疗目前一些常规治疗方法无法治愈的疾病,这些疾病几乎涉及各种器官系统,包括阿尔茨海默病、脑卒中、癫痫、泰-萨克斯(Tay-Sachs)病、心脏病、股骨头坏死、关节炎、糖尿病、系统性红斑狼疮等。

目前可用于干细胞治疗的干细胞有两大类,一是多潜能干细胞,主要包括 ES 细胞和 iPS 细胞;二是组织干细胞。这两类细胞应用于临床治疗的主要策略如图 17-11 所示。

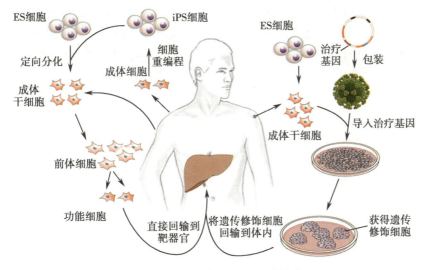

图 17-11 疾病的干细胞治疗策略

ES 细胞和 iPS 细胞具有多向分化潜能,是进行干细胞治疗的理想细胞,但是其成瘤性又成为一个致命的缺点。而对那些难以获得功能性组织干细胞或者相应的组织干细胞难以在体外获得足够数量的疾病,ES 细胞和 iPS 细胞就显示出应用上的优势。

组织干细胞的种类繁多,目前开展临床研究的涉猎范围很广,就细胞而言包括间充质干细胞、内皮细胞和前体细胞、神经干细胞、角膜缘干细胞、胎盘来源干细胞等;从治疗的疾病而言,单就神经干细胞,治疗疾病就包括肌萎缩侧索硬化和慢性脊髓损伤、下肢缺血和休克、神经元蜡样质脂褐质沉积症、颈髓损伤、黄斑退化、佩利措伊斯-梅茨巴赫病等。

目前干细胞治疗的临床试验出现了较多的失败案例,其根本原因是对干细胞的生物学行为规律认识不够。此外,干细胞治疗的伦理和法规问题,也应受到关注。

小结

干细胞是指那些具有自我更新能力,并能分化产生一种或一种以上特化细胞的原始细胞。个体的正常发育及其功能维持,有赖于干细胞在空间上和时间上的有序增殖与分化。

受精卵是一种全能干细胞,从胚胎期的内细胞团和生殖嵴中可以分离出多潜能干细胞(胚胎干细胞),在成体组织器官中存在组织干细胞,这些不同种类的干细胞的分化潜能,以及发挥的生物学作用可有很大的差别。

成体组织中的组织干细胞存在于相应的干细胞巢内,其基本生物学功能是在个体的整个生命过程中,通过有序的增殖与分化,参与组织器官的生长发育,实现其所在组织中细胞的新旧更替,参与组织损伤修复,以维持组织器官结构和功能的稳态。组织干细胞具有一般细胞的基本生命现象,如分裂、分化、迁移、衰老及死亡等,而且也同样地服从于一般细胞调控的基本原理。但是,干细胞也有不同于一般细胞的生物学特性,如组织干细胞在增殖分裂方面的缓慢性和自稳性,在分化方面既具有谱系限定性也具有一定程度的可塑性等。在活体内,组织干细胞存在于特定的微环境,该微环境称为干细胞巢。目前一般认为,干细胞巢中的各种因素的相互作用决定了干细胞的休眠、增殖或分化状态的转变,具有直接参与其组织器官结构和功能动态平衡的维持的功能。另外,干细胞巢在没有干细胞的情况下仍然可以招募外源性干细胞并使其归巢到原有的干细胞巢。同时,干细胞巢的功能紊乱与干细胞衰老或肿瘤转化有密切关系。

目前,胚胎干细胞的培养体系已经比较成熟,已经能够常规地分离培养人类和小鼠等多个物种的胚胎干细胞。但是,组织干细胞的培养技术还有待进一步深入研究。

本章思维导图

NOTES

本章目标测试

　　就目前来看,干细胞的研究有两个方面最为人们所关注,一是干细胞在发育过程中和成体中的基本生物学特性的细节,二是干细胞在生物医学领域(如组织修复等再生医学问题)中的应用。干细胞在人类疾病的治疗中已经显示出了很好的应用前景,但要真正地进入临床,则还有赖于干细胞生物学基础研究的进步。

(朱海英)

第十八章 | 细胞工程

本章数字资源

生物工程（bioengineering）是指用生物体或其组成成分在最适条件下产生有益产物及进行有效生产的技术，所以又称为生物技术（biotechnology）。到了近代，随着微生物学、细胞生物学、遗传学和分子生物学的发展，生物工程在内容、层次上有了迅速发展。如今它已包含基因与基因组工程、酶工程、发酵工程、细胞与组织工程、生化工程、微生物工程等诸多方面。

细胞工程（cell engineering）是生物工程的基本组成部分之一，是指通过细胞融合或拆合、核质交换或核移植、染色体或基因转移以及细胞培养和筛选等方法，按照人们预先的设计，产生新的细胞，用于生产、医疗实践或进行更深层次研究及开发的一门技术。

细胞工程在技术程序中避免了基因分离、提纯、剪切、拼接等分子水平的操作，一般只需将细胞遗传物质直接转移到受体细胞即可形成杂交细胞，因此，其过程相对比较简捷，不致对受体细胞造成较大的损伤，同时还能提高转移效率。此外，细胞工程不仅可以在动物之间、植物之间、微生物之间进行，还可以在动物与植物间、动物与微生物间、植物与微生物之间进行，从而产生新的品种，甚至物种。由于细胞工程具有上述优势，近年来发展极为迅速，尤其是在细胞治疗、动物克隆、转基因动物、再生医学等方面的研究与实践，已经引起广泛关注。

目前，根据操作对象的不同，细胞工程又可分为动物细胞工程、植物细胞工程以及微生物细胞工程，本章介绍的是动物细胞工程。

第一节 | 细胞工程的主要相关技术

细胞工程涉及面很宽，所用方法技术也很多，根据细胞拆合与重组的层次，可将这些技术分为：①细胞整体层次的技术，如细胞培养、细胞融合、细胞重编程等；②细胞器层次的技术，如核移植等；③分子层次的技术，如基因转移等。

一、大规模细胞培养

细胞培养是细胞工程中最基本、最常用的技术之一。有关细胞培养的基本原理以及基本过程已在第一篇第三章介绍，本节只介绍大规模细胞培养和三维细胞培养。

所谓大规模细胞培养（large scale cell culture）是指在人工条件下，在特定的细胞培养容器中高密度（density）或高浓度（concentration）地培养细胞，其目的是制备大量的细胞或是以此来生产更多的细胞产物。大规模细胞培养的培养容量通常在2L以上，一般说来，$1\times10^9 \sim 1\times10^{10}$个细胞可以在$1 \sim$ 10L的简单搅拌瓶中培养获得。但$1\times10^{11} \sim 1\times10^{12}$个细胞的培养则需要一系列设备如生物反应器，培养规模可以是100L的实验室规模，$100 \sim 1\,000L$的中试规模，以及$5\,000 \sim 20\,000L$的产业化规模。

目前，大规模细胞培养的方法很多，大致可分为悬浮培养和固定化培养两种。

（一）悬浮培养

细胞在培养液中呈悬浮状态生长和增殖的培养方法称悬浮培养（suspension culture）。悬浮培养适用于血液淋巴组织细胞以及肿瘤细胞（如小鼠骨髓瘤细胞 SP2/0、NS0）、转化细胞（如 Namalwa 细胞）、融合细胞（如杂交瘤细胞）的培养。随着规模化培养技术的不断发展，许多贴壁生长细胞如 CHO 细胞经悬浮驯化后也可进行悬浮培养。悬浮培养多用于大量生产抗体、疫苗和细胞因子等重组蛋白

NOTES

371

类药物。图 18-1 是适合于悬浮培养的 8L 容量搅拌瓶。

悬浮培养的优点是设备相对比较简单,且容积可选择性大,最大培养容积可以达 25 000L。另外,以这种方式进行大规模培养可以连续收集培养细胞或其产物,也可以适时地传代,操作和控制都简便。再者,对悬浮培养的细胞进行传代时无须消化,所以细胞不会因胰酶和 EDTA(乙二胺四乙酸,ethylenediaminetetraacetic acid)的处理以及激烈的机械力分散而受损伤,细胞的回收率高。除此之外,由于细胞呈悬浮生长,而且处于不断搅动的动态生长过程之中,细胞的浓度(细胞数 /ml)均一,因此可以在线直接监测细胞生长情况并及时有效地调控细胞浓度,而且细胞的产量比较恒定,工艺可控性强。

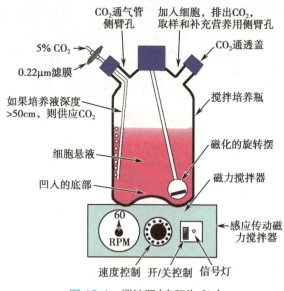

图 18-1　搅拌瓶(容积为 8L)

悬浮培养的技术关键在于不断搅拌培养液以及连续供给 CO_2 和空气,使细胞均匀有效地进行营养物质和气体交换(图 18-1),同时避免细胞沉降。另外,悬浮培养条件下,渗透压、剪切力、气泡破裂均可引起细胞损伤,可用非离子表面活性剂 Pluronic 家族对细胞进行有效保护,使其免受搅拌和通气反应器中的流体机械破坏作用。常用的保护性添加剂包括 Pluronic F68(0.01%～0.10%)、羧甲基纤维素(1%～2%)等。

(二)固定化培养

将细胞限制或定位于特定空间内或表面的培养技术称为固定化培养(immobilized culture)。几乎所有动物细胞都可进行固定化培养。固定化培养的制备方法很多,包括吸附法、共价贴附法、离子/共价交联法、包埋法和微囊化等,常用的是吸附法和包埋法。

吸附法是最简单的固定化培养技术,即让细胞在适当的条件下贴附在载体(如陶瓷颗粒、玻璃珠或硅胶颗粒)、中空纤维膜等表面进行固定化培养的方法,例如微载体培养。微载体培养是让细胞吸附于微载体(microcarrier)表面或内部进行生长与增殖的细胞培养技术,如 Vero 细胞的培养(图 18-2)。将微载体置于生物反应器中,可以实现贴壁细胞的悬浮培养,在大规模

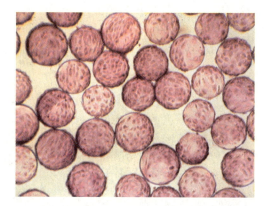

图 18-2　猴肾成纤维细胞 Vero 在微载体表面上生长

细胞培养中广泛使用。微载体是直径为 150～250μm 的透明小颗粒,常用的材料有交联葡聚糖、塑料基质、聚苯乙烯、明胶、玻璃介质、胶原或胶原涂层、纤维素、生物玻璃等。

包埋法是将细胞包埋于多聚物(如蛋白质、碳氢化物)等海绵状基质中进行培养的技术。常用的蛋白质多聚物有明胶、海藻酸钙凝胶、胶原和纤维蛋白等;对于贴壁依赖性细胞通常采用胶原包埋,而对于非贴壁依赖性细胞则常用海藻酸钙凝胶包埋。

最简单的固定化培养系统是细胞工厂,该系统由一组长方形的 Petri 培养板组成,总面积可达 600～2 400cm² (图 18-3)。此外常用的还有中空纤维灌流法(图 18-4)、螺旋卷膜培养等。

固定化培养对贴壁依赖性细胞和非贴壁依赖性细胞均适用,其优点在于细胞可维持在较小体积培养液中生长,且抗剪切力和抗污染能力强,可较好地保护细胞,实现细胞的高密度培养,提高目的产物产率,如细胞工厂一次产量可高达 3×10^8～3×10^9 个细胞。此外,细胞与产物易于分开,有利于产物的分离纯化。

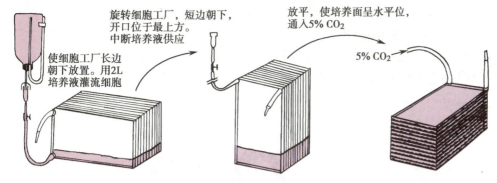

图 18-3　填充式细胞工厂

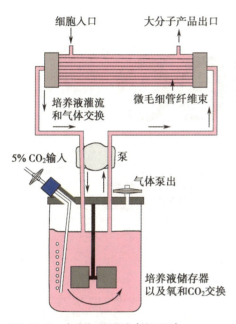

图 18-4　中空纤维灌流（截面图）
培养液通过蠕动泵从培养液储存器循环到培养小室；培养液储存器内进行换气和 CO_2 交换。

二、三维细胞培养

三维细胞培养（three-dimensional cell culture，TDCC）是指将具有三维结构的载体与细胞在体外共同培养，使细胞能够在载体的三维立体空间结构中迁移、生长，构成三维的细胞-载体复合物。三维培养体系为细胞提供了类似体内的生长环境，细胞通过紧密连接和/或缝隙连接等连接方式建立细胞间及细胞与胞外基质间的联系，形成一定的三维结构。与传统二维培养的细胞相比，三维培养的细胞在基因表达、基质分泌及细胞功能活动、细胞分化等方面与体内细胞更为相似。三维细胞培养既能保留体内细胞微环境的物质结构基础，又能体现细胞培养的直观性及条件可控性；它将单层细胞培养体系与组织器官及整体研究联系起来，甚至在一定程度上可以替代动物，进行药物研发与毒性试验。

三、细胞融合

细胞融合（cell fusion）是指在自然条件下或人工诱导下，2 个或 2 个以上的细胞合并成 1 个细胞的过程，该过程涉及质膜的连接与融合，胞质合并，染色体、细胞器以及各种胞质成分的混合。其中基因型不同的 2 个或 2 个以上的细胞合并成 1 个细胞的过程又称细胞杂交（cell hybridization），所产生的细胞称为异核体（heterokaryon），又称为杂交细胞（hybrid cell）。而基因型相同的细胞融合所形成的细胞则称为同核体（homokaryon）。细胞融合现象最早由 G. Barski 等于 1961 年发现，他们将高度恶性与低度恶性肿瘤细胞混合培养，观察到细胞能自发融合产生杂交细胞。1962 年，Y. Okada 和 J. Tadokoro 发现利用紫外线灭活的仙台病毒可以促进细胞的融合。后来，人们发现除灭活的病毒外，某些化学物质［如聚乙二醇（polyethylene glycol，PEG）、溶血卵磷脂、油酸等］以及物理性刺激（如电场、电脉冲等）都可以促进细胞的融合。

细胞融合成功最为关键的技术之一在于对杂交细胞的筛选，即挑选出所需要的杂交细胞。筛选杂交细胞的方法很多，HAT 培养基筛选是常用的方法之一。HAT 是由次黄嘌呤（hypoxanthine，H）、氨基蝶呤（aminopterin，A）和胸腺嘧啶脱氧核苷（thymidine，T）组成的培养基。其中，氨基蝶呤可抑制 dATP、dGTP 和 dTTP 的合成，因而阻断正常的 DNA 合成。而次黄嘌呤可在次黄嘌呤鸟嘌呤磷酸核糖基转移酶（hypoxanthine-guanine phosphoribosyltransferase，HGPRT）的作用下合成肌苷一磷酸（IMP），再由 IMP 合成 dATP 和 dGTP；胸腺嘧啶脱氧核苷则可在胸苷激酶（thymidine kinase，TK）的作用下生成 dTTP。因此,当一种胸苷激酶缺陷细胞(TK⁻ HGPRT⁺)与 HGPRT 缺陷细胞(HGPRT⁻ TK⁺)融合后,杂交细胞既含有 TK 又含有 HGPRT。在氨基蝶呤阻断正常的 DNA 合成后,杂交细胞能以次黄嘌呤和胸腺嘧啶脱氧核苷为底物,得到 DNA 合成所需的原料进行 DNA 合成,因而能在 HAT 选择培养基中存活下来(图 18-5)。而未发生融合的细胞,则因为酶缺陷,不能进行 DNA 合成,所以无法在 HAT 选择培养基中生存。

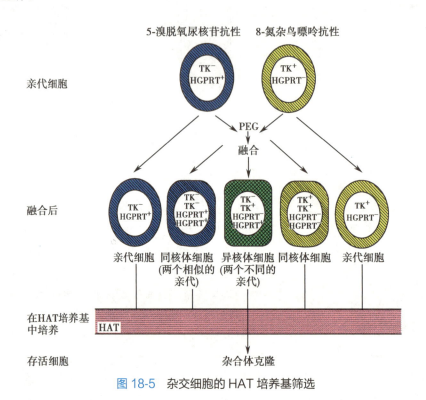

图 18-5　杂交细胞的 HAT 培养基筛选

细胞融合技术不仅是进行细胞的遗传变异、进化、发育等基础研究的方法,而且也是细胞工程的重要工具。借助该技术,人们可以在种内、种间,甚至动植物间进行细胞融合,产生新的品种,甚至物种,更可以借此生产单克隆抗体等生物制剂,用于临床实践。

四、细胞核移植

细胞核移植(nuclear transfer)是指通过显微操作(micromanipulation)将一个细胞的细胞核移植到另一个去核的细胞内的过程。细胞核移植常用于克隆动物和研究核质关系。借助细胞核移植,可以通过无性生殖大量复制遗传背景相同的动物胚胎,再借用胚胎移植技术,生产众多基因型相同的动物群体。细胞核移植可用显微操作仪(micromanipulator)进行,也可利用化学药物来实现。如图 18-6 所示,先用细胞松弛素(cytochalasin)处理细胞,再结合离心法取出细胞核,然后采用 PEG 将该细胞核融合进另一去除细胞核的细胞内,这种杂交细胞称为胞质杂种(cybrid),与有核细胞间融合所产生的杂交细胞不同。

1938 年德国发育生物学家 H. Spemann 首先提出了在两栖类动物中进行核移植实验的设想。1953 年 R. Briggs 和 T. J. King 将一个已经分化的细胞核移植入去除细胞核的豹蛙(*Rana pipiens*)卵中,观察到改造后的卵仍然可发育为豹蛙幼体。1962 年,J. Gurdon 将已经分化的非洲爪蟾(*Xenopus laevis*)蝌蚪的肠上皮细胞的细胞核移植入去除细胞核的同种爪蟾卵中,得到了由这种重组卵发育而成的完全正常的成体爪蟾。这项研究具有重大意义,它标志着利用体细胞核移植培育动物的技术体系在两栖类动物中获得成功,为哺乳动物核移植奠定了基础。1963 年,我国科学家童第周将金鱼的囊胚细胞核植入去核的未受精卵内,首次得到了克隆鱼。

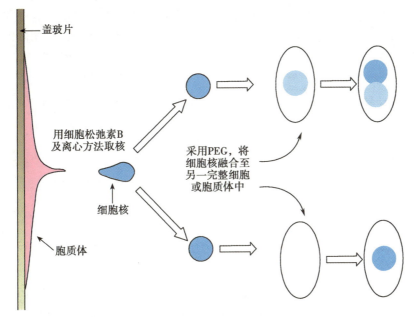

图 18-6　游离细胞核的获取及融合

在核移植的研究与实践中,最令人瞩目的是克隆羊多莉(Dolly)的出生。1997 年 2 月 23 日,英国 Roslin 研究所宣布世界第一头克隆绵羊诞生。其产生过程如图 18-7 所示。由于多莉的遗传特性来源于供核母羊(B),因此,它是供核母羊(B)的克隆。母羊(A)主要提供了细胞核发育所需的营养与环境,而母羊(C)只是"代孕"母亲。

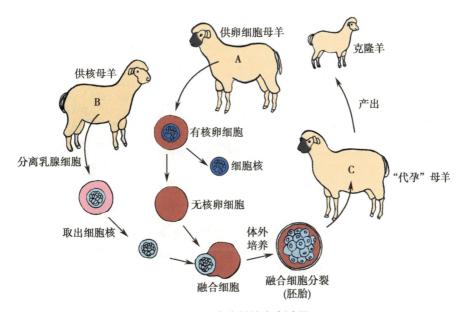

图 18-7　克隆羊的产生过程

由于 I. Wilmut 在这一过程中所用的是乳腺细胞的细胞核,所以该过程称为体细胞核移植(somatic cell nuclear transfer,SCNT)。多莉羊的成功在理论上具有重要意义,它证明高度分化的成体体细胞核仍然具有发育为新个体的全能性(totipotency),其在成熟卵母细胞中仍然可以被激活并且重新编程,最后发育成为一个完整的个体。但是细胞核-质相互作用及机制尚未完全阐明。

除理论意义外,体细胞核移植技术更是细胞工程领域中的一个极为重大的突破,因为借此技术人们可以进行动物克隆,以达到治疗或生殖的目的。例如,治疗性克隆(therapeutic cloning)是指胚胎干细胞技术与核移植技术相结合,用于产生疾病替代治疗细胞的新技术。它以患者的体细胞核为供核,通过核移植技术,获得杂交细胞;再将杂交细胞培育至囊胚,然后从该囊胚的内细胞团中分离出患者的 ES 细胞,经过体外培养,为患者提供与其自身遗传物质一致的组织细胞或器官用于疾病治疗,这样就可以避免异种或同种不同个体间细胞/器官移植的免疫排斥反应。该技术使许多目前医学上还没有有效治疗方案的疾病获得了治愈的可能。另一个核移植技术的应用是生殖性克隆(reproductive cloning),是指体细胞核移植后,任其发育直至产生一个新个体。多莉绵羊即通过生殖性克隆产生。

五、基因转移

基因转移(gene transfer)是指将外源基因导入受体细胞并整合至受体细胞基因组中的过程,是实现受体细胞表型定向改造的技术。借助该技术,可以选择出所需的新型细胞,乃至新的个体。若外源基因不但能在动物体内表达,并且可以遗传,则该动物称为转基因动物(transgenic animal)。利用基因转移获得转基因动物的技术一般包括如下过程:①选择与提取外源目的基因;②用一定的方法将外源目的基因导入受体细胞;③对整合有目的基因的细胞进行筛选、扩增及鉴定;④若受体为卵细胞,则进行体外培育,之后植入合适的动物子宫内;⑤筛选并获得转基因动物以及进行后续的研究。由上可知,基因转移是获得转基因动物的核心技术,其基本步骤如图 18-8 所示。

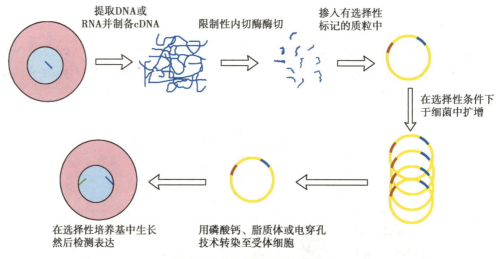

提取DNA或
RNA并制备cDNA

限制性内切酶酶切

掺入有选择性
标记的质粒中

在选择性条件下
于细菌中扩增

用磷酸钙、脂质体或电穿孔
技术转染至受体细胞

在选择性培养基中生长
然后检测表达

图 18-8　基因转移的基本步骤

基因转移的方法很多,通常可分为:①物理法,包括电穿孔法、显微注射法、裸 DNA 直接注射法等;②化学法,包括 DEAE-葡聚糖法、磷酸钙共沉淀法、脂质体包埋法等;③生物法,包括病毒介导法、体细胞核移植法、精子载体法以及胚胎干细胞转染法等。下面简述几种常用的细胞转染(transfection)方法。转染起初指外源基因通过病毒或噬菌体感染进入细胞或个体的过程,现在常泛指外源 DNA 进入细胞或个体导致遗传改变的过程。

(一)磷酸钙介导的转染

1973 年 F. L. Graham 等最早采用磷酸钙将外源基因导入哺乳动物细胞,由于该方法操作简单,无须昂贵的设备,迄今仍被实验室广泛采用。其原理及基本过程是:首先,将氯化钙与外源 DNA 混合,然后加入含磷酸根离子的溶液中,即可形成钙-磷酸-DNA 共沉淀物;其次,该沉淀物可被培养的细胞内吞入细胞质,随后进入细胞核;最后,外源 DNA 整合入细胞基因组中,并最终得到表达。

(二)脂质体介导的转染

1987 年 P. L. Felgner 等建立了阳离子脂质体介导的细胞 DNA 转染方法,其原理及基本过程是用多价阳离子脂质体(liposome)作为载体,将 DNA 包被于脂质体中形成复合物,该复合物可与培养细胞的细胞膜融合,将外源 DNA 带入细胞。阴离子脂质体也可用于细胞转染。

与其他转染方法相比,该方法的优点是适用性广、细胞毒性较低,且转染成功率高,70%～80% 的离体细胞均可瞬时表达外源基因。其缺点是费用高,不利于大规模使用。

(三) 电穿孔法

电穿孔法的原理是利用高压脉冲电流在细胞膜上形成纳米级的微孔,外源 DNA 可直接通过这些微孔进入细胞。电穿孔法适用于对化学法转染不敏感的细胞和悬浮培养的细胞。另外,该方法所需的细胞及 DNA 数量要比化学法多,而且不同细胞间的最佳转染参数差异较大。

(四) 病毒感染法

病毒感染法是通过病毒感染途径将外源目的基因导入受体细胞的方法。根据受体细胞类型的不同,可选择具有不同宿主范围和不同感染途径的病毒基因组作为转染载体。目前常用的病毒载体包括 DNA 病毒载体(腺病毒载体、腺相关病毒载体、牛痘病毒载体等)和 RNA 病毒载体(逆转录病毒载体、慢病毒载体等)。用作基因转染的病毒载体均为复制缺陷型病毒,感染细胞后仅能将基因组整合至细胞,但不能产生包装的病毒颗粒。然而,病毒载体本身也存在一些缺点,不适合大规模生产,如导致一定程度的免疫反应、整合到宿主细胞基因组引起基因突变和致癌的风险等。在各类病毒载体中,比较常用的是逆转录病毒载体和腺病毒载体。

逆转录病毒(retrovirus)是一种单链 RNA 病毒,它进入细胞后,在逆转录酶的作用下,其 RNA 被逆转录为双链 DNA,然后双链 DNA 整合至受体细胞的基因组中。逆转录病毒的转染方法为病毒直接感染细胞,或者注射至动物体内,之后携带外源基因的逆转录病毒 DNA 便可整合入受体的基因组内。诱导多能干细胞就是利用逆转录病毒作为载体将特定基因导入小鼠成体细胞而获得的。

腺病毒(adenovirus)为线性双链 DNA,无包膜,其优点是安全性好,不整合入人的染色体,不会导致肿瘤发生。此外腺病毒适用的受体细胞范围广,外源基因在载体上容易高效表达。

(五) 显微注射法

该方法主要用于制备转基因动物,即使用显微操作仪,在显微镜下,实验人员通过玻质注射针将 DNA 迅速注入受精卵内,注入部位通常在雄原核内或者其附近。然后再将注射后的受精卵移植至假孕动物的输卵管中,最后产生转基因动物。

该方法需要装备较昂贵的显微操作仪(图 18-9),且操作人员必须经过培训方能操作自如,以保证一定的成功率。此外,由于成熟卵母细胞数量少,需用超数排卵(superovulation)技术方能获得较多的卵以供实验。

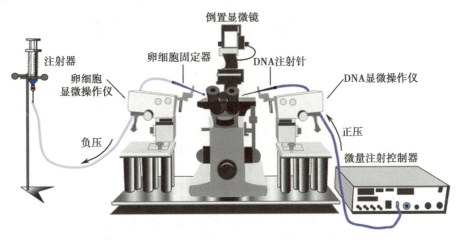

图 18-9 显微操作仪外观及结构

六、细胞重编程

细胞重编程(cellular reprogramming)是指将已分化细胞的核基因组恢复至其分化前的功能状态。该技术是在不改变基因序列的情况下,通过表观遗传修饰如 DNA 甲基化来改变细胞的分化状态,分为多能性重编程和谱系重编程两大类。利用多能性重编程技术获得的诱导多能干细胞,或利用谱系重编程技术获得的组织干细胞、组织细胞,既具有类似胚胎干细胞的多能性,又避开了胚胎干细胞应用的伦理学限制,同时具有患者特异性或疾病特异性,可显著减少免疫排斥反应,使细胞治疗的临床应用成为可能。

(一) 多能性重编程

多能性重编程(pluripotent reprogramming)是指将已分化细胞在特定条件下去分化恢复到全能性或多能性的功能状态,通常可采取核移植、细胞融合、多能细胞提取物共培养以及诱导性重编程等手段实现。但是核移植技术涉及伦理问题;细胞融合方法得到的重编程细胞是四倍体,存在很大程度的基因组不稳定;使用多能细胞提取物与体细胞共培养依然需要干细胞,仍然不能克服伦理学问题。诱导性重编程是细胞重编程的一项重大进展,利用诱导性重编程技术获得的诱导多能干细胞(induced pluripotent stem cell,iPSC)为干细胞研究领域,乃至整个生命科学带来了概念性的革新,具有多方面的应用前景。2014年,日本进行了世界首例iPSC应用的临床研究。科学家将由iPSC分化出的视网膜色素上皮细胞移植到患者体内,用于治疗老年性黄斑变性,这是重编程细胞首次移植到人体内,展示了iPSC在临床疾病治疗方面的应用前景。

(二) 谱系重编程

谱系重编程(lineage reprogramming)指不经过多能干细胞阶段,直接将已经分化的成熟细胞(或祖细胞)转换为另外一种成熟细胞或干/祖细胞的细胞重编程,通常通过转分化、去分化、转决定、特定类型的化生等来实现。

转分化(transdifferentiation)是指直接将一类已分化细胞重编程为另一类已分化细胞,且不经过多能干细胞阶段,也称为谱系转换。去分化(dedifferentiation)是指已分化细胞失去原有的分化结构和功能而成为未分化细胞的过程,去分化后,再将细胞分化成另一种细胞。转决定(transdetermination)是指将一种定向的但尚未完全分化的细胞类型重编程为另一种细胞类型,如将成体造血干细胞分化为神经胶质细胞。化生(metaplasia)是指组织中一种分化细胞被另一种分化细胞替代的过程,通常由慢性炎症刺激导致,常见的有鳞状上皮化生、肠上皮化生、间叶组织化生等。

图18-10总结了细胞重编程的主要策略。

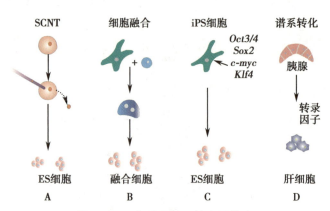

图 18-10　细胞重编程的主要策略

A. 体细胞核移植(SCNT):将体细胞核注射到去核的卵细胞,在体外特殊培养条件下,可以产生ES细胞;B. 细胞融合:将体细胞与ES细胞融合,可以产生杂合细胞,具备多能ES细胞的一些生物学特性;C. iPS细胞:通过诱导表达某些特定基因将体细胞转变为多能干细胞,例如导入Oct3/4、Sox2、c-myc和Klf4基因可以将小鼠成纤维细胞转变为多能干细胞;D. 谱系转化:例如直接将胰腺细胞转化为肝细胞,在此过程中,将一种细胞类型转化为另一种细胞的特异性转录因子是非常关键的。

七、类器官培养

类器官（organoid）是体外三维培养干细胞所形成的在结构和功能上都类似于目标器官或组织的三维细胞复合体，它具有自我更新和自我组装的能力，能模拟真实器官的部分功能。这种体外三维培养干细胞的技术被称为类器官培养或类器官技术。用于类器官培养的干细胞有胚胎干细胞、成体干细胞和诱导多能干细胞等。培养类器官的经典途径是将干细胞培养在 3D 支架（如基质胶）上，在培养基中添加特定的生长因子和诱导物以模拟干细胞在体内的微环境，使干细胞分化，最终自组装为类器官。

2009 年，荷兰的 Hans Clevers 团队在体外通过三维培养成体干细胞，培育出具有隐窝和绒毛结构的小肠类器官。自此，类器官技术成为研究热点，发展迅速，经过十多年的快速发展，科学家们已经能在实验室培育出包括小肠、胃、结肠、肺、膀胱、大脑、肝脏、胰腺、肾脏、卵巢、食管、心脏等在内的各种类器官，以及肿瘤类器官。2013 年，类器官技术被 *Science* 杂志评选为十大科学进展，成为再生医学领域最重要的生物技术之一。

作为一种工具，类器官培养潜力巨大，它是目前体外培养的细胞模型中最能够模拟体内器官结构及功能的技术。而且，与动物模型相比，类器官培养操作更简单，更适用于高通量筛选、疾病发生发展机制等研究。因此，类器官培养在疾病建模、药物筛选、精准医疗、器官发育、再生医学等领域都具有广阔的应用前景。

第二节 | 细胞工程的应用

借助细胞工程技术可对细胞的遗传表型进行定向改造并获得新型细胞，甚至新的个体。这些细胞或细胞的产物在医学实践中均具有广阔的应用领域，尤其是干细胞的研究与技术的兴起和发展，为治疗人类某些难治性疾病开辟了前所未有的前景。

一、单克隆抗体的制备

自 1975 年 G. Kohler 和 C. Milstein 创建杂交瘤（hybridoma）技术之后，单克隆抗体（monoclonal antibody）已成为科学研究和疾病诊疗中不可缺少的重要工具，它也成为细胞工程中卓有成效的支柱技术之一。

经典的单克隆抗体制备方法是借助聚乙二醇将不分泌抗体的骨髓瘤细胞与分泌抗体的 B 淋巴细胞进行融合，并通过 HAT 选择培养基筛选得到杂交瘤细胞（图 18-11）。杂交瘤细胞从双方亲代细胞中获得遗传信息，一方面可如骨髓瘤细胞一样无限生长，另一方面又能如 B 淋巴细胞一样分泌抗体。由这种杂交瘤细胞产生的抗体称为单克隆抗体，它是一种免疫球蛋白，可用酶联免疫吸附分析（ELISA）等方法筛选杂交瘤细胞培养上清液中的抗体，并对阳性细胞进行亚克隆（sub-clone），确定它们产生抗体的特异性。由于这种抗体针对单一表位（epitope），因此它对于特定抗原具有高亲和力和高特异性。单克隆抗体在生物医学研究、临床诊断和治疗方面都得到了广泛的应用，是近年来最为成功的生物技术产品。

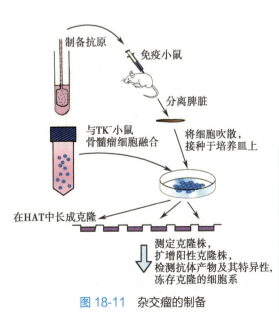

图 18-11 杂交瘤的制备

在实践中,人们多利用小鼠腹水或离体悬浮培养方法在体内或体外大量制备单克隆抗体。杂交瘤细胞可在多种中空纤维系统及搅拌罐生物反应器中进行大规模悬浮培养。

二、医用蛋白的生产

用生物工程技术生产的制剂通称为生物制品,其中医用蛋白是重要的类别,包括疫苗(口蹄疫疫苗、狂犬病毒疫苗、脊髓灰质炎疫苗、牛白血病病毒疫苗、乙型肝炎病毒疫苗、疱疹病毒I型及II型疫苗、巨细胞病毒疫苗等)、细胞因子(凝血因子VIII和IX、促红细胞生成素、生长激素、IL-2、神经生长因子等)、免疫调节剂(α、β、γ干扰素)以及医用单克隆抗体等。

生产医药蛋白常用的表达系统分为细菌、酵母、昆虫以及哺乳动物细胞四大类。就制备的方式而言,包括哺乳动物细胞生物反应器和动物生物反应器,它们都具备投资少、污染少、工艺相对简单、产品的特异性较高等优点。

哺乳动物细胞生物反应器(下称生物反应器)是指在人工条件下,高密度大量培养动物细胞并生产有应用价值的细胞蛋白质产品的设备。本章第一节中所介绍的大规模细胞培养系统均属于生物反应器范畴。

动物生物反应器则是以转基因动物作为生物反应器,来生产蛋白质。该制备方法最早由美国K. Gordon等于1987年报道,他们以小鼠乳腺细胞表达组织型纤溶酶原激活物(tissue-type plasminogen activator, t-PA)。2009年,世界上第一个利用转基因山羊奶液生产的药物——重组人抗凝血酶III上市,标志着转基因动物药物真正迈入产业化时代。乳腺作为生物反应器具有许多优点:首先,动物乳腺是一个自我封闭的系统,乳腺细胞表达的蛋白质绝大部分随乳汁分泌,不会进入机体的血液系统中,这样便可以避免大量表达的外源型蛋白质干扰宿主动物的生理状况以及可能造成的伤害;此外,转基因牛、绵羊、山羊、兔、猪等,它们乳汁的产量较高,而且源源不断,因此,可以获得较多的蛋白产品。除乳腺外,血液、尿液也常是收集蛋白产品的原始材料。

三、疾病的细胞治疗

细胞治疗是将正常细胞或生物工程改造过的细胞植入患者体内(或直接导入病变部位)以代偿病变细胞(或细胞丢失)所丧失的功能,从而达到治疗疾病的目的,包括干细胞治疗和工程细胞治疗。

(一)干细胞治疗

干细胞是个体的生长发育、组织器官结构和功能的动态平衡以及其损伤后再生修复等生命现象的细胞学基础。正因为干细胞具有这些特性,所以可以用正常的干细胞或由其分化产生的功能细胞来治疗某些疾病,以替代机体内由细胞衰老、退化、死亡或丢失所导致的功能障碍性疾病,这就是干细胞治疗。例如利用ES细胞来源的胰腺内皮细胞治疗1型糖尿病、利用间充质干细胞治疗再生障碍性贫血、利用骨髓移植治疗血液系统肿瘤等(详见第十七章)。截至2022年初,全球已批准21项干细胞治疗产品。

(二)工程细胞治疗

工程细胞治疗是指采用基因工程改造的细胞开展细胞治疗。2001年,A. Martinez-Serrano利用温度敏感性Hi-B5永生化细胞建立了高效神经生长因子(NGF)分泌的细胞系,该细胞系含有神经生长因子基因的多个拷贝。将这种细胞移植至切断穹窿的大鼠纹状体及中隔后,仍能持续分泌神经生长因子,并使90%的胆碱能神经元得到恢复。同时,移植的细胞也能很好地在宿主动物脑组织中存活,并且在结构上已完全整合于受体的脑组织中,这项研究显示工程细胞的基因治疗在临床上具有应用的可能性。

由于干细胞具有长期增殖的特性,因此工程细胞治疗常用干细胞作为基因改造的对象,用于治疗,该途径又称为干细胞/基因联合治疗(combined stem cell/gene therapy)。在众多的干细胞中,骨髓间充质干细胞(bone marrow mesenchymal stem cell, BMMSC)比较受人们的青睐,认为它是一个较为理想的候选细胞。原因是间充质干细胞具有较大范围的跨系分化能力,此外,骨髓间充质干细胞的来源、分离和培养都比较容易。例如,将血管内皮生长因子(VEGF)基因导入骨髓间充质干细胞,再诱导其分化为心肌细胞后植入心肌梗死区。植入的细胞一方面可以替代死亡的心肌细胞,同时由于VEGF 的作用,可以刺激周围血管的形成。这种将细胞治疗与基因治疗相结合的方法,为众多疾病治疗带来新的前景。为了避免免疫排斥反应以及可能的潜在致病因素的影响,用于遗传修饰的细胞最好来源于患者本身。

肿瘤的工程细胞治疗也是研究热点。人们希冀将可杀伤肿瘤细胞的特殊细胞锚定到特定的肿瘤细胞,从而直接将肿瘤细胞杀伤;或是将修饰肿瘤细胞的药物(如引起肿瘤细胞凋亡的因子)输送至肿瘤细胞,使肿瘤细胞死亡。CAR-T 细胞治疗是肿瘤的工程细胞治疗方法之一,该方法是用嵌合抗原受体(chimeric antigen receptor,CAR)修饰 T 细胞,并在嵌合抗原受体的另一端嵌合激活 T 细胞的元件,从而激活 T 细胞,并引导 T 细胞寻找且杀死肿瘤细胞。与传统的 T 细胞识别抗原相比,经 CAR 识别肿瘤抗原不受主要组织相容性复合体(major histocompatibility complex,MHC)限制,而且 CAR 还可以增加共刺激分子信号。因此,CAR-T 细胞治疗可以克服肿瘤细胞下调主要组织相容性复合体和减少共刺激分子的免疫逃逸机制,增强 T 细胞杀伤肿瘤的能力,从而提高抗肿瘤的效果。目前,CAR-T 细胞治疗已经在多种恶性血液疾病中取得了较好的治疗效果。

四、组织工程

组织工程的概念是由 R. Langer 和 J. Vacanti 于 1987 年提出的,是指运用细胞生物学和工程学的原理,研究和开发能修复或改善损伤组织的形态和功能的生物替代物,将其填入机体,恢复失去或下降的功能的学科。其研究内容主要包括种子细胞、生物支架材料、构建组织和器官的技术、组织工程的临床应用四个方面。其中,种子细胞、生物支架材料、构建组织和器官的技术是组织工程的三大要素。

组织工程的基本原理是分离自体或异体细胞(又被称为"种子细胞"),经过体外培养,使种子细胞扩增达到一定数量后,将这些细胞种植在具有良好生物相容性、可降解和可吸收的生物支架材料上。该生物材料为细胞的三维生长提供了骨架,使细胞在适宜的生长条件下沿此骨架迁移、铺展、增殖和分化,最终发育成具有特定形态及功能的工程组织。然后将工程组织植入机体器官的病损部位,替代受损的组织或器官。

组织工程的核心是建立由细胞和生物材料构成的三维空间复合体。其优点是可形成具有生命力的活体组织,可按组织器官缺损情况任意塑形,达到完美的形态修复;其关键问题是植入的组织细胞可多大程度地恢复或代偿机体失去的功能以及是否有免疫排斥等问题。

从组织工程概念的提出至今,三十多年来这一领域发展迅速,取得了可喜的成绩,已经培养出组织工程化皮肤、骨骼、软骨、肌腱、血管、心脏瓣膜、肾脏等。有些产品已经可以进行临床应用,形成了商品化的产品。而 2010 年 3D 生物打印技术的出现,为组织工程和再生医学带来了新的热点。3D 生物打印技术利用三维打印技术的原理,结合细胞、生长因子、生物材料、医疗影像数据,最大限度地模拟组织本身的特点以制造具有生物活性的组织或器官,具有精确控制和个性化的特点,使定制人体组织器官成为可能。目前比较成熟的例子如下。

1. **组织工程皮肤** 组织工程皮肤是组织工程中发展最早、最为成熟的领域,可分为三大类型:表皮替代物、真皮替代物和全皮替代物。表皮替代物由生长在可降解基质或聚合物膜片上的表皮细胞组成,所谓活性绷带(living bandage)即此类工程皮肤。真皮替代物是含有细胞或不含细胞的基质结构,用来诱导成纤维细胞迁移、增殖和分泌细胞外基质。全皮替代物包含以上两种成分,既有表皮又有真皮结构。一般认为,利用表皮干细胞或者混合有表皮干细胞的细胞所构建的真皮可以保持自我更新能力,有利于皮肤的修复与维持;另外还可以形成较厚的表皮层,恢复皮肤对机体的保护功能。

2. **组织工程骨** 组织工程骨的构建可以分为体内构建和体外构建两种形式。体内构建是将成骨细胞-支架复合物直接植入体内,修复骨缺损。体外构建则是通过体外组织培养得到用于移植的人造骨,然后进行移植。组织工程骨多用骨髓间充质干细胞作为种子细胞,在特定条件下诱导为成骨样细胞,用于种植。组织工程骨的支架材料包括羟基磷灰石及其与磷酸三酯、聚乳酸、聚羟基乙酸等的复合材料;也可将人或动物的骨骼去脂、脱细胞、去抗原后,经冷冻干燥制备为生物衍生骨,与成骨细胞复合后移植。

目前,一些组织或器官由于体积大、组成细胞多以及功能复杂等因素,还难以通过组织工程来获得它们的生物替代物。但是随着对种子细胞及其分化潜能以及支架基质等方面的深入研究,组织工程组织或器官无疑会越来越多,将为人类目前尚无法治疗的疾病带来光明前景。

小结

细胞工程是现代生物技术的主要技术之一,它是通过细胞融合或拆合、核-质交换或核移植、染色体或基因转移以及细胞培养和筛选,按照预先的设计,产生新细胞的技术。新细胞的产生可在同种物种,甚至不同物种间进行。

大规模细胞培养是细胞工程的基本技术,大致可以分为悬浮培养和固定化培养两种方法。悬浮培养主要用于大量生产抗体、疫苗、细胞因子等重组蛋白类药物。固定化培养适用于绝大部分动物细胞的培养,细胞可在较小体积培养液中维持较高生长密度。

三维细胞培养是指将具有三维结构的载体与细胞在体外共同培养,使细胞能够在载体的三维立体空间结构中迁移、生长,构成三维的细胞-载体复合物。

细胞融合是细胞工程的重要工具,是将多个细胞合并成一个细胞的过程,它为细胞的遗传变异、进化、发育等基础研究提供了有力的方法,并且可用于生产单克隆抗体。

细胞核移植是将一个细胞的细胞核移植到一个去核的卵母细胞的过程。其理论意义在于可借此探讨细胞核的全能性、细胞分化的调控,其应用价值在于该项技术可以用于细胞治疗。

基因转移是将外源基因导入受体细胞并整合至受体细胞的基因组中,使其遗传性状及表型发生一定改变的技术。利用基因转移技术可获得转基因动物。常用的基因转移方法有磷酸钙介导的转染、脂质体介导的转染、电穿孔法、病毒感染法以及显微注射法。

细胞重编程是指已分化细胞的核基因组恢复至其分化前的功能状态。该技术在不改变基因序列的情况下,通过表观遗传修饰如 DNA 甲基化来改变细胞的分化状态,分为多能性重编程和谱系重编程两大类。

类器官培养是在体外对干细胞进行三维培养,形成类器官的技术。类器官具有自我更新和自我组装的能力,在结构和功能上都类似于目标器官或组织,能模拟真实器官的部分功能。

细胞工程最有成效的应用是医用蛋白的生产、单克隆抗体的制备、细胞治疗和组织工程。

细胞治疗是将体外培养的具有正常功能的细胞植入患者体内(或直接导入病变部位)以代偿病变细胞(或细胞丢失)所丧失的功能。由这一技术衍生的组织替代技术则称为组织工程。建立在干细胞基础上的细胞治疗与组织工程研究的不断深入将为多种人类难以治愈的疾病的彻底修复带来曙光。

(龙　莉)

本章思维导图

本章目标测试

推荐阅读

［1］ 陈志南. 工程细胞生物学. 北京:科学出版社,2013.

［2］ MESHORER E,PLATH K. 干细胞的细胞生物学. 韩忠朝,李宗金,译. 北京:科学出版社,2014.

［3］ J. D. 沃森,T. A. 贝克,S. P. 贝尔,等. 基因的分子生物学:第 7 版. 杨焕明,译. 北京:科学出版社,2015.

［4］ 陈晔光,张传茂,陈佺. 分子细胞生物学. 3 版. 北京:高等教育出版社,2019.

［5］ 丁明孝,王喜忠,张传茂,等. 细胞生物学. 5 版. 北京:高等教育出版社,2020.

［6］ 安威,周天华. 医学细胞生物学. 4 版. 北京:人民卫生出版社,2021.

［7］ B. 艾伯茨,K. 霍普金,A. 约翰逊,等. 细胞生物学精要:第 5 版. 张传茂,辛广伟,傅静雁,译. 北京:科学出版社, 2023.

［8］ 左伋,周天华. 细胞生物学. 4 版. 北京:人民卫生出版社,2024.

［9］ KARP G,IWASA J,MARSHALL W. Karp's cell and molecular biology. 9th ed. New York:John Wiley & Sons,Inc.,2020.

［10］ BARRESI M J,GILBERT S F. Developmental biology. 12th ed. New York:Sinauer Associates,2020.

［11］ ALBERTS B,HEALD R,JOHNSON A,et al. Molecular biology of the cell. 7th ed. New York:W. W. Norton & Company, 2022.

［12］ ZHANG X W,YAN X J,ZHOU Z R,et al. Arsenic trioxide controls the fate of the PML-RARalpha oncoprotein by directly binding PML. Science,2010,328(5975):240-243.

［13］ GAWAD C,KOH W,QUAKE S R. Single-cell genome sequencing:current state of the science. Nature Review Genetics, 2016,17(3):175-188.

［14］ DOGTEROM M,KOENDERINK G H. Actin-microtubule crosstalk in cell biology. Nature Reviews Molecular Cell Biology, 2019,20(1):38-54.

［15］ WANG M,KAUFMAN R J. Protein misfolding in the endoplasmic reticulum as a conduit to human disease. Nature,2016, 529(7586):326-335.

［16］ PRINZ W A,TOULMAY A,BALLA T. The functional universe of membrane contact sites. Nature Reviews Molecular Cell Biology,2020,21(1):7-24.

［17］ ELIA I,HAIGIS M C. Metabolites and the tumour microenvironment:from cellular mechanisms to systemic metabolism. Nature Metabolism,2021,3(1):21-32.

［18］ ROOD J E,MAARTENS A,HUPALOWSKA A,et al. Impact of the Human Cell Atlas on medicine. Nature Medicine, 2022,28(12):2486-2496.

［19］ LÓPEZ-OTÍN C,BLASCO M A,PARTRIDGE L,et al. Hallmarks of aging:an expanding universe. Cell,2023,186(2): 243-278.

［20］ AI Y,MENG Y,YAN B,et al. The biochemical pathways of apoptotic,necroptotic,pyroptotic,and ferroptotic cell death. Molecular Cell,2024,84(1):170-179.

10人